Michael A. Chizner, M.D.

CLINICAL CARDIOLOGY
made ridiculously simple (Fourth Edition)

临床心脏病学
图解速成讲授

（第4版）

〔美〕迈克尔·A.茨兹讷 编 著

万 征 郭继鸿 主 译

天 津 出 版 传 媒 集 团
◆天津科技翻译出版有限公司

著作权合同登记号：图字：02-2014-113

图书在版编目（CIP）数据

临床心脏病学图解速成讲授 ／（美）迈克尔·A.茨兹讷
(Michael A. Chizner) 编著；万征，郭继鸿主译. ——
天津：天津科技翻译出版有限公司，2018.7
书名原文：Clinical Cardiology Made
Ridiculously Simple
ISBN 978-7-5433-3807-4

Ⅰ. ①临… Ⅱ. ①迈… ②万… ③郭… Ⅲ. ①心脏病
学 Ⅳ. ①R541

中国版本图书馆CIP数据核字(2018)第039589号

Originally published under the title *Clinical Cardiology Made Ridiculously Simple*

© by MedMaster, Inc., Miami, Florida.

授权单位：Medmaster, Inc.
出　　版：天津科技翻译出版有限公司
出 版 人：刘 庆
地　　址：天津市南开区白堤路 244 号
邮政编码：300192
电　　话：022-87894896
传　　真：022-87895650
网　　址：www. tsttpc. com
印　　刷：唐山鼎瑞印刷有限公司
发　　行：全国新华书店
版本记录：880×1230　16 开本　23 印张　480 千字
　　　　　2018 年 7 月第 1 版　2018 年 7 月第 1 次印刷
　　　　　定价：88.00 元

（如发现印装问题，可与出版社调换）

献 词

献给我的妻子 Susan 和我们的孩子 Kevin, Ryan 和 Blair
感谢他们在我编写本书之时对我持久的、善解人意的耐心与付出

以及

献给我的母亲 Sybil, 并深刻缅怀我的父亲 Bernard
感谢他们对我无微不至的、坚定的支持与指导
从我儿时起就一直激励着我、滋养着我

没有你们的话我是不可能完成此作品的。

译者名单

主　译：万　征　郭继鸿

译　者：（以下按章节先后排序）

张博雅　党　群　天津市南开医院

王　清　天津医科大学总医院

聂　晶　天津医科大学总医院

杜　鑫　天津医科大学总医院

于雪芳　天津医科大学总医院

姚　薇　天津医科大学总医院

杨孟云　天津医科大学总医院

杨孟云　天津医科大学总医院

李洪仕　天津医科大学总医院

张　梅　武警后勤学院附属医院

刘迎午　天津市第三中心医院

杜　鑫　天津医科大学总医院

张　涛　首都医科大学附属北京安贞医院

张兰亭　清华大学长庚医院

林　荣　福建医科大学附属泉州第一医院

齐　欣　北京医院

陈　琪　解放军总医院

郑明奇　刘　刚　河北医科大学附属第一医院

陈　彧　北京大学人民医院

林荣福　建医科大学附属泉州第一医院

何金山　北京大学人民医院

刘元生　北京大学人民医院

中文版前言

迎着戊戌年的第一缕春光,别开生面的《临床心脏病学图解速成讲授》一书终于掀开盖头,揭去面纱,付梓面世了。

我还清晰地记得,在 20 世纪 70 年代末,世界著名的心脏病学家 Harvey 教授率先提出了心脏病诊断的"五指法则",当时我正在同济医科大学攻读博士学位,看到这一新颖的理念倍感兴奋。该五指法则包括:①仔细采集和询问病史;②全面细致的床边体检;③心电图检查;④X 线检查;⑤其他相关的实验室检查等。此后我开始不断宣讲与推荐心脏病诊断的"五指法则"这一言简意赅的理念。不久,心脏超声心动图检查技术问世并很快在临床普及,再加上其检测心脏形态学和功能学改变的敏感性和特异性都远远超过 X 线检查,因而,我讲授心脏病诊断"五指法则"时,就将 X 线检查切换成 X 线及超声心动图检查。而当今心脏磁共振、心脏 CT、心脏核素等更高端的心脏影像学检查技术相继问世,自然应当用心脏影像学检查替代"五指法则"中的 X 线检查。

Harvey 教授提出心脏病诊断的"五指法则"理念已有 40 多年历史,40 多年来,心脏病的各种高端检查技术不断涌现和推出,那么当初的"五指法则"是否过时呢?回答恰恰相反,就在当今世界各国都不同程度流行着心脏病学诊断的常规食谱法(cookbook)时,其更凸显重要。所谓心血管病的常规食谱法是指很多现代化医院对疑似心脏病患者不分青红皂白,就诊后都按诊断流程一律进行一整套昂贵、费时,甚至有一定风险的检查,显然将浪费大量的医疗资源,加重社会与个人的医药负担,而且大大费时。实际,很多可疑心脏病患者仅经基本的"五指法则"就能获得准确的诊断与合理治疗。而这种诊断和评估模式更要求临床医生要有心脏病学诊断的基本理念和扎实的床边查体的基本功。因此,本书提倡与介绍的心脏病学诊断的"五指法则"更具重要的实用价值。

对于"五指法则",本书分成三步介绍了这一理念。首先详细介绍和探讨了"五指法则"涵盖的详尽内容、技术、技巧和成功关键。随后介绍了心血管病的现代治疗,包括药物和介入治疗。最后则把相关理念、诊断与治疗技术整合为一体(put it together)。

本书难能可贵的是,为使读者学习深奥的心脏病学时更轻松、更易懂易记,全书在文字和表格外,还配有大量的插图、示意图、卡通式漫画等,使深奥的专业内容不乏幽默而又加深读者的理解与记忆,使临床心脏病学的学习更加难忘和愉悦。因此,本书最终取名为《临床心脏病学图解速成讲授》。

我从武汉调到北京大学人民医院已有 30 多年,尽管心脏病学 30 年来进展迅猛,高精尖的检查技术层出不穷,但在每周一次的教学查房中,我一直遵循和应用着"五指法则",要将每位患者五方面的相关资料细致罗列并板书在黑板后再进行讨论。事实证明,这种诊断模式的有效性令人吃惊。多年来几乎没有出现"错判"和"误诊"病例,并使很多长期不能确诊的疑难病例都显露"庐山真面貌"。因此,心脏病诊断的"五指法则"至今仍有着重要的临床应用价值,而本次中译版的面世与发行,一定能在很大程度上提高我国内科及心血管医生的临床诊治水平。

本书由天津医科大学总医院的著名心脏病学家万征教授亲自挂印担任主译。我与万征教授已是几十年"以文会友,以友辅仁"的莫逆之交。他不愧为一位"将门虎子",在他身上时时折射着父辈的身影和严格的家教。他又是一位"严师高徒",他初出茅庐时就长期受到石毓澍、周金台等名师的栽培与点拨,使他在数十载的严谨治学之路,时时显露着自己严师的风范。除此,万征教授的中英文双佳,使这本既专业又有卡通风格的心脏病教材的翻译如囊中取物。

自古以来就对各种类型的学者有着不同的描述和定格，如谦谦君子、儒雅君子、恺悌君子等，而我常视万征教授为"澡雪君子"。这是指冬日的冰雪常使人变得清晰，洁净，锐敏而强健，而"澡雪君子"就像冰雪洗礼后的松与梅，在凛冽的寒风中挺拔而更显孤傲、刚烈、坚韧、豪爽。除此，在刚烈的性格之下，万教授还有着满腔永不淬退的热忱与善良。本书是他已患恶疾后完成，更能彰显他过人的毅力与顽强，那是冰雪封盖之下蛰伏的生机，那是八万雷霆撼之不动的人格魅力。

　　在中文版前言结束之际，我与本书读者共勉的一句话是：学识决定着眼界，眼界决定着格局，而格局决定着人的气质和一生。

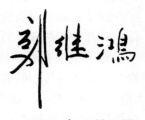

2018 年 2 月 1 日

序

当今医学和心脏病学的最大需求之一是对医生进行最高水平的临床心血管评估培训。遗憾的是,我们没有在做这件事。事实上,目前的状况令人震惊。从技术角度而言,世界上最先进的技术极大地推动了心脏病诊断和治疗的进度,而且这种情况很可能会继续发展下去。然而,基本的临床评估已经被淡化到几乎令人难以置信的程度。我们应该从始至终地坚持临床上采用所谓的"五指法",这种方法涵盖了完整的心血管诊断评估,即:详细而全面的病史、体格检查、心电图、X 线检查和简单的实验室检查。手指可以握成"拳头",运用"五指法"综合诊断可以非常有效地进行患者评估。这里列举几个病例加以说明。

最近,我接诊了一位 30 多岁的女性患者,她之前被诊断为先天性室间隔缺损,这是由法国巴黎一家知名医院的超声心动图记录下来的。她的丈夫是美国外交部的一名外交官。她有正式的超声心动图报告,并交给了我。她完全没有症状,但按照美国心脏协会的指南,她曾被建议在牙科治疗、手术和其他医疗干预措施之前服用抗生素以预防感染性心内膜炎。事实上,在巴黎她已经在一些牙科治疗中遵守了这种建议。她的医学评估结果完全正常,包括心脏和心血管系统。她的心脏听诊正常,无杂音,因此,没有室间隔缺损,超声心动图是错误的。简单的听诊器听诊很快就显示出她被误诊了。使用听诊器可以为患者节省不必要的时间和费用,而且免去了以为自己天生患有心脏病的精神创伤。我们可以看到许多错误的超声心动图诊断的病例,这些都可以通过适当的临床听诊来避免。希望今后,我们不会(也不想)看到超声心动图申请单上写着"排除杂音"这样的情况一再发生。千万不要误会,在心血管评估中,超声心动图是极好的补充,但应在总体评估患者的基础上使用。

作为医生,我们必须做到的是:在评价患者以明确是否存在心脏病时,都应该知道如何区分良性的和有意义的收缩期杂音。在位于马里兰州贝塞斯达的美国心脏病学院,我在最近的一次为期 3 天的研究生课程上,在课程开始前问了一个简单的问题,"你们有多少人可以说出一个良性的和有意义的('有罪')杂音之间的区别?请回答'是'或'否'"。参加该课程的人是匿名的,座位上的回答器快速提供了他们的回答反馈。在课程开始时,95% 的人先"否",他们不能。5% 认为他们可以,回答"是"。在课程结束时,问到同样的问题。与之前完全相反,97% 的人选择"是",他们能分辨出差别,并且肯定地回答。3% 选"否"。这一结果与早前两个独立的研究生课程的结果基本相同。因此,医生通过听诊大量的实际患者,无论是真人和(或)高保真录音带,都能提高诊断准确性和自信心。

很多时候,二尖瓣狭窄的诊断不是通过临床检查,而是通过超声心动图和心导管检查得出。这令人震惊。前几年,当我在乔治城担任心脏科主任时,如果医学院第二或第三年的学生会漏掉这个诊断,我都会很失望。最近,一个典型二尖瓣狭窄患者在实验室进行诊断之前被许多医生接诊,包括医学生、住院医生、心脏病学员和其他医生。难以置信,但却是真的。这不应该发生。我们需要听诊大量的二尖瓣狭窄患者,通过听诊器来熟悉广泛的频谱。诊断结果的可信度和准确性将随之产生。

本书再次强调使用"五指"临床法评估患者的必要性,Michael Chizner 医生为此做出了很大的贡献。至少可以说,它是令人耳目一新的。一定要关注他列出的有价值的心脏学要点,这些可立即应用于诊断和评估,并为我们的患者提供很好的医疗服务。书中有许多我非常喜欢的漫画,给这本优秀著作增添了独特的色彩,也能感受到他令人愉快的幽默感。

在我的学术生涯中,我一直认为作为一名教师的最大乐趣之一,就是看到学生运用所学的知识解决问题,这说明你至少已经在"传递它"上产生了一些良好的影响。Michael Chizner,我在乔治城的心脏病学员,就是这样做的。在他的职业生涯中,他一直追求卓越的道路,现在他担任佛罗里达州罗德岱尔堡北布劳沃德院区卓越心脏中心的首席医务主任,并是迈阿密大学医学院和佛罗里达大学医学院的临床医学教授。

谢谢你,Michael,"火炬传递",你做得非常好!继续前进。这非常值得。

W. Proctor Harvey

美国华盛顿哥伦比亚特区乔治城大学医学院

心内科医学教授(创始人兼前任主任)

医学博士

美国内科医师学会会员

美国心脏病学会会员

关于作者

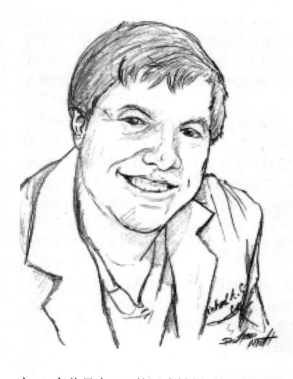

Michael A. Chizner,医学博士,美国著名的心脏病学专家和布劳沃德健康卓越心脏中心的首席医务主任,该机构是美国最大的卫生保健系统之一,总部设在佛罗里达州罗德岱尔堡。Chizner博士是佛罗里达大学医学院、迈阿密大学米勒医学院、诺瓦东南大学医学院、佛罗里达大西洋大学查尔斯·施密特医学院和贝瑞大学的临床医学教授。

Chizner医生以最高荣誉从康奈尔大学医学院毕业,在那里他被选为Alpha Omega Alpha国家医学荣誉协会成员。他在纽约医院康奈尔医学中心接受了内科住院医师培训。在乔治城大学,极其著名的心脏病专家W. Proctor Harvey,M.D.指导他的心脏专科培训。他在那里获得杰出校友奖。Chizner医生是美国内科协会和心血管疾病分会委员,他也是美国心脏病学院委员,美国心脏病协会临床心脏病学委员会委员和美国内科医生学员委员。

Chizner医生是一位非常娴熟的心脏临床诊断专家,他以其临床经验尤其是在听诊方面的经验,以及他对患者的人性化照顾而闻名。他获得了许多奖项和荣誉,并被《美国新闻与世界报道》和城堡康纳利医疗公司评为美国最顶级的医生之一,全美只有1%的医生被授予这种荣誉。作为医生、作家、编辑和老师,Chizner医生极大地推动了心脏病学的实践和医学教育的发展。他撰写并编辑了许多文章和专著,这些已成为心血管教育的标准,目前正在美国和国外的医学院校中使用。Chizner医生曾在《美国心脏病学杂志》的编辑顾问委员会任职。他还担任主任、讲师和医学继续教育会议的主讲人。Chizner医生一直给医学生、住院医生、护士和其他医疗专业人士授课,最近被任命为布劳沃德健康心脏病学奖学金计划主任。

除了心脏病学的教学和实践,Chizner医生已率先在布劳沃德健康医疗中心建立卓越心脏中心,拥有世界级的设施,致力于心脏病治疗、医学教育和临床研究的进步,他为患者未来提供富有同情心的最高质量的和最先进的诊治。作为主任和创始人,Chizner医生改进了心脏中心的使命和未来规划。他招募了一些心脏病学专家和心血管外科医生,他们丰富的临床经验、优良的患者预后和较高的患者满意度使布劳沃德健康医疗中心成为该地区心脏内科和心脏外科手术的唯一一家高性能医院(根据《美国新闻与世界报道》)。为了表彰他的杰出成就,Chizner医生由州长任命担任佛罗里达州医学委员会职务,并以全票当选为董事会主席。

纪念 W. Proctor Harvey 博士（1918—2007）

　　一生中，总会有一个人在自己的领域留下不可磨灭的印记。Watkins Proctor Harvey 医生就是这样的人，他是世界著名的心脏病学专家、医学教授，是乔治城大学医学院心脏科的创始人和前任主任。他将毕生奉献给临床心脏病学的教学和实践，激励和培育了一代医学生、医生和其他卫生保健专业人员。伤心的是，在 2007 年 9 月 26 日，医学界失去了这位备受爱戴和德高望重的临床教学大师，他的学生和学员亲切地称他为"Proc"。

　　作为世界上最重要的心脏临床医生和医学教育工作者之一，Harvey 医生强调了他目前著名的"五指法"对心血管疾病诊断的重要性，其中包括认真详细的病史采集、体格检查、心电图、胸部 X 线片和适当的实验室检查。他教导说，训练有素的临床医生明智地使用自己的感官和听诊器，可以快速而准确地做出诊断，往往不须求助于更昂贵、耗时和有潜在风险的"高科技"检查方法。事实上，Harvey 医生独特的天赋在于他能从最基本的临床检查技巧中获得最复杂的心血管诊断。他将教学会议视同剧院，患者床边就是他的舞台布景，患者作为演员，听诊器作为自己的乐器，心音和心脏杂音作为音乐，以及他临床实用智慧的"精要"作为歌词，Harvey 医生将临床心脏病学的教学和实践上升为一种艺术形式。正如我们今天所知道的心脏听诊的艺术，几乎与 W. Proctor Harvey 的名字同义。

　　对于我们这些有幸认识他的人，一直将 Harvey 医生视为是一个真正的天才，他善良、温和、正直、谦逊、智慧和幽默，富有爱心同情心，他关怀患者，关心同事、家人和朋友，接触过他的人们都喜欢他并与他交往。他传输给我们的对心脏病学的热情，激发了我们要传承他丰富的遗产和教育传统的灵感。如果我们能保持他的灵感之火不灭，这将是我们以微薄之力能对他做出的一点回报。

Michael A. Chizner, M.D.

前　言

心脏病学一直是医学领域最重要的临床学科之一。几乎所有的医学生、正在培训的医生或实习医生以及其他医护人员，不管以后是否从事心脏病学，都需要一些心脏病学的基本培训。虽然许多文献都含有大量详细的医疗信息，但面对"要学的东西太多而学习的时间太少"时，这些复杂的书籍往往会压垮那些希望"通过树木看到森林"的心脏病学的学生，使他们变得沮丧。

本书《临床心脏病学图解速成讲授》就是为了满足这种需求而编写。这本书适用于刚进入医院病房和门诊的三四年级医学生和住院医生、心脏病学研究员、执业医师，以及所有希望获得心脏病学关键知识并努力在一个相对有限的时间内熟悉更多"心脏病专家的语言"的其他卫生保健者。对那些寻求一种快速而深入复习临床心脏病学的心脏病学专家，这本书也很有价值，本书专业内容从病史采集到心脏体格检查

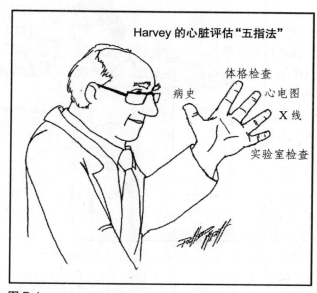

图 P-1

这些基本临床评估技能，特别是心脏听诊，还包括最新的和最前沿的"高科技"实验室检查和治疗技术。

本书将侧重整体心血管临床评估的所谓"五指法"评估心血管疾病，它是由极其著名的心脏病专家 W. Proctor Harvey 博士率先提出。这种有序的、系统的临床评估包括认真详细的病史采集、体格检查、心电图、胸片（CXR），以及适当的诊断性实验室检查（图 P-1）。

获取正确的知识和临床技能来检查和评估心脏病患者是一个十分艰巨的任务，同时，要学习如何阅读和解释心电图和胸片，以及在日常实践中了解多种心血管操作和治疗干预的作用机制及应用方法。本书的主要目的是以一种简单和友好的方式，为读者提供一个在整体对临床心脏病学清晰而完整的概念性认识。本书提供了大量的实际临床信息，读者可通过整合所有临床相关的事实，获得一个有效的、个性化的管理方案，从而避免对患者的诊治使用常规的"菜谱（cookbook）"法，后者往往导致一些不必要的、昂贵的、费时的和有风险的检查或治疗。

尽管现代心脏病学日益依赖于复杂和昂贵的心脏检查新技术，但对于绝大多数前来评估心脏病可能性的患者，医生通过基本的"五指法"，就能够在办公室或在床边得到准确的诊断和治疗，这一理念至今仍然是正确的。应该强调的是，并不是每一位患者都需要逐项检查。巧用"低技术（low technology）"，特别是心脏病史和体格检查，可使"高科技"的应用更加智能和具有更高的性价比["扫描前动手（Hands before scans）"]（图 P-2）。

本书内容分为三部分。第一部分详细探讨了"五指法"评估心脏病患者的每一个组成部分，以及成为技术高超的心脏病医师的"成功关键"。第二部分以全面的临床视角向读者介绍了现代心血管治疗方法，同时对最新的药物、介入技术和尖端的外科技术进行了深入探讨。第三部分是"把这一切联系起来（put it all together）"。所有这些章节强调无数的临床"线索"，实践"操作指南（how-to's）"和最新的治疗"要做什么

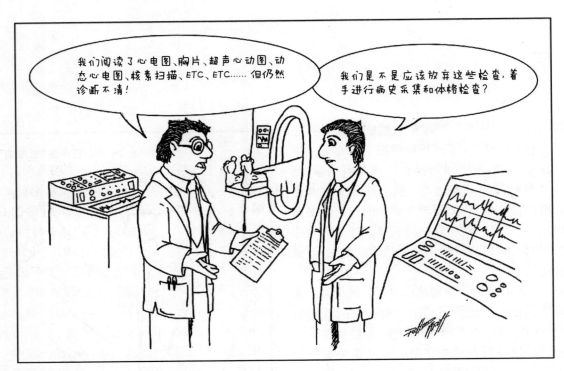

图 P-2

（what-to-do's）"，以及所谓的 "诀窍（tricks of the trade）"，其可帮助读者准确诊断和处理在日常临床实践中遇到的各种心脏疾病的状态和状况。

为帮助读者理解书中的内容，并以清晰、简明、全面的方式呈现，本书除文字和表格外，分步骤的插图、示意图、漫画、记忆法和小幽默贯穿了全书，提供了一个 "轻松（light hearted）" 的方法，使得临床心血管病学的学习成为容易、难忘和愉悦的事，而不是一件苦差事。

我相信，通过学习和应用本书包含的宝贵临床信息，日积月累，读者可以练就一种神奇的能力，解开每天可能遇到的许多心血管疾病的奥秘，并将有许多的收获。特别是在做出精确的诊断并用自己的智慧和鉴别力进行适当的治疗时，巨大的精神满足感油然而生，我们将之称为 "医学的乐趣（fun of medicine）"。此外，你将与你的患者建立起良好的关系，即所谓的 "握手（laying on of hands）"，其有助于培养医患之间亲密的关系、信任和信心，这对和谐的医患关系非常重要。

我真诚地希望广大读者中的多数在拿起听诊器、练习技术、完善技能时感受到鼓舞和振奋，愿你们努力掌握临床心脏病学知识并成为 "顶级专家（红桃 A）"。

欢迎您提出宝贵意见和建议，以利日后修订。

Michael A. Chizner，M.D.

致 谢

我深切地感谢那些在本书编写过程中给予我很大帮助的人们。

我要深深感谢我的导师和偶像，W. Proctor Harvey 医生，一个最伟大、最有影响力但谦逊、温和的美国心脏病学巨人，他培养我对临床心脏病学的激情，大大丰富了我的专业生活。本书使用的许多图形材料和示意图是改编自 Harvey 医生所著的教材 *Cardiac Pearls*，Harvey 医生和 David C. Canfield 医生所著的 *Clinical Auscultation of the Cardiovascular System*，以及由作者所编著的向 W. Proctor Harvey M.D. 致敬的 *Classic Teachings in Clinical Cardiology*。我非常感谢 Harvey 医生和 Laennec 出版公司允许我使用这些材料。

我特别由衷感谢 Richard March 先生，他是位非凡的插画家和漫画家，其卓越的艺术技巧，有助于把我的原始概念和想法通过一种可爱的、迷人的方式"复活"成文本和图片。他独特的创造才能对本书极有价值，我为此感激他。我还想感谢 Dawn Burlace 夫人在图形材料制备中付出的时间、精力、无价帮助和专业知识。

我要向 Steven R. Berrard 先生、已故的 J. Luis Rodriguez 先生、Rebecca L. Stoll 夫人、Maureen Jaeger 女士、Dan Gordon 先生、Gul Cumber 女士、T. Ed Benton 先生、Ana I. Gardiner Bogenschute 女士、R. Emmett McTigue 先生、Miguel Fernandez 先生、Joseph M. Cobo 先生、Richard Paul-Hus 先生、Joel Gustafson 先生、Clarence McKee 先生、Jennifer O'Flannery Anderson 女士、David Di Pietro 先生和 Debbie Kohl 女士，以及北布劳沃德院区委员会过去和现在的成员表示最深的感激，感谢他们珍贵的友谊、不可动摇的忠诚和坚定的支持。我也要感谢布劳沃德健康中心的总裁和首席执行官 Nabil El Sanadi 先生以及布劳沃德健康医疗中心首席执行官 Calvin Glidewell 先生、布劳沃德健康医疗中心首席运营官 Natassia Orr 夫人、布劳沃德健康医师实践副总裁 Maria Panyi 女士和布劳沃德健康医疗中心心血管服务总监 Patricia Ludovici 女士，他们将学术卓越和医学教育的发展列为头等大事。

我还要感谢我在卓越心脏中心的同事们：Violeta Atanasoski McCormack 医生、Ashok K. Sharma 医生、John Rozanski 医生、Richard Howard 医生、Louis Cioci 医生、Arnoux Blanchard 医生、Marc Aueron 医生、Kenneth Herskowitz 医生、Frank Catinella 医生、Murray Rosenbaum 医生、Ahmed Osman 医生、Hosney El Sayed 医生、Andre Landau 医生、Joel Gellman 医生、Harold Altschuler 医生、Jeffrey Dennis 医生、David Paris 医生，以及其他许多非常有才华和敬业的医生、护士和专职的医疗保健专业人员，和他们在一起工作，我得到了工作的乐趣和特权，他们让我的职业生活很精彩和富有回报。

我也要特别感谢和认可过去和现在在我办公室的"天使"：Sandy McGarry 夫人；Jillian Martin 夫人，RN；Linda Cupo 女士，ARNP；Deborah Krauser 夫人，ARNP；Anie Geevarghese 夫人，ARNP；Kristy Richardson 夫人；Josephine March；Kasandra Aneses 女士，PA-C；Joanne Schrager 女士，RN；Rebecca Thaw 夫人；Corina Pelean-Osvat 女士；Connie Sawicki 夫人；Gloria Williams 女士和 Linda Lanzana 夫人，其不断的鼓励，持续的热情和坚定的支持对完成这个项目最有帮助。我对 S. Kimara March 医生表示衷心的感谢和深深的谢意，她是办公室以前的"天使"，她曾在明尼苏达罗切斯特的梅奥诊所完成了她的心脏研修，她从当今训练有素的医生新观点而来的有价值的建议是最有见地的。我还要感谢 Sherri Julius 女士、Nathalie Pistella 女士、Sandi Swift 女士、Clintina Lamarre 夫人、Laurie Nicholson 夫人和 Maureen Cantrell 夫人，感谢她们的帮助与合作。

我特别要感谢 Arlene Wasser 女士和 Mabel N. Nazzarri 女士，若没有她们坚持不懈的努力为这份看似无尽的许多草稿的手稿打字，这本书是不可能完成的。她们出色的组织能力和忠诚的支持值得特别提及，对我来说意义重大。我衷心感谢 Stephen Goldberg 医生，他细致审查稿件，并给予智慧的指导和最有价值的建议，以"保持简单"。也特别感谢 Adam Splaver 医生，感谢他有价值的建议以及对这本书的宝贵贡献。也特别感谢 Phyllis Goldenberg 女士，感谢她详细校对文本。

感谢我挚爱的和亲爱的家庭，我的妻子 Susan 和我们的孩子 Kevin、Ryan 和 Blair，以及我的母亲 Sybil 和我已故的父亲 Bernard，我的语言不足以表达我的谢意。我还要向我的妹妹 Joan E. Rubin 女士表示深切的感谢，感谢她在本书撰写过程中的宝贵见解、热情支持和"100% 有偏见"的积极反馈。

我还要衷心地感谢那些对我产生深远影响的非常重要的人。这些特殊的人是我的患者，既有新的患者，又有我多年来熟悉和照顾的患者。通过和他们的接触，我很荣幸得以了解什么是医患关系，特别是认识到移情、同情、关怀等人文素质的重要性，当你不仅是在治疗患者，而将对患者的关心放在更重要的位置时，必然会获得巨大的个人满足感。

我特别感谢已故的 Davis W.（"Bill"）Duke Jr. 先生和 George（"Bob"）Gill 先生；同时还要感谢 Michael S. Egan 先生、Robert S. Hackleman 先生、John W. Henry 先生、H. Wayne Huizenga 先生、Joel Lavender 先生、George LeMieux 参议员、Frederick Lippman 医生、Ralph A. Marrinson 先生、Kenneth E. Richardson 先生、John A. Roschman 先生、Richard Schulze 先生、Terry W. Stiles 先生、Steven M. Stoll 先生和 I. Lorraine Thomas 夫人，感谢他们的友谊、忠诚和最慷慨的支持。感谢我亲爱的朋友，已故的 R. David（"Dave"）Thomas 先生，他的去世对我而言是如此巨大的损失，他曾经给予我太多的关心和帮助，师恩深重，令人难忘。Dave 对我言传身教，他用努力、毅力回馈社会，帮助他人和公平待人这些美好品质为我树立了良好榜样，是他告诉我，希望和梦想有多远，你就可以走多远！

Michael A. Chizner, *M.D.*

目　录

第一部分　心脏诊断五指法

第二部分　心血管治疗

第一部分
心脏诊断五指法

虽然当今的技术已经很发达,但事实上大部分心脏病患者仍然需要通过细致的病史询问、体格检查、ECG 和胸部 X 线,必要时的实验室检验(以上为 Harvey 的五指诊断法)进行精确诊断。熟练掌握后,五指诊断法不仅可以避免频繁的介入性操作,而且十分经济有效。

第1章　心脏病史

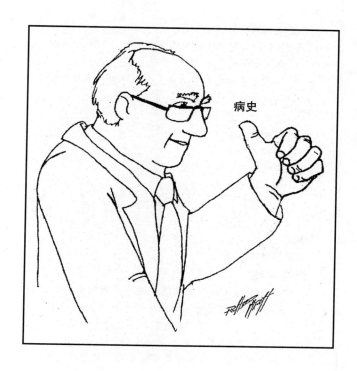

病史

通过仔细询问获得临床病史是正确诊断心脏病以及选择恰当治疗方案的第一步。

图 1-1 汇总了心脏临床病史的关键内容，包括：主诉，现病史（HPI），既往史，家族史和个人史，以及冠状动脉疾病（CAD）的危险因素。

这一评估的信息可在以后用于鉴别诊断。虽然单发症状可能会为正确诊断提供一定线索，但通常来说多个症状的组合对于诊断的建议而言更为可靠。

胸痛或不适

图 1-2 汇总了胸痛的临床表现。

冠状动脉疾病（CAD）

图 1-3：缺血性胸痛的临床症状多种多样，患者往往描述为：A."像一只大象坐在我的胸口上"；B."烧灼感"；C."喉咙窒息感"；D."类似于牙痛"；E."我的胸罩太紧了"。

稳定型心绞痛和急性冠脉综合征（非稳定型心绞痛，急性心肌梗死）

缺血性胸部不适（比"疼痛"更为常见）是冠状动脉疾病（CAD）最常见的症状。如果因出现急性心肌梗死（MI）而致病，缺血性不适存在于深部而非躯体表面，渐进式出现，持续数分钟（而非数秒）或更长时间（>30 分钟）。通常感觉位置在胸骨下（胸骨后），偏向左侧穿过心前区扩散，通常放射至（有时也会起源于）颈部、喉部（窒息感）、后胸、肩胛间区域、上腹部（烧灼感）、胸部（流感）、肩部（关节炎、滑囊炎），以及从单侧或双侧手臂（常为左侧）的尺侧至肘部、腕部和手指，这些部位的症状常被描述为"麻木"和"刺痛"感而非真正的疼痛。某些患者甚至错误地认为引起他们下颌疼痛的原因是"牙痛"，初期会咨询他们的牙科医生。出现这些症状的原因是"4E"[劳累、情绪压力、暴露于寒冷和（或）湿热气候及饱餐后]。若症状持续 2~15 分钟可以通过休息和（或）含服硝酸甘油迅速缓解，则称

图1-1

心脏临床病史系统研究方法

主诉

心脏疾病的相关症状

（以患者的叙述记录）包括患者的年龄、种族和性别

- 胸痛或不适
- 气短（劳力性呼吸困难，端坐呼吸，阵发性夜间呼吸困难）
- 疲劳和乏力
- 咳嗽和咯血
- 心悸
- 头晕，近晕厥，晕厥
- 体重增加，踝关节肿胀
- 间歇性跛行

现病史

当前症状细节

时间和位置

- 发作时间（即，症状首次发作于何时?发作期持续多久?病情随时间如何进展等⋯⋯）
- 发作方式（快速、渐进式、一过性）和模式（连续或间断?病情加重还是好转?）
- 部位和放射（若疼痛或不适）哪个部位疼痛?

性质和程度

- 性质：描述患者的症状类型（例如，锐痛、钝痛、刺痛、烧灼感、沉重感、烧心、消化不良）
- 严重性（级别为轻度至重度）

刺激和缓解

- 加重或缓解因素：什么情况会使症状加重?病况出现时处于何种状态? 什么情况会使症状好转?

相关症状

- 相关症状：是否有其他症状困扰等
- 当前治疗和用药史

既往史

- 既往CAD（例如，心绞痛，MI）
- 既往心脏手术（例如，ECG，应激测试，超声心动图，心脏插管）或干预（PCI，CABG）
- 风湿热病史，心脏杂音
- 最近牙科手术或IV用药
- 药物（处方，非处方）
- 既往疾病（心脏，非心脏）

家族史

- MI，高血压，心肌病，先天性心脏病，MVP，马方综合征

个人史

- 吸烟，饮酒，娱乐性毒品的使用（可卡因，苯丙胺）

CAD风险因素

- 吸烟
- 高血压
- 高血脂
- CAD家族史
- 糖尿病
- 同型半胱氨酸、Lp（a）、C反应蛋白升高

为"稳定型"心绞痛，这类心绞痛不会导致心肌永久性损伤。若心绞痛为最新发作，强度增强、频率和持续时间（>20分钟）增加，或是静息时出现，则称为出现了"不稳定型"心绞痛，若不治疗通常会进展为急性心肌梗死。这些缺血性事件被称为急性冠脉综合征。

从特点上而言，心绞痛患者常会停止活动，喜欢保持坐姿或站姿以获得缓解，但无法通过仰卧体位获得缓解（反而加重）。卧位的血管内体积再分配使得心脏体积、心室壁张力以及心肌的耗氧需求均增加，从而加剧为缺血性胸部不适（卧位心绞痛）。

图1-4：患者可能难以描述缺血性胸痛的感受，而是在胸骨前紧握拳头（莱文征），这是缺血性胸痛的典型手势。

在25%或更多的患者中，可能没有胸痛的表现（无症状性缺血），这尤其在糖尿病患者内多见，原因是这类患者的痛觉可能因神经病变发生了改变（警报系统缺陷）；在老年人群，这类症状可能会被混淆为其他主诉表现：头晕、晕厥、气短或胃肠道（GI）不适。麻醉和（或）接受镇痛药物围术期内的患者也可无胸痛表现。与之类似，心脏移植受体在冠状动脉狭窄时通常也无胸痛表现。将供体心脏去神经可以预防心绞痛发生时冠状动脉疾病的常见症状体征，这是心脏移植较为常见的并发症。此外，否

图 1-2

胸痛的临床特点

时间

- **频率**：疼痛每天出现许多次，还是仅在特殊诱发因素下偶尔出现？发作的模式如何，最近几天／几周内频率／严重程度增加还是减少？
- **持续时间**：疼痛持续数秒、数分钟还是数小时？是快速被刺或戳的感觉，还是疼痛一次性持续数小时？加重发作期结束后，是否会有持续性疼痛？
- **疼痛过程**：发作中疼痛保持稳定、逐渐增强还是逐渐减弱？疼痛是否一次性突发至最大强度，还是逐渐加重？疼痛消退有多快？

位置

- **部位**：疼痛可能位于胸骨后，向心前区、左乳下区域、左心前区（"心脏部位"）弥漫，主要弥漫部位是后背、肩部或肩胛下区域。某些心脏的痛感仅在上腹部出现。确定出相应的疼痛部位。针刺或锐痛部位应当与弥漫和广泛的疼痛加以区别

- **放射**：是否影响到任何胸腔外区域？放射至肩部、手臂、后背、颈部、喉部、下颌或肩胛间区域的疼痛不常见。上肢的麻木／刺痛感也可能是牵涉痛的表现方式

性质：疼痛可能会被描述为挤压感、烧灼感、饱胀感、压迫、钝痛、锐痛、排气、烧心、消化不良、打嗝、麻木或刺痛

程度：严重性分级为 1 至 10 分（10 为最痛程度）

诱发／缓解因素：是否一些日常活动可以导致疼痛，例如上坡、快走、冷空气暴露、情绪压力、做爱或餐后？疼痛是否会受到动作、体位、呼吸的影响？仰卧姿势是否会影响疼痛？是否在没有任何诱发因素下或在睡眠中出现疼痛？

相关症状：可能会出现呼吸急促，明显疲劳，发汗，近晕厥，晕厥，恐惧和厄运来临感

认有胸痛表现是急性冠状动脉综合征的重要指征。诊断可能需要通过常规 ECG 例行检查、心肌酶升高以及超声检查进行回顾。一些非典型症状表现（例如，呼吸困难、疲劳、头晕、反复嗳气或"消化不良"）不可用来排除急性冠状事件出现的可能性。

同样，医生也不可仅根据发作时间来否认急性心梗的诊断。虽然急性心梗最常见于清晨的数小时内（上午 6 点至正午 12 点），但急性心梗也可以出现于白天或夜间的任意时间。

女性，尤其是 60 岁以下的女性报告其非典型症状发生率也较高（例如，下颌、后背、颈部、肩部或腹部疼痛，气短，恶心，疲劳）。这些症状的特性可能表现为非心脏性特点，常导致漏诊从而延误治疗。糖尿病是女性早期发生冠状动脉粥样硬化的主要危险因素。在这些非典型状况中，医生应当高度怀疑是否存在潜在的 CAD。

CAD 相关既往史和（或）危险因素

许多患者能够准确说明其既往心脏病史，包括既往冠状血管造影的结果以及球囊扩张、支架或搭桥的数量。然而，请不要想当然地认为患者的描述就完全可靠。例如患者可能会叙述他们之前出现过

"心脏病发作"，而实际上他们可能经历的是一次非心源性胸痛发作、充血性心衰（CHF）甚至是心律失常。此外，在询问冠心病危险因素（例如吸烟）相关问题时，患者可能会回答"否"。要记住，此处"不吸烟者"的意义并不等同于过去 20 年内每天 2~3 包烟却刚刚在一周前戒烟！

男性是一个重要的危险因素，在一些研究中发现女性胸痛患者常为良性预后，从而导致某些医师不能意识到女性胸痛的重要性（性别偏见）。虽然冠心病在女性中的发生时间常比男性晚 10 年，但仍然是女性的高发疾病，是最为常见的死亡原因（是所有癌症死亡数量的两倍）。

违禁药物用药史（例如，可卡因、苯丙胺）也应视为危险因素，这对年轻人更为重要（尤其是对于缺血型胸部不适的男性吸烟者）。无论给药途径、剂量或用药频率如何，可卡因都可以导致心肌需氧量突然增加，促使冠状动脉血栓形成，引起冠脉痉挛，故而可以诱发急性缺血事件（即使为第一次服药）。患者服用一些"非处方"拟交感药物和其他刺激药物，例如减充血剂、麻黄类、麻黄和舒马曲坦（舒马曲坦，处方用于偏头痛和丛集性头痛）时同样

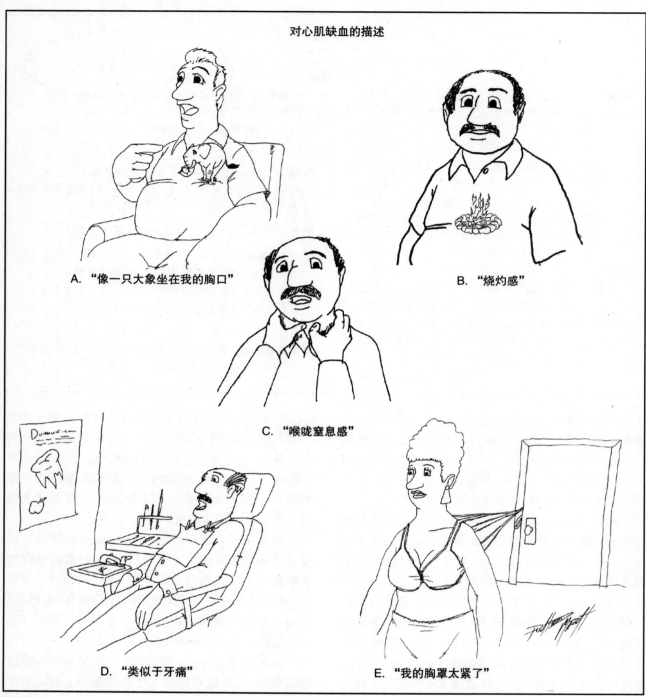

图 1-3

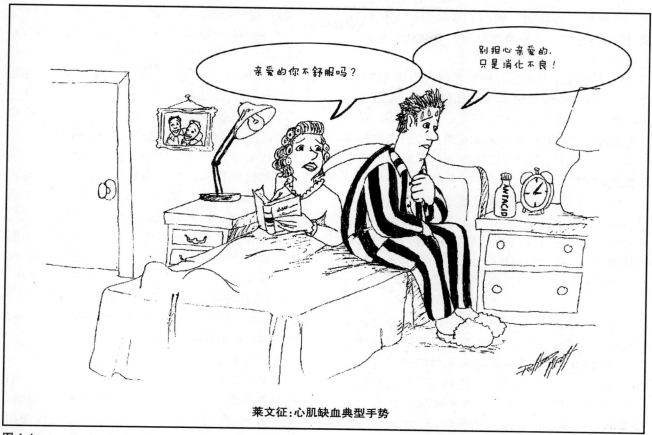

莱文征：心肌缺血典型手势

图 1-4

会导致胸痛。这些药物可能会增加心肌氧需求，诱发冠状动脉痉挛从而导致心肌缺血。

* * *

冠状动脉综合征的十大要点：

1. 许多急性冠状动脉综合征的患者都没有典型的"教科书"症状。表现通常多变。剧烈性胸痛可能是一个患者的心脏病发作表现，但另一个同样疾病过程的患者可能表现为轻度气短（由于很轻微常被忽略）。随着年龄的增长，急性心梗的胸痛症状频率减少，但呼吸困难、晕厥、急性意识模糊和中风变得更为常见。女性比男性更容易出现腹痛、后背或下颌疼痛、消化不良或烧心或极度疲劳，而非典型的牵涉性胸痛。心脏病发作一定是重大事件的误区必须要打破，要记住症状可能会是"非典型"的，例如，恶心，呕吐，"消化不良"，头晕，"流感"甚或无症状（所谓的"无症状缺血"），这尤其出现在女性、糖尿病患者或老年人中。

2. 心绞痛并非全都意味着冠状动脉的疾病。左心室（LV）流出道梗阻（例如，主动脉瓣狭窄，肥厚梗阻型心肌病）也会引起典型的心绞痛和导致缺血。

3. 与冠状动脉疼痛不同的其他特征表现：刺痛，疼痛持续 <30 秒，位于左乳房下（心脏部位）疼痛，不断变化部位。

4. 患者可能会使用"锐痛"描述疼痛严重性，而非描述疼痛的性质。

5. 请勿假设胸痛的变化就代表不稳定型心绞痛。硝酸甘油片剂可能对其没有疗效。检查相关症状如头痛、针刺感和潮红。对某些患者也可以不使用药物。

6. 长期存在的进行性胸痛可能仍然是心绞痛的表现。要询问患者更多问题，可能会发现疼痛实际上从发作开始即间断出现而非持续性出现。

7. 高度怀疑急性主动脉夹层或心包炎是必要的，需要避免漏诊。这与急性心梗的鉴别十分重要，因为这些疾病禁忌使用溶栓疗法。

8. 避免将心脏的症状归于其他慢性基础性疾病，例如食管裂孔疝或食管痉挛。有这些病史的患者不能排除存在心脏疾病发作。

9. 并非所有的急性心梗患者都会出现 ECG 改变。多达 1/3 的患者根本没有任何改变，这尤其见于心梗部位位于心电静默区域时。因为急性心梗不一定出现 ECG 改变，而血清标记物的检测也需要等待时间进行判断，是否让胸痛患者住院治疗仍然主要根据临床病史决定。

10. 虽然评估胸痛患者时要时刻重视冠状动脉疾病的危险因素，但仍有相当比例（多达 40%）的急性心梗患者并无危险因素。因此决定伴有胸痛的患者是否需要就医进行更进一步处理不能完全依赖这些因素的有无。

* * *

尽管患者已到胸痛中心并出现心肌坏死的敏感生化标记物，许多胸痛患者在最初评估并非急性心梗，而在 48 小时内又因为急性心梗出现在急诊室（ED）。请牢记 ECG 或任何当前的心肌酶检测均不完美，进行连续检测对于排除急性心梗是必要的。确诊急性心梗的患者内，只有 50% 的患者最初有 ECG 异常的表现。此外，急性心梗血清标记物的敏感性依赖于症状发作后的检测时间。不幸的是，大部分心肌细胞损伤的标记物在胸痛发作后 3~4 小时才会增加。因此要理解即使是 ECG 或最特异性的心肌损伤标记物，都无法替代细致的临床评估，帮助医生对胸痛患者做出诊断。虽然具有局限性，患者病史仍然是重要的参考，可帮助医生在心血管评估早期过程中做出诊断和治疗决定。

在再灌注治疗和介入干预的新治疗时代中，强烈提倡"分秒必争"和"快速绿色通道"，快速稳定和治疗常常无法等待确诊。是否马上入院治疗必须在仔细了解病史的基础上做出决定。虽然急性心梗确诊需要数小时，但患者的状况（结合所关注的心脏体格检查和急诊 ECG) 通常可以决定患者回家还是入院进一步诊治。

其他心血管疾病引起的胸痛

虽然迄今为止冠心病是胸痛的最常见原因，胸部不适也可能是其他心血管疾病的临床表现，包括：主动脉瓣狭窄（AS），心包炎，主动脉夹层，二尖瓣脱垂（MVP），肺动脉高压和肥厚梗阻型心肌病（HOCM——家族疾病，室间隔增厚僵化，影响心室腔，阻碍血液从左心室流出至主动脉，导致年轻运动员猝死的首要原因）。

心包炎和主动脉夹层是两个尤其需要鉴别的疾病类型。仔细询问病史可以协助诊断（图 1-5）。

心包炎

突然发作锐痛，表浅，胸痛位于中央放射至肩部、后胸和颈部（斜方肌脊），深呼吸，咳嗽，扭身或躯体扭转，吞咽，平卧，都是急性心包炎的诊断线索。这些活动牵拉炎性心内膜会引起疼痛的程度加重（或发作）。疼痛可能会持续数小时，强度常恒定，不会因为身体劳累而变化（与心绞痛相同），坐立、前倾、抗炎药物可以缓解，硝酸甘油不能缓解。

图 1-6：急性心包炎在吸气和平卧时疼痛加剧，在坐直和前倾的状态下减轻。

主动脉夹层

急性胸部主动脉夹层相关的胸痛（常出现于基础性高血压或马方综合征）常见表现为发病急剧、疼痛一开始就达到最大强度（与急性心梗疼痛相反，后者的疼痛强度常为渐进式）。这种症状令人极度痛苦，麻醉剂很难缓解，描述为"劈裂"或"撕裂"状疼痛，典型表现是胸部和后胸（肩胛骨之间）最痛，随着疾病进展，可能放射至手臂、颈部、肩胛间区域、后腰、腹部甚至下肢。

图 1-7：主动脉夹层疼痛。突然发作，严重"劈裂"或"撕裂"状前胸痛，或放射至后胸和肩胛间区域。

二尖瓣脱垂

二尖瓣脱垂相关的胸痛常为"非典型"，常被描述为"锐痛""黏滞"有时为"钝痛"，部位和放射区域多变（即使在同一个患者），休息或锻炼时出现，无一致性表现。疼痛可能会持续数小时甚至数日，硝酸甘油无法缓解。潜在的精神疾病（例如，焦虑或惊恐）发作频率增加可能会诱发这类患者的胸痛。

左室流出道梗阻（例如，主动脉瓣狭窄，肥厚型心肌病）

对于劳累时出现典型缺血型（心绞痛）胸部不

图 1-5

胸痛的鉴别诊断

诊断	疼痛发作	疼痛性质	缓解
心绞痛	渐进式,劳累,压力或饱餐后	胸骨下紧张,压迫,厚重感,挤压,烧灼感,窒息,"消化不良"放射至颈部、下颌、左肩部和手臂	休息,硝酸甘油
急性心肌梗死	突发,可能会与呼吸困难相关,发汗,显著的乏力头晕,恶心,呕吐或厄运来临感	与心绞痛类似,但通常更为严重(>30 分钟)	休息时不缓解。常需要麻醉剂或积极干预(例如,溶栓,血管成形术 / 支架)
急性心包炎	多变,可能会先发"流感样"症状或后接其他过程(例如,后发急性 MI)	胸膜炎,常为持续性,锐痛,放射至斜方肌脊,因平躺、咳嗽、吞咽和呼吸而加重,原因是牵拉了处于炎症的心内膜	坐立和前倾,抗炎药物。硝酸甘油不缓解。躯体劳动时,疼痛不变化
急性胸主动脉夹层	突发,发作时严重,放射至后背,可能会从胸部上方转移至下方,伴随撕裂过程发生	"劈裂""撕裂",人生中经历过的最剧烈疼痛,放射至手臂、颈部、肩胛间区域、后腰、腹部甚或下肢	不缓解。需要紧急手术(A 型,升主动脉)和(或)积极医疗干预(B 型,降主动脉)

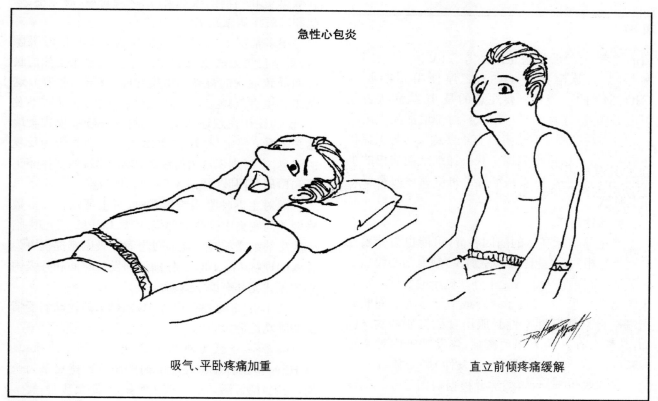

急性心包炎

吸气、平卧疼痛加重　　　　　　　　直立前倾疼痛缓解

图 1-6

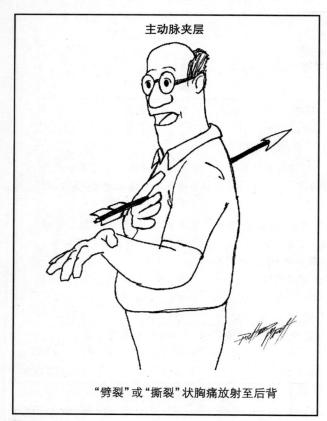

主动脉夹层

"劈裂"或"撕裂"状胸痛放射至后背

图 1-7

适的患者,有经验的医生应当考虑 LV 流出道梗阻,例如,主动脉瓣狭窄(AS)、肥厚梗阻型心肌病(HOCM)的可能性。要注意的是,这些症状表现(即,心绞痛,呼吸困难和晕厥)对于增加死亡风险的显著主动脉瓣狭窄患者具有重要意义(与无症状患者相比)。这再次强调了获得详细全面病史的重要性,在已知主动脉瓣狭窄患者每次就诊时都要记录其症状。

肺动脉高压

严重肺动脉高压的病因各异,可能也与劳累性胸部不适相关,可能因右心室(RV)缺血与心绞痛表现类似。在年轻人中常见于外观健康的女性(常见于雷诺现象患者,继发于寒冷或情绪压力的间断性指端缺血),或肥胖女性且服用食欲抑制药物(例如,苯酚),存在劳力相关胸痛,伴发呼吸困难疲劳或晕厥,都应当怀疑特发性(原发性)肺动脉高压。

必须认识到,胸痛缓解要根据病因诊断。确诊之前使用镇痛剂或镇静剂(例如,"GI 鸡尾酒")进行简单镇痛可能会掩盖患者的重要危险线索。必须

对需要快速干预的某些疾病进行鉴别诊断(例如,急性冠脉综合征,主动脉夹层),有利的治疗或某种药物(例如,急性心梗的阿司匹林,肝素或溶栓治疗)可能会对其他疾病患者(例如,主动脉夹层,心包炎,心包压塞)造成致命性的伤害(图 1-5)。

气短(呼吸困难,端坐呼吸,阵发性夜间呼吸困难)

呼吸困难,一种自觉气短的不适,是患者就医的另一个常见原因。病因可能是心源性和非心源性疾病,例如,阻塞性或限制性肺疾患、神经肌肉疾病、贫血、肥胖、生理失调(电视迷)、焦虑,这些都是非特异性的表现,除非还有确切的心脏异常的证据才能说明病因是心源性的。

呼吸困难的传统诊断方法与胸痛评估方法类似,发作时间和部位、程度和性质、诱发和缓解方式以及伴随症状(如胸痛,气喘,咳嗽,咳痰,焦虑)可能会为进一步的诊断提供线索。同样也需要考虑既往吸烟史和当前的吸烟情况、环境过敏、职业史、哮喘和肺脏疾病家族史。

很多情况下,患者气短的主诉并非真的呼吸困难,只是自觉无法吸入足够的气体,这种由于焦虑状态而导致症状的特点为深慢呼吸、叹气样呼吸。这类患者主诉气短主要于静息时发作,而活动时不发作,他们往往在叙述病史时会将这种呼吸模式表现给医生看。癔症导致的过度换气有时仅表现为反复的喘息,有时则表现为持续的快速呼吸,通常伴随头晕和口周及四肢的"麻木"和"刺痛"感。

面对主诉呼吸困难患者时,医生可以将大多数病例的问题集中到两大部位:心脏和肺脏。注意:临床病史的细微差异可能会对患者呼吸困难提供更为深入的理解(图 1-8)。仔细询问发作时间和呼吸困难的模式尤其有助于诊断。

图 1-9:纽约心脏协会(NYHA)的运动耐受情况心脏功能分级。

心源性呼吸困难可能会出现于充血性心衰(CHF)和显著左室功能障碍的患者。特点常为快速、浅表呼吸,活动后加重(例如,短距离步行,爬一两阶楼梯,做家务)。当劳力性呼吸困难(DOE)伴有端坐呼吸(平躺无法顺畅呼吸)和尤其是伴有阵

图 1-8

心源性与肺源性呼吸困难的临床线索对比

心源性呼吸困难	肺源性呼吸困难
呼吸困难发作更为突然（例如,急性 CHF,心肌缺血）	呼吸困难更表现为渐进式（肺炎,气胸,哮喘除外）
发作或突然发作,与胸痛相关（心绞痛或 MI）,心悸（如房颤）,端坐呼吸和阵发性夜间呼吸困难	
更常见,与双脚水肿相关 [例如,左和（或）右侧 CHF 伴随肺脏性高血压]	与单脚水肿相关（例如,深静脉血栓形成和肺脏栓塞）
利尿剂 / 硝酸盐良好反应史	支气管扩张剂治疗良好反应史
呼吸困难常与痰液生成无关	呼吸困难常常与痰产生相关,咳痰后缓解
无肺脏疾病病史	慢性阻塞性肺病或其他肺脏疾病史
无吸烟史	吸烟,暴露至有害吸入气体病史

图 1-9

纽约心脏协会心脏功能分级

Ⅰ级　无活动等级。日常生活无症状（可以网球单打）

Ⅱ级　轻度活动受限。普通体力活动即感疲劳（只能网球双打）

Ⅲ级　中度活动受限。轻度体力活动即感疲劳（很少去网球场）

Ⅳ级　重度活动受限。静息时也出现症状,例如,胸痛或呼吸困难（只能卧床）

发性夜间呼吸困难（PND）（夜间平卧时气短发作）时,提示充血性心衰和基础性心脏病的可能性增加。这类气短是肺瘀血的典型表现,医生应当考虑肺循环瘀血的各种病因（如冠心病,高血压性心脏病,瓣膜性心脏病,心肌病）。例如,既往心梗病史的患者若出现呼吸困难,端坐呼吸或阵发性夜间呼吸困难,则左室收缩功能下降可能是其原因。高血压病史患者或大量饮酒的患者可能会患有高血压性心脏病或酒精性心肌病。

端坐呼吸因平卧时静脉回流（前负荷）增加引起,抬高头部和上身躯干后缓解。患者常自己夜间靠在枕头上呼吸,观察患者夜间枕头数量（例如,2~3 个枕头端坐呼吸）是半定量检测呼吸困难程度的一种好方法。一些患者甚至不得不坐在椅子上斜靠着入睡,其原因是由于白天聚积的体液在患者入睡后几小时发生再吸收,进入肺循环造成肺循环瘀血,患者常会因呼吸困难突然憋醒后下床开窗缓解。有时发作时伴随咳嗽、气喘（心源性哮喘）甚或窒息感。有一种少见的翻身呼吸困难模式,指患者左侧卧呼吸困难（大血管扭曲导致）,右侧卧缓解。

劳力性呼吸困难作为单独症状（即,无胸部不适）也可能是冠心病患者的心绞痛症状,与之相反,夜间心绞痛（单独出现或与阵发性夜间呼吸困难同时出现）可能是心衰的表现。预防性使用舌下硝酸甘油常常改善缺血所致的劳力性呼吸困难,试验性治疗可能有助于诊断。

气短伴有心悸时,医生应当寻找引起心房收缩功能异常或心动过速等显著血流动力学异常的原因。例如,单独的房颤可能无症状,但如果有气短病史,要警惕可能存在非顺应性左室肥厚,此时,房颤缺乏正常"心房节律"引起的心房收缩会减少心输出量达 30%（即心室每分钟泵出的血量）。单独的心动过速可能不会导致气短,但风湿性二尖瓣狭窄

（MS）时心动过速会减少舒张期充血量，从而导致心输出量减少。

有些患者可能不了解甚至误读了心衰的细微临床表现，他们以为气短和乏力是由于"年龄大了"或"身材走样"。治疗无效的咳嗽可能是左心衰的早期不典型症状。夜间咳嗽和罕见的咯血，都是严重心衰出现时肺水肿的显著表现。

潮式呼吸也会出现（尤其多见于老年人），其特点是深而快的呼吸与缓慢的呼吸暂停相交替。如果患者（特别是老年人）没有使用镇静或麻醉药物，也无明显的脑部疾病（此时也可能出现潮式呼吸），潮式呼吸的出现是提示晚期心衰的有价值线索。患者的配偶常常因观察到患者呼吸没有声音和呼吸停止而极为惊慌并向医生求助，而患者本身很少提到这种情况。其他需要注意的还包括阻塞性睡眠呼吸暂停，常常主诉为鼾声响亮，舌头和口咽肌肉阻塞口咽部。过度肥胖的患者也可能会有肺换气不足与过度通气交替出现（肥胖低通气综合征）。

一些心衰患者诉说在锻炼中，甚至休息时会有"感冒样"鼻塞、气喘（心源性哮喘）或咳嗽。记住这句老话："并非所有的喘鸣都是哮喘。"年轻的扩张型心肌病患者的心室腔扩张（病因常是病毒感染、炎症、酒精或其他药物或遗传，内分泌或神经肌肉因素），当初始症状为呼吸困难、气喘和咳嗽时，可能会被误诊为"支气管炎"。

急性肺水肿可以导致突发性的极度呼吸困难、咳粉红泡沫血丝痰。急性心衰或"突发"的肺水肿都应当寻找病因（例如，急性心梗，高血压性危象或急性瓣膜性反流）。有时很难意识到急性肺水肿可能是冠心病的首要表现（尤其是缺乏胸痛时）。如果出现新发或加重的二尖瓣反流，可能与缺血乳突肌功能失调和（或）急性左室收缩性功能障碍相关。腱索断裂或二尖瓣穿孔或主动脉瓣赘生物（感染性心内膜炎所致）可能会引起急性心衰或肺水肿。注意咯血和呼吸困难也可以继发于肺栓塞，这也常见于心衰患者。

呼吸困难（伴或不伴乏力，胸痛或晕厥）可能是特发性（原发性）肺动脉高压的初始临床表现。对于年轻女性（经常有"雷诺现象"）、肥胖患者以及服用食欲抑制药物（如苯酚）的患者，高度考虑该诊断

尤其重要。

仔细询问用药史可能会对呼吸困难的病因提供有价值的线索。例如抗心律失常药胺碘酮可能导致肺纤维化而引起气短。阿司匹林或非甾体类抗炎药（NSAID）导致的消化道出血可能会导致贫血，从而加重心衰和引起气短症状。

气短伴发的其他症状也可以为病因提供线索（图 1-10）。右心衰出现的症状相对较晚。患者常主诉足部、脚踝和腿部液体蓄积或肿胀（感觉鞋子很紧），无法解释的体重增加、腹围增加（腹水）、上腹肿胀或不适和恶心（全身静脉充盈导致），极度乏力和精神状态改变（心输出量减少导致）。

由于心脏前负荷增加改善了心输出量和肾脏灌注情况，患者卧位时尿液增加（夜尿症）是心衰的常

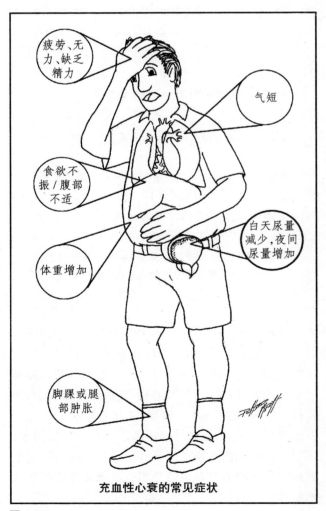

充血性心衰的常见症状

图 1-10

见早期表现。一些患者在心衰恶化之前会出现尿量减少。注意：脚踝肿胀（周围性水肿）并非全都意味着右和（或）左心衰，有时会见于局部静脉疾病（例如，慢性瘀血，血栓性静脉炎），肥胖，肝脏疾病（例如，肝硬化）和（或）肾脏疾病（例如，肾病综合征）或药物不良反应，例如，钙离子通道阻滞剂可能会引起液体潴留。

当问诊血栓性静脉炎可能的病史线索时，简单的方法是通过转移患者的注意力进行诊断。例如，你在检查患者腿部（温度、压痛、红斑和肿胀体征），你的手指触碰小腿同时可以转移患者注意力，询问一些不相关的问题，如果患者突然中断回答并说"哎呀，痛"，这可能是血栓性静脉炎的诊断线索。相反，如果你没有转移患者注意力，而是触诊时问"这里按下去痛吗？"通常都会回答"是"，从而难以判断（同样，当询问患者胸痛问题时，用相反的方式询问更为有效，即"锻炼时疼痛是否好转？"此时患者常常会停止思考并回答"不，实际上更厉害了！"这样的回答通常更为可靠）。

当冠状动脉搭桥术（CABG）手术时截取了大隐静脉时，腿部可能会出现持续性水肿。踝关节肿胀（由轻至重分为 1 至 4 级）或腹水等均是右心衰的可见临床表现，可能蓄积多达 5~10 磅（1 磅 =454 g）的液体。限制性心包炎患者尤其易于出现腹水，有时在周围性水肿明显之前即可出现。典型的是，心衰的周围水肿具有"凹陷性"表现（即按压后会留有压痕），常见于踝部和腿部。水肿常在长期站立后加重（即，每天稍晚时加重），以及平卧时改善。长期卧床的患者，骶部和大腿内侧的水肿可能十分明显，因为在重力的影响下，液体易于停滞在这些区域。

疲劳和乏力

与劳力性呼吸困难类似，疲劳和乏力并非心脏病的特异性表现。其他可能的病因包括贫血、甲状腺功能减退、各种感染、不健康的睡眠模式、药物不良反应和抑郁。当心脏病伴发疲劳时，则为持续性表现（即使休息时）并可能提示心输出量减少，可见于严重的心衰和重度二尖瓣反流（MR）以及心衰失代偿患者。很多患者诉说"睡觉起床都累"。随着

心衰的加重，疲劳或活动耐量差可能会代替呼吸困难成为主要主诉。心输出量降低的患者可能会出现意识混乱和痴呆（尤其是老年人）。

疲劳，作为一种药物不良反应，可能会由利尿过度导致 [导致血容量和（或）血钾下降]，或在高血压和心衰治疗后出现显著的低血压。β受体阻滞剂和钙通道阻滞剂（用于治疗各种心脏病患者）也可能会引起疲劳和嗜睡。在一些缺血范围大的冠心病患者，与劳累相关的严重疲劳（感知到乏力或四肢沉重）可能因一过性广泛心肌缺血所致（与心绞痛等同）。有时，过度疲劳和全身不适感可能是未来冠状动脉事件的先兆线索，疲劳可以是一种"心绞痛等同"的状况。

咳嗽和咯血

急性咳嗽常由病毒或细菌性上呼吸道感染所致。长期咳嗽（即持续超过 3 周）通常由哮喘、食管反流性疾病（GERD）、鼻后滴流、慢性支气管炎、支气管扩张、吸烟或支气管肿瘤导致。持续性咳嗽也可能会由精神性因素导致。由心脏疾病导致的咳嗽大部分常常为干咳，无分泌物以及卧位和夜间明显。患者可能会主诉阵发性咳嗽而非更为典型的端坐呼吸和阵发性夜间呼吸困难症状，这通常提示继发于左心衰的肺静脉高压，这些患者中，呼吸困难常常先于咳嗽出现，但是慢性肺脏疾病中，咳嗽和咳痰常先于呼吸困难出现。慢性干咳也可能由血管紧张素转换酶（ACE）抑制剂的不良反应所致（高达患者的20%），这一药物常用于治疗基础性心脏疾病（例如，高血压，心衰）。ACE 抑制剂所致的咳嗽是阵发性的，从微咳至严重症状均有表现。通常停药数日内咳嗽改善，ACE 抑制剂测试显示只要不恶化为心衰，药物的副作用是被允许的。

若肺静脉压力急剧升高，咯血可能会与咳嗽伴随出现（例如严重左心衰或二尖瓣狭窄时）。粉色泡沫痰可能会在急性肺水肿过程中产生。许多肺脏疾病例如慢性支气管炎、支气管扩张、呼吸道感染和肺脏肿瘤也可以引起咯血，应当铭记于心。这些疾病通常与心脏疾病容易鉴别，因为它们的特点不同。

心悸

心悸指患者意识到心率、节律、排出量（即左室每次收缩的射血量）出现突然改变,患者可能感觉到过度、跳跃、不规则或快速的心跳,或"颤动""重击"或"赛跑"的感觉。常见的心悸病因包括房早或室早（PAC, PVC）、室上性心动过速（SVT,由室上的异位起搏点诱发心跳加快）、房颤、室性心动过速（VT）和窦性心动过速。虽然意识到心率变化可能提示心脏节律异常,客观的心悸主诉并非总与心律不齐相关（可以由动态心电图监测确定）。

心悸和由此引起的问题是就诊的常见原因。除了房颤之外,医生很少可以对症状期的患者进行发作性评估。不然,可以从临床病史内获得病因的重要提示。特别检查发作特性（渐进式还是突发）、脉搏率和规律时。许多患者可以在发作期按压自己手腕获得自己的脉搏节律特点（规则或不规则）和速率（快速或缓慢）。

图 1-11：心悸描述为"啪嗒感"或"跳跃"（"有什么东西在我的胸口翻腾"）,提示为早期心脏过度跳动、为房早（顶端）或室早（底端）。这常提示暂停

后出现了更为有力的心跳,而非正常心脏节律。期前收缩之后的暂停可能被感知为真正的心跳停止（"我的心脏停止了"）。无论患者是否存在心脏病,早搏均很常见。

持续的心悸表明出现了阵发性心动过速；扑动提示房颤、频繁的早搏或非心源性原因。

将手放在心前区,上下移动（从而模仿心率和节律）常常可以帮助患者确定他们的心悸模式（例如,正常心率出现"跳跃"和间断,则表明有早搏,非常快速和规则的节律提示阵发性室上性心动过速,不规则节律提示房颤）。通过使用这一简单手势,患者可以常规判断心律失常的发作和停止（渐进式还是突发）、心动过速的心率、规则或不规则的节律、是否存在代偿性间歇的特点。

要注意的是,一些患者,尤其是瘦弱紧张的个体,即使心率正常,主动脉瓣反流的程度可能更为严重（AR）,几乎所有早搏他们都能感受到,但是其他人可能只能偶尔感觉到或感觉不到严重的心律不齐。在静息状态下和安静环境中容易感觉到心脏的跳动,例如夜间躺下入睡前（特别是左侧卧位更易感知）。

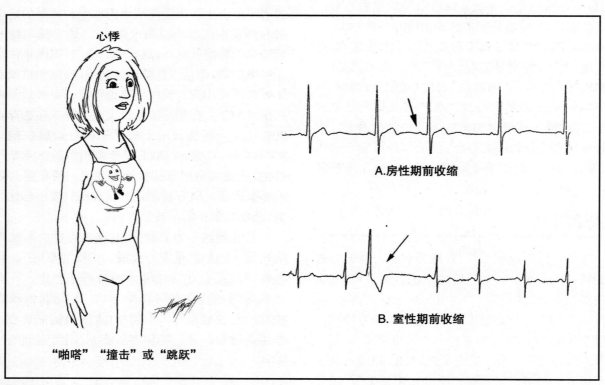

图 1-11

重度 AR 患者比无心脏病的患者更容易感知心律不齐。重度 AR 患者由于收缩压与舒张压的明显不同，下意识地上下"摆动"自己的头（"是的是的"体征），而出现早搏时，规则的节律改变，患者立即可以感觉到但可以耐受。然而如果出现房颤，所产生的不规则"摆动"令患者十分烦恼，于是他们通常会寻求帮助缓解这一感觉。幸运的是，大部分单独主动脉瓣病变患者 [即，AR 和（或）AS] 大多存在正常的窦性节律。重度三尖瓣反流（TR）可以引起瓣垂的收缩位移，患者往往下意识地头部左右摆动（"不是不是"体征），这是由后背上部的静脉压和外侧颈静脉扩张所致。患者常常能感知到这些颈部的搏动（例如，剃须、化妆时），并且在讲述自己病史时会提及。

情绪压力或体育锻炼相关的心悸缓慢发作提示窦性心动过速。缓慢而规律的心律在年轻人提示窦性心动过缓，而在老年人则可能提示心脏阻滞。

突发快速而规则的节律（感觉我的心脏要跳出胸腔），是室上性心动过速（SVT）的诊断线索，尤其当发作能够通过刺激迷走神经而终止时即可以诊断，例如憋气、诱导呕吐、下蹲（瓦氏动作）、颈动脉窦按摩、手浸入冰水、用冰水洗脸或吞咽冰水。阵发性室上速常常出现于年轻的健康个体。Wolff-Parkinson-White（WPW）综合征病史提示患者可能存在房室旁路传导相关的室上性心动过速。

要注意的是，胸痛症状可能会在无 CAD 患者中与心动过速同时出现。但室速患者，特别是老年人往往存在基础性心脏病（例如，CAD，心肌病）。虽然室速可能会也可能不会出现心悸，但常出现明显的脑部症状（例如，近晕厥或晕厥）。

心悸可能与烟草、咖啡、茶、酒精（假日心脏综合征）、娱乐性和（或）非处方药物（包括咳嗽和感冒药物）的使用有关，也可能与甲状腺功能亢进或重度肺脏疾病及其治疗药物相关。

当心悸伴有非典型胸痛和过度通气综合征时，医生应当考虑存在潜在的慢性焦虑的诊断，此时自主神经系统过度活动或存在 MVP。这些症状在这些患者自省时而非体力活动时尤其明显。一些患者诉述在心悸时心率正常，这些患者可能因为焦虑感觉到胸壁肌肉抽搐而误认为是心悸。

心律失常在不同患者会产生完全不同的结果，例如，室上性心动过速在健康成年人可以良好耐受，但在主动脉瓣狭窄的患者可能会导致晕厥，在急性心梗患者会导致休克，在风湿性心脏病二尖瓣狭窄患者会导致肺水肿，在脑血管疾病患者会导致偏瘫。慢性持续性心动过速甚至可能会导致扩张型心肌病，心率控制后病情可好转。

头晕，近晕厥或晕厥

头晕和（或）晕厥会令患者恐惧，导致大量的急诊和大约 6% 的住院病例。仔细询问病史可以为正确诊断病因提供重要线索（图 1-12）。例如，劳累性晕厥可能是左室流出道梗阻（例如，重度主动脉瓣狭窄，肥厚梗阻型心肌病）或冠心病的首要诊断线索。年轻女性（年龄 20~30 岁）的劳累性晕厥也应当怀疑为特发性（原发性）肺动脉高压。年轻人或者健康个体的长期直立性晕厥可以为神经心源性（血管迷走神经）晕厥提供线索，此时迷走神经活动增加是心率和血压降低的原因。剃须、头部大幅度扭转甚或紧身衣导致的晕厥，都怀疑为颈动脉窦过度敏感。

斯 - 亚发作（心脏骤停引起晕厥）具有休息时意识突然丧失的特点，可以快速恢复正常精神状态，常因继发于间歇性完全房室传导阻滞（心房至心室的电信号中断）、窦性停搏 >5 秒（心房起搏失败至恢复）、室性快速型心律失常的心输出量不足所致。

心动过速结束后而非心动过速期间出现的头晕或晕厥病史，高度提示心动过快过慢综合征，心动过速后，窦房结起搏被抑制，导致明显的心动过缓。在病态窦房结综合征，SA 窦内出现的功能失调可以导致明显心动过缓，引起晕厥。但是如果不能意识到这一点，则无法在心律失常出现时做出正确的处理。

基础性疾病常为心律失常的诊断提供线索。既往史中有冠心病、心梗、扩张型心肌病或任何原因的心衰都会使医生考虑致死性室性心律失常。

患者详细的用药史非常重要。许多药物都可以影响心律，药物如洋地黄（地高辛中毒）、利尿剂（低钾或低镁相关的室早或室速）、抗心律失常药物、抗精神病药物、特定抗组胺药、β 受体阻滞剂和茶碱都能够导致室上性和室性心律失常，应当考虑心悸和

图 1-12

晕厥的临床线索

线索	临床意义
长期站立,疼痛或情绪沮丧之后,发热、恶心、出汗、乏力的前兆	神经心源性(血管迷走神经)晕厥(低血压和心动过缓)
排尿、吞咽、排便、咳嗽时或结束后即刻出现	环境性(神经调节性)晕厥
静息时心悸突然发作,心衰既往病史	扩张型心肌病并发室性心动过速
仰卧或坐立至直立体位起立时	直立低血压,例如,过量服用降压药,低血容量,急性失血。自主神经功能障碍,例如,糖尿病,多系统萎缩(Shy-Drager综合征)
活动诱发,心绞痛或 MI 病史	冠心病合并室性心律失常(室壁瘤)
活动中或活动后出现,劳累相关胸痛和(或)呼吸困难	主动脉瓣狭窄
活动诱发,晕厥和(或)猝死家族史。下蹲时出现(Valsalva 动作)	肥厚梗阻型心肌病
劳累相关,年轻女性出现气短、胸痛、疲劳	特发性(原发性)肺动脉高压
年轻焦虑女性出现非典型胸痛、心悸	二尖瓣脱垂(神经心源性,心律失常)
剃须、紧领、突然转头时出现	颈动脉窦过敏[心动过缓和(或)低血压]
体位改变,例如,床上翻身时出现	心房黏液瘤(间断阻塞心脏瓣膜)
上肢活动后	锁骨下静脉窃取综合征(通过椎基底动脉系统从大脑内分流血液)

(或)晕厥患者的相关用药。应用某些药物(例如,洋地黄,β受体阻滞剂)可能会诱发心动过缓而出现晕厥。硝酸盐或钙离子拮抗剂(可以扩张血管)因导致低血压而发生晕厥。

常见的昏厥多与恐惧、见到血液(如针刺)、疼痛、情绪压力相关,其先兆体征和症状,例如,恶心、腹部不适、打哈欠、出汗、苍白、听力减弱或视力模糊、头晕感(眩晕),头晕是由于迷走反射(血管迷走神经或神经心源性晕厥)造成的心动过缓和低血压所致,尤其是长时间直立体位后出现(例如,宗教仪式或拥挤、闷热房间站立后),这类患者既往常有类似发作,特别是多发于青春期或成年早期。

图 1-13:神经源性晕厥的病因。颈动脉窦晕厥,出现于剃须、穿紧身衣、突然转头;环境性晕厥出现于以下情况或之后:排尿,剧烈咳嗽,这可能会导致长期"暂停"(ECG 波谷),由一过性强烈迷走反射引起的窦房结抑制导致。

任何胃肠道症状中出现的晕厥(例如,恶心,腹部痉挛,腹泻)都可能因迷走神经所致。

长 QT 综合征虽然不常见,但由于诊断和治疗不充分导致许多患者出现非常不利的后果。诊断方法相对简单,无需任何复杂的介入性或昂贵的测试帮助诊断。存在无法解释的晕厥史的年轻患者以及具有心源性猝死突出家族史的人,都是先天性长 QT 间期综合征的诊断线索。先天性长 QT 间期综合征的患者(尤其是女性),具有紊乱的心动过速发作的风险,这类室速被称为尖端扭转型室速(见图 3-48),易导致心源性猝死。导致 QT 间期延长的药物包括特定的抗生素(如红霉素)、抗抑郁药、抗组胺药,具有讽刺意味的是还包括一些抗心律失常药以及葡萄柚果汁,尖端扭转型室速患者应当避免使用这些药物。

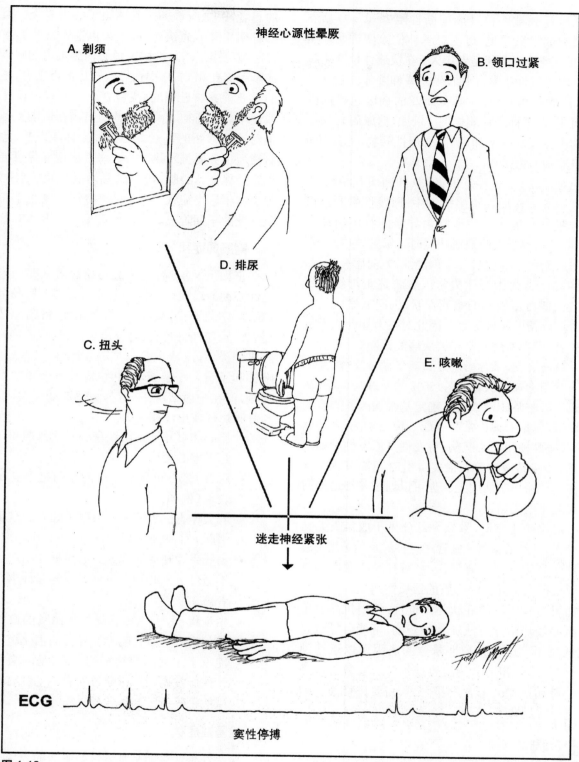

图 1-13

心脏瓣膜被腔内肿瘤间断性阻塞（心房黏液瘤）引起的晕厥罕见，可由患者体位改变诱发。然而，许多正常人（尤其是老年人）在快速体位变化时也会出现一过性头晕，例如，坐立或仰卧体位起立时（直立性低血压）。体位性低血压的病因包括周围神经病变、自主神经功能失调（例如，糖尿病）、失血和药物不良反应（例如，抗高血压性药物，尤其是 α 受体阻滞剂）。

应对晕厥（一过性意识丧失）和癫痫（抽搐）进行鉴别诊断。然而在很多病例中，原发性晕厥也可以引起抽搐。虽然癫痫通常由异常的脑电活动引起，也可以出现于大脑缺血缺氧时（晕厥导致）。癫痫发作后无典型的症状（意识混乱，方向感丧失，易怒），应高度考虑由心律失常或血管迷走神经性晕厥所致的低血压引起的癫痫症状，询问家庭成员和目击者可以帮助明确病因。因此对抗癫痫药物无反应的患者，应当考虑心脏相关疾病的诊断。

一般而言，如果你的患者出现了晕厥发作，要考虑心血管因素而非大脑。在 50% 的晕厥病例中，认真细致的心脏临床检查可以确定基础病因。心脏的病因众多，包括心律失常和（或）传导紊乱、主动脉瓣狭窄、肥厚梗阻型心肌病、特发性（原发性）肺动脉高压、心房黏液瘤等。很多宝贵时间都浪费在并不存在的神经病学病因上。你可以通过仔细地询问病史来避免这类错误。

心脏结构正常时，晕厥大部分见于成年人尤其是年轻人，神经心源性（血管迷走神经反射）几乎总是出现于直立体位。要记住，诊断神经心源性晕厥必须要根据病史并排除心脏的器质性病变。

如果患者出现的症状为体位性，使用抗高血压性或抗心绞痛治疗方法和其他药物，可能会导致直立性低血压。这些医源性晕厥的病因可以迅速消除，不需要昂贵和多余的检查或治疗。安装了不必要的心脏起搏器的患者，实际上只需要进行简单的药物更换就足够了。

其他症状

发热、寒战和出汗

对于发热、寒战、盗汗并伴随有或既往心脏杂音的患者，医生应该怀疑其感染了心内膜炎。瓣膜性心脏病史并非先决条件，因为以前正常的瓣膜可能已经被感染了。急性感染性心内膜炎内的腱索破裂或瓣膜穿孔和（或）损伤导致的反流性杂音，是心衰的重要前兆。近期的牙科治疗史、血管内留置导管或使用非法药物（菌血症的所有潜在原因）都可加强对这一诊断的怀疑。心包炎会伴随发热，急性心肌梗死也会偶见发热。心衰患者出现低热可能是肺栓塞的体征。心脏内肿瘤（黏液瘤）在没有感染时，很少产生这类症状。大量的"冷汗"，常见于急性心肌梗死的早期阶段。大汗也可见于重度 AR 患者。

胃肠道症状

正如上文所述，很多冠心病患者（即，心绞痛，急性心梗）错误地把他们的症状归咎于胃肠道疾患（例如，消化不良，烧心）。与之相反，胃肠源性疼痛（例如，反流性食管炎，食管痉挛，食管裂孔疝）与心脏疼痛类似，可从上腹部扩散到胸骨下区域、上胸、喉部和手臂。平躺或弯腰时，胃肠道来源的不适感加重，但在一般情况下，与劳力性活动无关，也很少与呼吸急促或出汗相关。

- 恶心和呕吐通常出现在心肌梗死期间（尤其是下壁心梗）。
- 厌食、恶心和呕吐也可能是药物不良反应的表现（例如，洋地黄中毒）。
- 肝大伴有三尖瓣病变或严重的右心衰竭可能引起右上腹疼痛以及厌食、恶心和早饱。
- 由肠系膜缺血和（或）心肌梗死引起的腹部不适可见于心输出量极低或栓塞性事件的患者。
- 由于胃部、十二指肠或右侧结肠的血管发育异常病变（血管畸形）导致的消化道出血可能见于主动脉瓣狭窄的患者，是因为血浆血管性血友病因子在通过狭窄主动脉瓣时被机械性粉碎所致。

栓塞性症状

栓塞性事件可能是基础性心脏病的表现。血栓可能形成于狭窄的二尖瓣后侧左房内，也可出现在左室室壁瘤内、心肌病患者的心室内、人工瓣膜上和下肢静脉并沿着静脉回流通过未闭的卵圆孔（反常栓塞）到达左房。房颤也会导致血栓形成，导致脑血管栓塞的 TIA 或中风症状；因冠状动脉栓塞引起的急性心梗；由肾动脉栓塞引起血尿和侧腹疼痛；因手臂或腿部动脉栓塞导致肢体的苍白、冰冷且疼痛。感染性心内膜炎赘生物的栓子脱落可能会导致栓塞区域的手指或脚趾坏疽样改变。腹部主动脉和髂动脉内的严重弥漫性动脉粥样硬化，可以导致大量胆固醇栓子形成，使下肢出现多发性的小区域红蓝病变，有时会引起小区域皮肤坏疽（垃圾脚趾），即"紫趾综合征"。

间歇性跛行

具有一侧或双侧小腿、大腿或臀部的疼痛病史，在行走一定距离后加重（间歇性跛行），表明周围血管疾病使受累肌肉的血供很差。小腿动脉的严重狭窄可能会导致静息疼痛和皮肤坏疽。腓肠肌的跛行提示股腘动脉血流受阻，而大腿和（或）臀部的跛行则提示主髂动脉疾病。最重要的危险因素为吸烟、高血脂和糖尿病。该类患者通常存在其他部位的血管病史（例如，冠心病，脑血管疾病）。

体重变化

最近的体重快速增加提示心衰导致了液体潴留。虽然体重下降可能会是潜在恶性肿瘤的体征，但也可出现于心源性恶病质（与低心输出量相关）、洋地黄中毒或甲状腺功能亢进。体重异常降低、心悸和怕热表明可能存在甲状腺功能亢进。甲状腺功能亢进患者常可诱发或加重心绞痛。体重降低常为房颤伴甲状腺功能亢进老年患者的唯一症状表现。怕冷、乏力和无法解释的体重增加提示甲状腺功能减退。许多肥胖患者都尝试服用各种减肥药物，例如苯酚，这类药物与肺动脉高压和瓣膜反流相关（瓣膜纤维化改变所致）。

非心源性疾病和用药史

许多非心源性疾病可以影响心脏，在心血管系统以外可以发现许多重要线索。例如：

- 既往恶性肿瘤、结缔组织疾病、甲状腺疾病或肾衰竭病史，可以为心包炎、心包积液或心包压塞做出解释。

- 化疗药物治疗史（例如，阿霉素），可以为心肌病和心衰提供病因诊断的线索，而放疗可以为急性或缩窄性心包炎以及冠状动脉阻塞所致的急性心梗提供病因诊断的线索。

- 人类免疫缺陷病毒（HIV）感染病史可以解释心包积液、扩张型心肌病、肺动脉高压、血脂异常和冠心病恶化（可能部分由抗逆转录病毒治疗所致，尤其是蛋白酶抑制剂或病毒本身诱导的脂质异常）的病因。

- 情绪或躯体突发应激病史，尤其是绝经后女性，可以为急性可逆性心肌病（具有一过性气球样左室心尖部功能失调且缺乏冠心病的特点，与急性心梗的临床特征类似）做出解释。急性可逆性心肌病也称为应激心肌病、心碎综合征或 takotsubo 心肌病（因形似圆底、窄颈的日本章鱼捕捉罐命名，它与左室尖端膨胀的外形相似）。

- 冠心病患者的心绞痛恶化或诱发，常见于甲状腺功能亢进患者（尤其是老年）（或刚开始服用或增加甲状腺药物）。反之，甲状腺功能减退的患者，可能会表现为疲劳和嗜睡，伴有异常 ECG 结果，例如窦性心动过缓和低电压（心包积液导致）以及显著的血脂异常。

仔细询问用药史也会提供有价值的线索：

- 胺碘酮可以引起甲状腺功能异常（增强或减弱）以及气短（肺脏纤维化）。

- 某些药物，例如，雌激素、非甾体抗炎药（NSAID）、氟氢可的松（Florinef）、噻唑烷二酮（文迪雅，艾克拓）和米诺地尔（Loniten）也可能会引起液体潴留。

- 食欲抑制药物，例如苯酚，通常用于治疗肥胖症，可能会引起肺动脉高压、MR 和 AR。

- 阿司匹林或 NSAID 治疗后胃肠道出血导致的贫血，可以加剧心绞痛和 CHF，并加重各种心脏杂音的强度。要记住，CHF 的某些症状（例如，疲劳，气短）也可见于贫血患者。

- 环氧酶 -2（COX-2）抑制剂，例如，用于治疗关节炎和疼痛综合征的罗非昔布（Vioxx）和戊地昔布（Bextra）（二者已经从美国市场退市）以及赛来昔布（Celebrex），可能会促进血栓形成（因为它们减少前列环素的生成，前列环素具有血管舒张和抗血栓特性），从而可能会增加 MI 和中风风险。

- 用于治疗 HIV/AIDS 的抗逆转录病毒治疗，尤其是蛋白酶抑制剂，可能与血脂异常和潜在的 CAD 恶化相关。

- 用于治疗"低 T"的睾酮疗法，最近表明与心梗和中风的增加有关，尤其在既往心血管疾病史的老年男性和年轻男性中表现更为突出。

（张博雅　党群　译）

第2章　心脏的体格检查

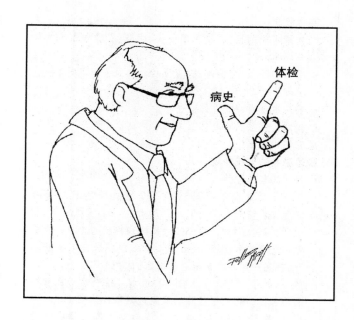

当基于临床病史得出初步假设之后,就可以通过心脏体格检查进一步证实或者推翻这一假设诊断。虽然通常首先想到的是心脏听诊,但它只是完整心脏体格检查的一部分,并且只有当它与仔细的视诊(一般外观、颈静脉搏动)和触诊(动脉脉搏、血压和心前区的运动)所收集的线索结合时才最有意义。

图2-1总结了进行心脏体格检查的系统临床方法。

心脏解剖学和生理学

掌握正常心脏解剖和功能知识是操作和解释心脏体格检查以及理解影响心脏的病理生理改变的必需前提条件。

图2-2:心脏外部解剖。

图2-3:心脏内的血流。

图2-4:脏层和壁层心包之间的解剖关系(来源:Goldberg, S. Clinical Anatomy Made Ridiculously Simple, MedMaster, Inc. 2002)。

心脏和大血管的外部解剖

心脏是一个四个腔室的肌性器官,它的功能是推动一定数量的血液流向组织,以满足全身的代谢需要。心脏水平和不对称地位于纵隔,在两个胸膜腔之间,1/3位于胸骨的右边,2/3位于胸骨的左边。心脏的上部称为基底部,由左右心房构成。它大约位于大血管区域(即主动脉和肺动脉的近端),在右上侧第二根肋骨的下方和胸骨左缘。心脏的尖端称为心尖部,由左心室的顶端形成,位于膈肌的上表面。心尖部向前、向下、向左倾斜,可以在左侧第五肋间与左锁骨中线交点的左乳头附近的胸壁上触诊到。在心脏体格检查过程中临床表达“正好位于心尖部或心底部”就是指这些区域。

右心室是心脏最前部的结构,它位于胸骨下方,胸骨左缘下部是最好的触诊位置。右心房位于右心室的上后部。左心室位于后外侧,从前面只能看到大约总体的1/4。左心房完全位于后部,位于胸主动脉、食管和脊柱的前面(图2-2)。

图 2-1

心脏的体格检查—— 系统性方法

基本概念

- 如果可能的话,尽量采用安全、明亮、安静和私密的检查环境。
- 采用仰卧位、左侧卧位、直立位和蹲位(适当时)检查患者。
- 要从患者的右侧进行检查。
- 找到已记录的重要体征(或者亲自检查记录——毕竟它们很重要!)

视诊患者的一般外观

- 患者的整体评估。
- 病态(患者看起来好还是不好?查找呼吸窘迫、痛苦的面部表情和恶病质)。
- 循环状态。例如,面色苍白、发绀和杵状指(右向左分流的先天性心脏病)、出汗(交感神经兴奋)、皮肤湿冷、神志异常和皮肤暗淡的发绀(休克)。
- 体质、面相、姿态、皮肤颜色和质地。排查非心血管疾病的体征,例如,甲状腺功能亢进时眼的体征(眼球突出,眼睑滞后,凝视),其与心房颤动和高心排的慢性心力衰竭相关;硬皮病时厚而紧的皮肤,其与心肌病和肺心病相关;类癌样的面色绯红,其与右心瓣膜疾病相关;类风湿性关节炎的关节表现,其与主动脉根部疾病和主动脉瓣反流相关;马方综合征的体态,其与主动脉夹层、主动脉瓣反流和二尖瓣脱垂相关;病态肥胖(Pickwickian 综合征),其与体循环和肺循环高压有关。

检查动脉搏动和压力

- 桡动脉搏动的触诊。感觉频率和节律,脉搏的力量和轮廓(例如,交替脉,脉冲上升迅速,脉冲上升缓慢,奇脉)。触摸所有的动脉搏动(例如,颈动脉,肱动脉,股动脉,腹主动脉,足背动脉,胫后动脉)。检查桡-股动脉延迟(主动脉缩窄),搏动减弱或消失(周围血管病,主动脉夹层)。听血管杂音。
- 测量血压。检查双臂血压(尤其是怀疑主动脉夹层时)。评价脉压差增宽、直立性低血压和奇脉。比较上下肢的血压(如果怀疑主动脉缩窄或周围动脉疾病)。

检查颈静脉压力和脉搏

- 检查颈部静脉。视诊右颈内静脉(颈外静脉可能因阻塞而不可靠)。评价颈静脉压力、正常和异常波形(a,v,x,y)、阳性或阴性的腹-颈静脉试验。寻找吸气时的改变(Kussmaul 征)。

视诊和触诊心前区

- 视诊心前区瘢痕、畸形、可见的搏动、心脏起搏器和(或)心脏除颤器。检查左心室心尖部搏动的位置和特点,例如,有力而持续搏动(主动脉瓣狭窄,高血压),搏动向下侧方向移位(AR,MR),异常的心前区搏动,例如,异位抬举(室性动脉瘤),三联音(梗阻性肥厚型心肌病),收缩期前(S4)和舒张早期(S3)的膨胀。用掌根触诊胸骨旁(RV)的隆起,用手掌触诊明显的震颤(响亮的杂音)。

心脏听诊

- 使用"慢动作"技术来听诊心音和心脏杂音。听正常和异常的心音和心脏杂音(收缩期,舒张期,连续性)和心包摩擦音。采用动态的听诊,例如,呼吸的影响(右心的病变)、坐位、立位、蹲位和瓦氏动作(梗阻性肥厚型心肌病,二尖瓣脱垂)。

检查肺部

- 听诊啰音(爆裂音)、喘息和呼吸音减低(胸腔积液),其为慢性心力衰竭的体征。

检查腹部

- 触诊明显的肝肿大 [RV 功能衰竭,检查是否有搏动(三尖瓣反流)]。探查腹水、脾大(感染性心内膜炎)和主动脉瘤。听诊肾动脉杂音(肾动脉狭窄,提示高血压)。

检查四肢

- 检查周围血管疾病的体征、周围性水肿、血栓性静脉炎、杵状指、黄疸、感染性心内膜炎的瘀点(例如,裂片状,出血,Osler 病变,Janeway 结节)和静脉曲张(特别是计划行冠状动脉旁路移植术的患者)。

特殊的检查,例如,眼(眼底)

- 检查高血压和(或)糖尿病的视网膜病变、Roth 斑(感染性心内膜炎)、黄色瘤和角膜老年环(高脂血症)。

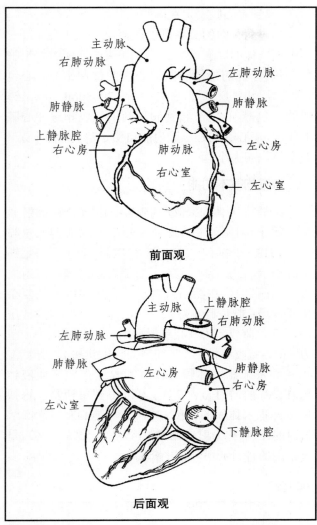

前面观

后面观

图 2-2

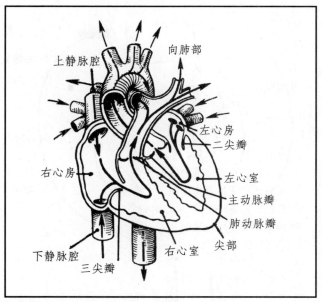

图 2-3

心腔和流经心脏的血流

包含卵圆孔的房间隔将左右心房分隔开,这些相对薄壁的低压力腔室作为容器收集血液,并将血液送至相应的心室。右心房通过上下腔静脉接收由全身返回的低氧血,通过冠状窦接收来自心脏的低氧血,然后于舒张期将低氧血通过三尖瓣送入右心室。左心房通过四条肺静脉接收来自肺的富氧血,通过二尖瓣送入左心室。在舒张末期心房收缩将多达 30% 的心室输出量泵入心室 (心房驱血)。

左右心室是完成心脏泵功能的主要腔室,室间隔将它们分开,室间隔的底部是肥厚的肌部,顶部是一小块儿膜区。在收缩期,右心室收缩将血液通过肺动脉瓣、主肺动脉和它的分支泵入低压力、低阻力

的肺循环,然后进入肺,吸收(摄取)氧气,排出二氧化碳。室壁较厚的左心室收缩将富氧血通过主动脉瓣泵入高压力、高阻力的体循环,并通过主动脉流向身体的其他部分(图 2-3)。

心脏的瓣膜

正常心脏有四个主要的瓣膜,附着在心脏纤维骨架上,从而获得支撑。作为单向瓣,心脏瓣膜使血液从一个腔室到另一个腔室保持前向血流,阻止反向回流(反流)。根据其结构这些瓣膜分为两种主要的类型:两个半月瓣(主动脉瓣和肺动脉瓣)和两个房室瓣(二尖瓣和三尖瓣)。它们随压力阶差而开放和关闭,例如,腔室内压力较高时打开,当压力阶差逆转时关闭。瓣膜的关闭产生心音,心脏听诊时通过听诊器可以听到(见下文)。

漏斗形的二尖瓣(位于左心房和左心室之间)有两个瓣或叶(前内侧和后外侧),三尖瓣有三个瓣叶(前、后和间隔)。瓣叶通过细丝状纤维性的腱索附着在室壁的乳头肌上,这些纤维组织性的腱索起源于乳头肌,仿佛一个倒置的降落伞,在心室收缩期共同作用拉住瓣叶,防止瓣叶脱向心房,阻止血液倒流。

主动脉瓣(位于左心室和主动脉之间)和肺动脉瓣(位于右心室及肺动脉之间)都有三个口袋样的瓣叶,但没有腱索。肺动脉瓣由前、右和左三个瓣

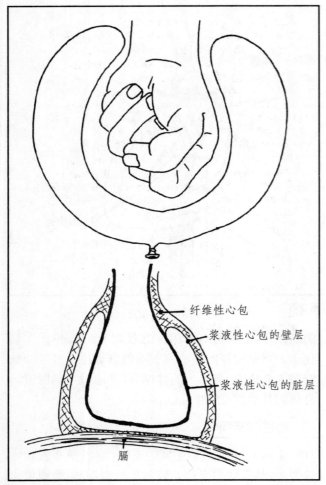

纤维性心包

浆液性心包的壁层

浆液性心包的脏层

膈

图 2-4

组成，主动脉瓣由右（冠状动脉）、左（冠状动脉）和后（无冠状动脉）三个瓣组成，与之相应的主动脉突起称为主动脉窦。由于心室的压力这些瓣膜开放，而大动脉内血液的反向压力使之关闭。

心脏壁的结构

心脏瓣膜的表面和心腔的内表面覆盖的单层内皮细胞称为心内膜。心脏壁的肌肉性中层为心肌层，有收缩的特性，构成心脏壁的大部分，心外膜位于心脏的最外层。

一个称为心包的纤维浆液性囊袋包裹着心脏和大血管根部，它由两层组成：坚韧的外纤维层和内浆膜层。内层浆膜层黏附于心脏的表面称为脏层心包（也称为心外膜），外层浆膜层黏附于纤维心包的内表面称为壁层心包。壁层心包与胸骨、脊柱和膈肌

相连，起到将心脏固定在胸腔的作用。

心包两个面的关系可以理解为一个拳头伸进一个充满气体的球囊（图 2-4）。拳头的表面类似于脏层心包，球囊的外层与壁层心包的位置相似。心包腔将壁层和脏层分开，含有少量（20~30mL）稀薄透明的心包液，心包液起到润滑两层心包和缓冲心脏的作用，使心脏在心包腔内能自由运动，收缩时易于改变体积和大小。

心脏的基本功能

在健康个体，心排量（CO，心脏每分钟的射血量），等于每搏量 (SV) 即心室每次收缩的搏血量与心率（HR）的乘积（CO=SV×HR）。为了保持足够的心排量，心脏必须调整心跳的频率（心率）或射血量（每搏量）。每搏量依赖于三个主要因素的复杂相互作用：前负荷（舒张末期心室内的血容量或压力）、后负荷或阻力（心室射血所要对抗的压力或阻力）和心室收缩性（心肌细胞的收缩状态）。计算左心室舒张末血液体积 (EDV) 和收缩末残余血液体积 (ESV) 的差 (EDV–ESV) 可以得到每搏量。每搏量与舒张末体积的比值 (SV/EDV) 是心室每次心跳射血的比例，称为射血比（正常范围 =55%~75%），是最常用的评价心脏功能的指标。

视诊

一般外观

一名经过训练的检查者甚至在问诊和体格检查之前仅靠观察就能获得很多有价值的信息，做出"印象诊断"。另外，当你花时间进行评估，在病床或诊桌旁与患者打招呼和握手时能传达给患者一种印象，你感兴趣的是他或她这个人而不仅仅是疾病。

通常，心脏病患者的全身表现主要反映在三个方面：患者的病态、循环状态和各种可能累及心脏的非心脏疾病的状态和（或）情况。许多心脏疾病有价值的线索表现在心血管系统以外，图 2-5 列出了一些通常一眼就能发现的情况。要记住，眼睛常常会漏掉那些你没有想到的东西。你仅能看到你寻找的东西，认出你认识的东西。

有冠心病倾向的个体典型外观是矮小、秃顶、超

图 2-5

视诊可以得到的心脏病临床线索

线索	临床意义
焦虑、大汗、紧握拳头（莱文征）和突发呼吸困难	冠心病和急性左心衰竭
端坐,前倾,由于胸痛而不能平卧	心包炎
高、瘦,近视,宽臂展,长蜘蛛指,高颚弓,过度伸展的关节	马方综合征,与主动脉扩张、夹层和反流、二尖瓣脱垂相关
病态的肥胖（尤其是男性）,响亮的鼾声,白天嗜睡,呼吸暂停延长	Pickwickian（睡眠呼吸暂停）综合征,与体循环和肺循环高压、肺心病、右心和左心衰竭、心律失常相关
消瘦伴有快速的"鸟儿样"运动,眼球突出,眼睑迟滞,凝视,震颤	甲状腺功能亢进,与高血压、室上性快速心律失常（如快速心房颤动）、心绞痛、高心排心力衰竭相关
没有精神,活动缓慢;表情呆板;声音沙哑;眶周浮肿;外三分之一的眉毛缺失;头发干枯易断,皮肤灰黄	甲状腺功能减低,与窦性心动过缓,心包积液,心电图低电压,高脂血症和慢性心力衰竭相关
年轻、苗条、焦虑（特别是女性）,伴直背,胸部畸形,乳房过小	二尖瓣脱垂,与胸痛、心律失常、气短和二尖瓣反流相关
潮式呼吸,恶液质,腹水,周围水肿或发绀	晚期心力衰竭
黄斑瘤,黄疣,角膜老年环	高脂血症,与冠心病相关
头部摆动:	
上下摆动（"是是"征）	主动脉反流
左右摆动（"不不"征）伴耳垂搏动	三尖瓣反流
眼结膜瘀点,指甲下裂片状出血,Osler 结节,Janeway 结节,Roth 斑点	感染性心内膜炎,与发热、心脏杂音和菌血症相关
中心型发绀（包括结膜和黏膜）	先天性心脏病（右向左分流）
周围型发绀	充血性心力衰竭（低心排）,周围血管疾病
结实、绷紧、有光泽、紧紧包裹骨头的皮肤,皮肤和口唇绷紧,皮肤收紧的手指呈锥形并伴缺血性溃疡	硬皮病,与体循环和肺循环高压、雷诺现象、心肌和心包疾病相关
蓝色的巩膜	成骨不全症,与主动脉扩张、夹层和反流、二尖瓣脱垂相关
面部和颈部绯红或紫色	类癌综合征,与三尖瓣和肺动脉瓣狭窄和（或）反流、右心衰竭相关
直背（脊柱强直）	强直性脊柱炎,与主动脉瓣反流和完全性心脏阻滞相关
腹部肥胖	代谢综合征,与高血压、糖耐量异常和导致动脉硬化的血脂异常（高密度脂蛋白胆固醇降低,三酰甘油和密度小的低密度脂蛋白颗粒升高）相关

重、久坐、大量吸烟的中年或老年男性（或绝经期女性），吃大量高脂肪、高胆固醇食物，伴有潜在冠心病危险因素的烙印，例如，尼古丁熏染的手指或牙齿（吸烟）；皮肤和肌腱的黄疣（尤其是手指和跟腱）；眼睑周围的黄斑瘤（胆固醇沉积的黄色扁平斑）；角膜上的老年环（高脂血症的征象）；耳垂上斜行的折痕（除了本土或亚裔美国人）；或者是一个侵略性、高竞争性和（或）敌对性（所谓的"A型"）性格。

永远记住，如果患者看起来不太好，他或她就可能真的是！观察一个患者的肢体语言可能比实际语言能提供更多的信息。例如，莱文征（图1-4）就是一个典型的手势，患者紧握拳头放在胸骨下部生动地体现了缺血性胸部不适那种紧缩的特点，这一所谓"手部语言"提供了一条存在冠心病的非口头的有价值的线索。

急性心肌梗死的患者通常表现为不安、焦虑和躁动，常常在床上挪动努力找一个舒适的体位。相反，那些劳力型心绞痛的患者倾向于保持静止，坐位或站立时努力保持放松，因为他们认识到活动可能诱发胸痛。

由于儿茶酚胺水平升高引起血管过度收缩，患者的皮肤可能表现为苍白、晦暗和多汗湿冷（甚至在没有休克的情况下）。呼吸窘迫的特点是呼吸困难、端坐呼吸、干咳和喘息（心源性哮喘），这些症状是缺血性左心室功能障碍和（或）严重的二尖瓣反流的临床表现。患者可以表现为呼吸急促、端坐于床上、气喘吁吁和极力呼吸，急性（闪电性）肺水肿时咳粉红色泡沫样痰。一些严重的慢性心力衰竭和心排量很差的患者，尤其是那些高龄合并脑血管疾病[特别是睡眠期间和（或）应用镇静剂时]的患者表现为周期性的过度呼吸和呼吸停止相交替的呼吸方式（潮式呼吸）。

心源性休克可能是左心室功能严重受损（累及40%或更多的心肌细胞）和（或）一种急性心肌梗死机械并发症的主要表现，例如，室间隔穿孔（VSD）或乳头肌断裂。然后出现低心排量和外周组织灌注减低的体征，例如，皮肤湿冷、明显的面色苍白、肢端和甲床发绀和四肢瘀斑可能变得明显。脑血管低灌注患者可能有神志改变。

经过训练的人员一眼就能鉴别出心肌缺血性疼痛和肌肉骨骼性疼痛，并做出诊断。焦虑和肋软骨炎（Tietze综合征）时发生的胸壁疼痛是胸痛的常见原因。患者通常用一个手指指出肌肉骨骼性疼痛的部位，这一指向左侧肋软骨连接部的手指或短暂的炎症性胸痛伴情绪压抑时特征性的叹息式深呼吸，常常提示患者的胸痛是非心源性的。不要忘记带状疱疹的神经根痛，它可能出现在疱疹（或甚至没有）出现之前，对于许多病例这一诊断仅是回顾性的。

患者正常神志状态的改变应该重点检查。患者接受溶栓治疗时，尤其是那些患有高血压的老年女性或正接受抗凝治疗的患者，突然出现的昏睡或神志淡漠，警示临床医师有颅内出血的可能。然而也应该认识到，急性的意识模糊和神志状态的改变也常常是急性心肌梗死的非典型表现（尤其在老年患者），这可能使医师停止溶栓治疗。

恶液质表现的患者（即那些严重体重减轻、肌肉消耗的患者），伴有颈静脉怒张、下肢水肿、腹部膨隆（腹水）和外周发绀（由于低心排量），可能患有严重的（终末期）慢性心力衰竭。

图2-6：一例慢性心力衰竭患者。他呼吸困难，背靠两三个枕头端坐呼吸，有颈静脉怒张、腹部膨隆（腹水）和指凹性的外周水肿。慢性心力衰竭的患者经常不得不在半夜起来排尿（夜尿症）。临床表现可能与缩窄性心包炎相似。颈静脉怒张和腹水，不相称的水肿，可能也是缩窄性心包炎的线索。

男性女乳可见于服用洋地黄或螺内酯的患者。

当患者身体前倾，呼吸浅而受限并抱怨胸痛时，应怀疑他患有急性心包炎。

图2-7：一名患有阻塞性睡眠呼吸暂停（Pick-wickian综合征）且明显肥胖的中年男子。这个患者可能表现为日间嗜睡和（或）鼾声响亮。他的伴侣可能因他睡眠中频繁的呼吸暂停而担心。这些患者常常患有体循环或肺循环高压、心力衰竭和心律失常，例如，窦性心动过缓、窦性停搏、心脏停搏、房性早搏、室性早搏或室性心动过速。睡眠呼吸暂停可以通过持续正压通气治疗（CPAP）扭转。

休息时呼吸急促、动用辅助肌呼吸的严重慢性阻塞性肺疾病（COPD）患者可能伴有右心衰竭和肺动脉高压（肺心病）。

图2-8：马方综合征患者的特点是异常宽的臂

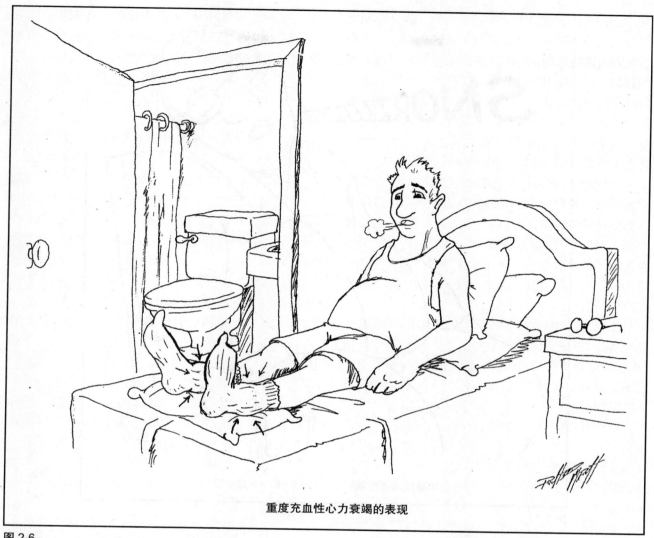

重度充血性心力衰竭的表现

图 2-6

展和长锥形过度伸展的（蜘蛛样）手指（蜘蛛指），拇指过伸超过手的尺侧（拇指征），瘦，高度近视。有人说亚伯拉罕·林肯可能患有马方综合征，他像马方综合征患者。马方综合征常与主动脉根部疾病（例如，主动脉瓣反流，动脉瘤，夹层）和（或）二尖瓣脱垂有关。

胸锁关节搏动可能是升主动脉瘤的一个罕见的线索。

一个声音嘶哑刺耳、头发粗糙、眶周水肿和眉毛稀疏（外 1/3 缺失）、反应迟钝、行动缓慢的人可能患有严重的甲状腺功能减退症（黏液水肿），同时并发高脂血症（由于胆固醇和三酰甘油清除率降低）、窦性心动过缓和心电图低电压（由于心包积液）。

一个消瘦的人，如果好动，头发细丝状，身体温暖，皮肤呈浅黄色，过度出汗，快速的"鸟儿"动作，眼睛突出（眼球突出症）伴眼睑后退，凝视，甲状腺肿大和静息性细小震颤，可能患有甲状腺功能亢进症，并伴有高血压、快速性心房颤动、窦性心动过速和（或）慢性心力衰竭。

如果一个直背、胸部畸形（图 2-9）和乳房小的年轻苗条女性抱怨不典型胸痛、心悸、气短、头晕眼花、疲乏、焦虑和恐慌，医师应该警惕潜在有二尖瓣脱垂的可能。

一种异常的步态经常伴有其他神经损害的体征，例如面瘫和半身不遂，可能是继发于栓塞的脑卒中的首要表现，这可发生于心房颤动、早前的急性心

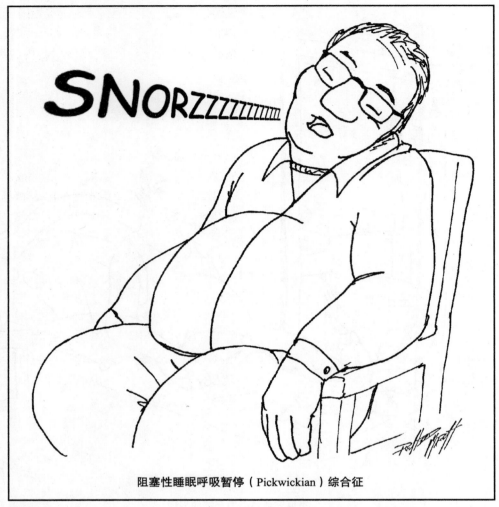

阻塞性睡眠呼吸暂停（Pickwickian）综合征

图 2-7

肌梗死、感染性心内膜炎、人工心脏瓣膜疾病、心房黏液瘤或其他瓣膜和（或）心肌疾病。

皮肤表现（皮肤颜色、温度、质地）

机敏的临床医师也应该寻找皮肤颜色和质地的异常，这些异常可能提供心血管疾病的第一手线索。例如，慢性皮肤苍白（通过检查患者的结膜或掌纹可以发现）是潜在贫血的线索 [贫血可以促使心脏病患者缺血性胸痛和（或）慢性心力衰竭发作]。另一方面，缺血性胸痛患者的急性皮肤苍白是心绞痛或急性心肌梗死的体征（由于周围血管收缩和系统性血管阻力升高）。

发绀是皮肤的颜色变为蓝紫色，通常反映动脉血氧饱和度≤85%（正常是≥95%）。口腔黏膜、结膜和甲床（伴或不伴手指和脚趾的杵状指）的发绀

提示存在先天性心脏病，例如，心房或心室间隔缺损（VSD），这时贫氧血由心脏右侧流到左侧而绕过了肺。周围型发绀（见于鼻尖、耳朵和四肢末端）伴皮肤凉而苍白提示肢端的血液供应减少，是体循环血管收缩导致的，这在严重低心排量导致循环衰竭时可能很明显。

突然出现的手指或脚趾苍白或发绀伴小块儿皮肤压痛提示存在系统性栓塞（源于主动脉动脉粥样硬化病变、心房黏液瘤、心腔内血液凝块或赘生物）。接受胺碘酮抗心律失常治疗患者的皮肤、手和鼻子可能呈蓝灰色。红细胞增多症的砖红色可能在高血压、血管血栓形成和急性心肌梗死的患者中表现明显。瘀斑可能出现于接受抗血小板药物（例如，阿司匹林和氯吡格雷）和（或）抗凝（例如，华法

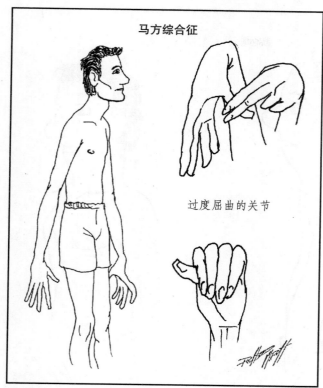

马方综合征

过度屈曲的关节

图 2-8

林）治疗的患者。瘀点和指甲下的裂片状出血、罕见的 Osler 结节（手指和脚趾上疼痛的、并伴有压痛的红色小结节）、Janeway 结节（手掌和足底非压痛的出血性斑）和 Rosh 斑（有白色中心的视网膜出血）常常支持感染性心内膜炎的诊断，尤其是伴有发热和心脏杂音时。

杵状指也可见于患肺癌的患者，可能提供心包转移和积液和（或）房性心律失常的线索。

沿着肘前静脉的皮肤瘢痕（针头穿刺的痕迹）是静脉滥用毒品的线索，而静脉滥用毒品是三尖瓣感染性心内膜炎的重要潜在原因。

类风湿性关节炎，根据其典型的手畸形（掌指关节半脱位，手指的尺侧偏移）可以发现心包、瓣膜或心肌疾病。

黄疸，即皮肤和巩膜黄染（自然光线下更明显）可见于右心衰竭时肝功能受损的患者。人工心脏瓣膜导致的溶血是黄疸不常见的原因。

有时通过检查患者的面部就能做出具体的诊断，外观可以为可能的诊断提供线索。颧部潮红（粉紫色斑，颧部毛细血管扩张所致）可见于长期的

风湿性二尖瓣狭窄（二尖瓣面容），并与肺动脉高压和低心排有关。鼻子和脸颊上的蝴蝶型皮疹可能是系统性红斑狼疮的线索，与疣状心内膜炎、心肌炎和心包炎有关。

雷诺现象通常影响 15~40 岁之间的女性（男性发病要晚）。发作的特点是三相的颜色变化（白，蓝，红）：遇冷（或强烈的情绪变化）时这些患者的手和脚的血管首先出现痉挛，皮肤变白，也可能感觉刺痛或变得凉和麻木。如果一个患者报怨冬天驾驶汽车时手臂疼痛（在加热器使车内暖和起来前）应怀疑其患有雷诺病。这样的疼痛可能是早期症状，起初可能被错误地诊断为缺血性心脏病。在正常颜色恢复前将手脚放到温暖的环境中，皮肤会变成蓝色（发绀），再变成亮红色（由于再灌注）。雷诺现象可以独立发生（约 20% 的患者）或者是其他疾病的一个线索，例如，变异性心绞痛（一种由于动脉痉挛而引发的特殊类型心绞痛，而没有明显的动脉粥样硬化病变）、结缔组织病、多种药物和毒素。原发性雷诺病是良性的，治疗的重点是避免暴露于寒冷和其他能引起血管痉挛的情况。

声音

密切观察患者的声音可以提供心脏病有价值的线索。正如前面提到的，沙哑的、低声调的声音是甲状腺功能减退（黏液性水肿）的线索，但更常见于喉炎、声带结节或癌。声音嘶哑也提示左侧喉返神经被主动脉弓动脉瘤、扩张的肺动脉或增大的左心房压迫。

颈静脉压力（JVP）和搏动

估测颈静脉压力

颈内静脉是反映右心房压力的压力表。颈静脉压力升高支持原发性和继发于肺疾病的肺动脉高压所致的右心衰竭（肺心病）、左心衰竭导致的逆向性右侧充盈压升高、右心室梗死、三尖瓣疾病、限制性心包炎或心脏压塞。在这些情况下，血液的逆向充盈使中心静脉压升高，估测颈内静脉的压力时可发现。

测量颈静脉压力最重要的第一步是将患者置于合适的体位。患者应该舒适地仰卧，不垫枕头以免颈部与躯体产生锐角。检查的目的是测量颈内静脉搏动的最高点。如果颈静脉压较高，例如，颈部静脉

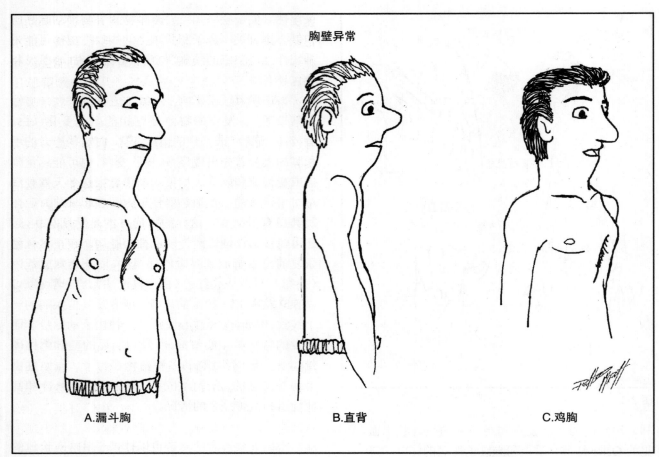

胸壁异常

A.漏斗胸　　　　　B.直背　　　　　C.鸡胸

图 2-9

搏动的位置太高而看不见搏动时,应该将患者上半身抬得更高一些,这样易于观察静脉波。当颈静脉压较低时,颈部静脉搏动的位置会因过低而看不见搏动,应该将患者躺得更平一些。慢性心力衰竭引起的颈静脉搏动甚至可以达到耳垂,并使耳垂搏动。慢性心力衰竭或缩窄性心包炎时静脉压非常高而导致颈内静脉极度扩张,使颈内静脉的搏动看不清。

图 2-10:颈部静脉的视诊。寻找右颈内静脉(它没有静脉瓣并且直通右心房),它中间经过胸锁乳突肌的锁骨头向上在下颌角后到达耳垂。不要信赖颈外静脉或左颈内静脉,因为展开的主动脉(尤其在老年人)造成左内乳静脉部分阻塞可以导致左颈内静脉压升高。应该观察两个方面:高度,即颈静脉压(JVP),和搏动的波形。检查者应该站在患者的右侧,并使患者的头轻微偏向左侧。

图 2-11:测量颈静脉压高度。不论患者的体位

如何,右心房的中部位于胸骨角下约 5cm。可以通过测量从胸骨角到静脉搏动(颈内静脉)顶点的距离(单位:厘米)加上 5cm 得到颈静脉压的高度。正常颈静脉压大约是 7cm。A. 患者的颈静脉压明显升高(12cm);B. 患者的颈静脉压正常(6cm)。

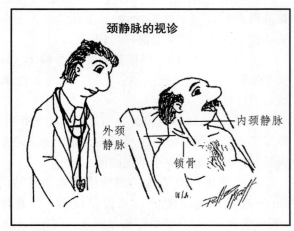

颈静脉的视诊

外颈静脉　内颈静脉　锁骨

图 2-10

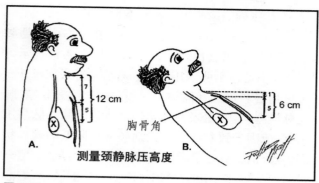

图 2-11

图 2-12：确定搏动的波形。A. 正常波形。A 波对应的是心房收缩（见图 2-36，A 波和 C 波是心动周期的一部分），正常情况下是主波。B. 巨大 A 波（发生于心房收缩期）可见于肺动脉高压的患者。C. 大 V（CV）波（发生于心室收缩期）可见于三尖瓣反流的患者（寻找耳垂的搏动。要注意的是，因为 A 波对应的是心房收缩，所以心房颤动时没有 A 波）。

需要重点强调的是，许多患者有肺部爆裂音或啰音（或外周水肿）而并非慢性心力衰竭。最常见的是啰音，它们是心力衰竭最不可靠的体征，甚至慢性心力衰竭时淋巴回流增加可以使肺啰音消失，或

使明显升高的肺毛细血管楔压（将导管送至肺动脉记录左心房反馈的压力）降低。因此，啰音（或水肿）的缺失是心力衰竭不敏感的体征，可能会误导临床医师而做不出正确的诊断。升高的颈静脉压（和 S3 奔马律，是左心室收缩功能障碍时的常见听诊发现——将在下面听诊章节讨论）是心力衰竭最有价值和特异性的发现，对处于代偿期的患者也有实际的诊断意义。

外周水肿不是心脏疾病的特异性体征。通常情况下，它是由局部静脉疾病（尤其是单侧水肿）、非心源性（例如肾或肝脏疾病）或甚至药物副作用（例如钙通道阻滞剂）导致的。颈静脉压的测量仍是确定心源性水肿的"金标准"。除近期接受利尿剂治疗的患者外，正常的颈静脉压基本上可以"排除"右心衰竭。

腹 - 颈静脉试验

慢性心力衰竭患者的左心和右心压力升高，静息状态下在腹 - 颈静脉（肝颈静脉反流）试验诱导下检查颈静脉的扩张可以为确定慢性心力衰竭提供非常有用、高度敏感和特异的（约 80%）证据。压迫腹部或肝区使潜在或临界的颈静脉压升高"表现出来"，是一项易于掌握的技术，用来揭示慢性左心衰竭患者的肺静脉高压和肺毛细血管楔压的升高。

图 2-13：阳性腹 - 颈静脉（肝颈静脉）反流的引出方法。检查者在仔细观察颈静脉搏动时要用手掌

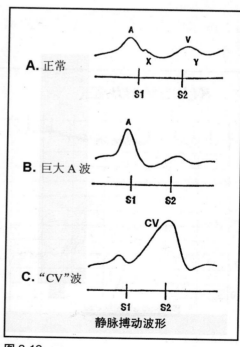

图 2-12

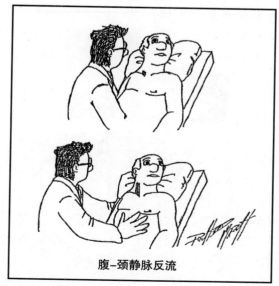

图 2-13

持续压迫患者上腹部10秒或更长时间,压迫时正常的反应是平均颈静脉压短暂地升高和下降。异常的结果是压迫时平均静脉压渐进和持续地升高。试验结果阳性最常见的原因是继发于左心充盈压升高的右心衰竭。因此,对实际存在或可疑存在慢性心力衰竭的患者,进行诊断和监测性腹-颈静脉试验的价值是无法估量的。日常诊疗中经常采用胸部X线来跟踪慢性心力衰竭住院患者的进展情况,因而仔细的临床评价颈静脉压和腹-颈静脉试验的反应是一项更准确和廉价的方法。

值得注意的是,右心室梗死时右心室的顺应性降低会出现腹-颈静脉试验阳性,而肺毛细血管楔压没有升高。正常情况下吸气时平均静脉压是降低的,此时吸气产生的负压使血液回流到心脏。当右心不能接收吸气增加的静脉回流时,平均静脉压就升高了。吸气性平均静脉压升高(Kussmaul征)是右心室顺应性降低的一个体征,见于右心衰竭和(或)右心室梗死,或限制性心包炎(由于僵硬的心包限制了右心室的吸气相充盈扩张)的患者(图2-14)。Kussmaul征罕见于心脏压塞的患者(因为右心室的吸气相充盈扩张直到舒张晚期才被限制)。

静脉波形的异常

评估搏动波的形态是检查颈静脉搏动的一个重要方面。心脏的结构、功能或电活动潜在异常经常导致颈静脉搏动异常,A波和V波会发生相应的变化,据此正确的诊断很快就能推理出来。

无论何时,当右心房收缩将血排入右心室遇到更大困难时,就会出现巨大A波。巨大A波提示可能存在右心室舒张末压升高。右心室舒张末压升高可以由各种原因(例如,左心衰竭,二尖瓣狭窄,肺动脉栓塞,慢性阻塞性肺疾病)所致的肺动脉高压引起,或因导致右心室舒张期顺应性降低的病理状态引起,例如右心室肥厚、肺动脉瓣狭窄或右心室充盈时三尖瓣水平阻力增加(例如三尖瓣狭窄,右心房黏液瘤)。异常的收缩期V波是三尖瓣明显反流的标志。

图2-15:三尖瓣反流。注意:三尖瓣反流严重时,由于三尖瓣渗漏产生的收缩期反流性V波在心房充盈时变得更高更宽。心房颤动时也会出现巨大V波,但没有A波(经Dr. Jonathan Abrams授权)。

三尖瓣反流时颈内静脉剧烈的收缩期扩张会引起患者的头部由一侧向另一侧与收缩同步地侧向运动("不不"征)。三尖瓣反流严重时可以看到患者的耳垂(或眼球)收缩期运动,因为巨大V波使它们随着每一次搏动而"舞动"。振幅与A波相等的明显V波也见于房间隔缺损(ASD)的患者。有经验的检查者可以鉴别出缩窄性心包炎患者明显扩张的颈静脉,静脉波上有快速而明显的负向波(X和Y降支)(见图2-36)。

图2-16:缩窄性心包炎。注意典型的M或W

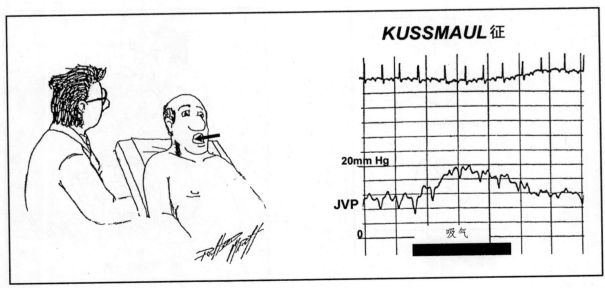

图2-14

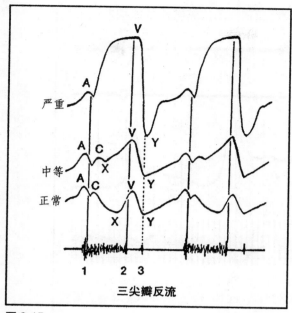

图 2-15

形波形,升高的平均静脉压和 X 与 Y 降支 [分别由心房舒张时静脉压下降(X)和三尖瓣开放(Y)引起](来源:Ronan JA, Jr. and Gordon, MA. Cardiol in Pract, 1984, Le Jacq Communications,Inc.)。

同时使用两种感觉(例如,视觉和触觉,或视觉和听觉)经常使两者都弱化了。例如,检查和计量颈静脉搏动特殊波形的最好方式是在同一区域同时寻找静脉和颈动脉搏动(例如集中精力于视觉)。

静脉搏动在外侧,动脉搏动位于内侧。如果你在颈动脉搏动前发现一个静脉搏动,那是 A 波。当动脉和静脉波同时出现,那是 V 波。尽管也可以通过触摸颈动脉搏动或听第一和第二心音来定时,并与颈静脉搏动相关联,但一次集中于一种感觉还是最好的。

尽管 ECG 是最重要的辅助和最终确定心律失常和(或)电传导异常的诊断工具,但严密观察颈静脉搏动仍可以获得有价值的线索(同时仔细触诊颈动脉——见下一节)。例如,A 波完全消失见于心房颤动或心房静止。卡氏 A 波是长间歇的 A 波,由于右心房收缩与三尖瓣关闭相冲突而产生。间歇性卡氏 A 波是房室分离的线索,也可发生于室性早搏、室性心动过速、完全性房室传导阻滞和右心室电子起搏。

图 2-17:颈静脉搏动波形中间歇性卡氏 A 波,是由室性早搏引起的。当心房收缩与室性期前收缩导致的三尖瓣关闭相冲时卡氏 A 波就会出现。卡氏波比其他 A 波更高(来源:Ronan JA, Jr. and Gordon, MA. Cardiol in Pract, 1984, Le Jacq Communications, Inc.)。

图 2-18:颈静脉搏动和压力所致心脏疾病临床线索的总结。

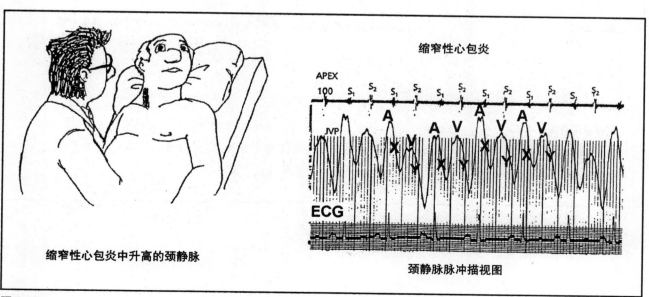

图 2-16

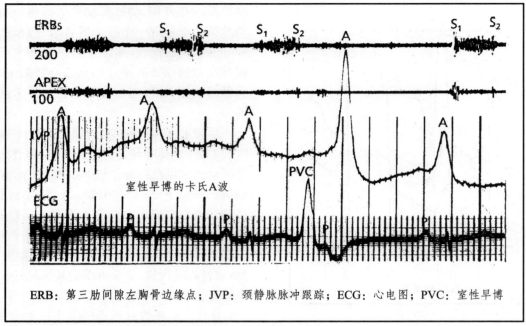

室性早博的卡氏A波

ERB：第三肋间隙左胸骨边缘点；JVP：颈静脉脉冲跟踪；ECG：心电图；PVC：室性早博

图 2-17

图 2-18

从颈静脉搏动和压力得到的心脏疾病的临床线索

线索	临床意义
大 A 波	肺动脉高压,右心室顺应性减低,右心室肥厚
卡氏 A 波	完全性房室传导阻滞,室速,室性早博,右心室起搏(房室分离)
A 波消失	心房颤动或心房静止
大 V 波("不不"征)	三尖瓣反流
快速的 X 和 Y 支下降("M"或"W"形)	缩窄性心包炎
颈静脉压升高	右心衰竭,右心室梗死,缩窄性心包炎,心包压塞
Kussmaul 征	右心衰竭,右心室梗死,缩窄性心包炎
腹颈试验(肝颈静脉反流)阳性	左心和右心衰竭,右心室梗死

触诊

血压和动脉搏动

检查者不仅需要知道如何测量血压（图 2-19），还要知道血压测量的局限性，包括低估和高估。测量血压时，应该使用合适大小的袖带。袖带的气囊应该与患者上臂的周长相近，如果袖带太小，会得到错误的高血压结果。如果袖带太大，会得到假性的低血压结果。

血压的异常

大约七千万美国人患有高血压。超过 90% 的患者是"基本的"（特发性或原发性）高血压。

病史和查体提供的继发性高血压线索包括：

- 避孕药物使用史。
- 甾体类和非甾体类抗炎药物 (NSAID)。
- 感冒、过敏和鼻窦药物；抗鼻充血药物。
- 减肥药物。

- 环孢菌素，促红细胞生成素，可卡因，安非他明，或摄取大量甘草（含有甘草酸，一种导致盐潴留的化合物）。
- 主动脉缩窄（尤其是年轻患者）时股动脉搏动减弱或延迟（所谓的桡动脉或肱动脉－股动脉延迟）。
- 库欣综合征时皮肤薄、躯干肥胖、水牛背、多毛症、腹部脂纹和圆脸（满月脸）的改变。
- 患嗜铬细胞瘤（即阵发性高血压伴体位性低血压、头痛、心悸、面色苍白和大汗）而消瘦、焦虑和代谢过剩的患者（记住嗜铬细胞瘤患者没有胖子）。
- 夜间打鼾、白天嗜睡、明显超重的患有睡眠呼吸暂停综合征的男性患者（由于呼吸暂停时低氧血症引发的交感神经系统活性和内皮源性血管释放因子增加）。
- 肾动脉狭窄患者腹部和腰部的杂音。突发严

图 2-19

正确的血压测量技术

- 患者应该处于一种放松舒适（仰卧或坐）的体位。
- 摄入咖啡因、吸烟、肾上腺素能兴奋剂（如治疗鼻充血制剂中含有的去氧肾上腺素）、暴露于严寒、膀胱充盈或紧身的衣服都能影响血压。
- 使用适合上臂周长的袖带以避免测量错误。气囊应该能几乎环绕患者的胳膊，比上臂的直径宽约 20%。
  - ——小号袖带引起假性高血压（例如，标准的袖带用在粗壮胳膊上）。
  - ——超大袖带引起假性低血压（例如，标准袖用在细瘦胳膊上）。
  - ——袖带过于松散导致读数虚高。
- 不要隔着衣物检查血压。
- 把胳膊放在与心脏平行的水平。
- 触摸动脉搏动直到脉搏消失后继续给袖带充气 20~30 mmHg（1 mmHg=0.133 kPa），以避免"听诊间隙"。
- 袖带放气要缓慢（2~3 mmHg / 秒）。
- 记录收缩压和舒张压。收缩压是柯氏音出现时的压力（I 期反映了左心室收缩力）。
- 以柯氏音 V 期（声音完全消失）的压力为舒张压。尽管舒张压通常与声音的消失更相关，但在严重的主动脉瓣柯氏音 IV 期（当声音变得低沉）更准确一些。
- 诊断高血压需要至少相隔一周的三次测量结果，单纯一次血压升高不能确定高血压。
- 如果血压异常增高，应在休息 5 分钟后或体格检查结束后复查血压 [紧张可瞬时升高血压（"白大褂"恐惧症）]。
- 首先，检查双臂的血压并以较高的读数为准。通常情况下，收缩压可以相差 5~10mmHg，舒张压相差 5mmHg。
- 两次袖带充气的间隔 <2 分钟可能导致虚高的舒张压读数。
- 检查（对直立时眩晕或晕厥的患者）2 分钟内立位血压的降低（收缩压 >10mmHg 或舒张压 >5mmHg），尤其是老年人和糖尿病患者或接受降压治疗的患者。

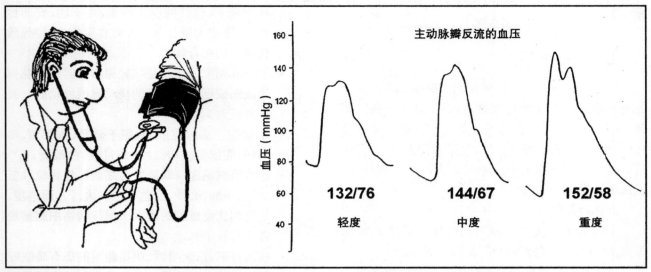

图 2-20

重的、逐渐恶化或顽固性的血压时,临床医师应注意寻找肾动脉狭窄的杂音。

- 主动脉缩窄和动脉粥样硬化性外周动脉疾病（PAD）可以导致下肢血压低于上肢血压（正常情况下,下肢的血压比上肢高 10~20mmHg）。踝部和肱部收缩压的比值叫踝－肱指数（ABI）,是评价 PAD 存在和严重程度的有用工具（ABI < 0.9 为轻度 PAD; <0.4 为重度 PAD）。

有广泛而严重动脉硬化的老年人伴主动脉和外周血管弹性降低,更容易出现收缩压升高而舒张压正常。单纯收缩期高血压也经常见于甲状腺毒症。在应激状态下或在医生的办公室里（所谓的"白大褂"恐惧症）有时会发生血压虚假升高,特别是对于那些紧张的患者（女性比男性更多见）。

站立位 1~3 分钟后测量血压有助于发现体位性低血压（尤其是在患者接受利尿剂、抗高血压药物或硝酸甘油治疗时）。老年患者的体位性或直立性低血压（可能继发于糖尿病自主神经功能障碍）可能与跌倒和晕厥相关。

血压异常是几种类型心脏病的重要特征:主动脉瓣反流患者的脉压差可能增大,根据严重程度出现收缩压增高和舒张压下降至 60mmHg 或更低。宽脉压差也可见于主动脉弹性减低的老年人和动静脉瘘的患者。

图 2-20:主动脉瓣反流患者的动脉血压。轻度

主动脉瓣反流时动脉血压变动不大。随着跨主动脉瓣反流增加,收缩压升高和舒张压降低,导致脉压差增大（Modified from Abrams J. Prim Cardiol 1983 with permission）。

动脉搏动异常

触诊桡动脉和颈动脉搏动可以提供有用的信息。当你与患者打招呼和握手时,能很容易和自然地触诊桡动脉搏动,这很容易被接受（即使是患者

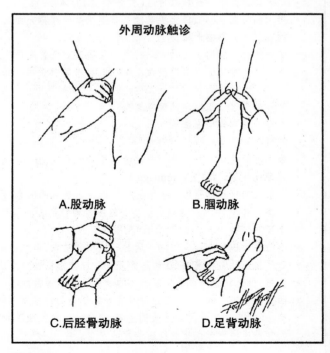

图 2-21

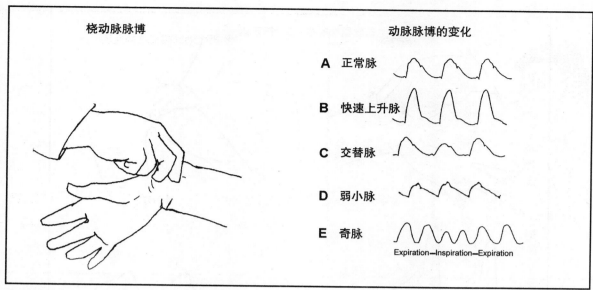

图 2-22

穿着部分衣物），这种"按手礼"常常能使焦虑和紧张的患者安心。检查心脏病患者时触诊所有的动脉搏动是很重要的（图 2-21）。触摸脉搏时的发现包括：

- 心率缓慢，见于窦性心动过缓和完全性房室传导阻滞时。
- 规律的心动过速，见于窦性心动过速和阵发性室上性心动过速时。
- "规律的不规则"节律，通常见于房性或室性早搏和其他心脏传导异常。
- "完全不规则"的节律，伴脉搏短绌（即心尖部心率大于外围脉搏率）意味着心房颤动。（心房颤动时，舒张期太短，回流心脏的血液太少，心脏收缩时射出的血液过少，在手腕上就不能触摸到这个脉冲，从而产生脉冲短绌。）

图 2-22：

A. 正常脉搏。

B. 锐利而快速上升的脉搏，见于主动脉瓣反流（水冲脉或科里根脉）、HOCM、严重的二尖瓣反流、室间隔缺损或动脉导管未闭。严重的主动脉瓣反流时甚至可能有伴随心跳的头部上下摆动（de Musset 征 或"是是"征）。

C. 交替脉（脉搏幅度交替变化）提示左心室收缩功能不全。在桡动脉或股动脉能很好地触诊到。

用血压袖带检测是一个敏感的方法，慢慢地降低压力至刚好收缩水平以下。听诊时，交替脉是听到强弱交替的声音，或是在袖带压力进一步降低时突然出现心率加倍。交替脉通常出现在室性早搏后的一段短暂时间内，显著左心室收缩功能障碍时可能持续存在。

D. 弱小（低动力）的脉冲表明低心输出量状态和左心室功能降低。

E. 奇脉（吸气时血压降低 >10mmHg，图 2-23）常见于心脏压塞（不常见于紧缩性心包炎、重度哮喘和 COPD）。实际上，命名为"奇脉"是用词不当，因为它是吸气时血压降低这一正常现象的夸大。一个快速床边检查奇脉存在的方法是：触摸脉搏，在吸

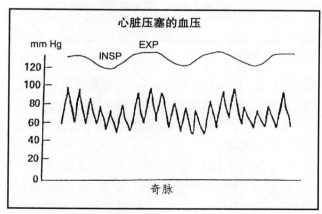

图 2-23

37

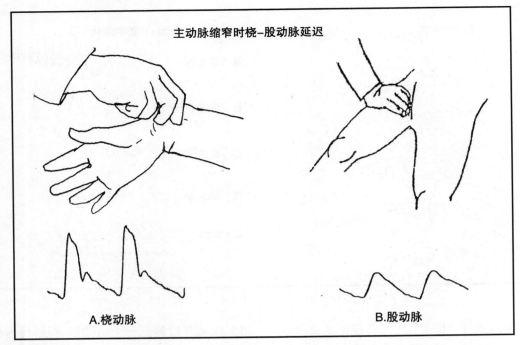

主动脉缩窄时桡-股动脉延迟

A.桡动脉　　　　　　　　　B.股动脉

图 2-24

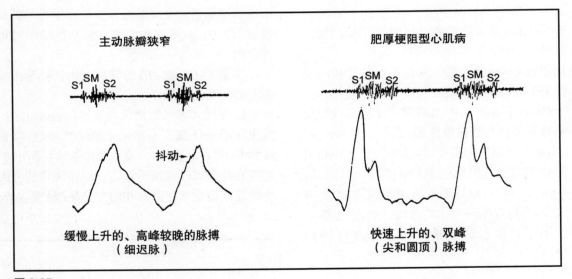

主动脉瓣狭窄　　　　　　　　肥厚梗阻型心肌病

缓慢上升的、高峰较晚的脉搏　　快速上升的、双峰
（细迟脉）　　　　　　　（尖和圆顶）脉搏

图 2-25

气时注意它是否减弱（或消失）。如果吸气时脉搏容积正常,心脏压塞的可能性就很小了（严重左心室收缩功能障碍和休克,脉搏可能整体都很弱,奇脉会相对较弱和难以检测)。

一个缓慢上升的股动脉搏动并与桡动脉搏动相比明显延迟（桡-股动脉延迟）是主动脉缩窄的重要线索（图2-24）。几个主要动脉的搏动振幅存在

差异可能为主动脉夹层的存在和定位提供线索。

一个缓慢上升的、小的、高峰较晚而压力水平较高的脉搏（"细迟脉"）是主动脉瓣狭窄患者脉搏的特点,而快速上升的双峰（尖和圆顶）脉搏是 HOCM 的特点（图 2-25）。测量血压时,脉压差变小通常是晚期严重主动脉瓣狭窄患者的表现。然而在健康的老年人,动脉的顺应性下降和僵硬度的增加可能会

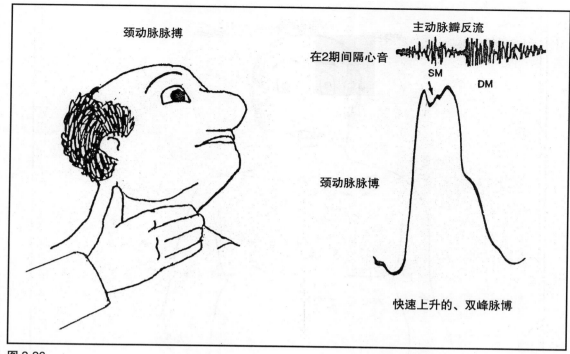

图 2-26

导致动脉搏动幅度增加和脉压差增加,这可以掩盖主动脉瓣狭窄典型的小振幅的动脉脉搏。

图 2-26:主动脉瓣反流时的颈动脉搏动波形。注意初始的快速上升支和顶部分裂(双峰)或双峰脉冲,最好用手指轻压颈动脉检测(Modified from Abrams J: Prim Cardiol, 1983.)。

周围血管疾病和动脉阻塞的线索,包括 4"P":无脉(pulseless),苍白(pallor),痛苦(pain),麻痹无力(paralysis)。脉搏小而弱的最常见原因是低心排出量状态。

心前区运动和触诊

仔细地视诊和触诊心前区(心脏表面和周围)可能会提供大量有价值的心脏疾病临床线索,异常的触诊可能来自于:

- 左心室肥大和(或)扩张
- 左心室室壁运动异常(永久的或暂时的)
- 左心房收缩力增加
- 加速的舒张期血液快速充盈
- 严重的二尖瓣反流时心脏的前向推力
- 右心室肥大和(或)扩张
- 响亮的杂音(震颤)

- 响亮的心音(正常和异常)
- 肺动脉扩张或运动亢进
- 主动脉扩张

图 2-27:视诊和触诊心前区异常脉动区域的示意图。A. 主动脉区;B. 肺动脉区;C. 右心室(左侧胸骨旁)区;D. 左心室(心尖)区;E. 异位区。主动脉和肺动脉区的搏动通常是由相应的主动脉和肺动脉扩张引起。胸骨左缘的搏动,通常是由右心室压力和(或)容量超负荷的右心室收缩引起的,而那些心尖部的搏动与左心室收缩相关。异常部位的搏动,通常是由于左心室室壁瘤和(或)运动障碍(室壁矛盾性的向外运动,例如,由于前壁心肌梗死)。

心前区触诊最好是在患者仰卧位或左侧卧位进行。在患者胸部肌肉发达或胸部大时,对于胸壁较厚或乳房较大的患者,触诊心尖搏动时侧位可能是必要的,经常是指最强搏动点(PMI)。然而,评估心前区搏动位置时必须注意这会使心脏移位和心尖搏动向左偏移。临床医生应该站在患者的右侧,右手放在患者的左下胸壁,手指尖在心尖部,手掌在右心室区。感知搏动最好的部位是指尖的下表面,而杂音(震颤)最容易用手的掌面触诊感知。

图 2-28:左图,心前区的触诊。右图,左心室心

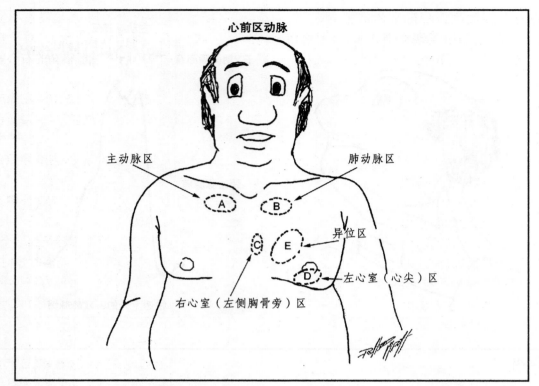

图 2-27

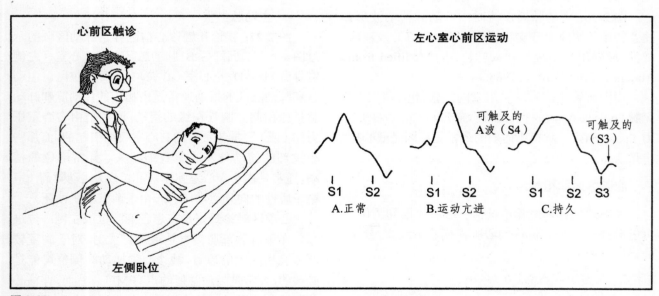

图 2-28

前区运动的主要类型。A. 正常的心前区运动。B. 心前区运动亢进，例如，容量负荷状态（主动脉瓣反流，二尖瓣反流）。C. 持久的心前区运动，例如，压力负荷状态（高血压、主动脉瓣狭窄），缺血性左室功能障碍和（或）非缺血性心肌病。注意触诊收缩期前（S4）和舒张早期（S3）奔马律。（经 Dr.Jonathan Abrams 授权）。

左室心尖搏动是心脏大小和活动的一个很好指征。检查包括位置、持续时间和特点。通常，心尖搏动于一个小范围内（直径 2~2.5cm，约一个肋间隙的宽度），位于左侧第五肋间，锁骨中线上或内侧。持续时间仅存在于收缩期的第一部分。正常心尖搏动的特点是在收缩早期短暂的外向运动（由左室撞击胸壁产生），而不能触及到舒张运动。通常情况下，相对于心尖搏动间隔区向内侧回缩（图 2-29）。不过当右心室占据心尖时（例如，风湿性二尖瓣狭窄），心尖搏动可能消失。

异常位置

- 左心室扩大伴慢性心力衰竭（如扩张型心肌病）或容量负荷过重（如主动脉瓣反流，二尖瓣反流）时，心尖搏动会向下和向锁骨中线左侧移位；搏动范围可能会增大到直径 3cm 以上。
- 室壁瘤，以及局部心肌功能障碍，可能会导致收缩期持续性的心前区搏动，位于心尖部或所谓的心前区"异位"地区。
- 当掌根放在胸骨左缘并且手指离开胸壁时可

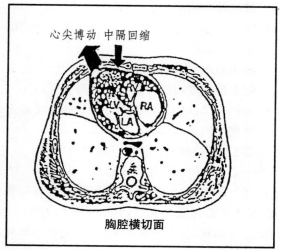

心尖搏动　中隔回缩

LV　RA

LA

胸腔横切面

图 2-29

能触及到胸骨旁的搏动，这是右心室肥厚或容量负荷过重的线索（然而，对于儿童和瘦高个儿的成年人来说可感知的右心室搏动是正常的）。

- 严重的二尖瓣反流可能在胸骨左缘产生一个有力的、快速的推力或提升，主要是在收缩晚期，是由于血液反流进入左心房产生的反冲现象将心脏向前推，撞击胸壁导致的（左心房撞击）。
- 主动脉瘤可引起右上胸（胸骨外侧）或右胸锁关节处搏动。
- 对于冠心病患者，可能会触及到一个"异位"收缩期搏动（凸起）（心绞痛时短时间存在，急性心肌梗死时较长时间存在），位于胸骨左下缘和心尖之间的第三和第四肋间。这提示运动障碍心肌的收缩期矛盾运动，这是室壁瘤存在的线索（图 2-30）。
- 右侧充盈音，即 S3 奔马律（来自于右心室舒张充盈的开始）和 S4 奔马律（来自于右心室舒张充盈末右心房收缩）也可能在胸骨左缘触及到，在右心充盈增强时会出现吸气时增强。（见图 2-36 对 S3 和 S4 心音的解释）。

异常的持续时间

- 压力负荷增加（例如，主动脉瓣狭窄，高血压）导致左心室肥厚时可出现一个持续的（整个收缩期）、有力的、缓慢的心尖部提升。当心肌肥厚是向心性而非离心性时，心尖搏动通常位于正常位置。

性质

- 由于左心室扩张或肥厚，当收缩期向外运动时可能出现心尖部的双峰搏动，这与可触诊的收缩前扩张（S4）（反映强有力的左房收缩射血进入非顺应性的左心室）或舒张早期（S3）成分相关。可触诊的 S4 可能感觉像心尖搏动时有"向上冲击时暂停"。可能需要患者左侧卧位才能触诊到。有时，奔马律（S1-S2-S3 或 S4-S1-S2）即使没有听到也可以看到和触诊到。
- 肥厚梗阻型心肌病时，随着收缩期双重的向外搏动产生一个收缩前的包含三个部分的心

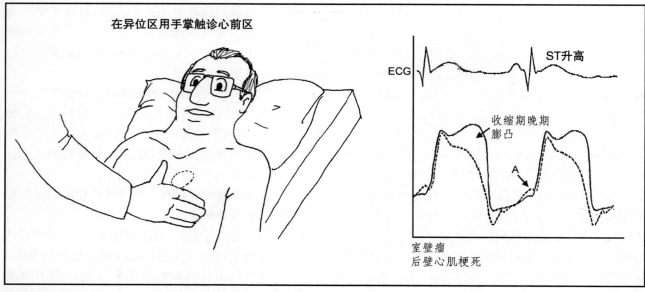

在异位区用手掌触诊心前区

ECG　　ST升高

收缩期晚期
膨凸

A

室壁瘤
后壁心肌梗死

图 2-30

尖搏动（"三联律"）。第一部分是由于左心室顺应性差产生的收缩期前扩张；第二部分是收缩期喷射运动；第三部分是由于肥厚梗阻型心肌病射血过程中的梗阻。

- 观察相对于心尖向外搏动时收缩的位置（图 2-29）可能有助于确定哪个心室占据心尖部（在最大搏动点内侧说明是左心室；在最大搏动点外侧说明是右心室）。

胸部 X 线检查是常用的可靠的检测心脏肥大的方法。然而，心前区触诊可能优于胸片（或心电图），尤其是在检测左室肥厚时，肥厚是向心性的而不是离心性的。

触诊心前区时，应该使用双手触诊，这样能够触

图 2-31

杂音的分级（Levine-Harvey）

一级	只有在努力听时才能听到极微弱的杂音（要求集中注意力）
二级	一听就能听到的微弱杂音
三级	中度响亮的杂音
四级	响亮的杂音伴有可触诊的震颤
五级	听诊器轻放在胸壁就能听到的很响的杂音
六级	听诊器离开胸壁仍能听到响亮的杂音

诊双侧胸部（从而排除未知的右位心）。

导致心脏杂音的血液湍流可能有时是可触诊的，尤其是等级在 4~6 或以上的杂音（图 2-31）。这些可触诊的杂音被称为"震颤"，是器质性病变的线索。无害性心脏杂音不伴有震颤。检测震颤的振动最好用手掌面而不是指尖，指尖通常在检测搏动、局部心前区运动或动脉脉搏时是最好的。

- 主动脉瓣区的收缩期震颤并向右锁骨放射最符合主动脉瓣狭窄。主动脉瓣区舒张期震颤符合主动脉瓣反流。这些可能在患者坐位前倾时容易触诊到。
- 肺动脉瓣区收缩期震颤并向左锁骨放射提示肺动脉瓣狭窄。
- 胸骨左下缘收缩期震颤并向右胸部放射提示室间隔缺损。
- 心尖收缩期震颤符合二尖瓣反流，而心尖部舒张期震颤可能怀疑是二尖瓣狭窄。
- 胸锁关节区的异常搏动可能是胸痛患者主动脉夹层的早期线索。

图 2-32：可检测到的心前区活动总结。

第一心音、第二声音和喷射音（见下一节喷射音的描述）也可能是可触诊的。当这些声音可触诊时，通常意味着强度增加（例如，可触诊的 S1 应考虑有无二尖瓣狭窄，可触诊的 P2 可能是肺动脉高血压的最初线索）。

图 2-32

心前区活动和脉动对心脏疾病提供的临床线索

线索	临床意义
左心室的推举或抬起	左心室肥厚（例如，主动脉瓣狭窄，高血压，肥厚型心肌病
舒张早期搏动（S3）和左心室搏动下外侧移位	左心室扩张和（或）衰竭（例如扩张型心肌病），容量负荷过重（例如，严重的主动脉瓣反流和二尖瓣反流）
收缩前搏动（S4）	压力或阻力负荷过重（例如主动脉瓣狭窄，高血压），冠状动脉疾病（舒张功能障碍）
收缩前和收缩期双搏动（"三联律"）	肥厚梗阻型心肌病
"异位"的收缩期突起（心尖上和心尖内侧）	冠状动脉疾病（左心室运动障碍，左心室室壁瘤）
胸骨旁抬举	
早期	右心室肥厚或扩张（例如，肺动脉瓣狭窄，肺动脉高压）
晚期	二尖瓣反流（"左心房撞击"）
震颤	
主动脉瓣区	主动脉瓣狭窄
肺动脉瓣区	肺动脉瓣狭窄
胸骨左缘	室间隔缺损
心尖区	二尖瓣反流

听诊

尽管心脏听诊在临床心脏病学中有着悠久的历史，但是现在这种检查方法面临着失传的风险。不重视心脏听诊已经成为一种发展趋势，热情放到了更复杂和昂贵的"高科技"实验室检查方法上（特别是多普勒超声）（图 2-33）。尽管现如今强调技术，然而打下心脏听诊的牢固基础仍是十分重要的。如果使用得当，听诊器是一种最可靠和性价比最高的临床工具，经验丰富的临床医生往往通过精细的听诊就可以快速而准确地得到心脏病诊断并给予适当的治疗，通常无需进行额外的实验室检查（图 2-34）。下面一节回顾了心脏听诊的基本技术，强调了这项技术对于诊断的重要性和现实的运用情况，但它却是几乎消失的临床诊断艺术（图 2-35）。

心搏周期

有效的心脏听诊常常需要对心搏周期有一个了解。

图 2-36：心搏周期图解。（来源：Goldberg, S. Clinical Physiology Made Ridiculously Simple, Med-Master, Inc., 2001）

- 图 2-36 最上面的一条心电图中，图中的 P 波代表心房肌细胞的除极，QRS 波代表心室肌细胞的除极，T 波代表心室肌细胞的复极。应注意的是，实际上心房和心室的收缩紧随各自的除极之后（图 2-36 图解了心脏的左心，也适用于右心）。
- 第一和第二心音（S1 和 S2）反映了心脏瓣膜的关闭。正常情况下，瓣膜开放音听不到。
- 在主动脉瓣开放之前，左室收缩（收缩期），二尖瓣关闭（产生 S1），这阻止了心脏收缩时血液回流至心房。生理情况下，主动脉压远远大于左房压，所以开放主动脉瓣要比关

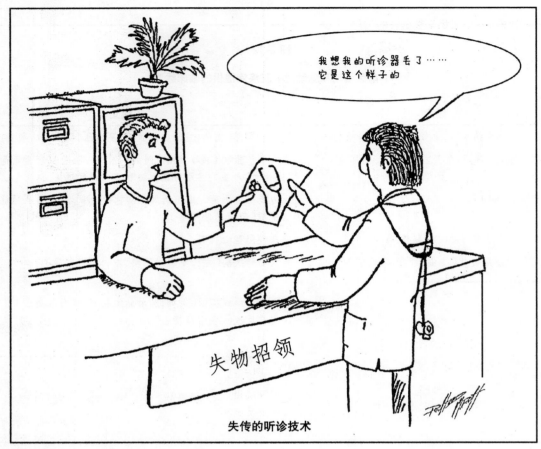

图 2-33

闭二尖瓣更难。

- 由于主动脉内压力相对较高,在二尖瓣开放之前,左心室松弛(舒张期),主动脉瓣关闭(产生 S2),所以主动脉瓣是最后开放和最先关闭的。

- 心室舒张分为两个阶段。第一个阶段是左心室扩张时血液快速被动地从左心房流入左心室,就像把血从左心房吸入左心室(S3)。心室舒张的第二个阶段是主动的,左心房收缩产生一个额外的力推动血液由左心房流入左室内(S4)。当左心房出现疾病和不能收缩(如出现房颤)时,这一推力消失,但心脏仍能够有效地工作。然而患者可能在活动时或左心室功能不全时(例如,左心室室壁僵硬和顺应性减低)有症状。S3 和 S4 有时在年轻人、运动员或心脏功能亢进状态时(如甲状腺功能亢进,妊娠第三期等)可以听到,但是出现在老年人听诊时则提示典型的心脏病理状态。

- 在心室舒张末期有一个 A 波,代表心房收缩晚期短暂的压力升高。这种情况在左、右心房都会发生,而图 2-36 只展示了左心房。一个短暂的压力升高,A 波能够从右心房传导到颈内静脉,在心脏检查时可以观察到这种情况。在心房没有收缩的情况下 A 波是不存在的(例如心房颤动)。当肺动脉高压或右室僵硬顺应性降低时,心房收缩阻力增大,A 波可能是巨大的。

- C 波表示心室收缩开始时房室瓣关闭致使心房内压力升高;V 波表示心室收缩晚期的心房充盈。图中的 X 代表 A 波的降支而 Y 代表 V 波的降支。有经验的检查者可以通过观察颈静脉来评价这些情况(图 2-16)。

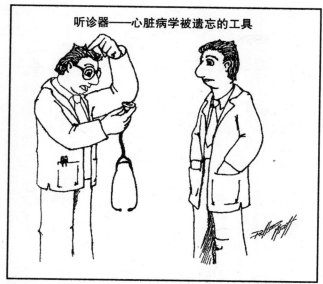

听诊器——心脏病学被遗忘的工具

图 2-34

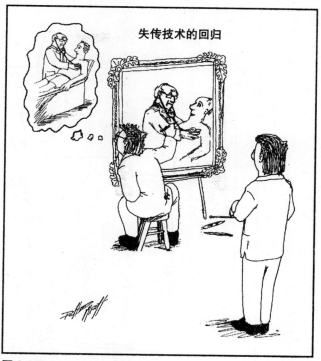

失传技术的回归

图 2-35

记忆卡：

A 波 = 心房收缩使右心房压力升高

C 波 = 心室收缩早期三尖瓣关闭右心房压力升高

V 波 = 心室收缩即将结束（右心房充盈,右心房压力升高）

* * *

- 正常情况下,心脏瓣膜关闭产生一个可听到的声音,但瓣膜开放不产生。除非有异常情况,例如,瓣膜狭窄、先天性二叶式主动脉瓣或大动脉扩张,这时瓣膜开放可以产生喷射音。
- S1 是心室收缩开始时二尖瓣和三尖瓣关闭产生的声音。
- S2 是心室舒张开始时主动脉瓣和肺动脉瓣关闭产生的声音。
- S3 是心室舒张的早期、被动阶段心室快速充盈产生的声音。
- S4 是心室舒张的晚期、主动阶段心室充盈产生的声音。
- 通常,S4 的发生伴随着舒张功能性障碍和"僵硬的"左心室（如由于缺血或肥厚）,表现为 S4 奔马律（S4-S1-S2）。当心室收缩功能障碍时可能会听到 S3,由于收缩力较差（如急性心肌梗死,扩张型心肌病）或心室容量

负荷重时（如 MR, AR, VSD, PDA）,这时会听到 S3 奔马律（S1-S2-S3）。如前所述, S3 和 S4 也可以在正常的年轻人、运动员和心脏高动力状态时（如甲状腺功能亢进,怀孕晚期）听到。

- 杂音是在舒张期和（或）收缩期出现的声音。（"舒张期"一词暗示着"收缩",而"收缩期"暗示着"充盈"。通常情况下,单独使用"舒张期"或"收缩期"指的是心室舒张或收缩,而不是指心房的舒张或收缩。）舒张期或者全收缩期的杂音均为异常,然而,年轻人或高动力状态时产生的收缩中期渐强－渐弱的杂音可能是正常的,这是心室强力收缩产生的血流杂音,但是同样的杂音出现在老年人身上则是异常的。确定这种杂音是病理性还是生理性的不但要根据杂音本身的性质,还要考虑其他的临床背景。这种杂音出现在没有其他心脏病症状和体征的年轻人身上应考虑是生理性的,不需要进行进一步检查。
- S1 是二尖瓣和三尖瓣关闭的声音。通常情况下,这两个声音在时间上很接近以至于只能听到一个音。

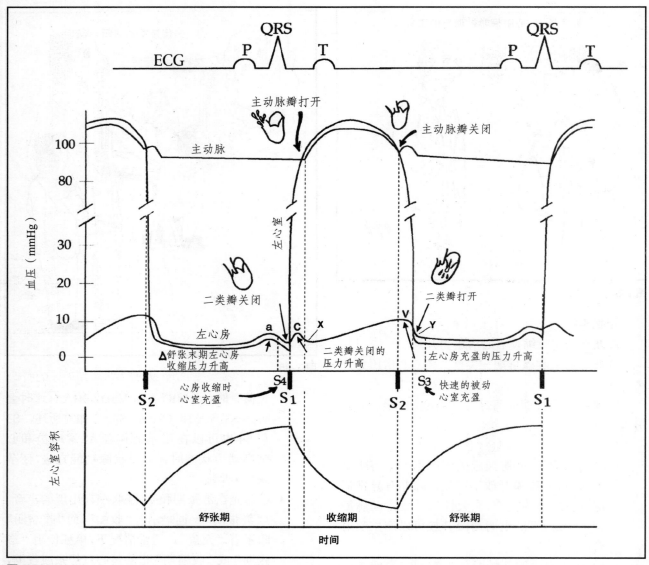

图 2-36

- S2 是主动脉和肺动脉瓣膜关闭声音的组合。由于主动脉内的压力要明显高于肺动脉，通常主动脉瓣先于肺动脉关闭；一般情况 A2 出现要早于 P2 并比 P2 的声音大（由于主动脉相对高的压力）。吸气时可以听到 S2 是分裂的声音，是因为吸气增加静脉血回流至心脏，进而增加肺动脉血流量，进一步延缓了肺动脉瓣关闭。吸气也减少血液回流到左心房，使左心室的压力较小，从而使主动脉瓣更早关闭。

听诊器的应用

图 2-37：为了更好地听诊各种不同的声音，设计了不同的听诊器，通常是用双头或三头（哈维）听诊器。 A. 平膜件；B. 波纹膜片；C. 钟形件。

- 作为一项准则，用力按压膜型体件最适合听诊微弱的高频声音，如主动脉瓣关闭不全的舒张期杂音、收缩期咔嗒声、喷射音和大多数收缩期杂音。
- 轻压钟形件最适合听诊微弱的低频奔马律的声音（S3 和 S4）和（或）舒张期隆隆音。
- 三头（哈维）听诊器的第三个体件（波纹膜片）为心脏听诊提供一个"纵览"，而且它最适合检测低频奔马律的声音和杂音（如舒张期隆隆音）。

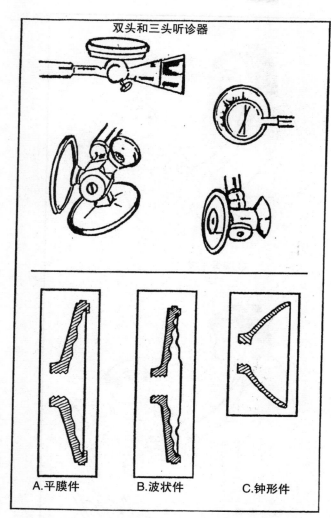

双头和三头听诊器

A.平膜件　　B.波状件　　C.钟形件

图 2-37 （经 W. Proctor Harvey, M. D. 授权）

　　请记住对每个患者都要使用所有的听诊体件。不过有些听诊器是单头的（可调式膜片），检查者可听低频音（轻压）也可听高频音（重压），不用翻转胸片。但是也要谨记，精于心脏听诊不是有好的听诊器就够了，而听到什么才是最重要的！（图 2-38）。听诊发现的情况要在一个"协同的"环境下评价，换句话说就是也要考虑心脏体格检查的其他重要表现。

运用听诊器的一般原则

　　1.确保房间安静,没有分散注意力的杂音。如果急诊室或病房有其他患者和探视者,这一要求是非常困难的。关上门和电视、终止谈话可以改善听诊效果。注意:现代的电子听诊器有增强心音、同时过滤干扰声音的功能。

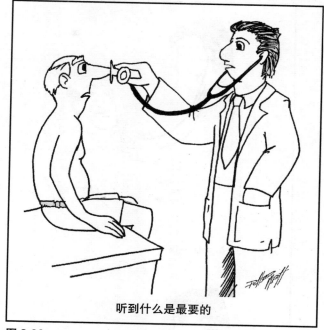

听到什么是最要的

图 2-38

　　2.衣着厚重的患者不易进行听诊。最好的听诊效果应该是听诊器直接接触患者的皮肤而不是衣服（图 2-39）。

　　3.为了使患者更加舒适,听诊之前要用手温暖听诊器的膜片。

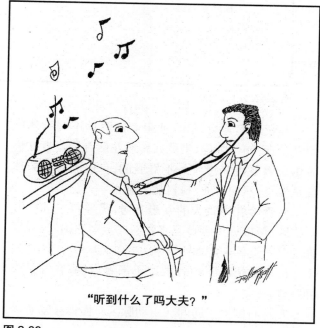

"听到什么了吗大夫？"

图 2-39

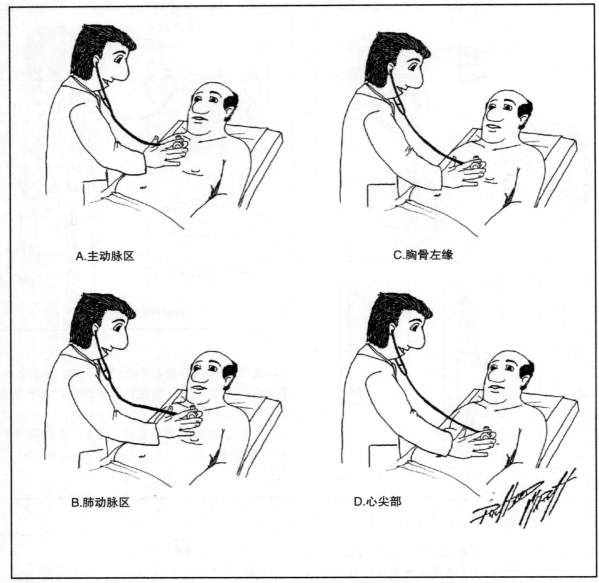

A.主动脉区   C.胸骨左缘

B.肺动脉区   D.心尖部

图 2-40

4. 使用检查桌或床,使患者能够以不同的体位接受检查,如仰卧位、坐位或转向左侧卧位。直立位时由于双腿直立患者是不舒服的,自然而舒服的体位是坐位、双膝弯曲、腿自然下垂。

5. 听诊乳房较大的女患者时,需要将左乳移开听诊区,可以让患者自己将乳房向上向左抬起,或用你的另一支手来完成。

6. 多数情况下检查者位于患者右侧,患者采取仰卧位。

7. 从右侧第二肋间(主动脉区)慢慢移动听诊器到左侧第二肋间(肺动脉区)(图 2-40),沿胸骨左缘向下到胸骨左缘下部(三尖瓣区),然后向左侧到心尖部(二尖瓣区),膜片式和钟形听诊体件都要使用。尽管有的检查者倾向于相反的顺序,但采用一个系统的听诊方法是很重要的,按顺序从一个部位到另一个部位,不要匆忙,才能不漏诊。

8. 图 2-41:下一步,患者采取左侧卧位,听诊低频心音和杂音(如 S3 和 S4 奔马律,二尖瓣狭窄的舒张期隆隆样杂音),将钟形听诊器轻压在患者心尖部的胸壁上仅仅使空气密闭。轻压很重要,因为

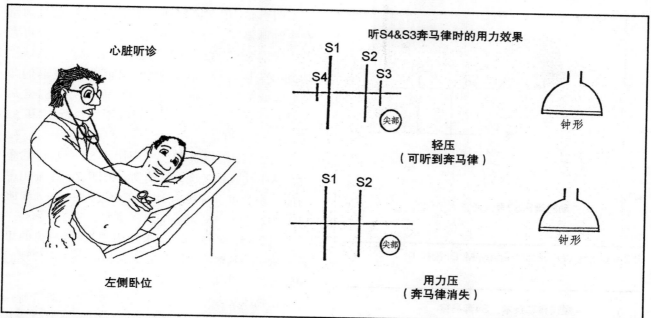

心脏听诊

听S4&S3奔马律时的用力效果

S1
S2
S4　S3
尖部
钟形

轻压
（可听到奔马律）

S1　S2
尖部
钟形

左侧卧位

用力压
（奔马律消失）

图 2-41　（经 W.Proctor Harvey, M. D. 授权）

重压会使皮肤伸展,将钟形转换成膜型,会使低频音减弱或消失（滤过）。

9. 图 2-42:而后,患者保持坐姿身体前倾并深呼气屏住气,检查者听诊心脏基底部（左、右第二肋间）或胸骨左缘,以便检测高频的心音和杂音,如主动脉反流的舒张期杂音、肺动脉高压性反流和心包摩擦音。使用膜片式体件牢牢地按压以致在皮肤上留下压痕。

10. 听音能力每个人不同,老年人或长时间听嘈杂音乐的年轻人可能听不到主动脉瓣关闭不全的舒张期微弱的高频杂音。最好是"选择性倾听",就是集中于一个你想听的声音并有意识地阻止其他声音的干扰。

11. 有时为了准确而有效地听诊胸部和颈部,要让患者屏住呼吸,使呼吸音不干扰听诊。你也应屏住呼吸,这有助于你何时告知患者重新恢复呼吸。

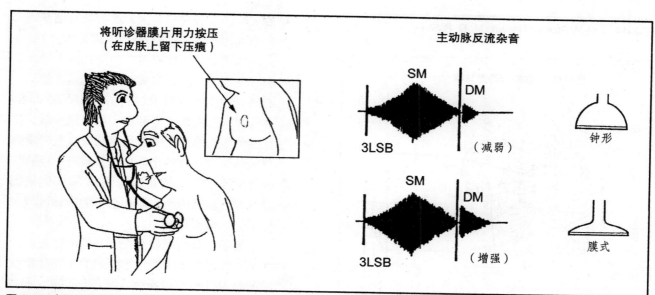

将听诊器膜片用力按压
（在皮肤上留下压痕）

主动脉反流杂音

SM
DM
3LSB
（减弱）
钟形

SM
DM
3LSB
（增强）
膜式

图 2-42　（经 W.Proctor Harvey, M. D. 授权）

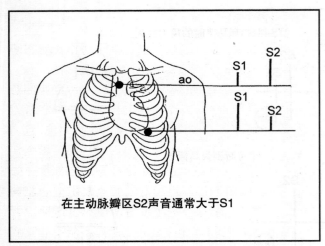

在主动脉瓣区S2声音通常大于S1

图 2-43 （经 W.Proctor Harvey, M. D. 授权）

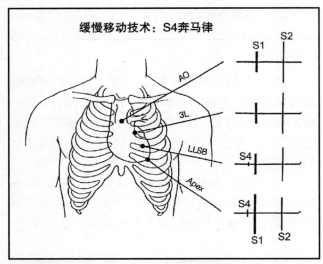

缓慢移动技术：S4奔马律

图 2-44 （经 W.Proctor Harvey, M. D. 授权）

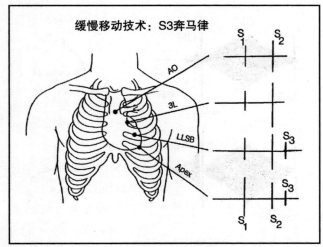

缓慢移动技术：S3奔马律

图 2-45 （经 W.Proctor Harvey, M. D. 授权）

图 2-43：用缓慢移动技术检查 S1 和 S2。通常在主动脉瓣听诊区 S2 声音要大于 S1，这一点可有助于辨别 S1 和 S2。当听诊器从主动脉瓣听诊区移动到心尖区，把 S2 作为参照，出现在 S2 之前的任何心音或杂音都是心脏收缩期的，而出现在 S2 之后的是心脏舒张期的。在心动过速不能判断 S1 和 S2 时，这一点是有帮助的。

图 2-44：缓慢移动技术应用于 S4 奔马律的患者。从主动脉瓣听诊区移动到心尖部，在 S1 前出现的额外声音可以确定为 S4。在此过程中，作为参照 S1 比 S2 更好（心尖部 S1 声音要大于 S2）。

图 2-45：缓慢移动技术应用于 S3 奔马律的患者。从主动脉瓣听诊区到心尖部移动，S2 后出现的额外声音可以确定为 S4。

在临床实践中，习惯上在各"瓣膜区"听诊特殊的心音和杂音，这些区域是心前区的每个瓣膜杂音传导和听诊最强的区域（图 2-46）。

- 听诊主动脉瓣与主动脉心音和杂音的最好区域是胸骨旁右侧第二肋间（主动脉瓣听诊区）。
- 听诊肺动脉瓣与肺动脉心音和杂音最好的区域胸骨旁左侧第二肋间（肺动脉瓣听诊区）或胸骨左缘（中部）。
- 胸骨左缘中部是主动脉瓣关闭不全的舒张期杂音最好的听诊区域（血液向回冲进左心室）。
- 心尖部（二尖瓣听诊区）通常是鉴别左侧二尖瓣起源的 S4 和 S3 奔马律最好的区域，在此区域听诊主动脉喷射音和杂音也很好。
- 胸骨左缘下部（三尖瓣听诊区）是评价第一心音、收缩期喀喇音、右侧起源的 S3 和 S4 奔马律和三尖瓣心音和杂音的习惯区域。特征性的全收缩期三尖瓣反流杂音吸气时增强（Carvallo 征）在这个区域听诊最好。（通常，吸气时右心起源的杂音增强。）室间隔缺损经常伴有震颤的全收缩期杂音的听诊区域也位于三尖瓣听诊区。

一些重要的发现也可能存在于其他的位置：

- 颈部：沿主动脉分支传导而来的主动脉瓣狭窄的喷射性杂音和颈动脉阻塞性疾病。

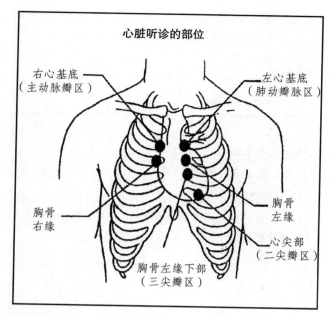

心脏听诊的部位

右心基底
（主动脉瓣区）

左心基底
（肺动瓣脉区）

胸骨
右缘

胸骨
左缘

心尖部
（二尖瓣区）

胸骨左缘下部
（三尖瓣区）

图 2-46　（经 W.Proctor Harvey, M. D. 授权）

- 锁骨：主动脉瓣狭窄杂音的骨传导。
- 锁骨上窝：颈静脉连续性杂音，在正常儿童、甲状腺功能亢进、贫血、怀孕或任何高动力状态都可以听到。
- 左腋下和后肺基底部：二尖瓣关闭不全的全收缩期杂音可"带状"传导至此。
- 胸骨右缘：所谓的特殊类型的主动脉反流舒张期杂音，是主动脉根部疾病导致主动脉位置右移后的结果，如主动脉夹层、主动脉瘤和马方综合征。（主动脉瓣关闭不全的最好听诊部位是胸骨左缘。）
- 腹部：肾动脉狭窄的杂音。
- 瘢痕上：连续性动-静脉漏杂音，它可以导致高心排性心力衰竭。

某些心音和（或）杂音很微弱，在心前区听诊是很困难的，可能被忽视，特别是在慢性阻塞性肺疾病和胸腔前后径增大的患者，而听诊剑突区域和上腹部（患者保持直立）可能有助于更容易听到这些声音。请记住，尽管有时候二尖瓣狭窄没有杂音，但大多数情况下是钟形听诊器没有放在最强搏动点上，只有在这个局限的点上才能听到具有诊断意义的舒张期杂音。除非听诊器位置正确，否则杂音可能漏掉。

动态听诊

改变体位和床侧做一些生理性动作（动态听诊）可能对评价心音有帮助（图 2-47）：

- 蹲踞（压迫腿部和腹部静脉）导致静脉回心血量和外周血管阻力增加，使左心室容量暂时增加，从而使收缩期喀喇音延迟出现，且二尖瓣脱垂的收缩晚期杂音时程缩短（蹲踞使二尖瓣脱垂的杂音延迟出现，更接近舒张期）。蹲踞也同样降低了肥厚梗阻型心肌病的杂音，因为心室容量增加使流出道梗阻暂时减轻。虽然蹲踞减轻了肥厚梗阻型心肌病的杂音，然而由于左心室每搏量增加，使主动脉瓣狭窄的杂音增强。因此蹲踞可以鉴别肥厚梗阻型心肌病和主动脉瓣狭窄的杂音，因为它使肥厚梗阻型心肌病的杂音降低，而增强了主动脉瓣狭窄的音量。站立时这一情况会发生逆转。蹲踞动作理想的操作方法是：让患者蹲踞和站立变换体位，医生保持坐着，听诊任何细微的变化。（助记：蹲踞时，肥厚梗阻型心肌病的大心脏会被"压扁"使杂音减弱。）

图 2-48：蹲踞对二尖瓣脱垂杂音的影响。当患者很快地从直立到蹲踞时，喀喇音移向 S2，杂音更短更微弱。直立使喀喇音更接近于 S1，杂音变得更长更响。

图 2-49：蹲踞对 HOCM 杂音的影响。蹲踞时杂音降低。

- Valsalva 动作（增加胸腔压）和站立（血液涌向腿部）与蹲踞的作用相反。它们减少静脉回流心脏和减少左室血量。二尖瓣脱垂的收缩期喀喇音和杂音更早出现，因为此时左室容量小，二尖瓣很容易脱垂至左房。而 HOCM 杂音增强（心室容积减小使梗阻程度增加），而主动脉瓣狭窄的收缩期杂音减弱（心室容积减小使心室收缩降低）。
- 手的等长紧握运动（或用袖带短暂阻断两上肢动脉）可以增加外周血管阻力（即后负荷），增加二尖瓣反流（更多的血液反流到左心房）、室间隔缺损（更多的血液从左心室流到右心室）和主动脉瓣反流（更多的血液反

图 2-47

生理性干预对听诊的影响

听诊项目	干预与应答
收缩期杂音	
主动脉瓣狭窄	早搏后，跟着一个停顿然后杂音变强
肥厚性梗阻型心肌病	直立，Valsalva 动作时杂音变强；快速的蹲踞时变弱
二尖瓣反流	突然蹲踞或是紧紧握拳时杂音增强
二尖瓣脱垂	直立时收缩中期喀喇音更接近 S1 和收缩晚期杂音提前；吸气时发出喀喇音更早；蹲踞时杂音出现较晚和喀喇音接近于 S2
三尖瓣反流	吸气时杂音变强
室间隔缺损（肺动脉高血压除外）	紧紧握拳时杂音变强
舒张期杂音	
主动脉瓣反流	前倾坐姿、突然蹲踞和紧紧握拳时杂音变强
二尖瓣狭窄	运动、左侧卧位和咳嗽时杂音变强；吸气产生 A2-P2-OS 的三重序列"颤音"
连续性杂音	
动脉导管未闭	紧紧握拳时舒张期杂音变强
颈静脉盈盈音	直接压迫颈静脉时消失
额外心音	
S3 和 S4 奔马律	左心奔马律：左侧卧位时加重；Valsalva 动作和直立时减轻。吸气时右心奔马律增强，而左心奔马律在呼气时增强
喷射音	吸气时肺动脉狭窄喷射音更微弱且接近于第一心音
心包摩擦音	前倾直立坐位时和吸气时声音变大

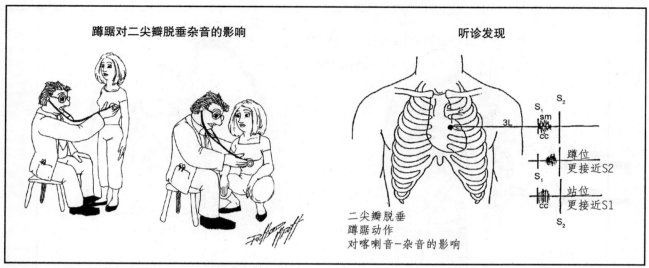

蹲踞对二尖瓣脱垂杂音的影响

听诊发现

二尖瓣脱垂
蹲踞动作
对喀喇音-杂音的影响

3L

S₁ S₂
sm
cc

蹲位
更接近S2

站位
更接近S1

图 2-48　（经 W.Proctor Harvey, M. D. 授权）

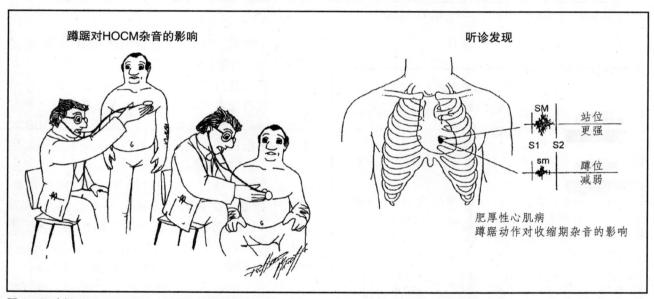

蹲踞对HOCM杂音的影响

听诊发现

肥厚性心肌病
蹲踞动作对收缩期杂音的影响

SM
站位
更强

S1 S2

sm
蹲位
减弱

图 2-49　（经 W.Proctor Harvey, M. D. 授权）

流到心室）的杂音。（记忆：如果挤压，反流会增加）

怀孕期间左心室血容量和左心室体积增加会使二尖瓣脱垂的喀喇音和杂音减弱或消失，这种状态产后就会恢复。同样地，β受体阻滞剂（常用于治疗这些患者）降低心率和收缩力，增加心室体积（有更多时间进行心室充盈），使二尖瓣脱垂（MVP）杂音减弱或消失。这一现象有助于解释为什么有些二尖瓣脱垂有时没有杂音有时却很明显。

注意呼吸对心音和杂音的影响，这可能提供很重要的诊断线索。

图 2-50：吸气增加右心的静脉回血量，引起肺动脉瓣膜闭合延迟，这是因为右心室需要更长一点时间射出这些正常增加的血液。同时，吸气时主动脉瓣膜会更早地闭合，这是因为回流到左心的血液较少，左心室压力降低，主动脉瓣膜对抗的压力减小，闭合的也就更快了。阴影部分表示吸气时的扩张，箭头表示血流。

图 2-51：呼吸对第二心音（S2）分裂有如下影响。

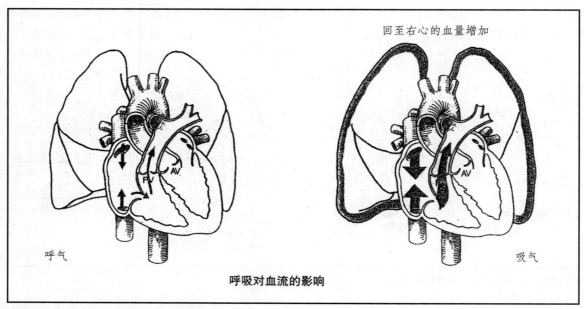

回至右心的血量增加

呼气

吸气

呼吸对血流的影响

图 2-50 （经 W.Proctor Harvey, M. D. 授权）

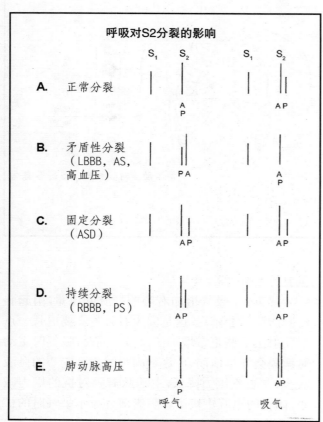

图 2-51

A. 正常情况下，吸气时会出现 S2 的分裂，这是因为肺动脉瓣闭合相对延迟。

B. 矛盾性分裂（见于 LBBB、AS 和高血压），分裂在呼气时变得更加明显，因为在这些情况下静息状态时肺动脉瓣关闭要早于主动脉瓣膜（LBBB 时左心室不能快速收缩，AS 和高血压时血流遇到阻力延长了左室射血）。

C. 房间隔缺损（ASD）（通常血液左向右分流，但严重肺血管病变时会形成右向左分流，导致发绀）时，吸气和呼气时分裂固定不变，因为分流平衡了左右心房的压差（为了确诊，需要找到 ASD 的收缩期杂音，如果没有杂音，ASD 的可能性不大）。

D. 在 RBBB 和肺动脉瓣狭窄（PS）时，吸气时分裂增宽，而呼气时也能被听到，因为肺动脉瓣关闭更加延迟。RBBB 时的延迟是因为右心室缓慢的收缩，PS 时肺动脉瓣延迟关闭是因为血流经过肺动脉瓣狭窄时间延长。

E. 肺动脉高血压时 S2 的分裂变窄，P2 成分声音特别大，是由于肺动脉高血压导致肺动脉瓣关闭发出的响声变大。

- 吸气时所有右心的心音和杂音（肺动脉狭窄的喷射音除外）都会增强，因为吸气时增加了静脉回心血量，随着血流量的增加杂音会增强（吸气时肺动脉瓣狭窄的肺动脉喷射音不增大反而减小,是因为右心室压力升高使肺动脉瓣在右心室收缩期之前就移至高位,因此在心室收缩时瓣膜的偏移和开启瓣膜的冲击力减小)。

图 2-52:吸气降低,二尖瓣关闭不全的左心杂音(因为吸气使左心的血流减少);吸气增强,右心三尖瓣关闭不全的杂音(因为吸气使右心血流增加)。

图 2-53:有时,早搏之后心电图的间歇或房颤

的停顿间歇能改变杂音的性质并会为鉴别诊断提供更多的线索。例如,间歇后二尖瓣反流的收缩期杂音(SM)在强度上无变化(因为心动周期的长度对左心室和左心房的压力梯度影响很小),相反停顿后主动脉狭窄的收缩期杂音(SM)会增强(这是由于舒张期延长导致左心室充盈增加,伴每搏量增加,大量血液通过狭窄的主动脉瓣)。

评价呼吸的影响时,有用的技巧是,可以用手势指导患者呼吸,当你手上抬时吸入,手放下时呼出。

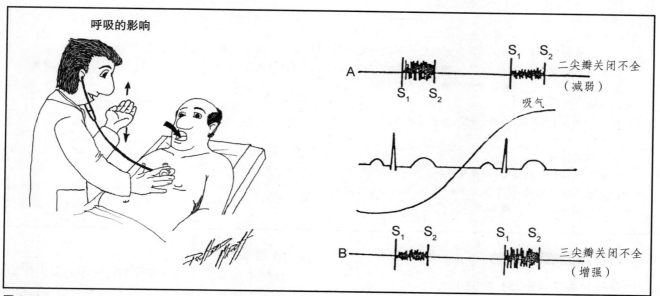

图 2-52

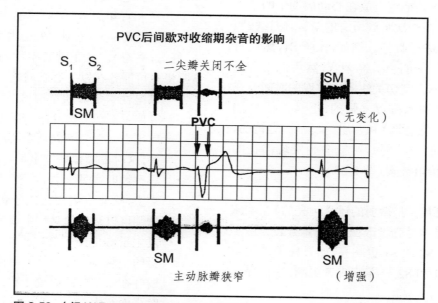

图 2-53　(经 W.Proctor Harvey, M. D. 授权)

图 2-54

正确的心脏听诊技术

- 房间要安静。
- 通过"缓慢移动"技术给心音和杂音计时（或通过触诊颈动脉或心尖搏动）。
- 听诊器的钟形体件最适合听低频率的心音和杂音（例如，S4 和 S3 奔马律，舒张期隆隆样杂音）。
- 听诊器的膜形体件最适合听高频率的心音和杂音（例如，主动脉瓣关闭不全）。
- 患者转向左侧卧位，将钟形听诊器轻轻地放在心尖部，可以听到 S4 和 S3 奔马律和（或）二尖瓣狭窄的隆隆样杂音。
- 患者取坐位前倾，将听诊器的膜件牢牢地压在胸骨左缘，在呼气时听主动脉瓣反流的舒张期叹气样杂音和（或）心包摩擦音。
- 分别听 S1 和 S2：
  ——S1 和 S2 两者是否都存在？
  ——两者的声音都是增强的？正常的？还是减弱的？ S2 的分裂扩大，保持"固定"，还是吸气时反相分裂？
- 听诊收缩期额外心音（例如，二尖瓣喀喇音，主动脉或肺动脉收缩期喷射音）或舒张期额外心音（例如，S4 和 S3 奔马律，心包叩击音，二尖瓣开瓣音，"肿瘤扑落声"）。
- 听杂音
  ——收缩期杂音（早期，中期，晚期，全收缩期）
  ——舒张期杂音
  ——连续性杂音
  ——在哪个部位听到杂音，向哪里传导？
  ——杂音是否随体位、呼吸和某种动作（如 Valsalva 动作）改变？
- 听心包摩擦音或人工瓣膜音

心音：正常的和异常的

第一和第二心音（S1 和 S2）

图 2-54 总结了异常心音时的听诊方法。

进行听诊时应该把重点放在心动周期中的某一个方面，而不要试图一次听到所有的杂音，应该按照一定的听诊顺序进行听诊。例如，先听 S1，然后再听 S2，然后听收缩期的声音和杂音，然后再去听舒张期的声音和杂音。密切关注它们出现的时间（在心动周期中的位置）、强度（强的、正常的或微弱的）、频率（高、中、低音调）和音质（尖锐的、迟钝的、沉闷的、噼啪响的、嘣嘣的），可能会为发现潜在的心脏疾病提供有价值线索（图 2-55）。

S1 的听诊

注意 S1 的强度（是微弱的还是响亮的）。临床上大多数 S1 的异常是强度改变，而不是分裂。由于主动脉瓣听诊区 S2 比 S1 更响亮，如果在主动脉瓣听诊区听到的 S1 和 S2 一样响或者更响，往往提示 S1 增强。

S1 增强

任何增加心室收缩力和收缩过程中心室内压力上升速率的情况，或使心脏收缩时更靠近胸壁，都可以使 S1 的强度增强。因此，S1 的生理性增强可出现于儿童和青年患者、胸壁薄的患者和高动力状态下（例如运动，心动过速，贫血，甲状腺功能亢进，发热，妊娠，兴奋）。在正常心室率的情况下，S1 增强常常提示可能存在以下心脏问题：

- 风湿性二尖瓣狭窄时 S1 增强。当二尖瓣狭窄伴可移动的瓣叶时，S1 增强与增高的左心房压力（血液不能从左心房进入左心室）相关，这时瓣膜保持完全地开放，直到心室收缩导致瓣叶高速闭合，从而出现响亮的 S1。事实上，除非二尖瓣是由于钙化不能移动，S1 增强可以被认为是二尖瓣狭窄的听诊特点。

- 发生于心电图短 PR 间期（从心房到心室除极的电脉冲传导时间）时的 S1 增强，是由于瓣叶在心室收缩时处于极度开放状态且关闭时强而有力。

图 2-55

心音的临床意义

线索	临床意义
第一心音(S1)	
S1 增强	短 PR 间期,二尖瓣狭窄,二尖瓣脱垂(全收缩期),高动力状态;正常儿童、青年、胸壁薄和前后径短的患者
S1 强度变化	房室分离(PR 间期变化),例如,完全性房室传导阻滞,室性心动过速;心房颤动
S1 减弱	长 PR 间期(一度房室传导阻滞),左心室收缩力降低(充血性心力衰竭,急性心肌梗死,心肌病);严重的主动脉瓣反流,二尖瓣反流;心脏和听诊器之间的组织、空气和液体增加(例如,肺气肿,肥胖,大乳房,胸壁后,胸前后径增大,心包积液)
S1 分裂增宽	右束支传导阻滞,室性早搏,室性心动过速,房间隔缺损
第二心音(S2)	
S2 分裂"固定"	房间隔缺损
S2 矛盾性分裂	严重的主动脉瓣狭窄,肥厚梗阻型心肌病,左束支传导阻滞,严重的左心室收缩功能障碍(例如,急性心肌梗死)
S2 分裂"病理性"增宽	二尖瓣反流,大的室间隔缺损,肺动脉狭窄,右束支传导阻滞
A2 增强"鼓音"	严重的高血压,主动脉扩张
A2 减弱	主动脉瓣狭窄
P2 增强	肺动脉高压
P2 减弱	肺动脉狭窄
第三心音(S3 奔马律)	左心室或右心室收缩功能障碍,二尖瓣反流,主动脉瓣反流,室间隔缺损,动脉导管未闭(由于心室血流量增大)
	在正常儿童或年轻人,运动员,兴奋状态或怀孕第三阶段
第四心音(S4 奔马律)	左心室或右心室舒张功能障碍(冠心病,系统性或肺高血压,左心室或右心室肥厚,主动脉瓣狭窄,肺动脉瓣狭窄,扩张性、限制性或肥厚梗阻性心肌病,老龄),肺动脉高压
	在健康的老年人为正常
额外心音	
开瓣音	二尖瓣狭窄(瓣膜柔软)
射血音	
主动脉	二叶式主动脉瓣,主动脉根部扩张(动脉瘤,高血压,主动脉瓣狭窄,主动脉瓣关闭不全)
肺动脉	肺动脉瓣狭窄,肺动脉扩张
心包敲击音	缩窄性心包炎
心包摩擦音	心包炎

- 当 S1 增强并伴有二尖瓣关闭不全的全收缩期杂音,临床医生应该想到二尖瓣脱垂的诊断。此时,响亮的 S1 可能是由于瓣叶移动超过了瓣环而幅度增加,S1 合并二尖瓣脱垂的收缩期喀喇音(见下文)。

S1 减弱

- 微弱的 S1 可能伴发于心电图 PR 间期延长(0.20~0.24 秒),即一度房室传导阻滞(心房

到心室的电传导延迟和心室收缩延迟),因为心室开始收缩时,二尖瓣叶已经几乎处于闭合的位置。

- 在急性和严重的主动脉瓣反流时,由于反流导致左心室容量负荷突然增加,左心室舒张末压增加,这可能导致二尖瓣提前关闭,减轻 S1 的强度。S1 突然减弱可能是该诊断的重要提示,早期手术干预可能会拯救生命。

图 2-56

第二心音分裂的临床线索

生理性分裂增宽（吸气时增加）

右束支传导阻滞
左心室异位搏动   }   由于吸气时静脉回心血量增加使肺动脉瓣关闭延迟
脉动脉扩张

二尖瓣反流
大的室间隔缺损   }   由于左心室射血时间缩短和主动脉瓣关闭提前

特发性肺动脉扩张 }   由于肺血管床阻力降低,肺动脉瓣关闭延迟

固定的分裂增宽（吸气时无变化）

房间隔缺损   }   由于肺动脉血量增加和肺血管阻力减低

矛盾性或逆向分裂（吸气时降低）

左束支传导阻滞
右心室异位搏动,右心室起搏
严重的左心室功能不全,如急性心肌梗死   }   由于主动脉瓣关闭延迟
心绞痛时暂时的左心室功能不全
大的动脉导管未闭

- 二尖瓣反流伴瓣叶增厚、纤维化、钙化和瓣叶缩短时,瓣膜关闭无效和瓣叶活动度消失,导致 S1 减弱。
- 身材体形、胸部结构（例如,肺气肿伴胸部前后径增加）及其他心外因素（如肥胖、乳房大、胸壁厚及心包积液）可以导致 S1 减弱。

S1 强度的变化

- 在房室分离时（心房和心室收缩不同步所致）可以检测到 S1 强度的变化,由于 PR 间期变化（房室传导阻滞）和心动周期长度变化（如心房颤动）所致,因为心室开始收缩时二尖瓣叶的位置发生了改变。心室率缓慢（约 40 次 / 分）伴 S1 强弱不等,常常提示完全性房室传导阻滞（在心房和心室之间没有有效的电传导,各自独立收缩没有协调）。
- 室性心动过速也常常以 S1 强度变化不等为特点。

右心室收缩延迟（或左心室提前收缩）时可以听到 S1 增宽分裂,这是由于三尖瓣关闭比二尖瓣关闭延迟（例如,右束支传导阻滞,室性早搏,室性心动过速,房间隔效果）。 S1 的增宽分裂应该与其他心音区分开来,例如 S4 奔马律、射血音和收缩早期喀喇音等（见下文）。

S2 的听诊

S2 通常是高频调的,比 S1 更短更尖锐。 主动脉瓣听诊区第二心音（A2）比肺动脉瓣听诊区第二心音 (P2) 更响亮,并且出现的更早,所以可以在整个心前区听到。 P2 通常在肺动脉瓣听诊区和胸骨左缘中部可以听到,并且不放射到心尖部,除非是年轻的和体型瘦的个体（胸前后径窄）,或者在肺动脉高压存在的情况下才放射到心尖部。

S2 的强度和分裂

注意 S2 是强是弱,尤其要注意呼吸对 S2 中 A2 和 P2 成分分裂的影响。这可能对诊断有重要价值（图 2-51 和 2-56）。

在许多老年患者（50 岁以上）, S2 的分裂可能难以被检测出来,通常是在吸气和呼气时可以听到一个单纯的 S2。这是由于 A2 延迟出现（例如左心功能不全或主动脉瓣狭窄）而 P2 更早出现,继发于肺动脉的"排出"时间减少（肺血管床顺应性减低）。

老年伴胸部前后径增加的患者也可能听不到 P2。
这可能会导致吸气和呼气时只听到一个单一的 S2，
（或只在收缩期是单一的 S2，而在舒张期是分裂的，
导致 S2 矛盾分裂的假象；在这种情况下 A2 和 P2
不会融合，相反地在胸部前后径增加或吸气时 P2
不能听到）。

一个增强的 S2 常常来自于大血管的压力升
高，导致瓣膜关闭音强而有力。因此：

- 系统性高血压时会出现一个响亮的"鼓音"
（振动、音乐性）A2。
- 肺动脉高压时 P2 增强。如上所述，除了年轻
的或体型瘦的患者，P2 通常在心尖部听不
到。如果在心尖部听到 P2（伴随 A2），考虑
为肺动脉高压。
- 主动脉瓣狭窄时 A2 减弱。
- 肺动脉瓣狭窄时 P2 减弱。

收缩期心音

喷射样杂音和收缩期喀喇音

通常，主动脉瓣或肺动脉瓣的开放是没有声音
的。在某些特殊情况下，简短、尖锐和高调声音会在
收缩早期出现，紧跟 S1 之后，可能会被听到，称为主
动脉或肺动脉喷射样杂音。它们发生在心室射血开
始，血液进入大血管时。最好用听诊器的膜形胸件听
诊，经常与 S1 很接近，类似于心音分裂。它们通常
是由于先天性狭窄时瓣膜最大开放的"穹窿"样运动
所致，但主动脉或肺动脉瓣仍有活动性和顺应性。

图 2-57：主动脉瓣狭窄的瓣喷射音（E.S.）产生

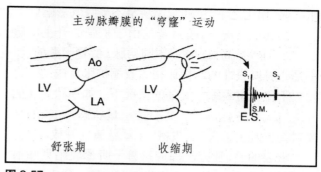

图 2-57

的机制。当瓣膜从关闭（舒张期）到开放（收缩期），
由于瓣膜开放受限，出现"隆起效应"。喷射样杂音
出现在瓣膜处于最大开放位置时。喷射样杂音的强
度与瓣膜活动度相关，当钙化使主动脉瓣活动固定
时，喷射样杂音减弱或消失（经 Dr. James A. Ronan
Jr. 授权）。

主动脉喷射样杂音可以在心前区广泛地传导，
但在主动脉听诊区和心尖部（这里可能最响）可以
听得最清楚。肺动脉瓣狭窄的喷射音与此相似，但
与主动脉喷射音（吸气和呼气时保持不变）不同，肺
动脉瓣狭窄的喷射音在吸气过程中强度降低（因为
流入到右心室的血液使狭窄的肺动脉瓣叶移动到接
近瓣膜开放的位置，从而减少了收缩期移位）。此
外，肺动脉喷射音在心尖部听不到 [它在心脏基底
部、左侧第二肋间（肺动脉瓣听诊区）或胸骨左缘中
部听诊效果最好]。

图 2-58：肺动脉瓣狭窄的收缩期喷射音在吸气

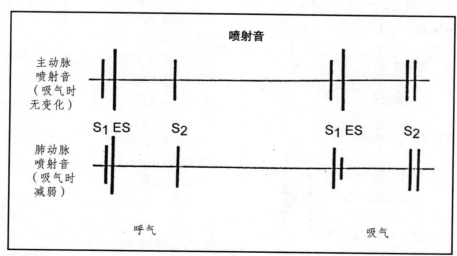

图 2-58

相减弱,相比之下,主动脉瓣狭窄不受吸气影响。

在其他情况下,喷射音是由于扩张的升主动脉(例如动脉瘤,高血压)或主肺动脉(血管起源的,而不是心脏瓣膜性的)快速初始收缩扩张造成的。也发生于左心室收缩力增强的情况下(如甲状腺功能亢进,贫血,妊娠,运动,高心排出量状态)。收缩期喷射音也发生于人工(机械)主动脉瓣的开放。

重要的是,临床医师应该善于听诊收缩期喷射音,因为它们常常是诊断这些疾病的第一线索。

收缩期喀喇音是断续的高频声音,是由二尖瓣瓣叶收缩期脱垂进入左心房引起。脱垂也可发生于三尖瓣。单纯的三尖瓣脱垂发生率很低,通常伴随二尖瓣脱垂。收缩期喀喇声可以是单个的或多个的。最好的听诊区是心尖部或胸骨左缘下部,通常出现在收缩中期或晚期,偶尔与喷射相似也发生于收缩早期。通常认为是由于二尖瓣冗长的瓣叶和腱索被突然拉紧而产生,此时瓣叶处于它能到达的最远位置。

图2-59:听诊二尖瓣脱垂发现的变化很大,甚至是在同一个患者。有时候,没有喀喇音或杂音出现;有些时候,是一个单纯的收缩期喀喇音伴有或不伴收缩中晚期杂音(渐强渐弱,或渐强的)或全收缩

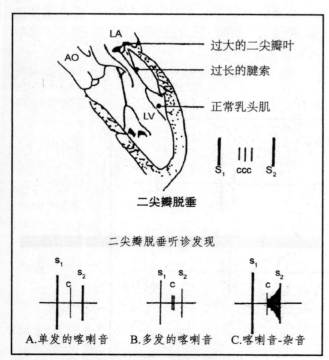

二尖瓣脱垂

二尖瓣脱垂听诊发现

A.单发的喀喇音 B.多发的喀喇音 C.喀喇音-杂音

图2-59 (经 W.Proctor Harvey, M. D. 授权)

期杂音,或可以听到二尖瓣反流的"吹风样"杂音。阴性的检查结果不能排除诊断。

用听诊器仔细检查仍然是诊断二尖瓣脱垂(MVP)最有价值和性价比最高的检查手段。具有诊断意义的听诊特征是收缩期喀喇音,甚至可以在超声心动图(或血管造影)没有发现MVP的患者中听到。这些杂音,如果临床医生不仔细听,往往被忽视。最好使用听诊器的膜形胸件。这一听诊现象常常发生在原本健康的无症状个体,尤其是年轻女性。然而也可能会出现各种不同的症状和相关的并发症,如不典型胸痛、呼吸困难、心悸(由于心律失常)、慢性焦虑、恐慌、疲劳、自主神经系统功能紊乱、肾上腺活性增高、体位性低血压、眩晕、晕厥、一过性脑缺血发作、进行性二尖瓣关闭不全、腱索断裂、感染性心内膜炎和很少见的猝死。感染性心内膜炎可能发生在二尖瓣,甚至在只有收缩期喀喇音而没有其他杂音时发生。只有孤立的收缩期喀喇音的患者发生猝死很少见,它容易发生在有症状的患者,并伴有收缩期喀喇音、杂音和超声发现的瓣叶增厚。

特发性的二尖瓣脱垂(黏液变性)已被证明是收缩期喀喇最常见的原因。其他心脏疾病,与收缩期喀喇音有关的包括马方综合征、继发孔型房间隔缺损、继发于冠心病的乳头肌功能不全和心肌病。

舒张期心音

第三和第四心音(S3和S4)

S3是舒张早期心室被动充盈的声音,S4是舒张晚期心房收缩时心室主动充盈的声音。S3或S4可以来源于左心也可以是右心,反映心脏的问题位于左心或右心。儿童或年轻成人、运动员、高动力状态或怀孕晚期的S3通常是正常的(生理性S3)。随着年龄增长,心室顺应性逐渐减小,除了竞技状态良好的运动员,S3都会逐渐减弱甚至消失。心力衰竭和(或)存在左心室或右心室功能不全的心肌病、二尖瓣或主动脉瓣反流、室间隔缺损或动脉导管未闭的患者中,S3是一种异常的心音(病理性S3或S3"奔马律")。

S3或S4是以S1-S2-S3或S4-S1-S2奔马律,或四相节奏(S4-S1-S2-S3)的形式出现的。让患者左侧位,将听诊器的钟形胸件轻轻地放在心尖部搏动

最强点听诊 S3 和 S4（左心奔马律），或放在三尖瓣听诊区或剑突下听诊（右心奔马律）。吸气时静脉回流增加，回到右心室的血流量增大，右心奔马律增强；而左心奔马律在呼气时明显，因为此时胸部直径较窄。

S3 奔马律通常比较微弱。大多数 S3 奔马律是每 3 或 4 个心搏可以听到一次，而不是每一次心跳都能听到。而 S4 奔马律几乎每一次心跳都能听到。

快速心动过速的 S3 和 S4 有时相距太近，彼此"声音融合"，这个声音比 S1 和 S2 都更响亮。

S4 奔马律是心肌梗死的标志，或者见于心室顺应性减低（舒张功能障碍），这时候需要更强有力的心房收缩以完成左心室的充盈。这种顺应性变化可能与心室肥厚、心肌缺血、梗死、纤维化或后负荷增加有关，例如，由于主动脉或肺动脉压力增高导致的心室壁肥厚和僵硬。S4 奔马律伴 A2 增强是高血压性心脏病最早的心脏听诊发现，通常比心电图和查体能够更早发现左心室肥厚或其他的心脏失代偿症状。

S4 奔马律可见于急性严重的二尖瓣反流（例如，继发于急性心肌梗死的腱索断裂和乳头肌断裂），反映强有力的左心房收缩，使血液从左心房快速流入左心室。这与慢性二尖瓣反流不伴 S4 奔马律的情况明显不同，因为慢性二尖瓣反流时心房增大、扩张，不能产生强有力的收缩。如果 S4 奔马律与二尖瓣反流的杂音同时出现，常提示瓣叶瘘是急性的或近期出现的。

S3 奔马律（收缩功能障碍的征象）在很多情况下都可以听到，不一定意味着心室功能衰竭。如果血量迅速提高，血液迅速流入左心室，也可能会出现 S3（例如，MR，AR，VSD，PDA，TR 或 ASD）。左心 S3 奔马律常常提示左心室功能丧失，尤其是在伴有交替脉和 S2 强度交替，或其他伴随的杂音时。高血压患者可能有 S4，存在了很多年而没有心功能失代偿，然而，一旦收缩性心力衰竭发生，S3 奔马律即可第一次被注意到。

严重的二尖瓣狭窄一般不会出现 S3。实际上，孤立的二尖瓣疾病听到 S3 几乎可以排除重度二尖瓣狭窄的诊断。

由于左心室缺血、左室僵硬度增加和顺应性减低，如果仔细听，在几乎所有急性心肌梗死患者，都会听到 S4 奔马律。在心肌梗死的早期阶段或心绞痛发作时可能会更加响亮。因此，如果 S4 奔马律在怀疑缺血性胸痛的患者中间歇出现，可以为诊断提供有用的线索。同样，由于 S4 奔马律几乎普遍地出现于急性心肌梗死，如果缺少 S4 奔马律就应该质疑该诊断。之前有心肌梗死病史并且在正常窦性节律情况下，听不到 S4 奔马律是不寻常的。它可能伴有或不伴有慢性心力衰竭的临床证据。

因为 S4 依赖于心房收缩，所以心房颤动时不存在 S4，但可以出现 S3。

右心 S3 奔马律存在于右心室扩张和右心压力增高的情况下。因此，当扩张的右心室占据了它的心尖，这些声音甚至可以在心尖部听到。该杂音在右心室衰竭、三尖瓣反流、肺动脉高压、肺心病、肺栓塞或肺实质或血管疾病中很常见。

对于中年和老年患者（50 岁以上）S3（对于年轻人是正常的）可能是容量负荷过重（例如，MR，AR）或心功能失代偿（由于左室收缩功能障碍）最早出现的线索。S3 有重要的诊断和预后价值。S3 出现在一个无症状的年轻人，心脏体格检查、心电图和胸部 X 线检查均正常（即生理性 S3），其意义与一个气短、交替脉、肺部啰音和心脏扩大的患者出现的 S3 完全不同。

为了鉴别 S4 与 S1 分裂和收缩期喷射音，可以改变听诊器钟形胸件的压力使 S4 奔马律渐弱和渐强，但不会影响 S1 分裂或收缩期喷射音。与主动脉喷射音鉴别时，应注意在主动脉瓣听诊区通常听不到 S4。

收缩期喷射音可能难以与 S1 分裂相鉴别。S1 和收缩期喷射音或收缩早期喀喇音分开的距离要比 S1 分裂更宽。要特别注意位置（主动脉喷射音最响的位置是主动脉瓣听诊区和心尖部，肺动脉喷射音最响的位置是肺动脉瓣听诊区，S1 分裂最响的位置是三尖瓣听诊区，偶尔位于心尖部，但在主动脉瓣或肺动脉瓣听诊区听不到）。还要注意吸气时声音强度的变化（主动脉喷射音不随呼吸而变化）。

如果你在主动脉瓣或肺动脉瓣听诊区听到一个增强的 S1，同时需要记住，正常情况下 S2 在这个位置要比 S1 更响亮，在这些听诊区 S1 增强代表喷射

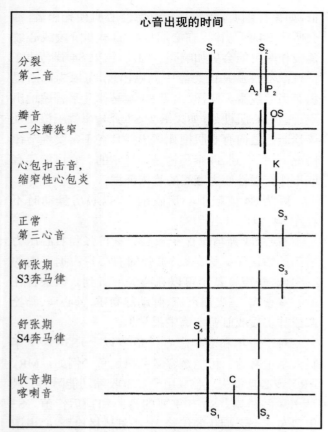

图 2-60 （经 W.Proctor Harvey, M. D. 授权）

音，除非在心尖部出现一个不同寻常的 S1 增强，这可能发生于二尖瓣狭窄或短 PR 间期。应注意区分肺动脉喷射音和三尖瓣关闭声音（T1），因为 T1 在吸气时强度增加，而不是减小（肺动脉喷射音在吸气时减小）。

收缩期喀喇音出现的时间通常较晚（收缩中期到晚期），如果出现较早，会随体位变化而改变，因为体位变化会改变心室容量（站立会导致收缩期喀喇音在收缩期出现得更早，更接近 S1，蹲位会使喀喇音出现得更晚，更接近 S2）。这些动作对区分二尖瓣脱垂时的收缩期喀喇音和主动脉或肺动脉喷射音是有帮助的。与第一心音相比，喷射音在收缩早期出现的时间是相对固定的，尽管这些动作会改变心室容积。

S4 奔马律也发生于一度房室传导阻滞 PR 间期延长时（由于房室传导延迟，心房和心室收缩分离）。

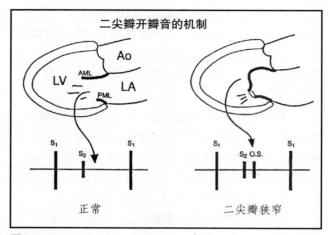

图 2-61

其他舒张期杂音

除了 S3 和 S4，其他可听到的舒张期声音包括：
- 二尖瓣狭窄的开瓣音
- 缩窄性心包炎的心包叩击音
- 心房黏液瘤的"扑落"音
- 人工机械二尖瓣的开放音

关于"心音"的进一步分类讲解见图 2-60。

图 2-60：收缩期和舒张期心音出现的时间。注意在二尖瓣狭窄时 S1 和 P2 增强。缩窄性心包炎时心包叩击音（K）的出现要晚于瓣音（OS），S1 并没有增强。

心包叩击音可伴有或不伴有心包钙化。心包限制越严重，叩击音出现得越早并且越响。在成功实施外科手术后，这些声音就出现得晚并且变微弱了。由于其频率较高，心包叩击音可能会被误认为是开瓣音。这一舒张早期的心音合并吸气时颈静脉压升高（Kussmaul 征）、没有二尖瓣狭窄时响亮的 S1 和舒张期隆隆样杂音，为临床医生提供了缩窄性心包炎的诊断线索。如今，在心脏手术后出现不明原因的心脏衰竭（尤其是右心衰竭）时要特别寻找这些线索。

图 2-61：左心室充盈开始时二尖瓣狭窄"穹隆"样的瓣膜。左图：在正常的二尖瓣，二尖瓣前叶和后叶开放不受限，不发出声音。右图：二尖瓣狭窄的两个瓣叶游离缘粘连在一起，鼓起的穹隆方向向前。当瓣膜开到最大时，开瓣音出现。开瓣音距离 S2 越近（左心房压力越高），狭窄越严重（经 Dr. James A. Ronan，Jr. 授权）。

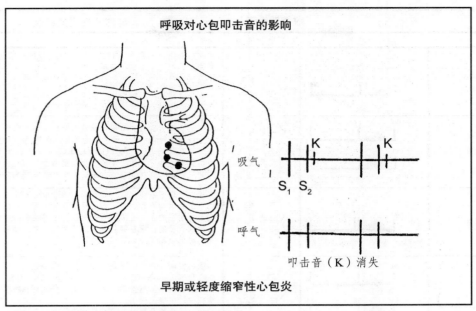

呼吸对心包叩击音的影响

吸气

S₁ S₂

呼气

叩击音（K）消失

早期或轻度缩窄性心包炎

图 2-62 （经 W. Procter Harvey，H. D 提供）

图 2-62：早期或轻度缩窄性心包炎的心包叩击音。注意心包叩击音（K）只在吸气时能听到。S1，第一心音，S2，第二心音。心包叩击音是由于限制性心包炎时心室充盈过程中血流突然受限所致。

心脏杂音：收缩期杂音、舒张期杂音和连续性杂音

在过去的几十年中，导致最常见心脏杂音的心脏疾病的患病率已经发生了改变。主要的器质性杂音包括老年人的主动脉硬化症（与动脉粥样硬化和急性心肌梗死与卒中的风险增加有关，但其本身可能没有功能障碍），主动脉瓣狭窄，二尖瓣脱垂导致的二尖瓣反流，乳头肌功能不全（可见于缺血、急性心肌梗死、心肌病或任何原因引起的左心室功能不全），二尖瓣环钙化（尤其是老年女性）和肥厚性心肌病。最近出现的心脏杂音可能提示感染性心内膜炎（如急性二尖瓣反流和主动脉瓣反流）或急性心肌梗死的严重并发症（如急性室间隔穿孔，二尖瓣反流）。

图 2-63 和图 2-64 总结了主要的收缩期杂音、舒张期杂音和连续的心脏杂音。

收缩期杂音：无意义的与有意义的

能够区分无意义的杂音和病理性杂音是很重要的。小于 3 级的收缩早期和中期杂音（图 2-31）伴

其他心脏疾病的体征时，这个杂音可能是"有意义的"或"无意义的"。响亮的收缩期杂音（3 级或 3 级以上）更有血流动力学意义，可能是由潜在的心脏疾病导致的。杂音的强度通常与潜在疾病的严重程度相关联，但并不总是相关。例如，血流经过一个小的室间隔缺损，因为湍流而产生一个响亮的杂音，而在充血性心力衰竭时，严重主动脉瓣狭窄的收缩期杂音会减弱或消失。杂音的长度通常比它的强度更能提示病变的严重程度。全收缩期、收缩晚期和舒张期杂音几乎总是提示心脏结构或功能异常。

确认一个收缩期杂音是"有意义的"而不是"无意义"的，往往依赖于相关的临床发现，而不在于杂音本身的特性。出现心血管疾病的相关症状和（或）相关异常的心脏查体、心电图和胸部 X 线表现，提示杂音可能是有意义的。某些反映心脏病理的异常心音一出现，就立即提示存在"有意义的"杂音。这些异常的心音包括房间隔缺损时 S2 的持续的（固定的）分裂，先天性二叶式主动脉瓣或肺动脉瓣狭窄的喷射声，二尖瓣脱垂的收缩期喀喇音，系统性高血压患者的响亮的 A2，肺动脉高压时 P2 增强，短间距分裂或融合的响亮的 S2。不幸的是，这些异常的心音很容易被忽略，除非仔细听。

相比之下，"无意义"的收缩期杂音，可以见于儿童、青壮年、运动员、孕妇和那些具有高动力循环

63

收缩期杂音

	听诊	最佳听诊区	内容
收缩早期、中期无意义性杂音	S1 S2 S1		这些杂音比较微弱（1-2/6级），出现在收缩早期至中期，渐强-渐弱型，通常是乐音，类似于振动声或嗡嗡声（Still杂音）。一般来说在肺动脉瓣听诊区或胸骨左缘中部最容易听到，也可能在心尖部和主动脉瓣听诊区听到。常伴有正常的呼吸性S1、S2分裂、没有异常额外的心脏杂音。在患者坐着时，杂音强度减弱或消失。患者仰卧位时，用听诊器膜型胸件听得最清楚。
主动脉瓣狭窄	S1 S2 S1 程度越严重峰值越晚出现		从主动脉瓣听诊区到心尖部都可以听到喷射性杂音，可能包括S4和主动脉喷射音。沿着颈动脉的颈部，锁骨，也可能传播到心尖，在那里它可能是音乐的（Gallavardin现象）。由于严重的狭窄和心输出量低，杂音可能会下降。患者前倾坐位时，由于主动脉瓣的闭合延迟，S2出现矛盾性分裂。用听诊器膜型胸件听得最清楚。
肺动脉瓣狭窄	S1 S2 S1		在收缩早期可能会伴随一个肺动脉瓣喷射音和第四心音。可能朝向左锁骨方向发散。由于肺动脉瓣延迟关闭，在吸气相和呼气相可出现增宽的生理性第二心音分裂。尤其在先心病的儿童中，相似的杂音可能出现在肺动脉瓣高流量的患者，如房间隔缺损的病人。用听诊器膜型胸件听得最清楚。
肥厚型梗阻性心肌病	S1 S2 S1 仰卧位 / 蹲下来 S1 S2 站立或者valsalva动作		可能放射到心尖，而不是颈部。收缩期杂音在下蹲位减弱，在站立位和/或Valsalva动作时增强。可能会包括S4和S3。肥大性梗阻性心肌病的颈动脉搏动快速升高（区分主动脉狭窄，其颈动脉脉搏减少，缓慢上升）。显而易见的"三重波"在左心室心尖部。第二心音矛盾性分裂和二尖瓣反流的收缩期杂音在心尖部也可以出现。用听诊器膜型胸件听得最清楚。
房间隔缺损	S1 S2 S1 呼气 / 吸气（固定分裂）		在收缩早期、中期杂音，第二心音出现"增宽"的固定分裂。用听诊器膜形胸件在肺动脉瓣听诊区或胸骨左缘第三肋间听得最清楚。如果明显的话，可能会听到额外的三尖瓣舒张期隆隆声，最好用听诊器钟型胸件听在左侧胸骨下缘听得最清楚。
房间隔缺损	S1 A2 S2 S1 主动脉瓣听诊区 / S4 心尖部		杂音易于在长期高血压的患者中听诊发现。由于主动脉瓣（A2）闭合加快和主动脉瓣区域的收缩早期至中期的杂音增强，第二心音为响亮的"扑落音"（用听诊器膜型胸件听的最清楚），由于舒张功能障碍，在心尖部可听到第四心音奔马律（用听诊器钟型胸件听得最清楚）。
全收缩期二尖瓣反流	轻度 S1 S2 S1 / 中度 S1 S2 S1 / 重度 S1 S2 S3 S3 Flow rumble		固定振幅的全收缩期杂音。在二尖瓣脱垂中，可能出现在收缩晚期，因为在二尖瓣实际脱垂之前，左心室必须首先达到极小的尺寸。从低LSB和心尖放射到腋后线和后肺基底部。如果是重度的话，可能包括S3和舒张期隆隆样杂音。由于主动脉瓣过早的关闭，第二心音会出现增宽分裂，在吸气时，慢性的MR杂音一般会减弱（相反的话TR会增强）。用听诊器膜型胸件听得最清楚（第三心音和舒张期隆隆样杂音用听诊器钟形胸件在心尖部听得最清楚）。
三尖瓣返流	S1 S2 S1 呼气 / 吸气		三尖瓣反流的全收缩期杂音在三尖瓣区听得最清楚，杂音在吸气时增强（对于慢性的则杂音在吸气时减弱）。可能会出现S3，就如同在进展的二尖瓣返流患者中。用听诊器膜型胸件在LSB下听得最清楚。
室间隔缺损	S1 S2 S1		杂音产生于左心室向右心室分流。杂音为全收缩期高调的、响亮的杂音（通常伴随着一个收缩期刺激）。相对于心尖部来说，在胸骨左侧下缘听得更清楚一些，最好用听诊器膜型胸件听得更清楚。
收缩晚期二尖瓣脱垂	S1 S2 S1 喀喇音（仰卧位）/ 蹲下来 S1 S2 S1 站起来		杂音在收缩晚期逐渐增强，蹲下来的时候在靠近S2处容易听到喀喇音，站起来的时候在靠近S1处容易听到喀喇音。最好用听诊器膜型胸件听得更清楚。

图2-63

收缩期杂音			
	听诊	最佳听诊区	内容
早期（高频）主动脉瓣返流	S1　S2　S1（急性） S1　S2　S1　MSM　AF（慢性）		高调的、隆隆样收缩期杂音。如果足够响亮，可放射到心尖部或LSB处。患者坐直，向前倾斜，并在深呼吸中持续呼吸，听诊器的膜型胸件牢固地固定到胸壁上，听得最清楚。我们在胸骨右侧第三至第四肋间听到响亮的杂音，表明是主动脉根部疾病（比如解剖异常），而不是主动脉瓣膜疾病（比如哈维征），还可能包括S3或S4（用听诊器钟形胸件在心尖部可听到）。Austin-Flint杂音类似于二尖瓣狭窄的杂音，但不是开瓣音。
肺动脉瓣返流	S1　A2P2　S1（低压） S1　A2P2　S1（高压）		在S2后暂停开始，通常在先天性低压状态下出现低频或中频杂音，当肺动脉瓣关闭不全伴肺动脉高压时，舒张期杂音可能表现为高频、渐弱的特点，类似于主动脉瓣反流。然而，当肺动脉高压伴响亮的P2、肺动脉喷射音和异常的右心抬举（右心室肥厚），可以与主动脉瓣反流相鉴别。在肺动脉听诊区或胸骨左缘中部最容易听到，用膜型听诊器最好。
中晚期（低频）二尖瓣狭窄	S1　S2　S1　OS		响亮的S1、开瓣音，心脏收缩期低调杂音与收缩期晚期高调杂音。由于心室快速充盈，心室开始舒张，由于心房收缩，收缩期强化，使用膜型听诊器在胸骨左缘或心尖部听诊清楚，对于舒张期隆隆样杂音（通常在舒张期开瓣音之前），将患者转向左侧，听诊器的钟形胸件听得清楚。最好在呼气或运动之后。
三尖瓣狭窄	S1　S2 OS　S1（吸气） S1　S2 OS　S1（呼气）		舒张中-晚期的杂音在吸气时听的清楚，在呼气时消失，在三尖瓣区域听得最清楚。
持续动脉导管未闭	S1　S2　S1		持续的机械性杂音，在S2处达到顶点，用膜型听诊器在肺动脉听诊区听得最清楚。
颈静脉嗡嗡声	S1　S2　S1		通常在儿童、青壮年、尤其是孕妇和那些具有贫血、甲状腺功能亢进的人易于听到颈静脉嗡嗡声。将患者的头部转向左侧，右侧锁骨上窝用听诊器钟型胸件听得最清楚，在静脉上施加轻微的压力可消除杂音，在舒张期杂音增强。
冠状动静脉瘘	S1　S2　S1		此杂音在收缩期和舒张期渐强渐弱，在舒张期时，声音响亮，在胸骨左缘第3~4肋间听得最清楚。
心包摩擦音	S1　S2　S1（呼气） S1　S2　S1（吸气）		这些噪音可能会被误认为是收缩期和舒张期心脏杂音，但是根据它们粗糙、沙哑、吱吱作响和浅表的性质，以及它们至少有两个或三个组成部分（收缩期，舒张期，收缩前期），为了更好地听诊，让患者身体坐直，深呼气后屏住气，将听诊器的膜型胸件使劲按压在皮肤上，沿胸骨左缘听诊。

图 2-64

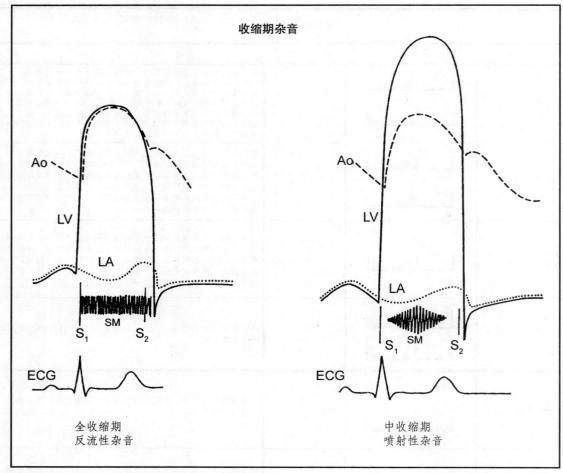

收缩期杂音

Ao

LV

LA

S₁ SM S₂

ECG

全收缩期
反流性杂音

Ao

LV

LA

S₁ SM S₂

ECG

中收缩期
喷射性杂音

图 2-65

状态（如发热，贫血，运动，兴奋，甲状腺功能亢进）的人，这些杂音比较微弱（1~2/6 级），出现在收缩早期至中期，渐强－渐弱型，通常是乐音，类似于振动声或嗡嗡声（Still 杂音）。一般来说在肺动脉听诊区或胸骨左缘中部最容易听到，也可能在心尖部和主动脉瓣听诊区听到。通常伴有正常的呼吸性 S2 分裂、心尖部生理性 S3、随呼吸增强和减弱、颈静脉嗡嗡声（将患者的头部转向左侧，在右侧锁骨上窝用听诊器钟形胸件听得最清楚）和没有异常的心音（如喷射音，喀喇音，奔马律），或其他收缩期或舒张期杂音。对于一个无症状且无任何心脏疾病临床表现的（正常心电图和胸片）个体，诊断收缩期杂音"无意义"的可靠性很高，无需进行更多的专业影像学检查（例如超声心动图）。

图 2-65：收缩期杂音可分为喷射性杂音和反流性杂音。左图：典型的二尖瓣反流全收缩期杂音，从

S1 到 S2，并经过 S2 的主动脉成分，因为左心室（LV）的压力持续高于左心房（LA）的压力。右图：典型的收缩中期喷射性杂音。它开始于 S1 之后，渐强－渐弱的性质，在 S2 之前停止。

早－中期收缩（喷射）杂音

- 喷射性杂音（例如，无意义的收缩期杂音，主动脉硬化，主动脉瓣狭窄，肺动脉瓣狭窄，肥厚梗阻型心肌病）是渐强－渐弱型的，反映了跨主动脉瓣或肺动脉瓣或流出道的湍流。

- 在左侧或右侧第二肋间或胸骨左缘听到的，短暂的收缩早期或中期渐强－渐弱型杂音，通常见于儿童和青壮年，被认为是一个"无意义的"（生理性的）收缩期杂音（图 2-66）。

- 有意义的收缩期杂音（例如，轻度二叶式主动脉瓣狭窄，肥厚梗阻型心肌病，房间隔缺损），可能会有类似特点、长度和构成。判断

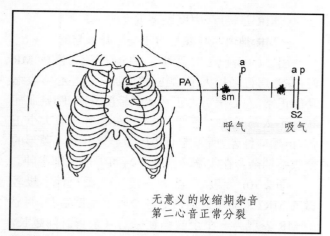

图 2-66 （经 W. Practer Harvey. M. D. 提供）

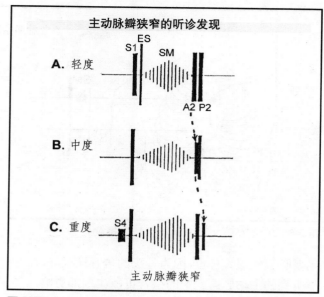

图 2-67

是否存在心脏病理改变不仅靠杂音,还要靠其他临床信息。例如:

- 主动脉瓣狭窄——从主动脉瓣听诊区到心尖部都可以听到喷射性杂音,主动脉瓣狭窄杂音的性质是粗糙的,可能有 S4 奔马律,矛盾的分裂 S2 和其他体征（动脉搏动延迟,可触的收缩期震颤）。（Gallavardin 现象是在主动脉瓣狭窄患者心尖部听到的一种乐音）。主动脉瓣狭窄也可伴有胸痛、SOB 或眩晕。

- 肺动脉瓣狭窄 / 肺动脉扩张——在吸气和呼气可出现增宽的生理性第二心音分裂;可能有一个喷射音（吸气时减弱）和右心 S4（吸气时增强）。

- 肥厚性心肌病——收缩期杂音在下蹲位减弱,在站立位和（或）Valsalva 动作时增强;可能会有 S4 或 S3 或 S2 的矛盾分裂。患者可能有晕厥、胸痛或左心衰竭的病史,伴随一个快速上升的动脉搏动和收缩前的心尖双搏动（"三重波"——见本章的"心前区运动与触诊"一节）。

请记住,所有的舒张期杂音、全收缩期杂音、收缩晚期杂音,都应该被认为是病理性的,而收缩早期或中期杂音可能是功能性的。

主动脉硬化常见于老年患者,累及 25% 的 65 岁以上的患者。这种状况往往在无症状患者的常规查体过程中被诊断,有收缩早期和中期杂音,而没有收缩期喷射样杂音。当收缩期杂音延长,器质性心脏疾病的可能性就增加了。

图 2-67: 轻度、中度和重度主动脉瓣狭窄的听诊发现。

A. 轻度主动脉瓣狭窄:主动脉瓣喷射性杂音（E5）出现在第一心音后。这一收缩中期喷射音（SM）在第二心音的正常主动脉瓣成分（A2）之前结束。B. 中度主动脉瓣狭窄:随着病情的进展,收缩期喷射性杂音峰值出现得越来越晚,心音分裂变小,因为微弱的主动脉瓣成分与肺动脉瓣成分（P2）变得同步了。当瓣膜活动度很小时,收缩期喷射性杂音就变得微弱或消失。C. 重度主动脉瓣狭窄:第四心音或心房奔马律（反映左心室顺应性减低),伴收缩期喷射性杂音峰值出现得更晚,矛盾性第二心音分裂将被听到。S2 微弱的主动脉瓣成分延迟出现,晚于肺动脉瓣成分出现,肺动脉瓣听诊区听到的分裂在呼气时比吸气时宽。

总的来说,左或右心室流出道所有类型的梗阻（例如,主动脉瓣和肺动脉瓣狭窄）都会出现收缩期喷射性杂音。一般梗阻程度越严重,相应的杂音时间越长,峰值出现得越晚。杂音最强的位置和杂音传导的方向（主动脉瓣狭窄杂音由主动脉瓣听诊区向右肩传导,肺动脉瓣狭窄杂音由肺动脉瓣听诊区向左肩传导）,就像触诊震颤一样,为梗阻的部位提供重要的线索。

主动脉瓣狭窄的杂音也可以传导至心尖部,在那里它听起来类似乐音（Gallavardin 现象）。记住

67

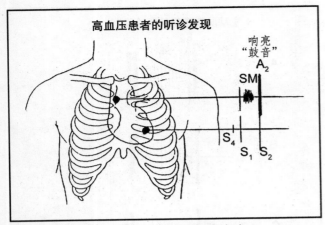

图 2-68 （经 W.Proctor Harvey, M. D. 授权）

也要听双侧锁骨部位,因为骨头的传音性很好,在这里听到的主动脉瓣狭窄的杂音可能比颈部更响。如果你在心尖部听到一个高调乐音样收缩期杂音,通常可以排除主动脉瓣狭窄。患者一般是老年人,胸部前后径增加(由于肺气肿)。二尖瓣脱垂(MVP)的晚期收缩期杂音也可以是乐音样("收缩期呐喊",或"心前区鸣喇叭")。这些听诊发现是最引人注目的,通常在胸骨左缘或心尖部听到。

肥厚梗阻型心肌病(HOCM)(图 2-49)时,血流在收缩期通过主动脉瓣过程中产生的杂音,站立位时增加,蹲位时减少,因为蹲位时心室容量增加,暂时缓解了肥厚梗阻型心肌病的流出道。其他的听诊发现包括 S2 的矛盾分裂(主动脉瓣关闭延迟)和心尖部二尖瓣反流的收缩期杂音(HOCM 可能通过干扰二尖瓣区,导致二尖瓣反流)。HOCM 的杂音在 Valsalva 动作时增强,例如将手指放在嘴里吹等动作;这减少静脉回流,降低了左心室的大小,肥厚的心室壁撞击使血流的梗阻增加。

房间隔缺损(图 2-63)有增宽的"固定"S2 分裂(A2,P2)和收缩期杂音(SM)。

图 2-68:长期高血压患者的听诊发现。注意由于主动脉瓣关闭(A2)增强产生的响亮("鼓音")的第二心音,和主动脉瓣听诊区短的收缩早期至中期的杂音。在心尖部也可以听到由于舒张功能不全导致的 S4 奔马律。

全收缩期杂音

二尖瓣反流(MR)杂音的性质取决于:
• MR 是急性的还是慢性的

• MR 是轻度、中度还是重度的
• MR 是由前叶参与的还是后叶参与的

图 2-69:慢性与急性二尖瓣反流。慢性 MR 时,左心房已经扩大了,顺应性增加。当左心室收缩功能正常,左心房压力正常或仅轻度升高,肺瘀血症状是不太常见的。急性 MR 时,左心房一般大小正常,但顺应性差,所以左心房压力显著升高(菱形的全收缩期杂音在收缩晚期减弱),可能出现肺水肿。

图 2-70:轻度、中度和重度二尖瓣反流。极轻微的 MR(未显示)通常是一个收缩晚期杂音,明显的 MR 表现为一个全收缩期杂音(杂音时间越长,反流越明显)。一般情况下,收缩期杂音的强度并不能反映 MR 的严重程度,而是由所伴随的舒张期症状反映。轻度 MR 的特点是收缩期杂音,中度 MR 增加了 S3 奔马律,重度 MR 又增加了舒张期隆隆样杂音,这是因为左心房不得不排出大量的血液。

图 2-71:前叶或后叶参与的二尖瓣反流。如果累及前叶,杂音向腋下和背部放射。如果累及后叶,杂音放射至主动脉瓣听诊区和心脏的基底部。当杂音放射到心脏的基底部,它可能与主动脉瓣狭窄的杂音混淆(该杂音也放射到右肩部)。MR 和轻中度主动脉瓣狭窄的患者,可以在肺动脉瓣听诊区听到第二心音(S2)分裂,并且吸气时分裂变宽(严重的主动脉瓣狭窄可以有 S2 矛盾分裂)。

如果杂音占据整个收缩期,则存在以下三种可能性:二尖瓣反流(MR),三尖瓣反流(TR),室间隔

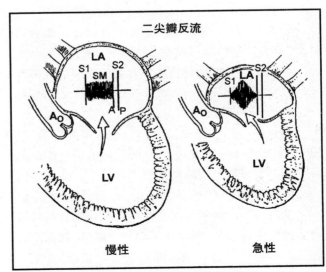

图 2-69 （经 W.Proctor Harvey, M. D. 授权）

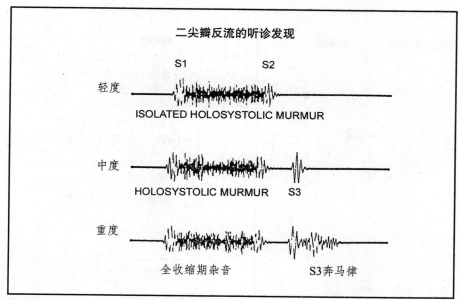

图 2-70

缺损（VSD）。其中 MR 最常见。杂音最强的位置、放射的方向和三尖瓣反流时杂音强度随吸气增加，有助于确定是三种情况中的哪一种存在。

图 2-72：如果是全收缩期杂音，要想到是 MR、TR 还是 VSD：

A. 慢性二尖瓣反流在心尖部听得最清楚，杂音放射至腋下和背部（前叶参与），或杂音放射至主动脉瓣听诊区和心脏的基底部（后叶参与）（图 2-71）。

B. 三尖瓣反流的全收缩期杂音在胸骨左缘下部听得最清楚，吸气时增强（卡尔瓦洛征）。

C. 继发于急性心肌梗死室间隔穿孔的急性室间隔缺损的全收缩期杂音在胸骨左缘比在心尖部听得更清楚。

有时候，可能很难区分主动脉瓣狭窄和二尖瓣反流的杂音。一个有价值的线索是心搏暂停（早搏或心房颤动）后，再听杂音。这时，主动脉瓣狭窄的杂音会增加，而二尖瓣反流的杂音强度变化不大。请记住，孤立性主动脉瓣狭窄的患者多为窦性心律。而心房颤动则往往提示存在二尖瓣疾病。此外，主动脉瓣疾病多见于男性，而二尖瓣疾病多见于女性。

收缩晚期杂音

如前所述，二尖瓣脱垂可以表现为单发喀喇音、多发喀喇音或喀喇音伴收缩晚期（有时全收缩期）杂音（图 2-59）。该杂音可能是由于轻度二尖瓣反流，患者可能会有或可能不会有症状。乳头肌功能

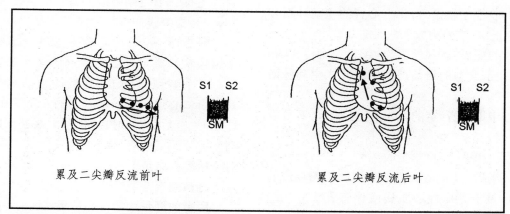

图 2-71　（经 W. Proctor Harvey, M. D. 授权）

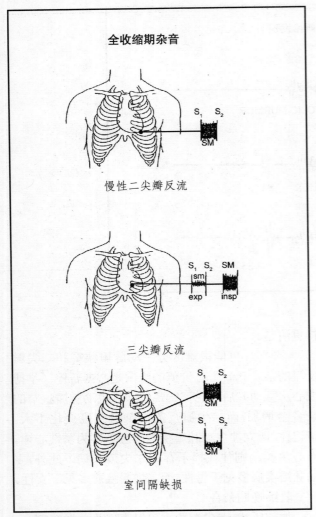

全收缩期杂音

慢性二尖瓣反流

三尖瓣反流

室间隔缺损

图 2-72 （经 W.Proctor Harvey, M. D. 授权）

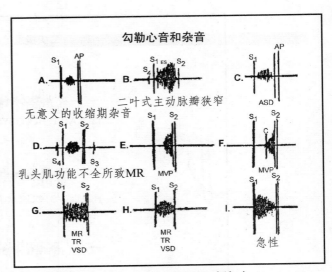

勾勒心音和杂音

A. 无意义的收缩期杂音

B. 二叶式主动脉瓣狭窄

C. ASD

D. 乳头肌功能不全所致MR

E. MVP

F. MVP

G. MR TR VSD

H. MR TR VSD

I. 急性

图 2-73 （经 W.Proctor Harvey, M. D. 授权）

不全可能表现为全收缩期、中期或晚期杂音。

图 2-73：在实践中，勾勒出你听到的杂音是一个好办法：

A. 短的收缩中期杂音，第二心音的主动脉瓣和肺动瓣成分正常，共同构成无意义的杂音。

B. 延长的菱形或"风筝形"收缩期杂音伴 S4 和喷射音，存在于典型的日益严重的二叶式主动脉瓣狭窄。

C. 收缩中期杂音，宽的"固定"的第二心音分裂（房间隔缺损）。

D. 渐强 - 渐弱型的非全收缩期杂音，伴 S4 和 S3 奔马律，构成二尖瓣收缩期杂音（二尖瓣反流的一个变种），见于充血性心肌病或伴有乳头肌功能不全和心功能失代偿的冠心病。

E. 二尖瓣脱垂的心尖部收缩晚期杂音。

F. 二尖瓣脱垂的喀喇音和收缩晚期杂音。

G. 二尖瓣反流、三尖瓣反流和室间隔缺损的全收缩期杂音。

H. 二尖瓣反流、三尖瓣反流和室间隔缺损的全收缩期杂音，高峰在收缩中期。

I. 全收缩期杂音在收缩后期降低，见于急性二尖瓣反流（如腱索断裂）。

图 2-74：左图：一个 Starr-Edwards（球和保持架）人工瓣膜的简笔图。右图：一个明显主动脉瓣反流患者的听诊示意图。收缩期杂音（SM）是由于血液流动，不是因为主动脉瓣狭窄。手术前，可以听到"来来回回"的收缩期和舒张期杂音。手术后，可以在肺动脉瓣听诊区听到几个收缩期人工瓣膜的声音，由于人工球体"摇动"，并撞击笼架的顶部产生，同时还有一个收缩中期杂音。这些都是植入 Starr-Edwards 阀瓣膜的正常发现。

图 2-75：左图：猪瓣膜示意图。右图：严重主动脉瓣狭窄和进行性心力衰竭的老年患者听诊示意图。一个响亮的、长的、粗糙的主动脉瓣收缩期杂音。第二心音（S2）是微弱的。还存在心房颤动。注意，暂停后杂音强度增加（上线条图的第二个搏动），手术后可以听到 2~3/6 级微弱的收缩期杂音，对于猪瓣膜这是正常的。

舒张期杂音

所有的舒张期杂音都是病理性的。它们包括：

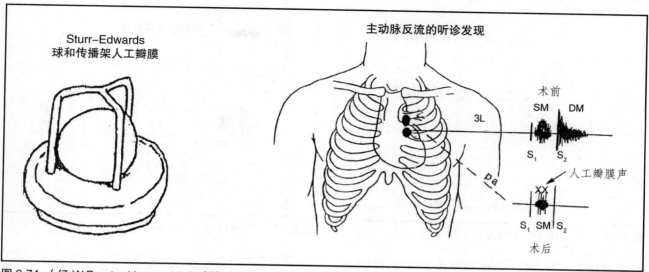

图 2-74 （经 W.Proctor Harvey, M. D. 授权）

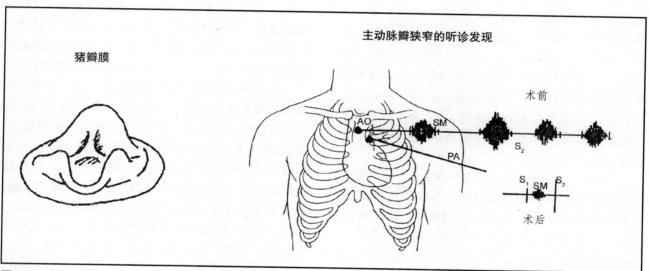

图 2-75 （经 W.Proctor Harvey, M. D. 授权）

- 舒张早期杂音（主动脉瓣和肺动脉瓣反流）
- 中 - 晚期隆隆样杂音（二尖瓣和三尖瓣狭窄）
- 收缩期 / 舒张期双期杂音（除了颈静脉杂音，在胸部听到的所有连续性的心脏杂音都是不正常的）。例如，动脉导管未闭，颈静脉杂音，冠状动脉静脉瘘，肺动静脉瘘，主动脉窦瘤破裂。

舒张早期杂音

主动脉或肺动脉瓣反流造成舒张早期杂音。主动脉瓣反流的杂音是高频的，渐弱的，"吹风样"的。

一般都是在胸骨左缘和主动脉瓣听诊区最响亮（图 2-76）。如果在胸骨右缘第三和第四肋间隙（所谓的"右心"舒张期杂音）听到响亮的杂音，考虑是由于主动脉根部病变所致的主动脉瓣反流（如主动脉夹层，动脉瘤）（图 2-77）。

图 2-76：一个患有先天性二叶式主动脉瓣和主动脉瓣反流的患者。注意高频的舒张期杂音（DM），可以在胸骨左缘第三肋间（3L）听到，伴主动脉喷射音，也可以在心尖部听到。微弱的 1~2/6 级主动脉瓣反流的杂音通常被漏诊，因为它的频率接近于室内的噪声背景音（如空调）。需要仔细寻

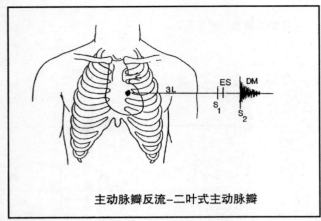

图 2-76 （经 W.Proctor Harvey, M. D. 授权）

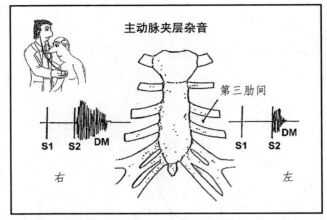

图 2-77 （经 W.Proctor Harvey, M. D. 授权）

找才能辨别这种杂音：让患者身体坐直，并前倾，深呼气后憋住气，检查者将听诊器的膜形胸件用力贴在皮肤上，使之充分接触。如果杂音被漏掉，可能会错过为主动脉瓣感染性心内膜炎提供抗生素治疗的最佳治疗时机，或漏掉人工主动脉瓣瓣周漏的诊断。你以前可能有过这样的怀疑，因为存在主动脉瓣喷射音、异常的右侧第二肋间抬举（提示主动脉动脉瘤样扩张），或以前有高血压病史、目前有胸部或背部肩胛间疼痛以及双上肢动脉搏动不一致，这些提示主动脉夹层。

一个很少使用的听诊主动脉瓣反流的舒张期杂音的动作是让患者俯卧，用肘部支撑起上身。这个体位使心脏更贴近胸壁，也更容易检测出心包摩擦音，可以增加心包积液患者心音和杂音的强度。请记住，主动脉瓣轻微反流的患者可能完全没有症状。只有当反流变大，杂音明显时，症状和体征才会出现。

肺动脉瓣反流的临床表现取决于肺动脉压是正常还是升高。肺动脉瓣关闭不全伴肺动脉压力正常通常是先天性瓣膜关闭不全的结果，与特发性肺动脉扩张相关。该杂音通常是低或中等频率，在第二肋间或胸骨左缘听诊效果最好。它出现于 P2 之后或与之有一段间隔，通常具有渐强－减弱的特点。先天性病变时，除了杂音其他临床指标可能是正常的。

当肺动脉瓣关闭不全伴肺动脉高压时，舒张期杂音可能表现为高频、渐弱的特点，类似于主动脉瓣反流。然而，当肺动脉高压伴响亮的 P2、肺动脉喷射音和异常的右心抬举（右心室肥厚），可以与主动

脉瓣反流相鉴别。

图 2-77：主动脉夹层。听诊主动脉瓣反流的舒张期杂音时，患者取坐姿前倾，深呼气时屏住呼吸。主动脉瓣反流的舒张期杂音（DM）在胸骨右缘第三肋间最响亮，而不是在胸骨左缘，提示主动脉根部疾病（如夹层），而不是主动脉瓣膜疾病（哈维征）。

图 2-78：严重的慢性主动脉瓣反流。注意严重主动脉瓣反流典型的"来来回回"样收缩期和舒张期杂音（SM, DM），在胸骨左缘中部听诊效果最好。测定血压时，会发现患者的脉压差非常大（例如，160~170/40mmHg 降到 0），一个响亮的主动脉收缩期杂音（甚至可触及震颤）的存在代表了血流，而不是主动脉狭窄。还要注意心尖部的 Austin-Flint 杂音，出现在舒张中期或晚期（收缩前），使第一心音（S1）变强。Austin-Flin 杂音意味着严重的主动脉瓣反流。

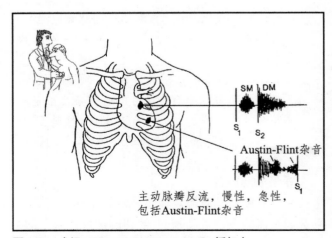

图 2-78 （经 W.Proctor Harvey, M. D. 授权）

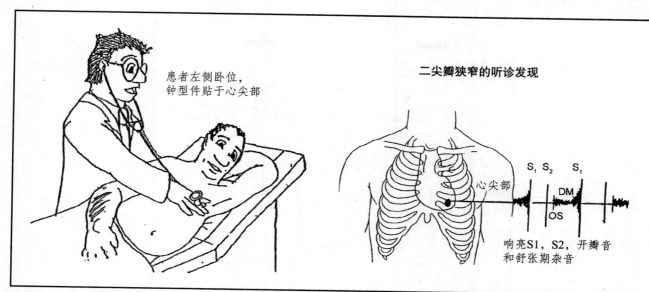

患者左侧卧位，
钟型件贴于心尖部

二尖瓣狭窄的听诊发现

S₁ S₂ S₁

心尖部

DM

OS

响亮S1，S2，开瓣音
和舒张期杂音

图 2-79　（经 W.Proctor Harvey, M. D. 授权）

舒张中期和收缩期前杂音

　　流经二尖瓣或三尖瓣的湍流产生的杂音往往是低频的，因此在患者取左侧卧位，将听诊器的钟形胸件轻轻地放在心尖部的听诊效果最好。二尖瓣狭窄（MS）时可以听到舒张期隆隆样杂音，通常伴有开瓣音。在正常窦性心律，杂音通常开始于收缩期前，逐渐增强直到S1（图 2-79）。心房黏液瘤梗阻时也可以听到类似的杂音，但后者通常与患者的体位有关，因为黏液瘤移向或离开二尖瓣口。

　　图 2-79：左图：二尖瓣狭窄的听诊发现。注意响亮的第一心音（S1）、第二心音（S2）和开瓣音（OS），其后是典型的收缩期前逐渐增强的舒张期隆隆样杂音（DM）。听诊时最好让患者取左侧卧位，将听诊器的钟形胸件轻轻地放在心尖部。

　　MS 的杂音往往被漏掉。体位不对和（或）听诊器钟形胸件使用不当是重要的原因。通常，杂音局限于心尖部一个很小的区域，听诊器的钟形胸件必须放在这儿，并且患者要左侧卧位。这个体位使心尖更靠近胸壁和听诊器，这就增加了听到低强度杂音的可能。听到响亮的 S1、开瓣音和 P2 是重要的线索。始终牢记，如果你听到一个响亮的 S1，一定要寻找有没有 MS 的舒张期隆隆样杂音。

　　三尖瓣与二尖瓣不同，最佳听诊的位置是胸骨左缘下部，而不是心尖部。三尖瓣梗阻，尽管罕见，会出现舒张期隆隆样杂音，与MS类似。作为一个

右心杂音，该杂音在吸气时增强，这有助于确定其起源于三尖瓣。

　　严重的主动脉瓣反流（AR）时，由主动脉进入左心室的反流可能会冲击二尖瓣前叶的心室面，使之向更加闭合的位置移动。同时，从左心房到左心室的血流趋向于使前叶移动到一个更为开放的位置。二尖瓣口相对狭窄导致出现心尖部舒张期隆隆样杂音（Austin-Flint 杂音），它类似于 MS 的杂音（尽管没开瓣音）。只有当 AR 是中度或重度时，Austin-Flint 杂音才会存在（图 2-78）。

连续性杂音

　　连续性心脏杂音持续整个收缩期，并至少持续到舒张早期。连续性颈静脉杂音经常出现在儿童和青年，尤其是在怀孕期间（伴乳腺杂音——乳房上听到的收缩期/舒张期杂音，出现于妊娠后期和哺乳期），和甲状腺功能亢进或贫血。患者的头转向相反的方向（伸展开），在右颈部底部听诊右颈内静脉的静脉杂音效果最好，但是偶尔杂音很响能传到胸部上方。杂音是连续性血流从一个高压血管或腔室向低压血管或腔室流动产生的。

　　图 2-80：增强颈静脉杂音的技术。最佳听音位置是将听诊器的钟形胸件放在右锁骨上窝，患者头部转向左上方（伸展开）。当患者头部转向前时轻轻按压颈静脉，可以使杂音消失。

　　连续性杂音的原因包括动脉导管未闭，冠状动

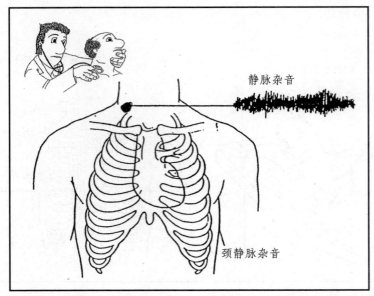

静脉杂音

颈静脉杂音

图 2-80 （经 W.Proctor Harvey, M. D. 授权）

脉静脉瘘,肺动静脉瘘,主动脉窦瘤破裂至右心。许多杂音不占据整个心动周期。典型表现是从收缩期开始持续到舒张期。杂音最强的位置（杂音的高峰位于第二心音、收缩期和舒张期或杂音单独在舒张期或单独在舒张期增强）有助于确定连续性杂音的原因。例如,典型的连续性"机械"样的动脉导管未闭的杂音,在左侧第一和第二肋间隙最响,高峰位于 S2 并且会掩盖 S2（图 2-81）。冠状动脉静脉瘘的连续杂音存在于收缩期和舒张期,是渐强－渐弱型的,舒张期成分更响亮。静脉杂音和主动脉窦破裂的杂音高峰位于舒张期,但不会掩盖 S2。

图 2-81:动脉导管未闭（左侧箭头）。注意肺动脉听诊区的连续性杂音,掩盖第二心音（S2）。如果杂音不掩盖 S2,虽然听起来连续,但可能提示并非因动脉导管未闭所致。

其他杂音

心包摩擦音

图 2-82:典型的三成分心包摩擦音（心房收缩成分、心室收缩期成分和心室舒张期成分）,通常吸气时变得更响。为了更好地听诊,让患者身体坐直,深呼气后屏住气,将听诊器的膜形胸件使劲按压在皮肤上,沿胸骨左缘听诊。三种成分代表了发生在心动周期不同部分的摩擦:心房收缩期、心室收缩期和心室舒张期。这些噪声可能会被误认为是收缩期

和舒张期心脏杂音,但是根据它们粗糙的、沙哑的、吱吱作响的和浅表的性质,以及它们至少有两个或三个组成部分（即收缩期、舒张期、收缩前期）,可以鉴别。杂音转瞬即变的特性也提示它们起源于心包。它们通常发生于急性心包炎的患者,急性心肌梗死、心脏手术和胸部损伤之后,并与尿毒症、恶性肿瘤或结缔组织病相关联。通常在吸气时心包摩擦音会变得更响亮,甚至大量心包积液时也会出现。

* * *

要点

- S4 奔马律是病理性的,提示左心室舒张功能不全、左心室肥厚或急性心肌缺血。
- S3 可能是生理性的,见于运动员、怀孕女性和健康的年轻人。S3 奔马律,尤其是伴交替脉时,提示左心室收缩功能不全,并与左心室充盈压升高、射血分数降低和脑利钠肽水平升高相关。
- 无意义的杂音通常是微弱的（1~2/6 级）,位于收缩期的早－中期。所有的舒张期杂音、全收缩期杂音、收缩晚期杂音或连续性杂音,都应考虑是病理性的。
- 如果听到全收缩期杂音,应想到三种情况:二尖瓣反流、三尖瓣反流和室间隔缺损。
- 当二尖瓣反流严重时,心尖部可闻及伴随着 S3 奔马律和舒张期隆隆样的杂音。当前叶

参与时杂音传导至背部，后叶参与时杂音传导至基底部。而听诊 VSD 和 TR 杂音最好的部位是左胸骨缘下部。TR 的杂音吸气时增强。

- 严重主动脉狭窄的听诊发现包括粗糙的收缩晚期喷射性杂音、无 S2 分裂或矛盾性 S2 分裂和 S4 奔马律。
- 如果病因是主动脉根部扩张（如夹层，动脉瘤），主动脉瓣反流的舒张期杂音在胸骨右

- 主动脉瓣瓣叶外翻或穿孔（如感染性心内膜炎）时 AR 的杂音可能会变成乐声。
- 收缩期喀喇音伴收缩中晚期杂音或 MR 的吹风样乐音，是典型的二尖瓣脱垂的听诊发现。
- 开瓣音越早，舒张期隆隆样杂声越长，二尖瓣狭窄越严重，这是由于较高的左心房压力迫使二尖瓣在舒张早期开放。
- 房间隔缺损的杂音是在肺动脉瓣听诊区听到

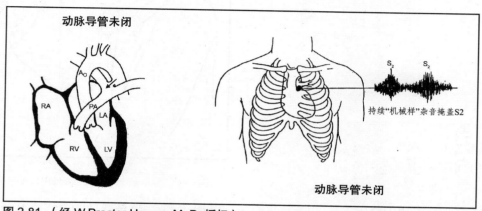

图 2-81　（经 W.Proctor Harvey, M. D. 授权）

缘最响。如果是瓣叶病变引起的，那么杂音在胸骨左缘最亮。
- Austin Flint 杂音是一种心尖部舒张期隆隆样杂音，是严重主动脉瓣反流的喷射性血流冲击二尖瓣前叶所导致的。不同于二尖瓣狭窄，它没有开瓣音。

的收缩期渐强 - 减弱型的杂音，是肺动脉血流增加导致的，伴随着固定的 S2 分裂。
- 动脉导管未闭的杂音是在肺动脉区听到的，持续全部收缩期和舒张期的杂音。
- 肥厚梗阻型心肌病的收缩期杂音可能被误认为是主动脉瓣狭窄或二尖瓣反流的杂音。某些动作，比如站立或 Valsalva 动作，会加重梗阻，使杂音增强，而下蹲会使梗阻减弱，使杂音减弱。
- 心包摩擦音容易消失，为了检测到它，可能需要反复听诊。除非听到 2~3 个成分，不应诊断为心包摩擦音，因为大多数一个成分的声音是粗糙的收缩期杂音。

（王清　译）

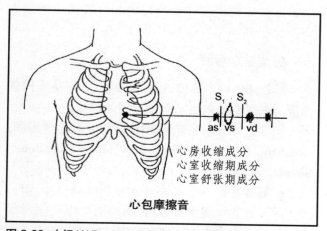

图 2-82　（经 W.Proctor Harvey, M. D. 授权）

第**3**章　心电图

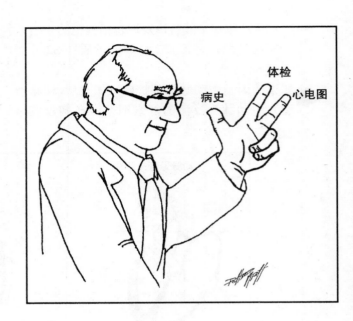

心电图（ECG）是有用的临床工具，用来评价心律失常、心肌缺血或梗死、心包炎、心脏扩大和心肌肥厚、代谢和电解质失衡、药物作用和电子起搏器功能。事实上，心电图检查被认为是评价伴有胸痛、头晕或晕厥患者的"首选"步骤。

基本心电图学

心脏电活动和心电图

ECG 是从不同角度记录心脏电活动。它记录了两个基本电学过程：

1. 除极化过程（电流通过心肌的传播）：心房的除极产生 P 波，心室的除极产生 QRS 波。

2. 复极化过程（被刺激兴奋的心肌恢复静息状态）：心肌的复极化过程产生 ST 段、T 波和 U 波（图3-1）。

ECG 提供了心脏周期中电活动的三方面信息：时程、幅度和方向（电轴）。

时程是心脏各部分结构除极化（或复极化）所需的时间。在标准的 25mm/s 走纸速度条件下，心电图上每一小格（1mm）代表 0.04 秒，每一大格（5mm）代表 0.2 秒（图 3-1）。不正常的时程可能提示电激动传导异常。

电活动的幅度以毫伏（mV）为单位，通过 ECG 波形的纵向值来描述。在标准电压设置下，ECG 上每 1mm 对应 0.1mV（10mm=1mV）。电压幅度部分地受心脏腔室大小、患者体型和各种不同病理状态影响。

电活动方向指的是心室肌除极的综合向量方向。许多异常状况能影响除极和复极的电活动方向。

标准 ECG 导联

标准 ECG 包括 12 个不同导联，它们从不同的角度反映了心脏电活动的全貌图像。

图 3-2：肢体和胸导联的连接和角度。（来源：Goldberg, S. Clinical Physiology Made Ridiculously Simple, MedMaster, Inc., 2002）

- 肢体导联 6 个包括：3 个双极导联（I, II, III），3 个单极加压导联 (aVR, aVL, aVF) 记录了额面 6 个不同方向的心电活动。

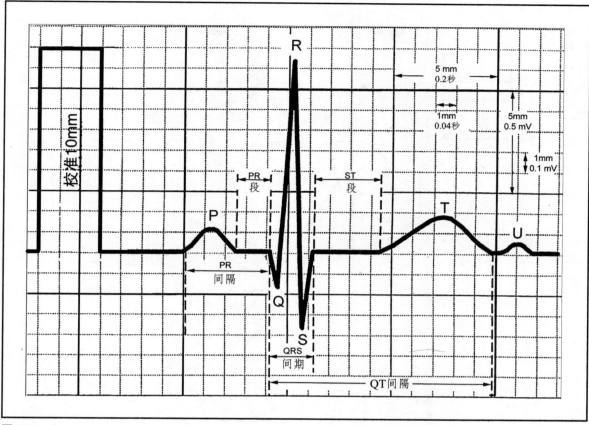

图 3-1

- 剩下的 6 个为心前导联或胸部导联（V1 到 V6），记录了心电活动在水平面的投影。

每一个 ECG 导联提供了两极之间（一正极一负极）的心电活动情况。心脏电流的方向决定了 ECG 各导联记录到的波形：

- Ⅰ、Ⅱ、Ⅲ 导联分别记录了：右臂（−）和左臂（＋）之间（Ⅰ 导联）、右臂（−）和左腿（＋）之间（Ⅱ 导联）、左臂（−）和左腿（＋）之间（Ⅲ 导联）的电位差（图 3-2）。一个电极被连接到患者右腿，这个电极是参考电极。
- 通过连接 3 个肢体导联与中央参考电极记录到 3 个加压肢体导联（aVR, aVL, aVF）（图 3-2）。除极波如果朝向正极导联移动，则在 ECG 上记录到正向波形。相反，如果除极波方向背离正极电极方向，则记录到负向波形。

图 3-3：心前导联的放置位置是：V1 位于胸骨右缘第四肋间；V2 位于胸骨左缘第四肋间；V3 位于 V2 和 V4 之间；V4 位于左锁骨中线与第五肋间交

点；V5 在 V4 和 V6 之间；V6 腋中线与第五肋间交点。在有些情况下，通过记录右心前导联（尤其是 V4R）可以提供有用的诊断信息（如右室和下壁心肌梗死）。位于身体中部的 V1 和 V2 导联能较好地检查出右侧心腔的异常，如右束支传导阻滞（RBBB）和前间隔心肌梗死，而 V5 和 V6 导联能较好地反映心脏侧壁的异常，如左束支传导阻滞（LBBB）和前侧壁心肌梗死。V3 和 V4 导联则记录心室间隔的情况。

阅读 ECG 的方法

阅读 ECG 有几种通用的方法。其中一种是基于心电图模板识别的方法。阅图者首先记住所有的正常和异常心电图类型，然后据此判读 ECG。这要求阅图者对经典的 ECG 波形了然于心。然而，患者是缺乏 ECG"教科书训练"的。因此，另一种可能更为实用而逻辑性强的阅图方法是"逐步式"的阅图方法，照此方法不会遗漏任何信息，如下：

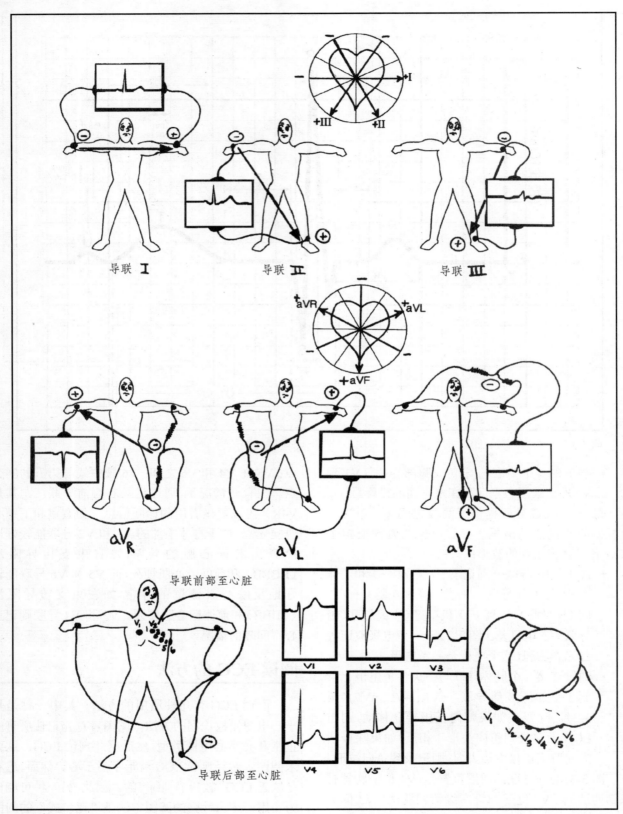

图 3-2

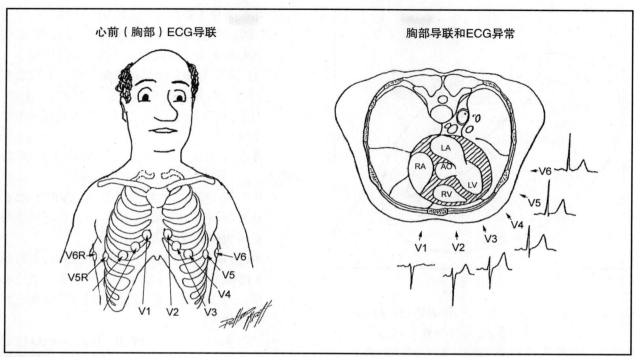

心前（胸部）ECG导联

胸部导联和ECG异常

图 3-3

- 首先检查心电图机的电压校准。
- 识别心脏的频率和节律。
- 检查每一个波或波群（P, QRS, ST 和 T 波）以及间期 (PR, QRS, QT)。
- 判定 QRS 波的平均电轴方向。
- 将所有这些信息整合,结合临床实际情况（如患者年龄、主诉以及相关临床病史）,判断是否存在传导障碍、心肌肥厚、心肌缺血和（或）梗死、药物作用影响和电解质失衡。

通过如此的反复训练,你将能逐步掌握 ECG 解读的基本要素。

正常 ECG 上 P-QRS-T 波群代表了一次心脏周期的整个电活动。

图 3-4：心脏传导系统。电冲动由心脏的最高起搏点窦房（SA）结以 60~100 次 / 分的频率发放,冲动沿左右心房内的结间束传至心房肌细胞,引起心房肌细胞除极波。电激动在房室（AV）结发生短暂的传导减慢,使心室活动稍稍延迟于心房,允许心房收缩将血液充盈心室。从房室结往下,冲动沿希氏（His）束、左右束支、浦肯野（Purkinje）纤维迅速传导,从而触发心室肌细胞除极,心室收缩。AV 结、希氏束、浦肯野纤维的电活动不能在 ECG 上表现出

来。而它却是心肌纤维真正的除极。当 SA 结未能发放冲动时, AV 结将取而代之驱动心跳,不过它的频率（40~60 次 / 分）慢于正常窦性频率。当 SA 结、AV 结都未能发放冲动时,更慢的心室节律将占主导（20~40 次 / 分）。这些备用机制可以确保当 SA

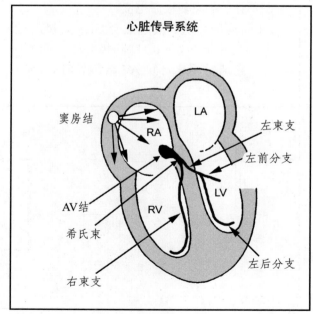

心脏传导系统

窦房结
RA
LA
左束支
左前分支
AV 结
LV
希氏束
RV
右束支
左后分支

图 3-4

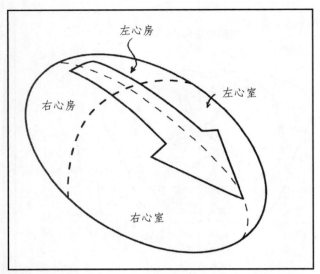

图 3-5

和（或）AV 结都出现问题时,心室能够持续跳动。

图 3-5：正常心室肌细胞的综合除极方向为指向下、向左,称为除极的电轴。在不同的病理状态下,电轴可能偏离第一象限,呈现电轴右偏或左偏。（来源：Goldberg, S.Clinical Physiology Made Ridiculously Simple, MedMaster,Inc., 2002）

- P 波代表心房除极。
- QRS 波代表心室除极。
- T 波代表心室复极。
- U 波（不总是可见）,位于 T 波后,是目前机制不详的心室复极后电位。
- PR 间期测量从 P 波起点至 QRS 波起点,代表心房除极开始到心室除极开始之间的时间。它通常用来评价 AV 结传导时间,因为

房室传导主要在 AV 结处发生延迟。

- ST 段测量从 QRS 波终点至 T 波起点,它代表心室除极结束到心室复极开始的间期。
- QT 间期（QRS 波起点到 T 波终点）代表左右心室除极和复极过程的总时程。（注意："段"代表基线的延伸。"间期"包括至少一个波。）

图 3-6：正常的 12 导联 ECG 包括以下波群、段和间期：

- P 波,心房除极波,在导联 I、II、aVF 直立,在 aVR 导联可倒置或双向,在 III、V1 和 V2 导联可为倒置或双向。
- PR 间期从 P 波起点到 QRS 波起点,正常值 0.12~0.20 秒,它反映了心电冲动传导通过心房、AV 结、希氏束、束支直到心室除极过程开始所需时间。
- QRS 间期正常值 0.06~0.10 秒,为从 Q 波起点到 S 波终点的间期,它反映了心室除极时间。心前移行导联通常位于 V2~V4。
- 通常在 aVR、V1 和 V2 导联呈现 Q 波。然而,小的 q 波（宽度 <0.04 s,幅度 <2 mm) 在多数导联常见,不应与陈旧性心肌梗死病理性 Q 波相混淆。ST 段通常位于等电位线。在肢体导联 ST 段可位于等电位线下 0.5~1mm,在心前导联 ST 段可呈不超过 3mm 的弓背向下形的抬高（"早复极"现象）。
- T 波反映心室复极。在 I、II、V3~V6 导联 T 波直立,aVR 和 V1 通常为倒置,在 III、aVL、aVF、V1 和 V2 导联 T 波极性多变（可为直

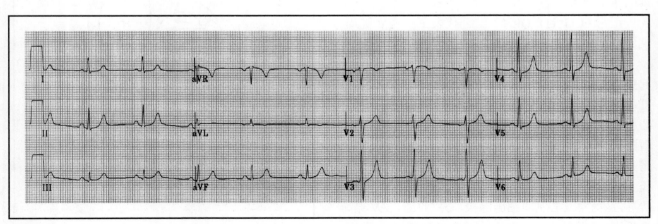

图 3-6

立、平坦、倒置或双向）。在健康青年成人 V1~V3 导联 T 波可为倒置（"持续性幼稚型"）。

- QT 间期代表心室电活动的时程，校正的 QT 间期通常 ≤ 0.44 秒。QT 间期随着心率变化。（粗略来说，如果心率在 60~100 次 / 分，QT 间期应小于 R-R 间期的一半）。
- U 波是位于 T 波后的小偏折波。通常在心前导联上可见到 U 波，它的产生可能是由于束支和浦肯野纤维的复极。

注意：ECG 描记图初始的直立方形波用来校准电压（10 小格 =1mV）。横向每一小格 =0.04s。

患者的 ECG 能提供给阅图者关于心脏除极 - 复极过程的很多信息。

频率和节律

正常的心脏节律（正常窦性心律，NSR）下心率波动 60~100 次 / 分，每一个 P 波后跟随着一个 QRS 波，每一个 QRS 波前都有 P 波，在 I、II 和 III 导联 P 波直立（表明 P 波源自窦房结），PR 间期 > 0.12s。心率可通过以下方法评价：

- 从 R 波波峰开始计算，数到下一 R 波之间的大格数目。随着 1、2、3、4、5、6……大格数分别计算成心率为 300、150、100、75、60、50 次 / 分……（图 3-7）（同样，也可以 300 除以两个相邻 R 波之间的大格数获得心率数）。
- 如心率低于 60 次 / 分，以上述方法计算可能不太准确。这种情况下，数 6 秒长度 ECG 图上的 R 波数目乘以 10 即可获得心率数。在节律不规整情况下这一方法同样适用，此时 R 波间期不规整，通过数个 R 波以平均值来计算。

图 3-7：心率的计算方法。在心电图上数 3 个线状标记（6 秒）之间的 QRS 波数目，然后乘以 10。通过 "(300-150-100)(75-60-50)" 的方法也可计算获得心率。此例中，心室频率大约 60~70 次 / 分。

图 3-8：A. 正常窦性心律。B. 低于 60 次 / 分的窦性心律为窦性心动过缓。C. 高于 100 次 / 分的窦性心律为窦性心动过速。D. 若 SA 结未能起搏，AV 结和希氏束近端可作为次级起搏点备用，此时心率约 40~60 次 / 分。被称为交界区逸搏律，或特发性交界区节律。P 波可能不可见，或者在 QRS 波前或后出现倒置 P 波，提示逆传心房产生的 P 波。E. 若 SA 结和交界区均未能起搏，心室节律点可以 20~40 次 / 分的频率起搏，称为室性逸搏律，或特发性室性节律。注意心肌内的异位节律点起搏时产生宽 QRS 波。

室上性心动过速指源自心室以上部位的心动过速，即非心室起源的心动过速。包括房性心动过速和源自 AV 结内的心动过速。

在正常窦律时，QRS 波之间的距离随呼吸而变化，随吸气轻度增加，随呼气而减少（见窦性心律失常）。

NSR 之外的节律称为"心律失常"。有些是心律规则的，频率偏慢（< 60 次 / 分）或偏快（> 100 次 / 分），QRS 波间期规则。有些则心律相对不规则（如 Wenckebach 现象，QRS 波之间的距离逐渐延长，产生一次 QRS 波脱落后，QRS 波间距又缩短），还有一些心律失常是绝对不规则的（如心房颤动，QRS 波群间距绝对不规整）。明确某一心律失常是源自心房、心室还是连接房室间的传导系统很重要。诊断的不同可能会影响对潜在病理机制的理解和治疗方案的制订。

诊断 ECG 频率和节律的来源往往依赖于每一

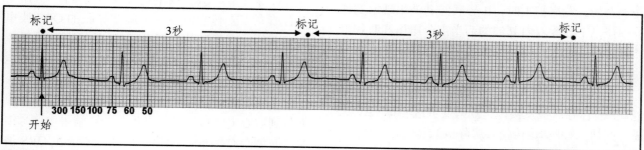

图 3-7

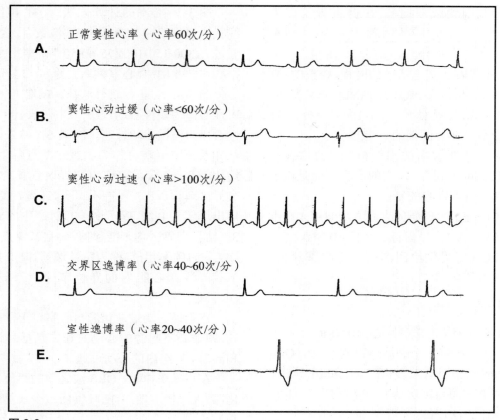

A. 正常窦性心率（心率60次/分）

B. 窦性心动过缓（心率<60次/分）

C. 窦性心动过速（心率>100次/分）

D. 交界区逸搏率（心率40~60次/分）

E. 室性逸搏率（心率20~40次/分）

图 3-8

ECG 波形成分的仔细分析,这一点将在后面的心律失常部分详述。

P 波

P 波形态在 V1 和 II 导联最易评价。小而直立的圆钝 P 波代表正常的心房除极。P 波异常可表现为起源位置、电压幅度、时程、正向或负向的极性的异常。

图 3-9:当右房扩大时,II 导联的 P 波变得高尖（> 2.5mm）,V1 导联 P 波的右房成分幅度增加(肺型 P 波),即 P 波前半部分增高,因为右房除极略领先于左房。左房扩大时,II 导联的 P 波出现增宽伴有顿挫,V1 导联双向 P 波的后半部分电压和时程增加（宽 > 1mm,深度 > 1mm）(二尖瓣型 P 波),反映出左房除极过程的延长。

如 I 或 II 导联 P 波负向,阅读时应考虑三种可能性:肢体导联被反接,右位心,交界区心律（AV 结成为起搏点,冲动逆传使心房除极）。

QRS 波

Q 波是 QRS 波群的第一个向下的偏转波。直立的 R 波紧跟其后,然后是一个向下的 S 波。整个 QRS 波群代表了心室除极的电活动。正常的 QRS 波在左侧导联 (I, aVL, V5~V6) 和下壁导联（II, III, aVF）应为正向主波,在右侧导联 (aVR, V1~V2) 为负向主波,在 V3~V4 导联为正负双向。如果 QRS 波群仅表现为一个向下的波折而没有 R 波,可称为 QS 波。

QRS 宽度（间期）正常为 ≤ 0.10 秒,可检查是否有传导异常。QRS 波增宽代表了传导障碍,常见于右或左束支传导阻滞时。胸部导联的 QRS 波电压幅度往往高于肢体导联,通过肢体导联更易于测量 QRS 波宽度,调快心电图机走纸速度或减慢心电图机记录笔的描记速度可人为增宽胸导 QRS 波。

右束支传导阻滞（RBBB）时,电信号通过右束支传到右心室的传导过程发生阻滞。结果电信号需通过左侧心腔扩布到右侧心腔,引起右心室 QRS 波

	导联 II	导联 V₁
正常	⌒	〜
右房扩大 （肺型P波）	高尖P波（>2.5mm）	高P波
左房扩大 （二尖瓣型P波）	宽并有顿挫的P波	宽且深 双阶P波

图 3-9

延迟的表现。通常情况下右心室和左心室的 QRS 波群相叠加产生体表的 QRS 波群，当 RBBB 时右室的 QRS 波稍晚于左室开始，表现为 QRS 波增宽（＞0.12s），R 波出现双峰（尤其在 V1 导联）。当左束支传导阻滞（LBBB）时，同样可引起 QRS 波增宽，但此时是左室 QRS 波形成体表综合 QRS 波的后半部分。同样也能在 ECG 上出现顿挫。

图 3-10：上图：图右束支传导阻滞。注意 QRS 波延长（>0.12s)，V1 导联终末的直立 R 波（rsR'－"兔耳型"），这是因为 V1 导联位于右侧心前，面向延迟的指向右束支的终末向量。相反，V6 导联上，延迟的终末向量背离探查电极，产生宽的负向 S 波。下图：左束支传导阻滞。注意 QRS 波增宽，V6 导联

上出现有顿挫的直立 R 波（因延迟向量指向探查电极），同时 V1 导联出现深的负向 S 波（延迟向量背离探查电极方向）。因为当 LBBB 时正常情况下左向右室间隔的激动消失，故 V6 导联的正常起始部 q 波消失。而且，LBBB 时左室激动推迟，左室的 QRS 波与右室的 QRS 波趋于融合，会掩盖 V5 或 V6 导联的病理性 Q 波，并在 V6 导联产生顿挫的 R 波。同时请注意复极过程的异常（V6 导联的 ST-T 改变）。

图 3-11：右束支传导阻滞。V1 导联 QRS 波呈三相，起始部 r 波和终末部的 R' 波。V6 导联终末部增宽的 s 波，其幅度小于初始 R 波。

图 3-12：左束支传导阻滞。V1 表现为小 R 波和下降支陡峭的深 S 波。V6 导联表现为增宽的单向 R 波（V5 导联 R 波顿挫）。LBBB 时 I、V5~V6 和 aVL 导联 R 波增宽伴顿挫表明 R 波的不同步，前部由右室形成，后部由左室形成。由于异常的间隔部除极顺序，心前导联 V1~V3 的初始 R 波消失，V6 导联初始 q 波消失。

当心室心肌组织发生异常传导时 QRS 波群也能增宽。例如，心室内的异位兴奋灶触发的室性期前收缩（PVC）引起 QRS 波增宽（图 3-8）。

当心室肥厚和严重高钾血症时 QRS 间期也会延长。

测量 QRS 波的高度可用于诊断心室肥厚。正

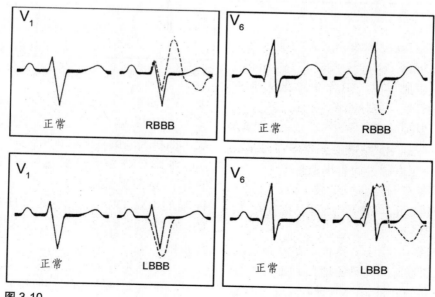

图 3-10

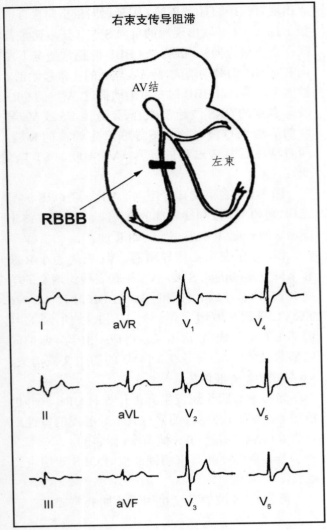

图 3-11

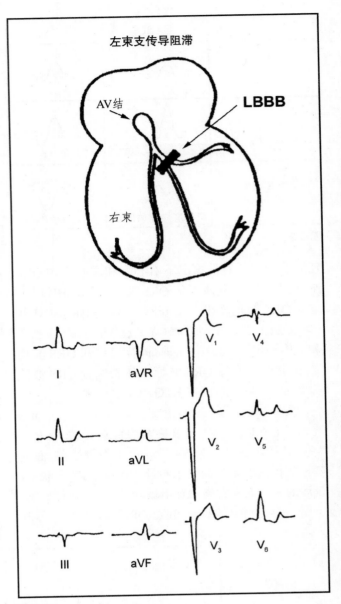

图 3-12

常的心前导联 QRS 波高度 <25mm。左室肥厚时，SV1+RV5/RV6 ≥ 35mm，aVL 导联 R 波 > 11mm，或 RI > 15mm。右室肥厚时，V1 导联 R 波大于 S 波，V1~V6 导联 R 波减小，电轴右偏。

图 3-13：左室肥厚（上图）导致 V6 导联 R 波增高，V1 导联 S 波加深。45 岁以上人群 SV1+RV5/RV6 ≥ 35mm；其他左室肥厚的表现包括电轴左偏（图 3-18），QRS 间期延长，同时 ST 段压低，T 波倒置提示左室"劳损"（图 3-16F）。还可见因左房扩大引起的 P 波增大。

右室肥厚（下图）。由于右室位于左室偏右偏前，故右室肥厚可导致前向向量的增加而在右心前导联（V1）表现为高的 R 波，在 V6 导联表现深的 S

波。V1 导联的 R/S 比率 ≥ 1，V6 导联 R/S 比率 ≤ 1。电轴右偏 (图 3-18)，右心前导联（V1）的 ST 段压低和 T 波倒置提示右室劳损。

观察 QRS 波首先要观察正常或异常的 Q 波。正常的 Q 波宽度 ≤ 0.04，高度不超过同导联 QRS 波幅的 1/3。QRS 波中小的负向初始 q 波是正常的，而大 Q 波往往提示存在既往的心肌梗死导致的瘢痕区。

• QRS 波形态的变化能提供关于潜在心脏疾病（如传导障碍、心肌梗死、心室肥厚）的重

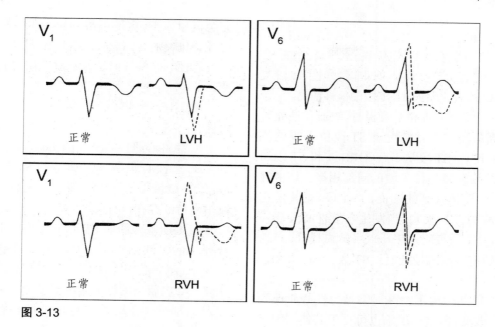

图 3-13

要线索。

低电压 QRS 波群 [肢体导联 < 5mm 和（或）心前导联 < 10mm] 常见于 COPD，肥胖，甲状腺功能减低，心包积液，大面积心肌梗死，心肌纤维化或浸润性心肌病变（如淀粉样变）。

正常情况下，从 V1~V6 导联 R 波逐渐增高（图 3-3）。然而，以下情况可导致 V1~V3/V4 导联 R 波走向不良：左室肥厚，右室肥厚，慢性肺病，前间壁心肌梗死，传导障碍（如 LBBB，左前分支阻滞），心肌病，胸廓畸形，正常变异和导联位置不正确。导联位置不正确可导致 ECG 诊断错误，难于与既往 ECG 进行比较。

T 波

许多因素能影响 T 波（如代谢紊乱、药物作用、自主神经刺激、心肌肥厚、束支传导阻滞、缺血或炎症）。图 3-14：电解质紊乱影响 T 波。

U 波

U 波跟在 T 波后，是目前发生机制不明的心室后电位。在心率较慢时 II 导联上较容易看到 U 波。另外，中枢神经系统疾病、抗心律失常药物影响、电解质失衡（如低钾血症、低镁血症）都能产生 U 波。负向 U 波可源于左室肥厚和缺血。

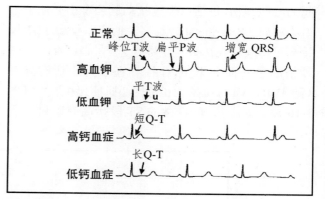

图 3-14

PR 间期

在肢体导联 (I, II, III, aVR, aVL, aVF) 上易于测量 PR 间期、QRS 波时程和 QT 间期。

当冲动起源于靠近 AV 交界区的异位兴奋灶或 AV 结内，或存在预激综合征时，PR 间期（正常值 0.12~0.20 秒）可变短。预激综合征时电冲动通过旁道绕开 AV 结和希氏束更快地传导到心室。

如果电冲动通过 AV 结时发生延缓（如 I 度 AV 阻滞，图 3-51）会引起 PR 间期延长。I 度 AV 阻滞的常见原因包括正常变异、运动员心脏、高迷走张力，药物如洋地黄、β 受体阻滞剂、减慢心率的钙通道阻滞剂（维拉帕米、地尔硫䓬）、抗心律失常药物（如胺碘酮）和房室结病。

ST 段

通常 ST 段为平基线（等电位线）水平，轻微的 ST 段偏移并非一定有病理学意义（即非特异性 ST 段改变）。阅读 ECG 时，主要关注 ST 段的偏移情况。

图 3-15：正常 ST 段和早复极时、缺血和梗死时的 ST 段抬高。注意正常情况下 ST 段位于等电位线（与基线平齐），ST 段从 J 点（QRS 波和 ST 段的交界点）开始逐渐隆起与 T 波的肩部相接。许多健康的年轻人有轻微升高的凹面的 ST 段，尤其是在心前导联（称为早复极）。当发生自发性心绞痛或运动试验时，ST 段变得水平压低（缺血模式）。当缺血进展为透壁性心肌梗死时，ST 段抬高（损伤模式）。

尽管 ST 段凸面向上抬高通常是急性心肌梗死的早期 ECG 改变，但这一现象也可见于其他原因引起的心肌损伤，包括由于冠状动脉痉挛引起的变异型心绞痛（Prinzmetal 心绞痛）、心室室壁瘤（ST 段抬高可持续存在达数月至数年）。在心包炎时，ST 段抬高呈凹面向下型，往往存在于几乎所有导联（除 aVR、V1），可据此和急性心肌梗死相鉴别（图 3-16D）。如上所述，轻微的 ST 段抬高有时可见于

完全健康人群，这是正常变异（即早复极图形），与急性心包炎的 ST 段凹面向上抬高图形非常相似。

急性心肌梗死时往往在导联出现特征性镜像改变。

图 3-16：一些心脏疾病条件下的 ST 段和 T 波极性。

A. 急性心肌梗死早期的 T 波高尖。

B. 急性心肌梗死时典型的 ST 段凸面向上抬高，伴有 Q 波形成和 T 波倒置（见后文）。如果 ST 段抬高持续存在，可能提示室壁瘤形成。

C. 心肌缺血和非 ST 段抬高型（非 Q 波）心肌梗死时的 T 波倒置。心内膜下心肌梗死仅累及心内膜下，而非心肌全层，在 ECG 上不表现为病理性 Q 波。心内膜下的区域是心肌梗死时最脆弱容易被累及的部分。在这种非 Q 波心肌梗死，表现为 ST 段压低而非抬高。ST 段压低还可见于负荷试验所诱发的心肌缺血（G）。

D. 急性心包炎时的 ST 段凹面向上抬高伴有 PR 段压低。

E. 早复极时的 ST 段凹面向上抬高和 J 点的抬高。

F. 左室肥厚时 ST 段下斜型压低与 T 波倒置融

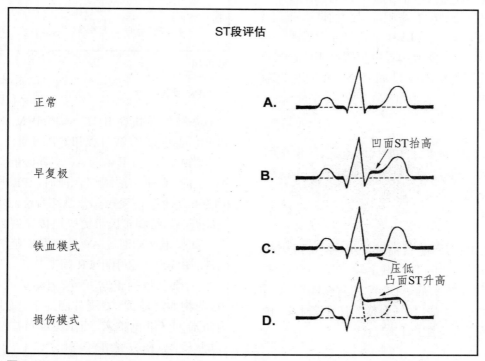

ST段评估

正常   **A.**

早复极   **B.**   凹面ST抬高

铁血模式   **C.**

损伤模式   **D.**   压低   凸面ST升高

图 3-15

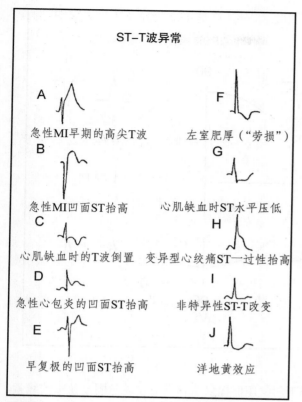

图 3-16

合（所谓的"劳损"模式）。

G. 心肌缺血、非 ST 段抬高型心肌梗死或心内膜下心肌梗死时 ST 段水平型压低。

H. 变异型心绞痛时的 ST 段一过性抬高。

I. 冠心病时常见水平型 ST 段压低、低电压和非特异性 ST-T 改变。

J. 洋地黄作用导致的 ST 段向下凹（山谷样）压低。

尽管 ST 段压低最常见于心肌缺血，其他原因例如左室和右室肥厚、心脏扩大、LBBB、RBBB、低钾血症和药物作用等也可引起 ST 段压低（图3-16J）。另外，许多健康人静息 ECG 表现为轻微的 ST 段压低和（或）T 波改变，而缺乏其他阳性发现时，不应被误诊为心脏疾病。

QT 间期

QT 间期随着心率变化而变化（心率越快，QT 间期越短）。测量时从 QRS 波起点量至 T 波终点。校正的 QT 间期 $= QT/\sqrt{R-R}$（以秒为单位计算）。校正的 QT 间期的正常值为 ≤ 0.44 秒。当心率在

60~100 次 / 分范围时，QT 间期应小于 R-R 间期的一半，可作为粗略的判断。若 QT 间期超过 R-R 间期的一半则为延长。尽管心率增快时 QT 间期可能会超过 R-R 间期的一半，但以这一方法进行粗略判断在大多数情况下适用。

QT 间期延长可分为先天性或获得性，常见的获得性 QT 间期延长的原因包括药物毒性作用（如抗心律失常药物）、三环类抗抑郁药物、吩噻嗪、低钾血症和低镁血症。QT 间期延长可引起尖端扭转型室速（图 3-17）。

图 3-17：长 QT 间期综合征（LQTS）的 ECG 表现。LQTS 时心肌复极时间延长（通常 >0.44s），此时患者情况不稳定，易于发生多形性室性心动过速（"尖端扭转"）。

QRS 电轴

图 3-18：平均的 QRS 波电轴（心肌细胞除极的综合方向）位于 -30º 到 +90º 之间。对导联 I、II 的 QRS 波方向的分析能提供量化评价心电轴的信息。若导联 I、II 的 QRS 波主波方向均为正向，则电轴正常。导联 I 负向、II 正向电轴右偏。相反则电轴左偏。若均为负向，则为极端电轴偏转。

电轴左偏可见于左室肥厚、下壁心肌梗死、左前分支阻滞。

电轴右偏见于右室肥厚、急性右室劳损（大块肺栓塞）、左后分支阻滞、侧壁心肌梗死、左右手导联反接。电轴指向心室肥厚的方向，背离心肌梗死的方向。

束支传导阻滞（尤其是 RBBB）伴有电轴偏转往往提示传导系统存在广泛的病变（如，右束支传

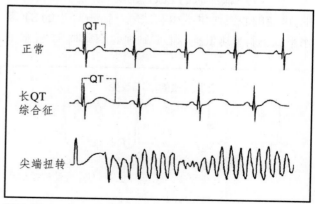

图 3-17

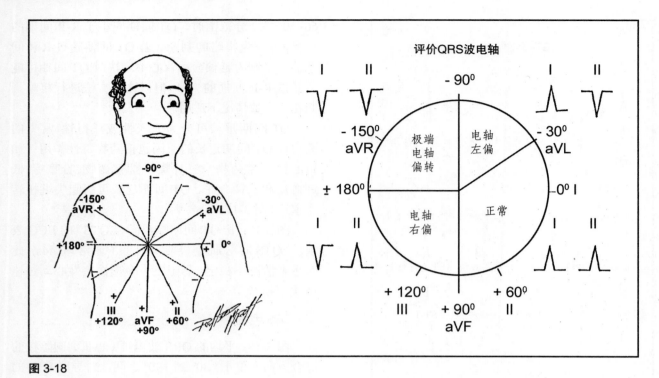

图 3-18

导阻滞伴左前或左后分支阻滞)。

主要的 ECG 异常:诊断线索和临床联系

心肌缺血和梗死

当患者主诉胸痛或心悸时,尽可能在发作时进行 ECG 检查,因为不适症状和(或)心律失常可能是一过性的。若忙于收集更详细病史可能会错失良机。胸痛时 ECG 检查能揭示缺血证据。谨记,即使罹患严重的冠心病静息 ECG 也可能正常,高达 20% 比例的患者在缺血发作时并不表现 ECG 的改变。

图 3-19:缺血时的 ECG 图形。缺血引起暂时性的、可逆的心肌血供减少和缺氧。1mm 以上的 ST 段水平或下斜型压低提示心肌缺血。胸痛时 ST 段水平

或下斜型压低提供了存在冠状动脉固定狭窄的线索。一过性的 T 波倒置同样也是缺血的标志。一过性的 ST 段抬高提示冠状动脉痉挛引起变异型心绞痛。

图 3-20:一例变异性心绞痛中年女性患者的 ECG。胸痛开始时,在 II 导联上可见明显的 ST 段抬高(因右冠状动脉痉挛)。注意数分钟后胸痛缓解,ST 段恢复至基线水平。

多个导联上显著的 ST 段抬高或压低往往表明严重的缺血。然而,有一点需要明确,在具有明确冠心病而既往无心肌梗死的患者中约 50% 的静息 ECG 可以完全正常。而且,有时短暂的缺血发作,尤其是左回旋支病变相关的缺血(图 3-23),不引起明显的 ECG 异常。

在心肌梗死早期发生心肌损伤时,心肌的血供

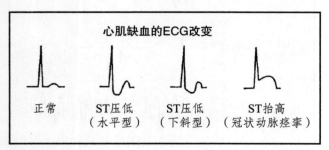

图 3-19

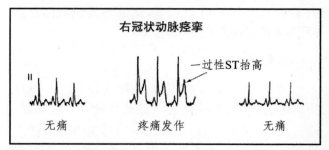

图 3-20

持续减少，ST 段抬高。病理性 Q 波是心肌梗死较晚期的表现，即长时间的冠状动脉阻塞导致了心肌不可逆性坏死。随时间发展，ST 段抬高可消失，但Q 波遗留下来提示既往心肌梗死（图 3-21）。

图 3-21：急性心肌梗死产生 QRS 波、ST-T 的一系列特征性的 ECG 表现。图中显示了急性 ST 段抬高型心肌梗死（Q 波心肌梗死）的 ECG 演变过程。注意在 Q 波形成之前 ST 段凹面上升性抬高。在发病的早期阶段进行干预（如溶栓治疗、经皮介入治疗）可逆转这一过程。随时间发展 Q 波逐渐形成，ST 段恢复至基线，T 波倒置恢复直立。最终形成的 ECG 相差很大，依赖于心肌损失的数量。

图 3-22：非 ST 段抬高心肌梗死的 ECG 表现。无 ST 段抬高表示非透壁性心肌梗死，梗死范围局限于心内膜下。

在急性胸痛综合征的病例中，ECG 上早期的 T 波高尖（图 3-16A）、ST 段凸面向上抬高包括对应导联的 ST 段镜像性压低能提供缺血性胸痛的证据，支持急性心肌梗死的诊断。

图 3-23：冠状动脉示意图。注意：左主干分成左前降支（LAD）和左回旋支。

- LAD 供应前壁、室间隔血供，回旋支供应侧壁。
- 右冠状动脉供血左右心室下壁，在 55% 的人群供应窦房结，在约 90% 人群供应 AV 结（其他的左由回旋支供血）。右冠的急性闭塞导致急性下壁（导联 II, III, aVF）和（或）右室（右侧导联 V4R）心肌梗死。此时可能出现窦性心动过缓（由于 SA 结缺血），以及 I 度、II 度、III 度 AVB(由于 AV 结缺血)（图 3-51）。
- 左主干的急性闭塞将导致广泛的前壁心肌梗死（导联 V1~V6, I, aVL）、泵衰竭和猝死。此时 aVR 导联的 ST 段抬高往往超过 V1 导联可以是有用的线索。

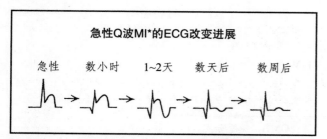

急性Q波MI*的ECG改变进展

急性　　数小时　　1~2天　　数天后　　数周后

图 3-21　（ * 也可称为急性 ST 段抬高型心肌梗死 ）

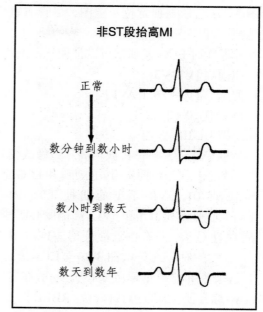

非ST段抬高MI

正常

数分钟到数小时

数小时到数天

数天到数年

图 3-22

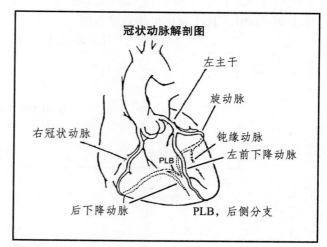

冠状动脉解剖图

左主干

旋动脉

右冠状动脉

钝缘动脉

左前下降动脉

PLB

后下降动脉

PLB，后侧分支

图 3-23

LAD 的急性闭塞导致前壁心肌梗死（V1~V6）、左室衰竭、房性和室性心律失常，因室间隔的传导系统受累产生束支传导阻滞和 Mobitz II 度 II 型 AVB（图 3-51）。

- 左回旋支的急性闭塞导致急性侧壁心肌梗死（I 度，aVL）。在约 10%~20% 的患者，该动脉还供血左室下壁和后壁。标准 12 导联 ECG 不能观察左室后壁的心电波形。可从 V1~V3 导联的镜像改变表现出来。

图 3-24：心肌缺血定位示意图。尽管右室也可以发生梗死，但左室梗死更常见。

疼痛发作时 ECG 发现常可定位梗死范围：
- 前间隔 [V1~V3]
- 前侧壁 [V3~V6, I, AVL]
- 侧壁 [I, AVL]
- 下壁 [II, III, AVF]
- 后壁（V1~V3 导联 R 波增高－镜像改变）

图 3-25 总结了心肌梗死相关的动脉和 ECG 定位。

导联 II、III、aVF（下壁心肌梗死）、V1~V3/V4（前间隔心肌梗死）、I 和 aVL（高侧壁心肌梗死）可见病理性 Q 波，后壁心肌梗死时 V1-V2 导联 R 波增高（Q 波的对应改变）（图 3-26 至图 3-29）。V1 导联 R 波增高并非单见于后壁心肌梗死，在右室肥厚、WPW 综合征、心脏逆时针转位、RBBB 时 V1 导联 R 波也可增高。

图 3-26：一例急性下壁心肌梗死患者的 12 导联 ECG 记录。注意下壁导联（II, III, aVF）ST 段抬高，导联 I、aVL 的 ST 段压低为对应改变。

图 3-27：急性侧壁心肌梗死。注意导联 I、aVL

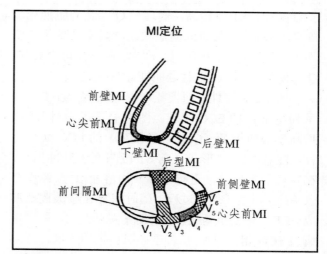

图 3-24

可见 ST 段抬高，下壁导联 II、III、aVF 的 ST 段压低为对应改变。

图 3-28：前间壁心肌梗死。注意 V1~V4 导联病理性 Q 波、ST 段抬高和 T 波倒置。

图 3-29：急性后壁心肌梗死。后壁的 Q 波形成和 ST 段抬高在相应导联 V1~V3 上呈 R 波增高的

图 3-25

MI相关的动脉和ECG定位

梗死部位	导联	冠状动脉	
前壁			
·广泛前壁	V1~V6, I, AVL	左：	左主干 近端 LAD
·前间隔	V1~V3	左：	LAD
·前侧壁	V4~V6, I, AVL	左：	LAD
·尖部	V5, V6, I, II, AVF	左： 右：	LAD（通常） PDA
高侧壁	I, AVL	左：	OMB的CFA 诊断 LAD
下壁（膈膜）	II, III, AVF	右： 左：	PDA (80%) CFA (20%)
右心室	右心前导联 如 V4R, V1~V4	右：	（近端）
后壁	高且宽R波 V1~V2（镜像）	左： 右：	CFA PL分支

LAD，左前降支；CFA，旋动脉；PDA，后降动脉；OMB，钝缘分支；PL，后侧分支

图 3-25

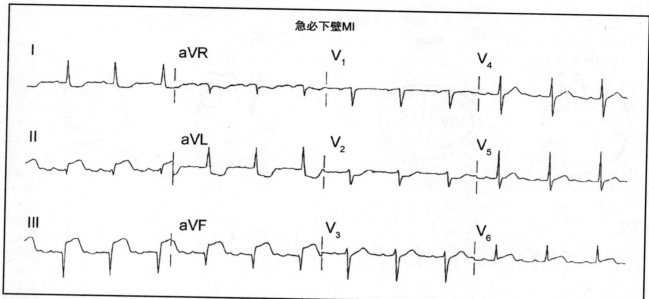

图 3-26

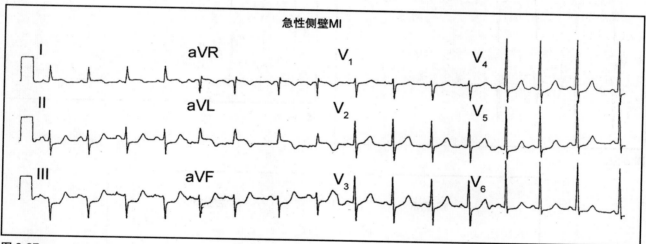

图 3-27

镜像改变。下壁和侧壁导联通常参与梗死过程。

图 3-30：一例前壁心肌梗死的典型 ECG 演变过程，注意 V1 导联和后壁心肌梗死时 V1 导联图形的区别。在标准 12 导联 ECG 上，后壁心肌梗死表现为与后壁相对的心前导联出现镜像改变，即 ST 段压低（损伤电流的镜像表现）和 R 波增高（病理性 Q 波的镜像表现）。

图 3-31：急性前壁心肌梗死的典型 ECG 变化。A. 超早期的 ST 段抬高和 T 波高尖。B. V1~V6、I、aVL 导联"墓碑样"ST 段抬高。可见多源性室性早搏。C. ST 段抬高逐渐恢复，随之 Q 波形成，T 波倒

置。持续的 ST 段抬高提示左室室壁瘤形成。

图 3-32：急性下壁心肌梗死的典型 ECG 变化。A. 超早期 ST 段抬高和 T 波高尖。B. II、III、aVF 导联"墓碑样"ST 段抬高伴心前导联对应性 ST 段压低。C. R 波消失、病理性 Q 波形成、T 波倒置和 ST 段恢复至基线。

III 导联 ST 段抬高程度大于 II 导联是提示右冠近中段闭塞的有用线索。下壁或后壁 MI 时右胸导联 V3R 和 V4R 上 ST 段抬高和 R 波消失提示右室梗死（图 3-33）。

图 3-33：左：右胸导联（V1R~V6R)电极定位。

91

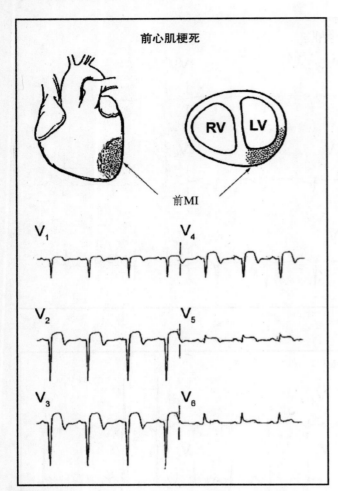

前心肌梗死

前MI

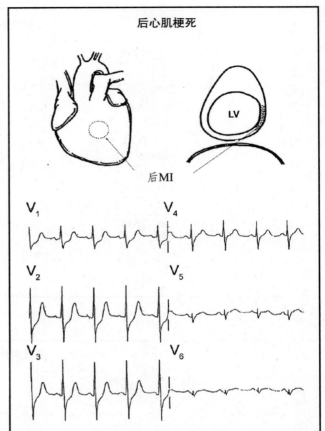

后心肌梗死

后MI

图 3-28

图 3-29

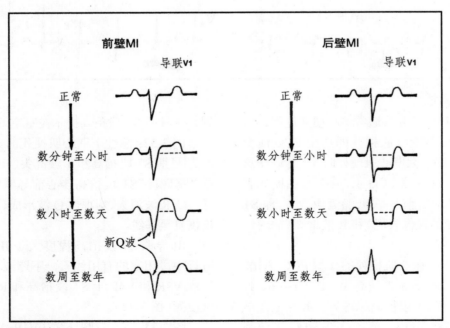

前壁MI

导联V1

正常

数分钟至小时

数小时至数天

新Q波

数周至数年

后壁MI

导联V1

正常

数分钟至小时

数小时至数天

数周至数年

图 3-30

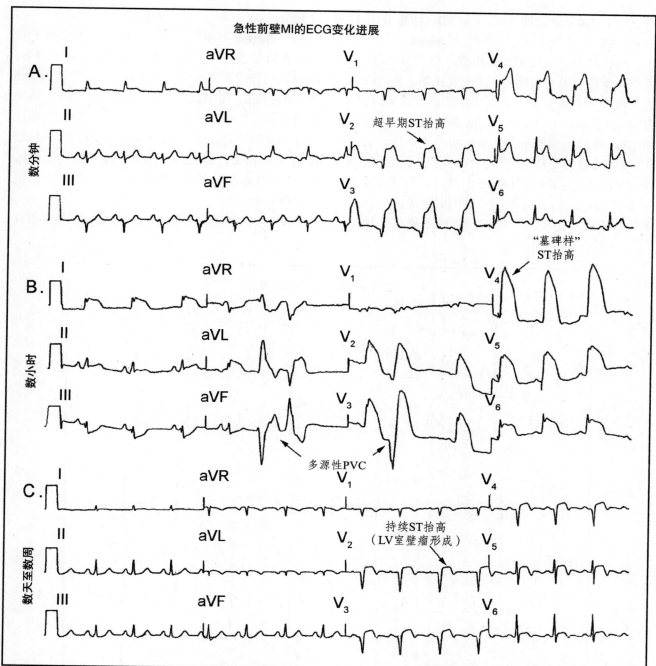

图 3-31

右：ECG 记录显示急性下壁、右室 MI。注意 II、III、aVF、V4R~V6R 导联 ST 段抬高。

结合患者的病史和体格检查，12 导联 ECG 是筛选是否给予患者溶栓治疗的主要决断因素。ECG 的两项主要表现是 2 个以上相应肢体导联 ST 段抬高 > 1mm 和心前导联 ST 段抬高 > 2mm；或新发 LBBB。这些指标提示新发的血栓形成导致心肌损伤，该患者适合于接受溶栓治疗。没有证据表明不伴有 ST 段抬高或新发 LBBB 的缺血性胸痛患者能从溶栓治疗获益。而不同于 ST 段抬高型心肌梗死，非 ST 段抬高型心肌梗死的患者不能从溶栓治疗获益。

总之，梗死面积越大，患者越能从溶栓治疗获得死亡率降低的益处。心肌梗死面积大小可通过 ST 段抬高的导联数和总的 ST 段偏离基线水平的 mm 数（即包括 ST 段抬高和压低）来反映。表现为缺血性胸痛和多个心前导联（如 V1~V4）T 波倒置，伴或不伴心肌酶增高的患者，往往冠脉病变位于 LAD 近段的高度狭窄（Wellens 图形）。若不经过及时治疗，这些患者在数周或几个月内可能会进展为广泛的前壁心肌梗死。

图 3-34：再灌注的临床标志。A. 一例接受溶栓

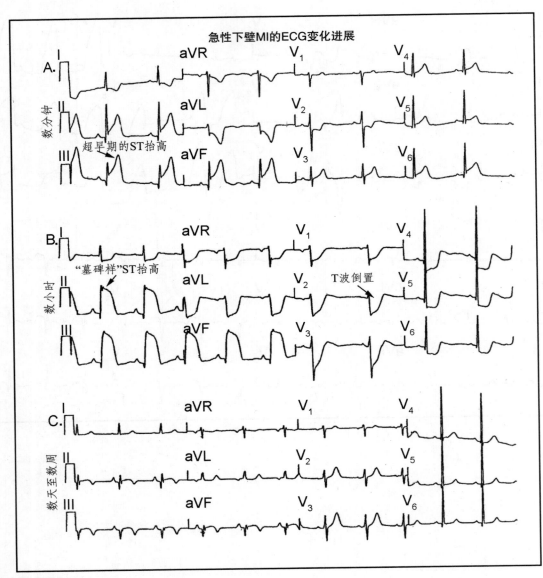

图 3-32

治疗的急性前壁心肌梗死患者的系列 ECG 记录。注意半小时内抬高的 ST 段迅速回落超过 50%。在此期间，患者描述胸痛迅速完全缓解。B. 加速性室性自主心律也提示再灌注。

尽管 ECG 的临床重要性毫无疑问，它也有许多局限性。急性心肌梗死后数小时内 ECG 可能仍正常，通过 ECG 仅能及时诊断出 50%~60% 的患者。而且，尽管 Q 波提示既往心肌梗死史，其存在无助于排除冠心病。心肌梗死可能不表现为有诊断意义的 ECG 改变（可能仅有轻微甚至没有 ST-T 改变），

是否出现 ECG 变化取决于梗死程度、定位和相关的 ECG 异常（如存在 LBBB，心室起搏器）。伴 LBBB 的左室梗死，难于识别 Q 波，因为 LBBB 时左室除极稍晚于右室，左室的 Q 波成分会埋藏在右室的除极波内。在急性心肌梗死的早期阶段，患者易于发生心室颤动，而此前的 ECG 记录可能完全正常（在多达 20% 的病例）。如果临床高度可疑心肌梗死，即使 ECG 正常，也不应疏忽诊断，由于过分依赖于 ECG，患急性心肌梗死的患者被不恰当的漏诊从急诊室送回家，这种情况太经常发生（图 3-35）。

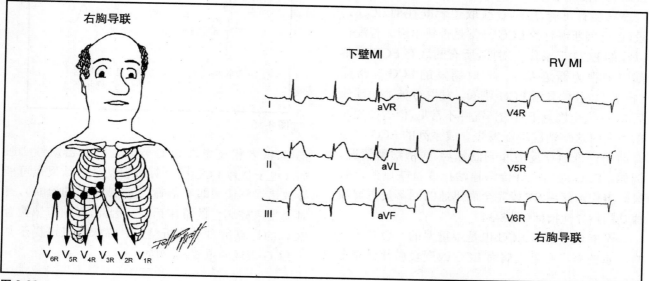

图 3-33

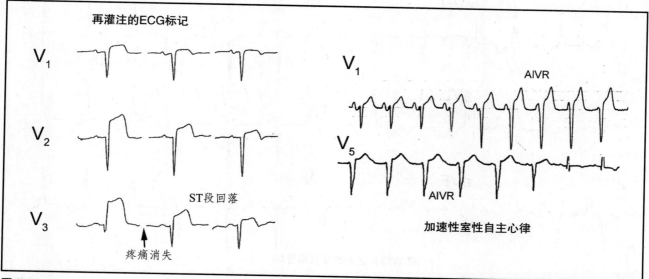

图 3-34

图 3-35：正常 ECG 带来的教训。注意一例主诉胸痛的患者在急诊室记录的 ECG 示 V1-V3 导联几乎完全正常。幸运的是，医生根据临床病史将该患者收入 CCU。注意 2.5 小时后 ECG 出现 ST 段抬高和 T 波高尖的超早期变化，此时患者胸痛加剧，临床情况恶化。

尽管有众多先进的方法，包括心脏血清标记物（肌钙蛋白）检查、影像学技术等，ECG 仍然是快速筛选诊断急性心肌梗死的廉价而可靠的工具，尽管它也有局限性，但是它有助于及时诊断及进行拯救生命的再灌注治疗。

只要有可能，应尽量获取患者既往的 ECG 记录，以此判断现有的 ECG 异常是否新出现。若没有以往的 ECG 记录作为对照，所有的现有 ECG 异常都应被视为新近发生。有时新发的 ECG 异常能"掩盖"以往的异常 ECG 现象。发生 Q 波心肌梗死后 ECG 完全恢复正常的情况并不常见，但若梗死面积不大时这一情况可能发生。成系列的 ECG 记录有助于评价治疗反应和判断预后、病情缓解情况。例如，ECG 能用来评价溶栓治疗或抗缺血治疗效果。溶栓治疗后 ST 段完全而迅速的回落是再灌注成功的特异性指标（图 3-34）。

不能过分解读 ECG 也是很重要的。患者可能有严重的潜在心脏疾病而 ECG 改变轻微甚至完全

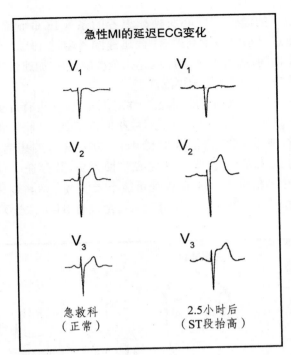

图 3-35

正常，或者相反患者 ECG 异常而没有器质性心脏病。过于依赖 ECG 的计算机自动分析结果也可能导致错误解读（即不正确、过度或不足的诊断），有时会带来破坏性的临床后果。因此，必须审慎检查 ECG 的计算机自动分析结果。临床背景可提示某一 ECG 表现的重要性，例如：

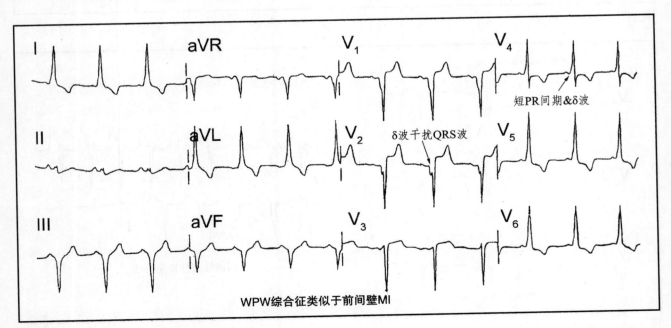

图 3-36

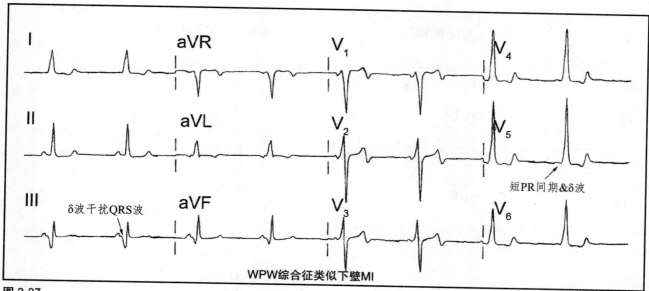

图 3-37

（图 3-36 和图 3-37）

- Q 波和类似于梗死的 ECG 图形并不一定都是冠心病（如 WPW 综合征）（图 3-36 和图 3-37）。预激波形（δ 波）有助于识别出 WPW 综合征。

图 3-36：一例 WPW 综合征患者的 12 导联 ECG 类似于前间壁心肌梗死（因 δ 波干扰了前壁导联的 QRS 波）。

图 3-37：一例 WPW 综合征患者的 12 导联 ECG 类似于下壁心肌梗死。这例无症状患者进行了一次常规 ECG 检查，然后被告知有过心肌梗死的"证据"。注意 III 和 aVF 导联的 Q 波易被错误诊断为下壁心肌梗死（由于下壁导联的 δ 波干扰 QRS 波）。

- 在非缺血性心肌病的患者也可能见到病理性 Q 波，这些心肌病变或者是原发性或者是继发性（如结节病，淀粉样变，肿瘤，硬皮病），继发性心肌病变表现为正常心肌的被浸润和（或）被病理组织替代。
- 病理性 Q 波、ST 段抬高、负向 T 波、QT 间期延长可见于应激性心肌病的患者（因儿茶酚胺介导的心肌顿抑）。
- 高血压性心脏病通常也可在下壁和侧壁导联出现类似于心肌梗死的不正常 Q 波（由间隔肥厚引起）和左室肥厚表现。
- 心前导联的巨大负向 T 波提示心尖肥厚型

心肌病。通过 ECG 可与肥厚梗阻型心肌病相鉴别。

心室扩大和心脏肥厚

基于 ECG 标准诊断心室肥厚和扩大可能并不可靠。很严重的右室肥厚在 ECG 上可能仅有轻微甚至没有明确改变。同时，较明显的左室肥厚也可能仅有左室轻微的电学优势增加。然而 ECG 能提供关于左右室肥厚的支持性证据，尽管这一方法相对并不灵敏：

- 右室肥厚时，出现电轴右偏，V1 导联的 R/S 比率 > 1 且 V6 导联出现深的 S 波是有价值的线索。
- 左室肥厚时，电压幅度增加（尤其是心前导联，如 SV1+RV5 或 RV6 > 35mm；RV5 或 RV6 > 25mm）是最为敏感（特异性较差）的 ECG 标准。ST-T 异常（左室劳损图形，即左心前导联 V4~V6 ST 段压低和 T 波倒置）同样有价值，反映了因左心室肥厚继发性除极过程改变。
- 左室肥厚的电压标准和 ST-T 波群改变也能提供长期高血压导致靶器官损害和心脏扩大及肥厚性心肌病的线索（图 3-38）。

图 3-38：一例高血压未得到控制患者的 12 导联 ECG。注意心前导联的 QRS 波电压增加，ST 段

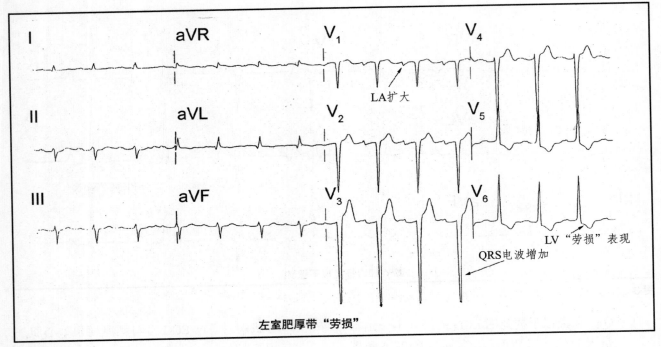

图 3-38

压低（"劳损"图形），左房异常（II 导联上 P 波双峰提示心房扩大），电轴左偏，所有这些都是左室肥厚的典型特点。尽管右胸导联呈 QS 型是前间壁心肌梗死的可能图形，单纯左室肥厚呈这种 QS 型并不常见。

- 瓣膜性心脏病引起的左室容量（瓣膜反流）或压力（瓣膜狭窄）超负荷也能引起 ECG 左室肥厚的表现。主动脉瓣狭窄时，ECG 上出现左室肥厚的表现可提示流出道梗阻。由于二尖瓣反流或主动脉瓣反流导致的左室容量超负荷还可见 T 波直立增高。
- 许多情况可引起右室肥厚，如先天性心脏病，肺动脉瓣狭窄，房间隔缺损（伴有完全或不完全性 RBBB），风湿性二尖瓣狭窄，肺高压，和肺脏疾病（图 3-39）。

图 3-39：一例严重肺高压女性患者的 12 导联 ECG。注意 V1 导联上增高的 R 波，心前导联的 S 波，电轴极度右偏。

- 急性右室负荷过重的 ECG 表现，如电轴右偏，S1Q3T3 图形（I 导联上深的 S 波，III 导联出现 Q 波且 T 波倒置），窦性心动过速，这些表现在肺动脉栓塞的患者提示 > 50% 的

肺血管床发生阻塞，明显的肺高压（图 3-40）。

在诊断较轻程度的左室肥厚方面 ECG 不太敏感。ECG 上左室肥厚和心脏扩大的证据（尤其是伴有 ST 段压低）往往表明病情的进展（即诸如高血压和严重主动脉瓣狭窄长期引起心脏压力负荷增加），预后较差。注意：高血压病的有效控制能减少 ECG 上左室肥厚的表现，减少相关的心血管死亡率。

记住，不正常的 ECG 并不一定意味着患者患有冠心病或心脏不正常。易于引起 ECG 类似心肌梗死表现的情况包括：

- 胸导联放置位置不正确。
- 正常变异（如 V1 和 V2 导联呈 QS 型）。
- 左室肥厚引起 V1~V3 导联 R 波递增不良，类似前间壁心肌梗死。
- 不完全 RBBB。
- 肺心病心前导联 R 波递增不良或 QS 波。
- WPW 综合征下壁或前壁导联出现伪 Q 波。
- 肥厚性梗阻型心肌病在下侧壁导联出现 Q 波。
- 心脏淀粉样变性，肉瘤浸润，胶原沉积，肿瘤

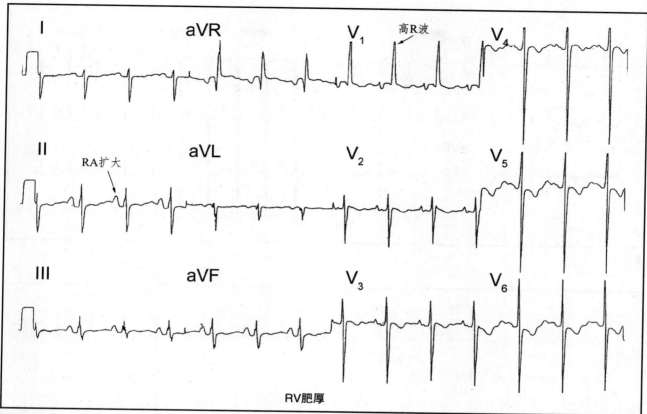

RV肥厚

图 3-39

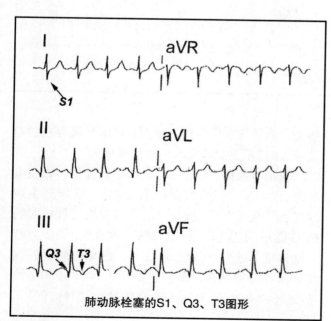

肺动脉栓塞的S1、Q3、T3图形

图 3-40

或神经肌肉疾病累及心脏。

- 瘦长的无力体形患者、"泪滴形"心脏易于导致陈旧性前间壁心肌梗死的错误诊断。这种情况下应将胸导联电极下移一或两肋间方能记录到正常的 R 波递增。

另外,当被告知 ECG 呈"非特异性 ST-T 改变"结果时不必觉得遗憾,若将此种改变解释为"心肌缺血"明显会高估 ECG 检查的准确性而做出错误的诊断。例如,在健康年轻女性 V1~V3 导联的 T 波倒置可能仅仅是正常变异(幼稚型 T 波),而在主诉胸部不适和有危险因素的中年或老年男性,这种 ECG 表现可能代表潜在的冠心病。

混杂图形

图 3-41:弥漫导联(除 aVR 和 V1 导联的所有导联)的凹面向上形 ST 段抬高,同时 PR 段压低是诊断心包炎的有用线索。

图 3-42:P 波、QRS 波和 T 波的 V2~V4 导联低电压和电交替现象(由于心脏摆动样搏动),支持心

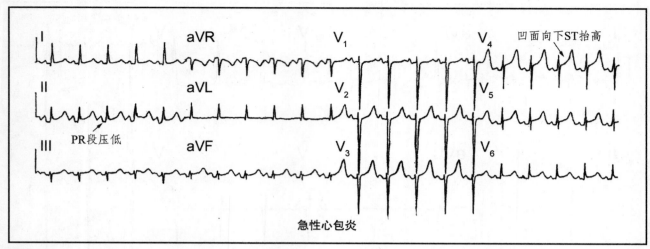

图 3-41

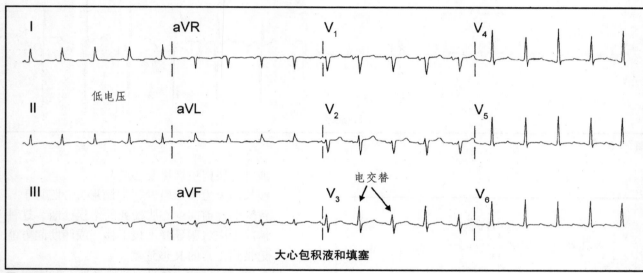

图 3-42

包积液和填塞的临床诊断。

图 3-43：健康年轻患者的早复极 ECG，可见凹面向上的 ST 段抬高（常见于心前导联），伴有 J 点切迹，易于误诊急性心肌梗死或心包炎。这通常是"良性"变异，尤其在非裔美国男性和运动员中很常见。V4 导联 J 点有切迹及 ST 段凹面向上抬高常见于早期复极图形（"鱼钩样"）。

注意：据报道早复极的一种"恶性"变异表现为下侧壁导联 J 点切迹，这种变异与室颤风险增高相关。J 点呈凸面形抬高（J 波或 Osborne 波）还可见于低体温。

图 3-44：左室室壁瘤。此患者有前壁心肌梗死病史。前壁导联上数周甚至更长时间持续存在的 Q 波和 ST 段抬高提示左室室壁瘤形成。

有很多原因可引起 ST 段和 T 波异常（如左室肥厚、电解质、药物、代谢因素影响）。临床医生应注意正常变异的广泛性，尤其是与复极过程相关的 ECG 图形，不应基于 ECG 非特异性改变（例如，"持续幼稚型 T 波"）而给患者打上心脏疾病的标签，这将带来不必要的焦虑和潜在的危害。ST 段和 T 波改变是 ECG 上最常见而敏感的异常，但特异性不高。

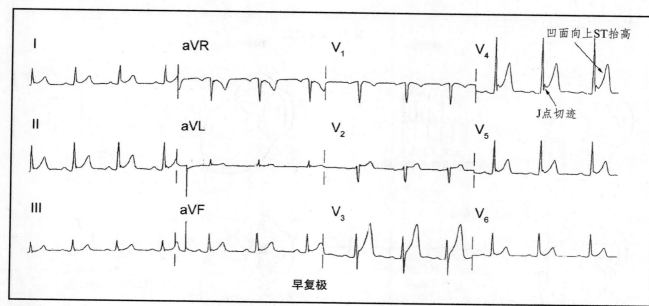

图 3-43

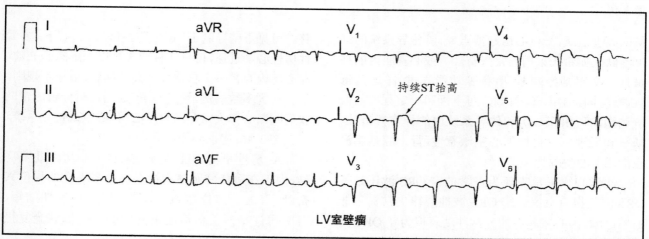

图 3-44

心律失常和传导障碍

通过 ECG 变化发现心脏节律和传导异常的敏感性和特异性相对较高，而且 ECG 检查能提供患者心悸、眩晕或晕厥原因的线索：

- 房性和（或）室性期前收缩。
- 明显的快速或缓慢型心律失常。
- Mobitz I 型（Wenckebach）二度房室传导阻滞（PR 间期逐渐延长，然后脱落，图 3-51）。
- Mobitz II 型二度房室传导阻滞（PR 间期固定，然后突然脱落，图 3-51）。
- 完全性心脏阻滞（PR 间期不固定，P 波和 QRS 波之间完全无关）。
- 右或左束支阻滞。
- WPW 综合征。
- 长 QT 间期（如继发于抗心律失常药物作用，低钾血症，低镁血症，三环类抗抑郁药）随之带来易于发生多形性室性心动过速的风险（尖端扭转型室速）。

总之，首要关注的是是否存在心动过缓或心动过速。心动过缓可源自副交感神经系统的过度激活，病态窦房结，冲动从心房向心室的传导存在缺陷。心动过速可因交感神经系统的过度激活，窦房

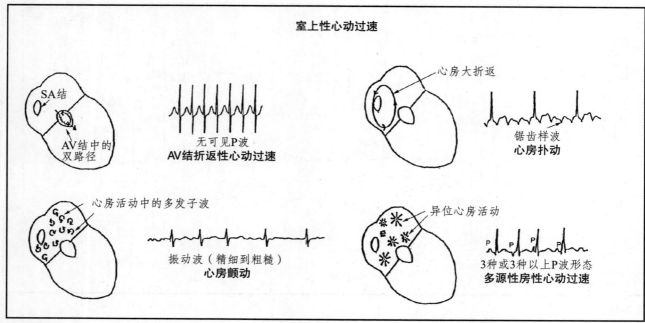

室上性心动过速

SA结

AV结中的双路径

无可见P波
AV结折返性心动过速

心房大折返

锯齿样波
心房扑动

心房活动中的多发子波

振动波（精细到粗糙）
心房颤动

异位心房活动

3种或3种以上P波形态
多源性房性心动过速

图 3-45

结的高度活跃，异位心房起搏点，心脏传导系统的过度活跃（如希氏束内异常兴奋灶）或心室肌内的兴奋灶。交感神经刺激，甲状腺功能亢进，洋地黄毒性，咖啡因，酒精，苯异丙胺，可卡因和一定程度的低氧刺激均可引起心房和传导系统内的异常兴奋灶。缺氧和低钾血症会增加心室激惹性，肾上腺素刺激也能激惹心室病灶。

注意心律失常表现为正常的窄 QRS 波还是宽 QRS 波也很有意义。窄 QRS 波性心律失常提示非心室起源，因心室起源的异常冲动表现为宽 QRS 波群。而宽 QRS 波性心律失常提示心房不是心律失常的单一来源，当然这一规律也存在缺陷，比如存在传导阻滞（如 RBBB 或 LBBB）或存在心室肌异常折返旁路时。

图 3-45：几种室上性心动过速的机制和相应的 ECG 特点。

左上：房室结折返性心动过速，QRS 波规则，P 波通常埋在 QRS 波中或在其终末部分扭转。折返发生在 AV 结内的快慢径之间。左下：心房颤动，QRS 波绝对不规则，P 波消失。心房内的多发折返位点（"子波"）引起心房激动，并以不规则的方式通过 AV 结下传至心室。右上：心房扑动，心房收缩较为协调，有时在右房存在大折返，心脏节律趋于规

整。可见下壁导联上"锯齿"样扑动波。右下：多源性房性心动过速，可见 3 种或 3 种以上形态的 P 波。在心房内存在多个自律性增高的病灶，节律不规则。

在大多数病例，通过对 ECG 的逻辑分析能帮助我们判断心律失常是源自于心房、心室或传导系统。

图 3-46：房性心律失常：

A. 房性早搏。过早搏动来自于心房而非窦房结，由于在冠状静脉窦附近存在众多潜在的异位兴奋灶，而这一部位接近 AV 结，引起 PR 间期缩短。有时房性早搏下传恰逢束支中的一条未完全复极时，QRS 波可轻度增宽（差异性传导）。

B. 房性逸搏。当窦房结频率过慢时心房内的异位起搏点取代之发放冲动。

C. 异位房性节律。心脏节律来自于心房内的异位起搏点，因为这些异位起搏点靠近房室结，因此引起 PR 间期缩短（注意这种情况下 II 导联的 P 波可能非直立）。

D. 心房内游走心律。心房被数个异位起搏点激动，引起 P 波形态不一。心率通常低于 100 次 / 分。若超过 100 次 / 分，则被称为多源性房性心动过速（MAT），这种情况常见于慢性阻塞性肺病（COPD）。

E. 多源性房性心动过速。注意因来自于心房

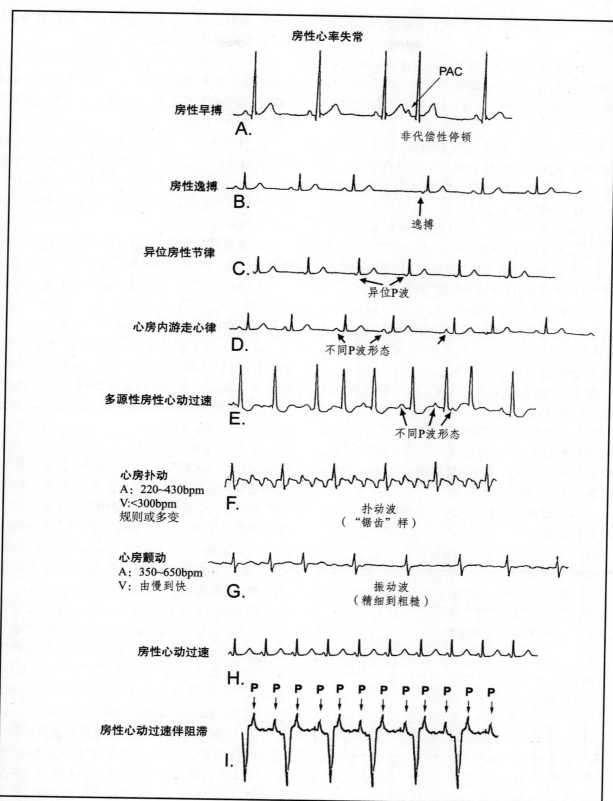

图 3-46

内不同兴奋灶,表现为多于 3 种形态 P 波,且 PR 间期变化。

F. 心房扑动。4:1AV 传导。注意因为心房内存在持续的折返传导产生"锯齿"样扑动波。典型的房扑心房频率为 250~350 次 / 分,伴不同的心室反应。

G. 心房颤动。心律绝对不规则,心房活动无序,没有有效的心房机械收缩。注意源自心房的不规则颤动样波形。典型的房颤心房频率 350~450 次 / 分,伴不同频率心室反应。当发现患者存在房颤时,临床医生应考虑二尖瓣疾病、甲状腺功能亢进、心包疾病或房间隔缺损等疾病的可能性。

H. 房性心动过速(AT)。快速的、规则的心房节律,通常来自于心房内的异位兴奋灶。

I. 房性心动过速伴阻滞。心房频率过快,以至于并非每一次激动都能通过房室结下传到达心室(通常见于洋地黄中毒)。在此例中,每 2 个 P 波下传一个 QRS 波群。

图 3-47:病态窦房结综合征。心电图显示严重的窦性心动过缓(上图)或窦性停搏(中图)。一例慢 - 快综合征患者的 ECG(下图)。注意心动过速为阵发性心房颤动,心动过缓为窦性停搏后出现交界区逸搏。症状可表现为头晕、晕厥、乏力和心悸。

图 3-48:室性心律失常:

A. 单源性室性早搏(PVC)。QRS 波增宽伴完全性代偿间期。

B. 室性逸搏。当高位起搏点未能发放冲动传导至心室时的保护性机制。

C. 心室二联律。每一次心房激动产生 QRS 波群后跟随一次室性 QRS 波群。同样也可见三联律(每两次正常 QRS 波群后跟随一次异位 QRS 波)和四联律(3:1 比例)。

D. 室性并行心律。室性兴奋灶伴传入阻滞(即异位兴奋灶被"保护"而不能被正常的起搏点兴奋灶外起搏点所除极),产生独立的异位心室节律,与原位主导节律并存。所有的异位室性心律间期为最短室性间期的整数倍。

E. 多源性室性早搏,出现于多于一个以上的室性兴奋灶时。室性早搏形态不同。

F. 加速性室性自主节律。室性自主节律频率通常为 20~40 次 / 分,当频率超过 40 次 / 分时,被称为加速性室性自主节律。注意图中的融合波。

G. 持续性单形性室性心动过速。源自心室内的节律,可能是异位兴奋灶或心室内的折返。注意频率为 150~250 次 / 分的宽的 QRS 波群。心室扑动(250~350 次 / 分)可看作快的室性心动过速而且易于蜕变为心室颤动。

H. 多形性室性心动过速伴长 QT 间期(尖端扭转型室速)。QRS 波主波方向围绕基线扭转的室性心动过速。注意主波方向在正向和负向之间变换。该患者有长 QT 综合征。注意出现在 T 波上的室性早搏诱发了室速。其发生遵循"长 - 短"间期规律。

I. 心室颤动。导致心脏电活动完全无序的恶性心律失常,导致心脏停搏。ECG 上没有可识别的 QRS 波,表现为颤动样波形。

图 3-49:室性心动过速 ECG 记录。注意夺获波(第 3 个波群)和融合波(第 4 个波群)现象是这种心律失常的特点。当心房来源的激动成功通过 AV 结下传激动心室产生 QRS 波时产生夺获现象。当室上性冲动通过房室结下传心室产生的 QRS 波与室速的 QRS 波相融合时产生融合现象。

图 3-50:上图:一例冠心病患者的单形性室性心动过速的 ECG 记录。所有的 QRS 波形态相同。注意第 2 次心搏为融合波。下图:ECG 显示宽 QRS 波心动过速伴无关 P 波强烈支持室速诊断。心律失常也可以起源于传导系统。

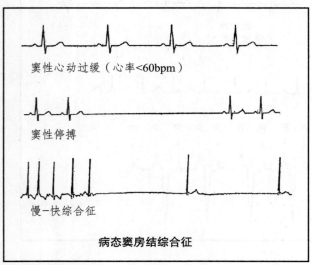

窦性心动过缓(心率<60bpm)

窦性停搏

慢-快综合征

病态窦房结综合征

图 3-47

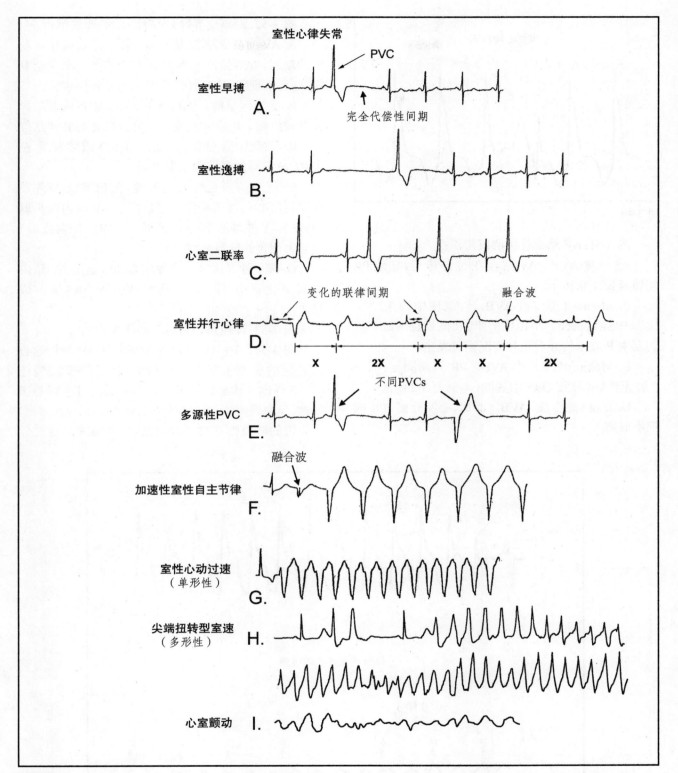

图 3-48

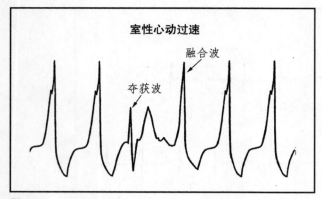

室性心动过速

夺获波

融合波

图 3-49

图 3-51：AV 结部位的心脏阻滞：

A. 一度 AVB。AV 结存在传导延迟，导致 PR 间期延长 ≥ 0.20 s。

B. Mobitz I 型二度 AVB。注意图中为 3:2 "文氏"（Wenckebach）型传导。即 PR 间期逐渐延长直到发生 P 波未传导。这种情况重复发生。

C. Mobitz II 型二度 AVB。PR 间期固定，部分 P 波无传导（导致 QRS 波脱漏，本例为 3:2 阻滞）。

D. 三度（完全性）AVB。心房、心室分离，PR 间期不固定。

图 3-52：源自交界区（AV 结）的心律失常：

A. AV 交界区逸搏或逸搏心律。当窦房结未发放冲动时，AV 结产生逸搏。此时若束支未完全复极，则可表现为 QRS 波轻度增宽的差异性传导。

B. 交界区早搏。源自 AV 结和其附近区域的异位期前收缩。P 波可见或不可见。可见的 P 波常位于 QRS 波起始部（PR 间期短于正常）或终末部，在 II、III、aVF 导联表现为负向 P 波。

C. 房室结折返性心动过速，在 ECG 上与阵发性交界区心动过速相似。它是由于 AV 结内的折返导致的。P 波可能不可见，或者（在 QRS 波前或后）可见为倒置的逆行 P 波。

D. 阵发性（房室）交界区心动过速由 AV 结内的兴奋灶驱动，其 P 波不可见或位于 QRS 波前或后。

图 3-53：洋地黄中毒时的心律失常。

图 3-54：左：AV 结内双径路引起 AV 结折返心动过速的机制示意图。α 纤维 = 传导速度较慢径路。β 纤维 = 传导速度较快径路。心动过速时心律规整，呈突发突止。心率多为 150~250 次 / 分。

快的阵发性房性心动过速 ECG 与阵发性交界

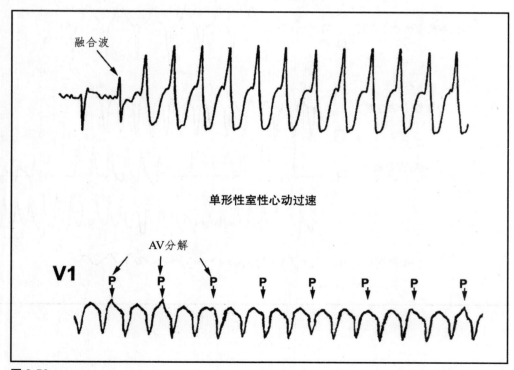

融合波

单形性室性心动过速

AV分解

V1

图 3-50

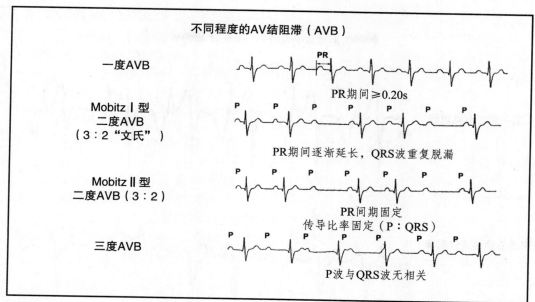

图 3-51

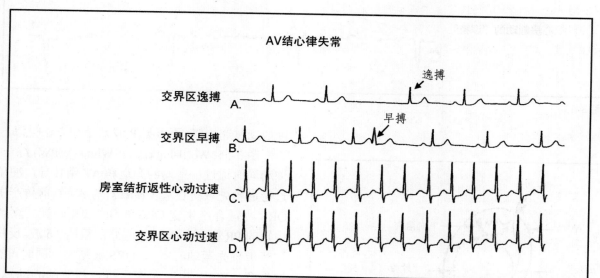

图 3-52

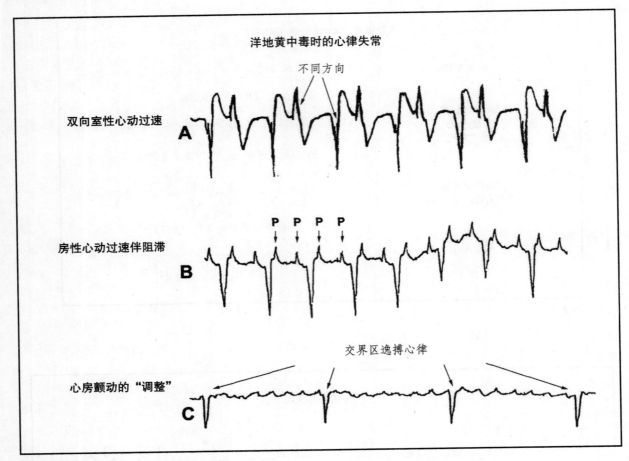

洋地黄中毒时的心律失常

双向室性心动过速 A

不同方向

房性心动过速伴阻滞 B

P P P P

交界区逸搏心律

心房颤动的"调整" C

图 3-53

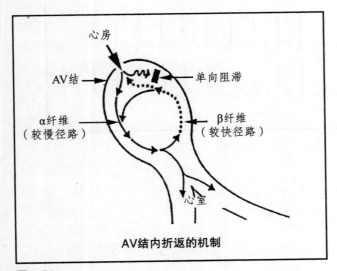

图 3-54

AV结内折返的机制

心房

AV结

α纤维
（较慢径路）

单向阻滞

β纤维
（较快径路）

心室

区心动过速相似（不可见 P 波），治疗方法类似。

图 3-55：Wolff-Parkinson-White (WPW) 综合征。冲动同时通过房室间的旁道和 AV 结传导。冲动通过旁道预先激动心室（预激），与 AV 结前传产生的 QRS 波融合产生宽 QRS 波和短 PR 间期。注意图中短的 PR 间期，QRS 波起始部粗钝（δ 波，反映通过旁道预先激动心室）、QRS 波增宽。同时可有 T 波倒置。WPW 也能表现出折返相关的心动过速。心动过速时可表现为窄 QRS 波或宽 QRS 波，这决定于是通过 AV 结前传还是旁道前传。通过旁道前传产生宽 QRS 波心动过速有时难于与 VT 鉴别。

图 3-56：WPW 综合征伴心房颤动时的 ECG 记录。心室率＞ 200 次 / 分提供存在 WPW 和旁道的线索，因正常 AV 结较少产生＞ 200 次 / 分的前传。此时如果使用阻断 AV 结的药物（如地高辛，维拉帕米，β 受体阻滞剂）将增加旁道传导，使这种心律失常蜕变为心室颤动。

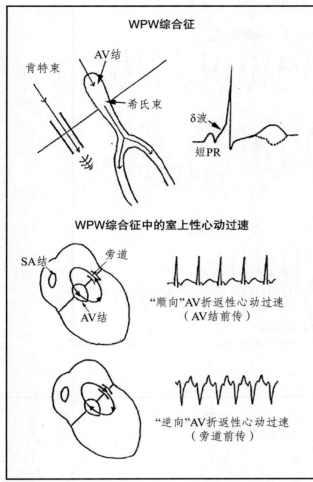

WPW综合征

肯特束

AV结

希氏束

δ波

短PR

WPW综合征中的室上性心动过速

SA结

旁道

AV结

"顺向"AV折返性心动过速
（AV结前传）

"逆向"AV折返性心动过速
（旁道前传）

图 3-55

图 3-57：上图：WPW 综合征伴心房颤动示意图。注意极快的心室率和增宽的 QRS 波（所谓的"古怪的"心动），易与多形性室速（尖端扭转型室速）（下图）相混淆。随时牢记以快速性、不规则的宽 QRS 波心动过速而到急诊室就诊的年轻患者可能是患有房颤伴预激综合征。对这些患者使用阻断 AV 结的药物（如洋地黄、维拉帕米，β 受体阻滞剂）都可能使快速的心房颤动变成心室颤动，因为这些药物增加了 AV 结的不应期而使更多的心房激动通过旁道前传到达心室。这些患者需接受仔细的电生理检查和评价。

图 3-58：一例有心悸病史和 WPW 综合征患者的 12 导联 ECG 记录。注意短的 PR 间期和 δ 波。

尽管通过 ECG 检查能检测到旁道的存在，但并非每一个 WPW 综合征患者都将发生心动过速或需

要特殊治疗。

图 3-59：Lown-Ganong-Levine（LGL）综合征。心房激动能绕过 AV 结通过旁道前传汇入希氏束，因此产生短的 PR 间期而没有预激波形呈正常 QRS 波。若冲动可通过此旁道逆传则能导致心动过速。ECG 上呈短 PR 间期的患者易于发生房性心律失常。

束支传导阻滞

右和左束支传导阻滞的心电图特点已在上文 QRS 波群中阐述。

图 3-60：右束支传导阻滞的 12 导联 ECG 记录。注意 QRS 波增宽（> 0.12s），V1 和 V2 导联呈 rsR' 型（"兔耳"征），在 I、aVL 和 V6 导联可见宽的 S 波。

图 3-61：左束支传导阻滞的 12 导联 ECG 特点。注意 QRS 波增宽（> 0.12s），I、aVL、V6 导联呈单相 R 波（或伴有顿挫），V1~V3 导联主要为负向波，ST 段与 QRS 主波方向相反，在 V1-V3 呈 ST 段抬高。这些 ST-T 改变继发于传导缺陷。

ECG 异常的解读必须结合患者的其他临床情况。例如，RBBB 尽管可见于先天性心脏病（如房间隔缺损）和影响传导系统的临床情况（如硬化性退变疾病），但年轻的健康成人孤立的 RBBB 可能并无重大临床意义。实际上临床没有心脏疾病证据的人群中发现 RBBB 并非少见。相反，如果急性心肌梗死出现 RBBB 却具有重要的预后意义。（注意：Brugada 综合征患者心前导联 V1~V2 呈 RBBB 型且持续性 ST 段抬高，这些患者易于发生 VT/VF 和心脏性猝死。）

相反，新出现的 LBBB 往往是不良的。它通常与器质性心脏病相关，偶尔见于正常个体。它与明显减低的长期生存率相关，10 年的存活率低至 50%。它通常见于长期高血压、CAD、扩张型心肌病、主动脉瓣钙化和退行性传导系统疾病。LBBB 可能作为潜在心肌疾病的首发线索。结合其他与心肌缺血相关的临床症状，新发 LBBB 应被怀疑发生了 LAD 近段闭塞导致急性心肌梗死的可能。总之，有 LBBB 的 CAD 患者更倾向于发生多支冠脉病变，左室收缩功能不全，因而预后更差。

分支阻滞（也称为半支阻滞）意味着左束支的

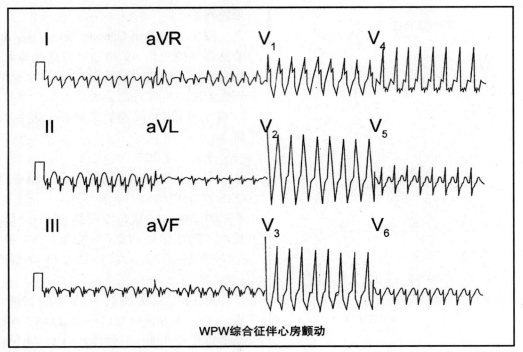

WPW综合征伴心房颤动

图 3-56

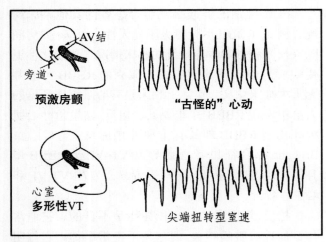

预激房颤

"古怪的"心动

心室

多形性VT

尖端扭转型室速

图 3-57

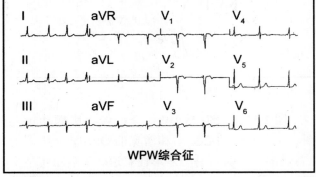

WPW综合征

图 3-58

左前或左后分支的传导障碍。左前分支细长且由 LAD 单一供血,相比较于短粗且由 LAD 和右冠双重供血的左后分支,更易发生阻滞。

图 3-62:分支阻滞的肢体导联 ECG 表现。左室的前乳头肌位于后乳头肌的上、侧方,左束支的分支分别支配前后乳头肌。如果出现左前分支阻滞,初始向量将指向下向右(朝后乳头肌),在 I 导联产生 Q 波,II 导联产生 R 波。终末向量主要指向左向上(朝前乳头肌方向),在 I 导联产生 R 波,II 导联产生 S 波,产生电轴左偏。发生左后分支阻滞时,与上述情形相反。初始向量向上向左,在 I 导联产生 R 波,II 导联产生 Q 波。终末向量主要指向右向下,产生电轴右偏。左前分支阻滞更常见,左后分支阻滞几乎总伴随着 RBBB。像束支阻滞一样,分支阻滞通常由冠心病引起,其他病因包括心肌病、硬化性退变疾病和主动脉瓣钙化。

作为基本医学原则,随时谨记"无害原则"。在开始任何治疗前对患者不友善或考虑不周的进行评价和谈话都可能对其造成伤害。有些心脏疾病的医

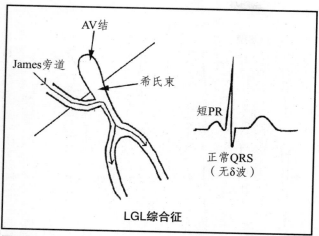

图 3-59

学名词应避免在患者面前被谈及,或者应给予患者充分正确的解释。例如,当使用 ECG 术语"阻滞"时,应告知患者这仅仅是一个心电学词语,而与心脏和循环中的血液阻断无关。尽可能说浅显直白的话语。许多患者甚至根本不知道冠状动脉或心室为何物。因此随时询问患者是否理解医生的话能避免误解。

* * *

关于 ECG 的 10 个要点:

1. ECG 是主诉胸痛、晕厥或眩晕患者首先需要接受的检查。

2. ECG 检查是已知患有心血管疾病和(或)心功能不全患者有用的初始评价手段,也是 40 岁以上、具有冠心病危险因素、已知或怀疑心脏疾病的患者接受心脏和非心脏手术(尤其是大手术,需要大量输液的手术或主动脉、周围血管手术)围术期评价的重要部分。

3. 系统地记录 ECG 有助于判断急性心肌梗死,评价治疗反应(如急性心肌梗死溶栓治疗),观察基础 ECG 记录时发现的异常现象的发展、缓解或持续。

4. ECG 并非精确的工具。严重心脏疾病的患者可能 ECG 表现正常,也可能无可查明的心脏疾病而 ECG 异常。

5. 不要过分解读 ECG。在人群中正常参数的范围是宽泛的,正常与异常之间可能有很大的重叠。

6. 在阅读 ECG 前,先确定其记录方法正确。警惕心电图技师的错误(如导联放置位置错误,导联反接)。需经常检查和校准 ECG 机的描记质量。注意排除体表电极与皮肤接触不良引起基线干扰、患者肢体活动和震颤引起伪差。

7. 为正确阅读 ECG,需采用系统而逻辑性的步骤,即依次评价心率、节律,P 波、QRS 波、ST 段、T 波、PR 间期、QRS 和 QT 间期,平均 QRS 电轴,照此则不会遗漏信息。

8. 注意检查 ECG 电脑自动分析结果报告。计算机自动生成的 ECG 报告常常有错误。计算机程

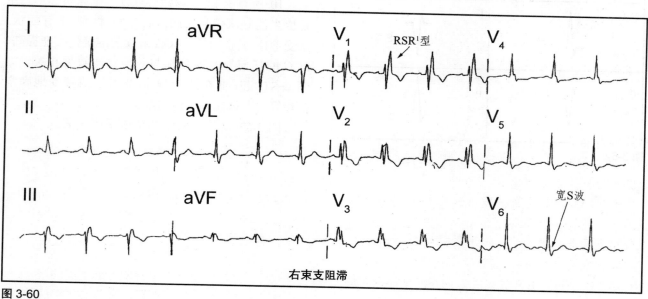

图 3-60

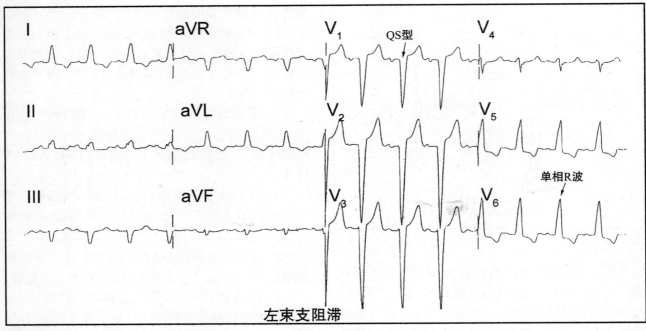

图 3-61

左前束支阻滞	左后束支阻滞
前束 电轴左偏	后束 电轴右偏
I qR	I rS
II rS	II qR

图 3-62

序对 ECG 心率、电轴的测量是精确的,但在计算间期、节律紊乱、缺血和梗死方面则会存在偏差。所以需要医者仔细阅读心电图,避免误诊及灾难性的后果。

9. 不要抛开既往的 ECG 记录孤立地解读现有的 ECG 图形。偶然情况下,新出现的 ECG 异常可能会掩盖以前的异常心电现象。和以往 ECG 对比有助于正确解读并具有重要的治疗意义。

10. 所有的 ECG 诊断必须结合临床实际。当结合恰当的临床信息(如患者年龄、性别、现有症状、接受治疗情况)后对 ECG 解读的准确性方能提高,ECG 的任何异常现象都与其他临床数据相关。如侧壁 ST 段压低在急性胸痛、高血压或接受地高辛治疗等情况可能有不同的意义。

图 3-63:总结了阅读 ECG 的系统方法。

图 3-63

ECG 的系统阅读方法

基本概念

- 核对患者姓名和日期(确定是否是该患者的心电图)
- 评估年龄和性别
- 检查做心电图的质量和其他因素(如心电图机的电压校准)
- 与患者之前的心电图做对比

确定心脏节律

- 节律规整还是不规整
- 识别心房活动
- 确定 P 波和 QRS 波的关系

测量心率

- 使用以下办法:
  - ——计算方法(300-150-100-75-60-50)
  - ——计数 6 秒心跳次数再乘以 10
- 心率是否正常(60~100 次/分),心动过缓(<60 次/分),或心动过速(>100 次/分)

评价 P 波形态

- 左房和右房增大时观察 P 波在 Ⅱ 和 V1 导联上的变化。注意振幅、时限和方向

评价 PR、QRS 和 QT 间期

- PR 间期—是否正常(0.12-0.20 秒),有无缩短或延长?
- QRS 间期—是否正常(≤ 0.10 秒)?(检查束支阻滞)
- QT 间期—持续时间多少?正常 QT 间期≤ RR 间期的一半(如果心率正常)

检查平均 QRS 电轴

- 是否正常(+90° 至 -30°),有无电轴左偏或右偏?

评估 QRS 波群,ST 及 T 波形态

- 是否有 Q 波?是否是病理性 Q 波,解剖分布在哪里?Q 波正常宽度 <0.04 秒,高度 <QRS 波群的 1/3
- QRS 波振幅是正常、增加或减少?检查有无左或右心室肥厚
- ST 段有无抬高、压低或等电位线?检查缺血,梗死,心包炎,代谢和(或)药物引起的异常
- 有无 T 波直立或倒置?
- 有无振幅的增加或减少

检查心电图异常情况

- 心肌缺血和梗死
- 心腔扩大和肥大
- 心律失常和传导障碍
- 其他模式(如,心包炎、WPW 综合征、电解质失衡及药物影响)

(聂晶 译)

第4章 胸部 X 线检查

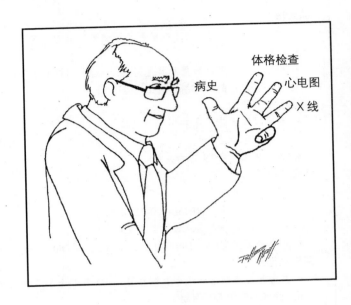

常规胸片检查包括直立后前（PA）投影（摄片时患者的前胸紧靠胶片）和左侧投影（摄片时患者的胸左缘紧邻胶片）。也可用便携式 X 线机在床边进行胸部 X 线检查，摄片时胶片放在患者的后背下方 [正位（AP）]，但 AP 位胸片的解读明显受到限制，尤其是对心脏大小的评估。

图 4-1：正常的心脏轮廓。 SVC= 上腔静脉，RA= 右心房，AO= 主动脉旋结，PA= 主肺动脉，LV= 左心室，RV= 右心室，LA= 左心房，IVC= 下腔静脉，PV= 肺动脉瓣环， AV = 主动脉瓣环，MV= 二尖瓣环。

正确分析 PA 位及侧位胸片（CXR）能对心脏和

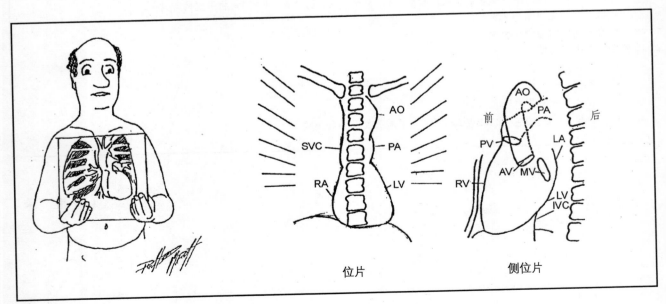

图 4-1

肺的情况提供很多有用的信息。应该（如果可能的话）亲自查看患者的胸片，并将临床情况和 X 线表现相联系。这样，CXR 就可辅助心脏临床检查。

　　在看胸片时，应尽量避免太快专注于心脏和血管的读片倾向。应以一个系统性方法来解读胸片，这样就不会忽视胸片上其他部分所包含的有价值的临床线索以及技术性因素（如旋转、质量、方向和吸气幅度），就不会导致不正确的结论。

心血管轮廓，包括心腔和主动脉

　　标准胸部 X 线检查是判定整体心脏大小最简单和最实用的方法，并可大略估计个体的心腔及大血管的尺寸。

　　心脏扩大可见于 PA 位胸片，当心胸比（即心脏轮廓的横径与胸廓的横径在膈肌水平的比例）> 0.5 时，提示可能存在心脏增大（图 4-2）。

　　图 4-2：心胸比的测量。以脊柱中心的垂直线作为参考线。测量参考线至心脏右侧和左侧边界的最大距离（A＋B）。心胸比就是这个距离（A＋B）除胸廓（C）最宽横径后得到的比值。正常值不大于 0.5。如果 > 0.5，就说明存在心脏扩大。CXR 检查时采用后前（PA）图像很重要，这是因为以前后（AP）投影放大心脏。

　　图 4-3：当心脏左缘平直，左主支气管抬高，心脏轮廓内出现"双密度"影（表示左心房扩大移向右侧）时，则表明 LA 扩大（例如，由于慢性 MR、风湿

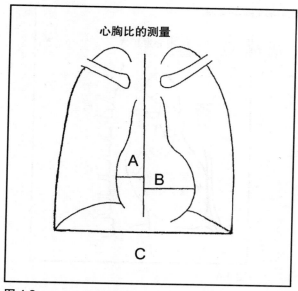

图 4-2

性 MS、LV 衰竭引起）。

　　当心脏右缘向右侧凸出时则表明可能存在 RA 扩大（可见于三尖瓣病变、右心房肿瘤、肺动脉高压和心肌病）。

　　图 4-4：RV 增大（例如 LV 衰竭、风湿性 MS 和肺动脉高压），占据胸骨后的空间，侧位像显示最佳。

　　LV 扩大表现为心脏左侧轮廓突出，心尖向下和向左侧位移。LV 肥厚可见于心尖圆钝。但是，单纯性肥厚（如可见于全身性高血压、瓣膜性 AS 和 HOCM）可能不会引起影像学异常，因为它通常使

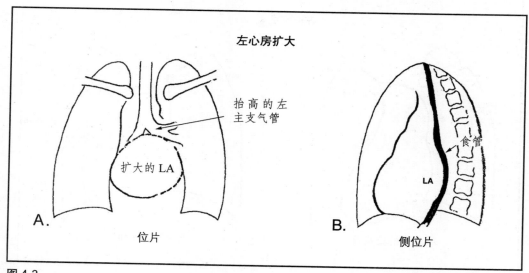

图 4-3

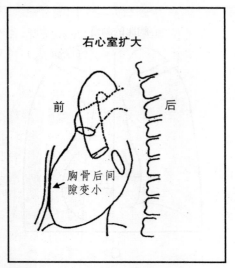

图 4-4

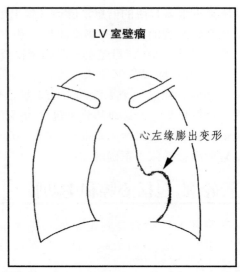

图 4-5

LV 内部容积减小,而心脏的整体大小并无变化或变化甚微。ECG QRS 波群电压的变化更易发现 LV 肥厚,而超声心动图能通过测量室壁厚度准确定量 LV 肥厚。

检测 LV 扩大可提示存在慢性容量负荷过重(如 AR、MR)或扩张型心肌病。既往 MI 病史或存在 ECG 病理性 Q 波则说明 LV 扩大可能为缺血性原因。有时在此类患者中,CXR 可以显示心脏左缘弯曲变形,说明可能存在 LV 室壁瘤(图 4-5)。在 LV 容量负荷过重(例如 AR),LV 主要在其长轴方向趋于扩张,心尖移向左下(图 4-6A)。在扩张型心

肌病则相反,LV 的长度和宽度一般都增加,使心脏呈现球形(图 4-6B)。扩张型心肌病不仅使 LV 扩大,还使整个心脏扩大。但是,当心脏发生水平移位(例如,吸气不足、肥胖和漏斗胸),采取前后(AP)投影(放大了心脏阴影),或在患者身体转动时(可能会产生心脏轮廓的虚假异常),心脏就可能在胸片上表现为假性扩大。

胸部 X 线也可能有助于确定:
- 肺血流量增加或"分流血管",如见于左向右分流(如房间隔缺损)。
- 肺静脉高压(见于 CHF 和二尖瓣病变)。

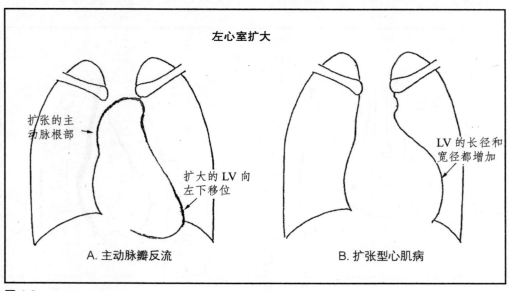

图 4-6

- 纵隔增宽或扩张的升主动脉影（提示近端主动脉夹层或动脉瘤）。
- 主动脉瓣钙化，伴有主动脉狭窄后扩张（见于重度主动脉瓣狭窄）。
- 二尖瓣（风湿性 MS）或其周围纤维环钙化。
- 心包钙化（可见于多达 50% 的长期缩窄性心包炎患者的侧位片）。
- 冠状动脉钙化。不过，图像增强透视，特别是电子束 CT 扫描比 X 线检测冠状动脉钙化的敏感性高。这种钙化，虽然提示冠状动脉粥样硬化，并不一定意味着临床上有严重的 CAD。

图 4-7：CXR 上的心脏钙化：

A. 主动脉夹层表现为在主动脉内膜和中膜（黑色阴影）的钙化与主动脉外缘之间的分离。

B. 严重钙化的瓣膜性主动脉瓣狭窄，伴有主动脉瓣钙化和升主动脉狭窄后扩张（箭头）。LV 肥厚引起心尖圆钝。

C. 主动脉瓣和二尖瓣的钙化（侧位像）。

D. 缩窄性心包炎（侧位像）。注意线性心包钙化（黑色标记），特别是在前心包和下心包的表面。

胸部平片也可发现既往的心脏手术，包括不锈钢胸骨缝合线、金属夹或环标记大隐静脉冠状动脉旁路移植物，提示人工心脏瓣膜或瓣环类型的线索，以及和心脏起搏器和除颤器的制造商和型号及其位置和电极导线的情况。透视也可能有助于评估人工机械瓣膜的功能。

存在大量心包积液时，两侧心影增大，但无肺静

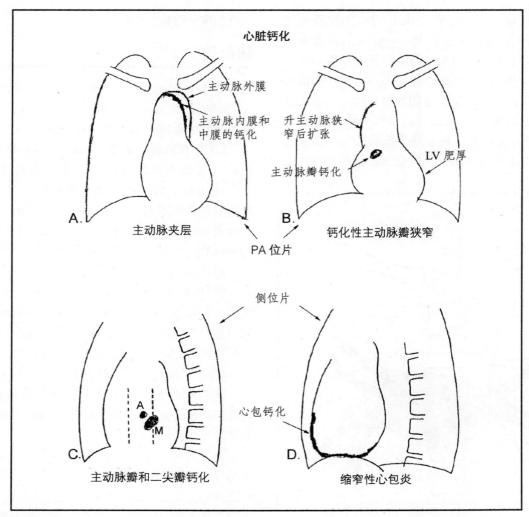

图 4-7

117

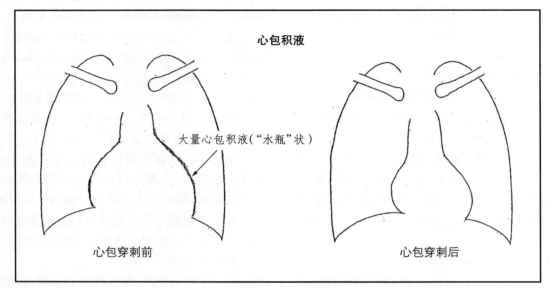

心包积液

大量心包积液("水瓶"状)

心包穿刺前　　　　　　　　　心包穿刺后

图 4-8

脉瘀血的证据。大约 200~250mL 的心包积液可使心脏在胸部 X 线上显示扩大。心脏可能看上去呈球形(经典的"水瓶"形态),且其特征性边界和肺门血管的轮廓消失(即无肺动脉扩张),尽管在侧位片上心脏扩大。一个提示心包积液特异度高(但相对不敏感)的线索是一条明显的线条将剑突下脂肪(心外膜脂肪垫符号)和心外膜脂肪分离。心脏的大小较以前的胸片有明显的变化可能是相对较小量

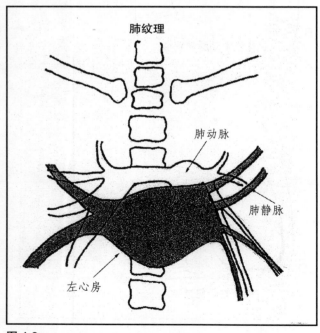

肺纹理

肺动脉

肺静脉

左心房

图 4-9

积液的唯一线索(图 4-8)。

肺血管

图 4-9:肺血管的 CXR,显示肺动脉(明亮部分)和肺静脉与左心房(阴影部分)。肺血流量增加或减少和肺动脉高压可使血管形态发生改变。

LA 压和肺静脉压增高(如由于 LV 衰竭、MS)在胸片表现为肺血流再分布至肺上叶("头向集中",即指肺上部的血管比下部的粗)、肺间质水肿和明显的肺泡水肿。当 LA 压超过 15 mmHg 时,肺上叶静脉扩张("鹿角征")。较高的肺静脉压力(25mmHg 或以上)可导致肺水肿(图 4-10)。

图 4-10:充血性心脏衰竭的 CXR。注意心脏扩大,同时伴有肺血流的"头向集中"征(肺上叶血管突出),间质性肺水肿的 Kerley B 线(由于肺间质水肿引起小叶间隔增宽,在两肺下叶外侧可形成水平线状影),肺泡水肿(双侧肺门混浊水肿、"蝴蝶影"或"蝙蝠翼"外观)以及胸腔积液(右 > 左)。

胸腔积液也可能积聚在小裂隙,形成酷似肿瘤的卵圆形密度影("假瘤"),是由 CHF 引起的,有效利尿后可消失。

由于呼吸困难患者的呼吸音嘈杂,不能闻及 S3 奔马律,此时胸片就特别有用。CXR 可通过显示意料之外的肺血管增加(甚至在闻及肺湿啰音之前),为潜在的 CHF 提供第一线索。通常情况下,心脏扩

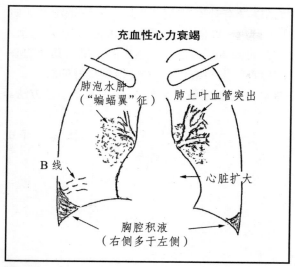

充血性心力衰竭

肺泡水肿（"蝙蝠翼"征）

肺上叶血管突出

B 线

心脏扩大

胸腔积液（右侧多于左侧）

图 4-10

甚至发生钙化）。也可能存在右心室扩大。

肺野

肺实质的 X 线表现可提供重要的心脏线索：

- 肺栓塞可表现为胸痛或呼吸困难，以及胸部 X 线的表现（如肺不张、肋膈角变钝、膈肌抬高、肺纹理减少）。
- 肺野可显示来自感染性肺栓子的肺浸润（如静脉注射吸毒），可为三尖瓣心内膜炎提供线索。
- 肺气肿或肺间质纤维化的 CXR 表现可能能够解释慢性右心衰竭（肺心病）或服用胺碘酮呼吸急促的患者。

胸廓异常

胸部 X 线检查对于胸廓异常也可提供有价值的诊断信息。胸廓异常可能包括直背、漏斗胸（funnel chest）或鸡胸（pigeon chest），可见于二尖瓣脱垂、强直性脊柱炎经典的"竹柱脊"（与 AR 和 AV 传导阻滞有关）和肋骨切迹（见于主动脉缩窄）。

图 4-12：主动脉缩窄。CXR 显示扩张的升主动脉和主动脉弓，缩窄部位上下降主动脉扩张产生"3字"征、扩大的 LV 和肋骨切迹（箭头显示肋骨下缘的扇形外观）。

虽然 CXR 是住院前和术前的一项常规检查，

大，除非存在 MS 或舒张功能障碍。

由于心脏扩大的进展需要时间，新近病变（如急性 MR / AR）可能不会出现心脏扩大。急性肺水肿时，若心脏的大小正常（或接近正常），应提醒机敏的临床医生可能存在急性事件，如急性 MI、急性 MR / AR，或急性起病的快心室率房颤。

LV 衰竭的胸部 X 线片解读的问题包括：

- 解读在很大程度上受胸片技术质量的影响。一个穿透不足的胸片可夸大肺血管标记，增加 LV 衰竭的假象。
- 胸部 X 线也可能与患者的即刻情况无关。例如，CHF 开始时，X 线的表现可能会有 12 小时的诊断延迟，并且 CHF 临床好转后，X 线的表现仍可能有治疗后延迟，最多可滞后 4 天。
- 虽然胸部 X 线可准确反映急性左心衰竭患者的血流动力学，但它在慢性 CHF 未必可靠，因为增大的淋巴间隙可使肺野清晰。

肺动脉增宽（由于肺血流量增加）可见于各种情况，包括有左向右分流（"分流血管"）的先天性心脏疾病（如 ASD、VSD 和 PDA）和肺动脉高压（原发性或继发性）。

图 4-11：一例肺动脉高压患者的 CXR 表现（PA 位片）。与左向右分流引起的中央及外周肺动脉扩张相比，肺动脉高压的肺血管在肺叶外部不明显，而主肺动脉及其主分支增宽（可能形成动脉瘤，有时

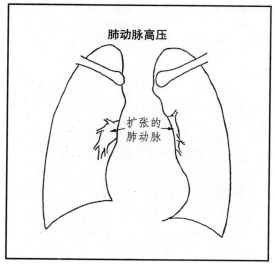

肺动脉高压

扩张的肺动脉

图 4-11

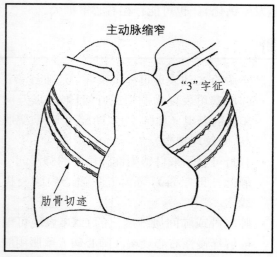

图 4-12

它对 CAD 没有什么价值,除非有并发症发生(如 CHF),因为 CAD 的心血管结构可能看上去正常。正如所有的诊断性检查,当 CXR 的结果与其他的心脏临床检查结果相结合时,才能得到最好的解读。

图 4-13 总结了解读胸部 X 线片的系统性方法。

(杜鑫 译)

图 4-13

CXR 解读的系统性方法

基本概念

- 注意姓名和日期(检查以确保它是正确的患者胸片)。
- 确定年龄和性别。
- 检查胸片的技术性质量及其他因素。
  —左或右标志(以防遗漏右位心)
  —投影类型(直立 [PA],或仰卧 [AP] 位片)
  —患者的体形大小(肥胖可能会放大心脏的外观)
  —吸气幅度(吸气不足可使心脏显得较大)
  —肺气肿(过度通气可使心脏显得较小)
  —胸廓情况(直背、漏斗胸可使心脏显得较大);鸡胸、肋骨切迹
  —患者的体位(AP 仰卧位或旋转胸片可使心脏显得较大)
  —曝光(穿透不足的胸片可增强肺纹理,穿透过度的胸片可减弱肺纹理)

心血管轮廓,包括心腔和主动脉

- 位置
- 整体心脏大小
- 特定心腔扩大
- 钙化
- 心包(积液)
- 检查是否有心脏起搏器、人工心脏瓣膜、胸骨缝线

肺血管

- 肺静脉瘀血
- 肺动脉(血流增加 ["分流血管"],肺动脉高压)

肺野

- 间质和肺泡水肿
- 浸润
- 肺不张
- 肺气肿、肺纤维化
- 胸腔积液

第 **5** 章　心脏疾病的实验室诊断

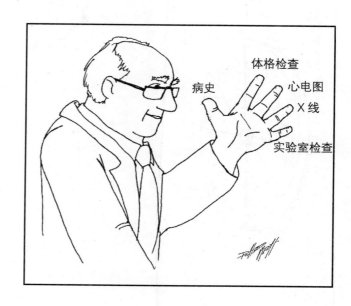

当开据实验室检查时,应先解答几个问题。具体是,化验或检查的结果能得出更精确的诊断吗?化验能否改变治疗方案和(或)患者的预后吗?获益能超过潜在的风险和(或)花费(不仅是资金,也包括身体和精神上)吗?过多的检查可能会不利于患者的医疗护理。这些检查通常昂贵、耗时,并有潜在的危险。它们可能会延误病情,加重患者(和医生)的焦虑,有时可能导致额外和不必要的实验室检查("级联效应")。此外,做过多的检查反映出一部分医生心底的不安全感,并且有时是出于对法医学(担心医疗事故诉讼)和(或)经济因素的考虑(图 5-1)。

最好的医生开据的检查最少。他们依据从病史和体格检查中获得的线索,仅选择有必要的诊断性检查。经验丰富的临床医生使用心脏实验室检查去证实他们临床疑诊的心脏疾病,而不是确立诊断,或者"排除"几乎可能性极小的诊断。如果需要化验来回答某个具体问题,接着应该考虑费用、方便性和风险,尤其是当还有其他方法都能提供类似有用的信息时。此外,在开据检查前还应考虑室验室提供该检查的专业水平,以及那些解读检查的医生的技能和经验。虽然有非常先进的检查可以帮助诊断心

脏疾病,但没有检查是完美的。精明的医生必须明白这些化验和检查有不可靠性和局限性。技术上或严谨性上的差异可显著影响诊断价值。在许多实验室,这些检查具有较高的诊断准确率,而在其他的实验室,"假阳性"和"假阴性"的数量如此之多,以至于检查结果近乎毫无价值。

血液化验

常规化学检查

由于心脏疾病可较好的预防,因此某些血液检查可能是在那些有 CAD 家族史的人中特别有用,以评估风险并指导治疗性干预。这些检查包括总胆固醇、LDL、HDL 胆固醇和三酰甘油水平(用于筛查血脂异常)在内的空腹血脂,以及血浆同型半胱氨酸水平(可能是 CAD 的独立危险因素)和空腹血糖和糖化血红蛋白水平(评估糖尿病和血糖控制的程度)。炎症的生化指标如 C- 反应蛋白(CRP),可通过高灵敏度试验检测,最近发现其有助于预测长期预后和识别有心脏缺血事件风险的患者,此类患者可从更积极的治疗如"他汀"(不仅降低 LDL 还降

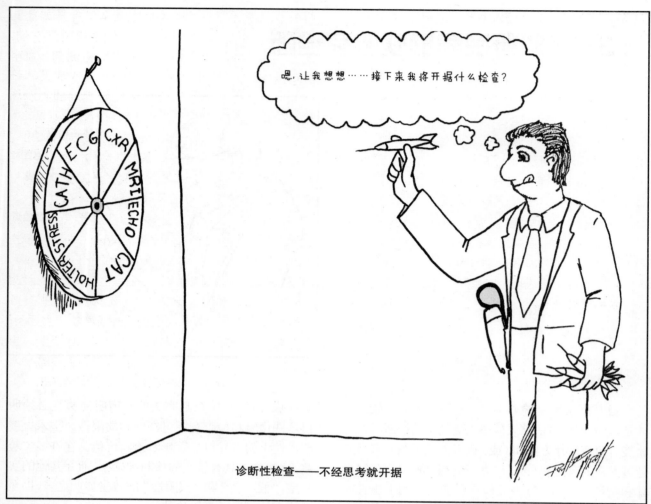

图 5-1

低 CRP）中获益。

在新发的 SVT 和（或）心房颤动（尤其是服用胺碘酮的患者，可引起甲状腺功能减退症或甲状腺功能亢进症），应检测甲状腺功能，包括血清 TSH 和血清甲状腺素（T4）水平。

一些常见的血液检查可提供以下病情线索：

- 贫血（血红蛋白和红细胞压积下降），可加剧缺血性胸痛。
- 电解质紊乱 [低血钾（K+）和（或）镁（Mg++）]，可增加室性心律失常的风险）
- 肾功能不全 [血尿素氮（BUN）和血清肌酐升高]，可能由于心输出量下降引起或是造影剂的继发性损害。
- 肝炎和（或）肌炎 [肝和（或）骨骼肌（肌酸磷酸激酶,CPK）酶升高]，可由降脂治疗引起；和
- 凝血异常和（或）功能 [活化部分凝血活酶时间（PTT）、凝血酶原时间（PT）以及国际标准化比值（INR）]，可发生在接受抗凝治疗的患者。

肾或肝功能异常可能是之前未察觉的心脏疾病的最初线索。BUN 增高可能表明内在的肾脏疾病。如果 BUN 较血清肌酐水平呈不成比例的增高（如肾前性氮质血症，由于低心输出量作用于一个内在的正常肾），BUN 增高提示继发于 CHF 的肾灌注减少。在右 CHF 患者，肝功能的检查（如转氨酶、碱性磷酸酶、胆红素水平）可能是轻度（或甚至显著）升高。有些明显肝瘀血患者有合成功能差的证据（即 PT 增高、白蛋白水平降低）。

快速检测血循环中 BNP（B 型或脑利钠肽）或

NT-pro BNP 的水平是较新型的血液检测方法,已发现其有助于鉴别呼吸困难患者是由于 CHF 或肺疾病所致。最初认识 BNP 是在猪的大脑,而在人类,BNP 是由心室心肌应对容量和压力的增加而产生的(心房分泌较少)。血循环正常的 BNP 水平几乎可排除 CHF 诊断。 BNP 水平是 CHF 严重程度和预后的良好指标,并与治疗效果有很好的相关性。BNP 水平下降表示对治疗反应良好,并预示较好的预后。BNP 水平增高表示预后不良的风险更大,有必要采取一个更积极的治疗策略。但是请记住,其他的非 CHF 因素,如老年、女性、肾功能衰竭、肝硬化、LV 肥厚(如在瓣膜性 AS、高血压)、急性冠脉综合征、心肌炎、肺栓塞和肺动脉高压,可使 BNP 水平升高。最近的数据表明,BNP 的测量是现有危险分级工具的重要补充。

心脏生物标志物

在急性 MI,心肌损伤的血清标志物,如心脏肌钙蛋白和肌酸激酶及同工酶(CK-MB),反映了缺血性坏死或细胞死亡。如果急性 MI 全程未予治疗,这些生物标志物升高的水平和持续时间通常与急性 MI 的范围有关。

图 5-2:心脏血清标志物在急性 MI 的连续性变化。总的肌酸激酶(CK)和 CK-MB 同工酶在急性事件数小时之后升高,在 24 小时达峰值。肌红蛋白是较小的分子,较早可在血清中检测到,但对心肌坏死的特异性低。心肌特异性肌钙蛋白是首选的生物标志物,因为它们对心肌损伤具有高度的敏感性和特异性(肌钙蛋白亚型 I 对比亚型 T 更是如此)。急性 MI 开始 3~6 小时后可在血清中检测到它们,急性事件后 10~14 天仍在血清中可检测到。血清 LDH 水平在急性事件后逐渐上升,在 3~5 天达峰值。由于心脏肌钙蛋白可检测较轻程度的心肌坏死,它对 CK-MB 阴性的急性冠脉综合征(ACS)患者中有助于诊断微小梗塞,或排除心肌损伤,如果怀疑 CK-MB 为"假阳性"。 以 CK-MB 为标准"排除"急性 MI 的 ACS 患者,若肌钙蛋白水平可被检测到,则心脏不良事件的风险较高。

虽然肌钙蛋白升高大多与急性冠脉综合征的缺血性心肌损伤相关,但其他原因引起的心肌细胞损伤如心肌心包炎(由于炎症)、肺栓塞(由于 RV 缺血)、严重 CHF、快速性心律失常、心脏毒性药物(如蒽环类药物)、导管射频消融、电复律和(或)除颤、心肺复苏术和 CABG 可能会释放这些血清标志物。剧烈运动、败血症、重大疾病和严重肾功能损害(原因不明),也可能会增加这些血清标志物。因此,检测到这些酶增高并不等同于冠状动脉粥样硬化引起的急性 MI。

ACS 患者(按 CK-MB 或心电图标准无 MI)可能会释放肌钙蛋白 T 和 I 的心脏亚型(对于心肌损伤,它比 CK-MB 测量更加敏感和特异),提供早期预警,短期不良结果(即死亡、MI)的风险增加 4 倍。

ACS 患者血清肌钙蛋白水平的增高,实际上反映的是,由于不稳定的冠状动脉粥样硬化斑块微栓子引起的分水岭(watershed)损伤或轻微程度的心肌坏死(微梗塞)。很明显,目前应将这些患者归类为非 ST 段抬高 MIs,肌钙蛋白水平增高是风险增加的一个强有力标记物。这些亚型在急性 MI 发作 3~6 小时后开始上升,10 小时的敏感性和特异性可达 95%~99%。它们在急性事件 10~14 天后仍可被检测到(其持续时间是 CK 水平的 4 倍),甚至在急性 MI 发作一周后仍可用于诊断急性 MI。据估计,30% 的急性冠脉综合征患者有胸痛但无 ST 段抬高,由于 CK-MB 水平不高可能被诊断为不稳定型心绞痛,但心肌特异性肌钙蛋白水平检测表明这些患者实际上存在非 ST 段抬高型 MI。这些患者可能会从静脉注射血小板糖蛋白(GP)IIb / IIIa 抑制剂、低分子量肝素(LMWH)以及早期介入治疗中显著获益。

由于肌钙蛋白水平在出现症状后长达 6 个小时

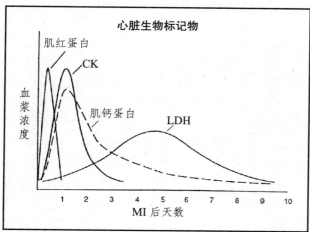

图 5-2

内可能不会上升,因此,如果 6 个小时内最初的肌钙蛋白水平不高,应重复检测。要记住,尽管梗死心肌肌红蛋白的释放要早于 CK-MB 或肌钙蛋白的释放,并且可以早在心肌坏死开始后 2 小时检测到,但是它不是心脏特异性标志物。然而,因为它的灵敏度高,所以胸痛发作后前几个小时内肌红蛋白阴性有助于"排除"MI。

值得一提的是,在非心脏来源的 CK 水平增高的患者,如骨骼肌损伤(由于外伤、手术、IM 注射)、肌病或肌炎(由于他汀类药物)或甲状腺功能减退症,肌钙蛋白对心肌损伤比 CK-MB 或肌钙蛋白 T(老方法测定)更加特异。虽然最新一代肌钙蛋白 T 的检测方法能为肾功能不全患者提供准确的预后信息,临床医生应熟悉他们医院实验室中使用的检测方法。

无创性心脏专项检查

心脏无创和有创检查在已知或怀疑心脏疾病患者的诊断和治疗中发挥着越来越突出的作用。在过去的几十年中,新技术的开发和老技术的进步增强了敏感性和特异性。如果使用得当,下面的无创性实验室检查可为临床资料提供补充。

经胸 M 型及二维彩色血流多普勒超声心动图

包括彩色多普勒在内的完整的 M 型和二维(2D)经胸超声心动图(echo)检查,在心脏病患者的初始评估和后续评估中是最全面和最有价值的无创性影像学检查之一。它快速、准确、便捷和便携。将探头放置在患者胸部的表面,声波从心脏及大血管的血液 - 组织界面反射,提供了包括详细心脏血流图像的心脏解剖"图片"。事实上,心脏超声检查已成为医生办公室、患者床边、重症监护室、手术室和(或)急诊室最常开据的心脏诊断成像方式。

M 型经胸超声心动图(沿超声波的单束声波检测运动)的超声图像随时间记录(时间 - 运动检查),而回声保持的单一"冰锥(ice-pick)"状超声束角度固定不变。在 2D 经胸超声心动图,角度在一个扇区内快速移动,以一个宽的圆弧发射多个超声波束,产生一个"扇形扫描"、貌似 MRI 的切面图像。M 型和 2D 超声心动图都可录像保存。

经胸多普勒超声心动图用于评估:

- 心腔大小。
- LV 和 RV 室壁厚度和功能,包括射血分数(舒张末期血容量在每个收缩期收缩从心室射出的百分数)。
- 瓣叶结构和运动,如二叶式主动脉瓣脱垂或狭窄、附着有钙化、赘生物或者连枷瓣叶
- 心内分流、压力和血流动力学。

图 5-3:经胸 M 型彩色多普勒超声心动图。心

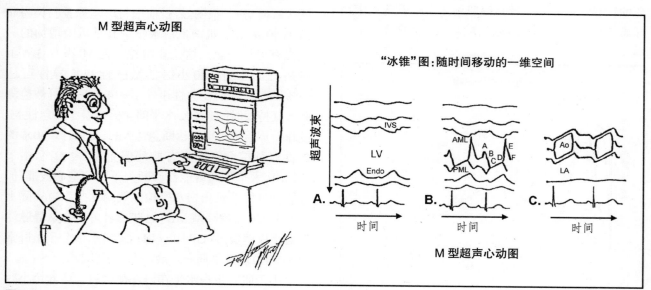

图 5-3

脏横截面的示意图（右上）显示超声波束从左心室移向心脏的基底部所穿过的结构。A、B 和 C 是心脏 M 型超声的三个标准"冰锥"状图像。探头放置在胸壁，调整角度后提供以下图像：

A. 左心室；B. 二尖瓣；C. 主动脉瓣、根部和左心房。 IVS= 室间隔，LV = 左心室，Endo= 心内膜，RV= 右心室，LA= 左心房，AO = 主动脉瓣，AML= 二尖瓣前瓣叶，PML= 二尖瓣后叶。

图 5-4：各种心脏疾病的 M 型超声心动图示意图。正常二尖瓣前叶和后叶分别具有典型的"M 或

W 形"外观。A. 二尖瓣脱垂。注意二尖瓣瓣叶的收缩晚期弯成弓形（典型"扣环（buckle）"或"在其一侧问号"形态）。B. 二尖瓣狭窄。注意增厚和钙化的二尖瓣瓣叶，舒张期斜率（EF）的减低和后叶的矛盾运动。C. 肥厚型梗阻性心肌病。注意非对称性室间隔肥厚（ASH）和二尖瓣前叶收缩期前向运动（SAM）。D. 扩张型心肌病。注意扩张及收缩重度减弱的 LV 和 LV 舒张末压增高导致的"双钻石"状二尖瓣及"B 峰"（B hump）。二尖瓣前叶的 E 点和室间隔之间的距离（双箭头）增大。E. 主动脉瓣关

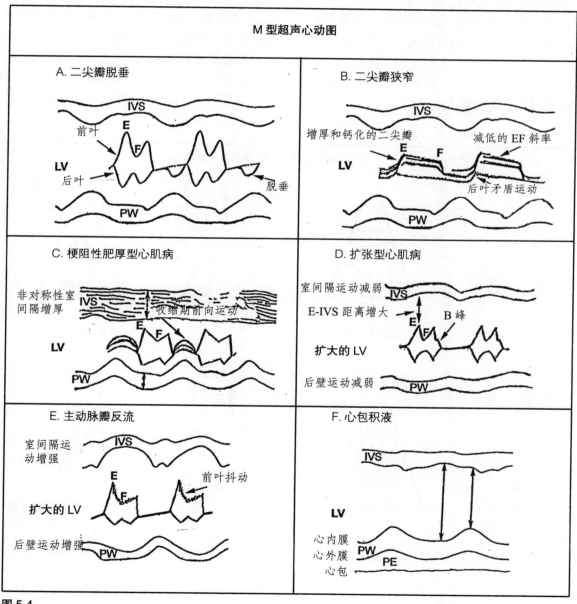

图 5-4

闭不全。注二尖瓣前叶舒张期"振颤"，并伴有 LV 扩张，室间隔和后壁运动增强。F. 心包积液。注意后面 LV 心外膜和心包之间 LV 后壁后方的无回声区。

图 5-5：经胸二维超声心动图，显示心脏的四个主要切面：

A. 胸骨旁长轴切面。超声波束从主动脉到 LV 中部沿心脏长轴生成一个"切片"，非常有利于观察主动脉瓣和二尖瓣、室间隔（IVS）、左心室（LV）后壁、左心房和右心室（RV）流出道。

B. 胸骨旁短轴切面，左室（LV）中部水平。此切面显示两个心室的横截面。可以评估 LV 壁运动异常。当超声波束移动头侧，可见二尖瓣和主动脉瓣。

C. 心尖四腔切面。可评估 LV 壁运动异常、二尖瓣和三尖瓣运动以及心房直径。

D. 心尖二腔切面。可观察心尖、LV 前壁和下壁运动，通常在胸骨旁长轴切面不可见。

经胸多普勒超声心动图在诊断任何心腔肥厚或扩大方面要远远优于 ECG 或 CXR 检查。它也能确定心腔及大血管内血流方向和速度、彩色编码的方向和血流形态。朝向探头的血流颜色编码为红色，远离探头的血流为蓝色。速度非常高的血流被编码为花斑色或绿色。

图 5-6：示意图显示瓣膜关闭不全的 2D 多普勒血流显像。左图，胸骨旁长轴切面显示的主动脉瓣关闭不全和二尖瓣关闭不全的 2D 多普勒回声。右图，心尖四腔心切面显示的三尖瓣关闭不全和二尖瓣关闭不全的 2D 多普勒回声。

经胸多普勒超声心动图技术可用于评估：
- 整体（普遍）和区域（局部）心室收缩和舒张功能（从而可鉴别收缩和舒张心脏衰竭）。

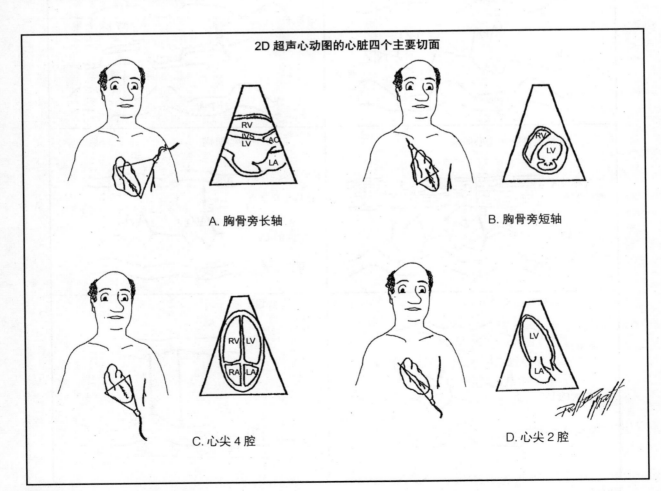

2D 超声心动图的心脏四个主要切面

A. 胸骨旁长轴

B. 胸骨旁短轴

C. 心尖 4 腔

D. 心尖 2 腔

图 5-5

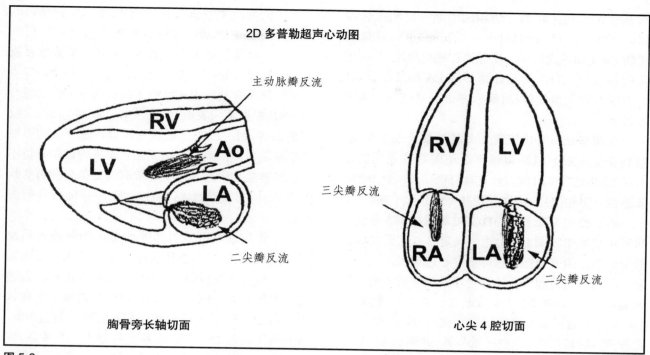

图 5-6

• 右心和肺动脉压力。
• 狭窄主动脉瓣或二尖瓣的跨瓣压差和瓣膜口面积（图 15-4）。
• 瓣膜关闭不全（如 MR、AR、TR），并估计其严重程度（图 5-6）。
• 人工瓣膜功能。
• 心内分流（如 ASD、VSD）。
• 心内肿物，如瓣膜赘生物、LA 或 LV 血栓、LA 肿瘤（黏液瘤）。
• 心肌病（如扩张型心肌病、HOCM 和限制型心肌病）（图 5-4）。
• 心包积液，见心包炎。虽然回声对检测心包积液（通常少到 20~30mL）的大小和位置有用，但它并不能可靠地诊断诊断心包炎。患者可有心包炎但没有心包积液，心包积液也可能会在没有心包炎时出现（图 5-4）。
• 心脏压塞（RA 和 RV 塌陷）。
• 急性主动脉夹层。

经食管超声心动图

图 5-7：经食管超声心动图（TEE）示意图。在经胸超声心动图，声波被反射回胸部表面并记录下来。在 TEE，内窥镜超声探头是通过口送入食管，从心脏后方获得二维图像。由于探头的后方位置，事实上，它不受图像穿过脂肪组织、空气或肋间隙的限制，对心脏后方结构（特别是二尖瓣、LA 和胸主动脉）成像，TEE 通常可以提供比常规经胸超声心动图更详细的信息。它特别适合于复律前检测 LA 血

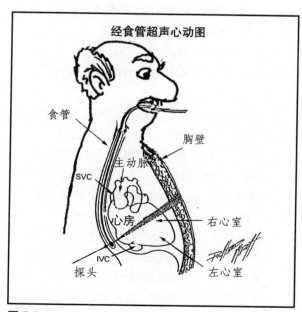

图 5-7

127

栓或自发性超声造影（所谓的"烟"，反映血流凝滞）、卵圆孔未闭（PFO）、小（＜2mm）的二尖瓣赘生物、胸主动脉夹层和主动脉粥样硬化斑块，具有很高的精确性。TEE可最佳地显现LA和其心耳，并且当没有发现血栓时，房颤患者进行复律的栓塞风险最小。

在那些疑似心内膜炎（尤其是累及人工瓣膜，特别是二尖瓣）但经胸超声心动图阴性发现的患者，应考虑进行TEE检查，其具有很高的（＞90%）敏感性。但是，TEE阴性发现并不能排除诊断。

通常使用TEE结合3D实时动图在手术室于外科手术过程中监测LV功能和决定修复先天性病变和瓣膜病变的准确性。它可指导心包穿刺。

静息或负荷超声心动图可帮助胸痛或可疑急性冠脉综合征患者的初步诊断。它对心肌缺血和（或）梗死面积以及位置进行评估，明确CAD的严重程度，明确区域性室壁运动异常，并明确MI后机械性并发症，如梗死扩展、RV梗死、LV室壁瘤、LV血栓、缺血性MR及乳头肌断裂、急性VSD和心包积液。IV动图的对介质会使LV混浊，当声窗不佳时可提高图像质量。

因为它能够评估心脏结构、功能和血流动力学异常，多普勒超声心动图在各种临床情况下的潜在作用显而易见：

- 评估有"明显"心脏杂音的患者，以确认其病因的临床印象，或描述产生杂音的形态学和血流动力学异常的特征。
- 确定不明原因症状的原因：

1. 胸疼（由于CAD、AS、HOCM、MVP、心包炎或主动脉夹层）。

2. 气促[如CAD所致的收缩和（或）舒张功能障碍、心肌病、心脏瓣膜病]。

3. 中风（心源性栓子，如MS，LA或LV附壁血栓、赘生物、心房黏液瘤）。生理盐水造影超声心动图（"发泡试验"）可发现通过卵圆孔未闭（PFO）的右向左分流。

- 评估重症监护室有低血压或休克综合征的危重患者。扩张型心肌病患者若有节段性室壁运动异常，虽然没有特异性，但提示CAD可能是其病因。对于二尖瓣和（或）主动脉瓣

关闭不全的患者，尽管使用了血管扩张剂的药物治疗，渐进性LV扩张的超声证据有助于临床医师考虑采取手术治疗（瓣膜修复或置换），以防止不可逆的左室功能不全。

虽然多普勒超声在收缩期杂音的评价中可能有用，但是根据临床表现，如果感觉患者为"良性"收缩期杂音，则不应该开据这项检查。超声心动图对体检发现典型血流杂音的无症状患者的诊断价值不高。多普勒超声应该用于评价有心脏杂音和有症状的患者，或可能由于结构性心脏病引起杂音的患者。

多普勒超声可检测到哪怕是极少量的瓣膜反流，甚至在无任何心脏疾病临床证据的人。这就提出了一种可能性，即听到杂音不一定真正和多普勒超声发现有关。例如，如果听到收缩期杂音而被认为是由于MR，且多普勒超声显示轻微或轻度MR，临床医生就可能认定收缩期杂音因MR所致，实际上并非如此。因此，应注意不要过度解读这些多普勒超声的发现。

此外，超声诊断二尖瓣脱垂具有相当的"假阳性"率。探头方向的轻微改变可产生MVP形态。因此，尽管超声功能多样，但是最好在结合特定临床表现的情况下使用。

另一个创新领域是超声录像机的小型化（即"手持式"设备），使得在床边就很容易评估心脏病患者。但是，应将超声心动图视为仔细心脏体格检查的延伸，而不能替代体格检查。最好是用它作为一个明确性检查以确认临床怀疑的心脏疾病，而不是作为筛选诊断工具。以成本-效益评估的方式开据超声心动图检查对当今临床医生是一个挑战，同时又要为他或她的患者提供最好的照顾。

动态心电图：Holter监测及电话传输ECG/事件记录

图5-8：动态ECG（Holter）监测是一个有用的无创性技术，可在24小时普通日常活动过程中检测心律失常及其他的ECG异常。至关重要的是心电图记录与患者症状记录的相关性要准确，这样才能提供有价值的线索，以正确地解释Holter结果。切记，在24小时的监测期间许多患者不会有症状；约20%在有症状期间是一个正常的Holter记录；约

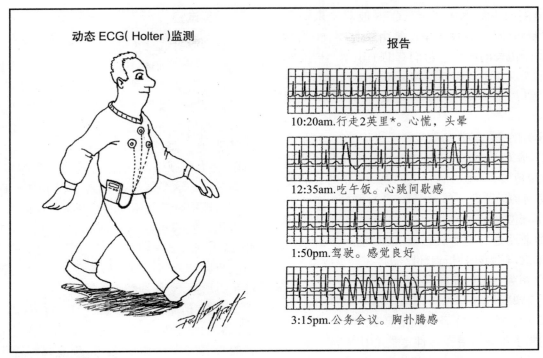

动态 ECG(Holter)监测　　　　　　　　　报告

10:20am.行走 2 英里 *。心慌，头晕

12:35am.吃午饭。心跳间歇感

1:50pm.驾驶。感觉良好

3:15pm.公务会议。胸扑腾感

图 5-8　*1 英里 ≈ 1.6km

10% 心律失常与症状相吻合。既然大多数患者在监测期间没有症状，患者在发作期间可激活的事件记录仪可能会提供更好的结果。

心悸、头晕、近乎晕厥或晕厥，特别是频繁发作，如果怀疑心律（如缓慢性或快速性心律失常）和（或）传导障碍（如心脏传导阻滞）是其病因，可通过 Holter 监测进行评估。对在正常窦性心率期间感觉明显心悸的患者，应进一步评估潜在的心理障碍。头晕是一个常见的症状，可能与不规则的心脏节律有关或无关。重要的是要记录头晕的发生时间，并将其与当时 Holter 监测的结果相联系。如果缓慢性或快速性心律失常时伴有头晕，可以提出适当的治疗方案。但是，在监测过程中没有症状，一过性心律失常或无心律失常并不能排除心律失常性晕厥。相反，动态记录往往发现临床微不足道的无症状性心律失常。心律失常很常见（特别是在 > 65 岁的成人）。因此很重要的是，在假设你已经确定病因之前，要确保症状发生在监测过程中观察到的心律失常或传导异常期间。高度 AV 传导阻滞的存在，尤其是如果与症状相关，可为需要植入永久性起搏器提供线索。相反，如果头晕期间 Holter 没有发生什么异常，必须考虑其他原因。

Holter 监测在以下方面也很有用：

- 评价疑似劳力型（ST 段压低）或静息型、变异型（ST 段抬高）心绞痛的阵发性胸痛。
- 诊断无症状性心肌缺血（即 ECG 上有缺血性 ST 段变化但没有胸痛），尽管其特异性有限。
- 评估抗心律失常药物、心脏消融和（或）器械（如心脏起搏器、除颤器）治疗的疗效或副作用（致心律失常性，即心律失常的恶化效应）。

对于脑或心脏症状发作不频繁和不可预测的患者，使用便携式外部（或较少见的皮下植入）事件记录仪可使其获益，该仪器具有记忆回路，可以由患者在发病时或心脏事件发生后启动。该设备将马上记录症状发作前数分钟的 ECG，并可电话传输用于解读。对于偶尔有症状的心律失常，该仪器比 24 小时动态 ECG 监测的成本效益更高。

信号平均心电图和 T 波电交替

在某些情况下（例如，急性 MI 后），一种相对简单、无创的电脑技术被称为信号平均心电图（SAE-CG），平均多个 QRS 波群，消除假性噪声，从而可以从心脏检测低振幅的电信号。QRS 波群的末端部分称为"晚电位"。这些晚电位是由缺血／纤维化心肌的非同步传导而产生。它们有助于识别由持续性室性心律失常（由于折返环路）所致猝死的高风险患者，特别是那些左室功能减低和低射血分数（＜40%）的患者。

图 5-9：左图：异常的信号——平均 ECG 显示晚电位。右图：既往 MI 患者的 VT 折返机制。在梗塞周围区（黑色圈）一个极为提前的电激动沿心室浦肯野纤维的两种通路之一传导下来（1），但另一个通路阻滞（2）。这种激动不仅使心室去极化，但也通过前面阻滞的通路进行逆行传导，从而启动一个折返性 VT。SAECG 可为此种折返环路的存在提供线索。

一个正常 SAECG 的预测值是相当不错（＞90%），用于识别 MI 后患者不太可能有室性心律失常，而异常 SAECG 的预测值要低得多。正常 SAECG 的患者发生潜在恶性室性心律失常风险的非常低。异常 SAECG 的患者发生总的心律失常风险约 20%（一半是致命的事件）。

研究表明，在运动或起搏过程中用电脑平均技术检测到的 T 波电交替（T 波形态和（或）振幅在每一心跳之间微伏变化）是一个有用的无创性工具，可以识别 VT-VF 和心源性猝死的高风险患者。

倾斜试验

直立倾斜试验（用或不用同时给予异丙肾上腺素、β 激动剂或硝酸甘油，一种用来诱发晕厥的血管扩张剂）可能是一种有用的无创性诊断工具，可用于评估那些疑似血管迷走神经（神经源性）晕厥的患者。在后者中，直立时迷走神经张力增加而交感神经张力下降，引起低血压（继发血管扩张），和（或）伴有晕厥或晕厥前兆（感觉晕厥即将发生）的心动过缓。这个试验在病史、体格检查、ECG 或其他无创性检查没有相关的心脏疾病证据的患者中特别有用。发病机制包括增加的静脉血液汇集在下肢，减少回心血量和心室充盈，这反过来又引起剧烈心肌收缩和激活心室机械感受器，从而导致迷走神经张力增加，交感神经张力降低。

图 5-10：神经心源性晕厥患者的倾斜试验。倾斜试验的目的是诱发晕厥事件，此时应密切监测患者的心率、心律及血压反应。在直立倾斜期间，当发生低血压或心动过缓相关的晕厥或晕厥前兆，即认为该试验是阳性，患者返回到仰卧位置。基线显示仰卧心率和血压。此例患者，经过 22 分钟的直立倾斜，血压下降至 70／25mmHg，并发生晕厥（由 Albert A. Del Negro 医生提供）。

通常，在考虑为神经心源性晕厥的患者中，

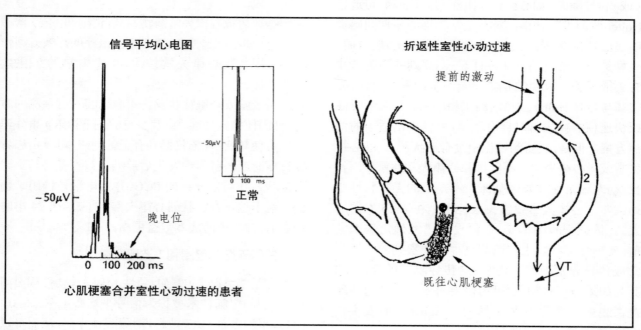

信号平均心电图

折返性室性心动过速

提前的激动

晚电位

正常

−50μV

0 100 200 ms

心肌梗塞合并室性心动过速的患者

既往心肌梗塞

VT

图 5-9

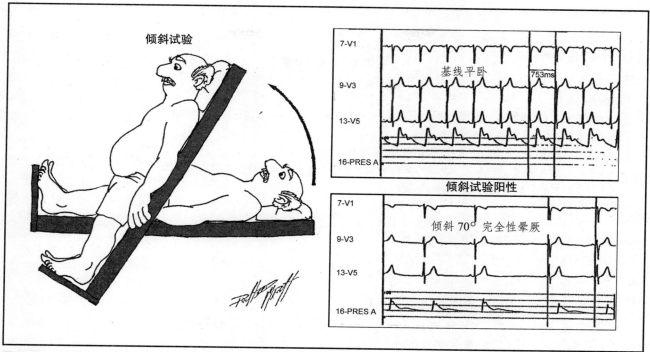

图 5-10

30%~40% 在无药物诱发的情况下直立倾斜试验为阳性,如果给予异丙肾上腺素或硝酸甘油溶液,阳性率可高达 80%。一旦治疗结束,可通过复查直立倾斜试验来证实治疗效果。这些治疗如高盐饮食、增加液体摄入量、氟氢可的松（Florinef),可增加血管容量;β 受体阻滞剂和达舒平,可减弱左心室的收缩力。同时还有其他潜在的疗法,如选择性血清素再摄取抑制剂（SSRIs)、透皮东莨菪碱、麻黄碱、茶碱、米多君和起搏器治疗。应认识到的是,倾斜试验结果的可重复性不高。相反,15%~20% 以上无神经心源性晕厥的患者直立倾斜试验结果可能为假阳性（特别是使用较为宽松的试验方案)。但是,对于无器质性心脏疾病的晕厥患者,在最初的评估中倾斜试验的诊断价值要远高于电生理学研究（EPS 中,将电极放入心脏,可精确地记录"内部 ECG")。

运动与药物负荷试验,包括核素和超声心动图成像

ECG 运动负荷试验是心脏病学领域最有用和广泛使用的无创性工具之一。负荷试验最常见的适应证包括确定胸痛患者的 CAD 诊断,评估稳定型心绞痛或 MI 后患者的预后和功能能力,评估运动

诱发的心律失常,在心肌血运重建术（PCI、CABG)后评估心肌缺血。

图 5-11 总结了运动试验明确的和可能的适应证。

在标准 ECG 负荷试验（Bruce 方案),患者在跑步机上运动,每隔 3 分钟增加速度和坡度,在试验过程中同时监测症状、达到的峰值心率、BP 和心电图反应（特别是 ST 段位移,其幅度、起始时间和分辨率)、心律失常和运动能力。禁忌证包括不稳定型心绞痛、急性 MI、快速房性或室性心律失常、控制不良的 CHF、严重瓣膜性 AS、心肌炎、最近患病或不配合的患者。

图 5-12:正在接受跑步机运动负荷试验的患者。请注意,此例患者,ST 段下斜压低持续 5 分钟后进入恢复期,符合心肌缺血的显著阳性反应,可见于患左主干或三支病变 CAD 的患者。

一般来说,运动能力（即锻炼持续时间）是 CAD 患者很强的预后指标。与那些运动不能超过 6 分钟（第二阶段）的患者相比,那些在跑步机上运动＞9 分钟（根据标准 Bruce 方案为第三阶段）且心率至少达到年龄预测的最大心率（220 减去年龄）85% 的患者预后较好。在 Bruce 方案,运动负荷（即速度、等级）每 3 分钟间隔进行递增,从第一阶段的 1.7 英里 / 小时（mph)、10% 级提升到第二阶段的

图 5-11

运动试验的临床适应证

明确的适应证
- 协助可能患 CAD 且有症状患者的诊断（特别是非典型胸痛且有中间 CAD 可能性的中年男性）
- 评估已知 CAD 患者的功能能力和预后
- 评估运动诱发心律失常的有症状患者（例如,在体育运动中心悸）
- 评估患有先天性、瓣膜性或高血压性心脏疾病或慢性心脏衰竭的选择性患者的功能状况
- 评估可能需要心脏移植的患者的功能状态

可能的适应证
- 评估有多种 CAD 危险因素的无症状中年患者
- 评估有 CAD 危险因素的不典型胸痛女性
- 协助服用洋地黄或心电图异常妨碍解读的患者的 CAD 诊断 *
- 评估对治疗的反应（药物、介入和（或）外科手术）
- 连续性评估（1~2 年一次）已知 CAD 的患者
- 在血管手术前或急性 MI 后评估风险
- 评估无症状的 40 岁以上男性和 50 岁以上女性,若他们打算开始剧烈的运动项目或从事其心脏损害可能会影响公共安全的职业（如飞行员、警察、消防员、巴士司机）

* 核素或超声心动图成像的负荷试验在这些患者是一个合理的选择。

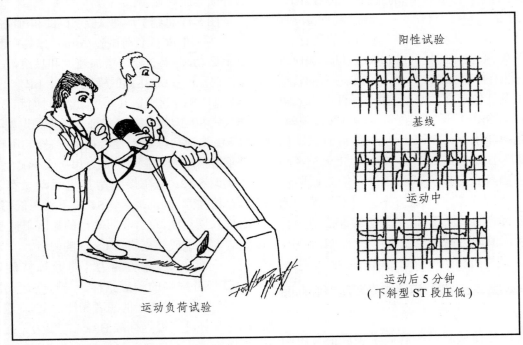

图 5-12

2.5mph、12% 级；第三阶段的 3.4mph，14% 级；第四阶段的 4.2mph，16% 级。

运动负荷试验高风险（即严重 CAD）的临床线索包括：

- 没有心肌缺血就不能完成 6 分钟（第二阶段）的 Bruce 方案。
- 低消耗量（如≤ 6.5 METS）。MET（代谢当量）是基础代谢所需的能量单位，即指一个人在完全休息，它接近每分钟每千克体重 3.5mL 氧。
- 早期阳性试验，如不到 3 分钟发生心肌缺血，或在峰值心率低（例如，<120 次 / 分）但无 β 受体阻滞剂治疗（β 受体阻滞剂降低心率）时发生缺血。
- 收缩期血压下降（如 > 10mmHg）或反应平坦（峰值 < 130mmHg）。
- 显著 ST 段水平或向下斜压低（如 > 2mm）。
- 多个导联 ST 段压低。
- 停止运动后长时间 ST 段下移（如 > 6 分钟）。
- ST 段抬高但无病理性 Q 波。
- 左室功能不全的征象（奇脉交替、肺部啰音、S3 奔马律和 MR 的杂音）。
- 运动过程中或运动后频发 PVCs 或 VT。
- 运动后心率延迟下降或恢复。
- 严重的运动诱发性心绞痛。
- 负荷核素或超声心动图图像有较大的和（或）多个可逆性心肌灌注缺损或局部室壁运动异常，伴有运动诱发的 LV 腔扩张（及放射性同位素肺摄取增加）。

但是，应当认识到，负荷试验对冠心病诊断的预测价值依赖于试验前 CAD 的可能性。也就是说，"假阳性"（在无 CAD 的患者发现有心电图变化）和"假阴性"（漏诊 CAD）的概率与疾病在接受测试人群中的患病率有关（贝叶斯定理）。运动试验在试验前有中度 CAD 可能性的患者中最有用（例如，一位非典型胸痛且静息心电图正常的中年男性）。如果运动试验期间发生典型的胸痛和 ST 段水平或下斜压低 > 1mm，预测值 > 90%，而在运动试验阴性的患者，CAD 的可能性只有 10%。在试验前有高度 CAD 可能性的患者（即有典型心绞痛及风险因素的中年或老年男性和老年女性），运动试验对诊断 CAD 帮助不大，并有可能导致错误确认，即如果试验结果为假阴性，则不需要进一步评估和治疗。相反，运动试验在年轻、无症状个体，尤其是没有危险因素的女性（冠心病的可能性非常低）中，"假阳性"比"真阳性"的结果可能会更容易产生，这可能会导致不必要的残疾和不必要的额外检查，甚至有创性和（或）治疗。

由于公众对 CAD 检查方法的意识提高，在低危患者中，要求进行负荷试验的人数在逐步上升。但是，既然这种检查只会增加费用而不会提高诊断的准确性，就应该缓和这种增加趋势。试验前中度 CAD 可能性的患者是运动试验的最佳候选人，这是因为显著的阳性结果基本上可以确立诊断，而明确的阴性结果会使 CAD 可能性降为低度。

"假阳性"运动诱发的 ST 段变化（即不是由于心肌缺血）常见于：

- 预先存在的静息 ST 段压低 > 1mm。
- 压力负荷过重（如高血压、主动脉瓣狭窄、肥厚型心肌病）。
- 电解质紊乱（如低钾血症）。
- 药物（如洋地黄）。
- 二尖瓣脱垂的女性。
- 绝经前 ST 段改变的女性（这可能在某种程度上是由于年轻男性有较高的 CAD 发病率）。
- 左心室肥厚伴"劳损"。
- 左束支传导阻滞（LBBB）。
- 起搏心室节律。
- 预激（WPW）综合征。
- 过度换气。

对于在跑步机或自行车上无法进行充分运动的患者（由于严重周围血管疾病、骨科疾病或肺疾病），可用药物负荷试验来进行：

- 强效血管扩张剂，如双嘧达莫（潘生丁）、瑞加德松（Lexiscan）或腺苷（特别是对那些有左束支阻滞或起搏心室节律者），结合铊或异丁基异腈"冷点"扫描，从收缩的血管产生冠状动脉血流（"盗血"），显示相对低灌注和降低的示踪剂摄取，或

图 5-13

药物负荷核素灌注扫描或超声心动图的候选患者

- **不能运动的患者**
a) 下肢的骨科问题
b) 风湿性疾病
c) 神经系统疾病
　(1) 继发脑血管意外的瘫痪
　(2) 累及下肢的严重神经病变
　(3) 原发性骨骼肌肉疾病
d) 严重的肺部疾病或哮喘
- **周围血管疾病**
a) 下肢跛行
b) 较大的腹主动脉瘤
c) 静脉功能不全伴严重下肢水肿
- **严重心血管失调**
- **全身虚弱**
- 药物治疗使用 β 受体阻滞剂或钙通道受体阻滞剂，可能会阻止心率增加至超过 85% 最大年龄预测心率。

- 正性肌力药（如多巴酚丁胺）会提高心率和血压（特别是那些有严重肺部疾病或哮喘者）。在多巴酚丁胺输注过程中，当观察到 LV 运动减弱或运动消失时，说明多巴酚丁胺超声心

动图负荷试验对心肌缺血是阳性结果。若低剂量多巴酚丁胺改善了静息时异常的室壁运动，表明存在有存活的顿抑或冬眠心肌。

图 5-13 总结了药物负荷试验的适应证。

在显著 CAD 的检测方面，运动试验通过结合以下方法，将其诊断的准确率从平均敏感性约 65%（单支病变最低，多支病变最高）提高到 85%~90% 的范围内：

- 放射性核素，如使用单光子发射计算机断层显像（SPECT）的铊 -201 或锝 -99m 异丁基异腈（Cardiolite）或替曲膦（Myo-view）静息和负荷心肌灌注成像。其可能显示示踪剂摄取的可逆性减少（局部缺血）和（或）固定的（梗死）灌注缺损（"冷点"）。

- 超声心动图检查，可能显示减弱或消失的收缩期室壁增厚和（或）新的或恶化的室壁运动异常，如运动减弱（减低的室壁运动）、运动消失（无室壁运动）、运动障碍（室壁矛盾运动）。这些有价值的成像技术在识别负荷 ECG "假阳性" 结果方面提高了敏感性（尤其是特异性）。

图 5-14：接受核素心肌灌注显像的患者。通过在跑步机运动前使用铊 -201 或锝异丁基异腈（Car-

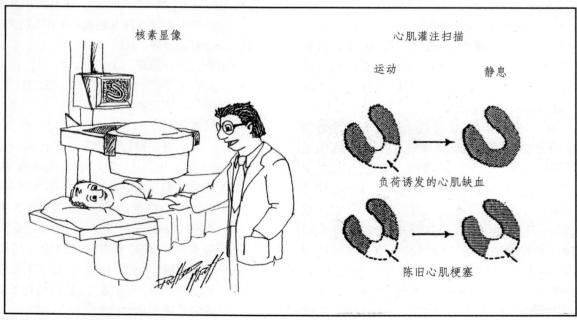

图 5-14

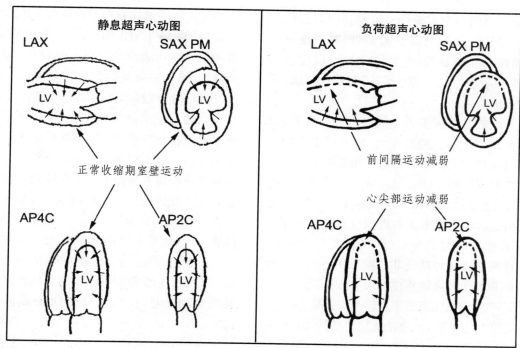

图 5-15

diolite）注射评估心肌灌注。检查将运动后和静息时心肌核素的分布进行比较。在 1 例患者，负荷诱发心肌缺血，示意图显示放射性核素缺损，休息后消失。在另 1 例患者，有陈旧心肌梗死，缺损持续存在。如果患者不能进行运动，可进行静脉注射双嘧达莫（或腺苷）结合铊或异丁基异腈显像，或多巴酚丁胺负荷超声心动图检查。

图 5-15：负荷超声心动图检查的示意图。检查将运动后即刻的收缩期室壁运动和静息时收缩期室壁运动进行比较。左图，静息时室壁运动正常。运动后马上有前间隔及心尖部室壁的运动减弱（箭头），表明 LAD 冠状动脉存在高度狭窄。

与核素负荷试验比较，负荷超声在检测 CAD 方面能提供同样的准确性（敏感性略低，但特异性更好），且其成本 - 效益更好（图 5-16）。负荷超声对在灌注显像上有可疑缺损的患者可能具有特殊的价值。负荷超声和放射性核素负荷试验都是无创性成像方式，对一些需要弄清楚诱发性心肌缺血的存

图 5-16

负荷超声心动图

静息 LV 室壁运动	峰值负荷 LV 室壁运动	临床意义
正常室壁运动及心内膜增厚	高动力和对称性室壁增厚	正常或非常低的 CAD 可能性
正常室壁运动及心内膜增厚	运动减弱、运动消失或反常运动	CAD（心肌缺血）但无 MI
运动减弱或运动消失，伴部分或全部心内膜增厚	增强（室壁运动增加），运动减弱、运动消失或反常运动	非透壁 MI，有存活顿抑心肌（如果增强），缺血性心肌（如果恶化），或冬眠心肌（如果可见双相反应）
运动消失和变薄的室壁	运动消失或反常运动	透壁 MI，无心肌存活

在、分布或阈值的情况有帮助。这些情况包括临床高度怀疑 CAD 但运动负荷试验阴性，临床低度怀疑 CAD 但运动负荷试验阳性，非诊断性运动负荷试验，在多支病变 CAD 识别"罪犯"血管，CABG 手术后或 PCI 后评估。

当在重要的非心脏手术（例如血管外科手术）术前考虑血运重建和危险分层时，核素或多巴酚丁胺负荷试验对制订决策非常有用。在低运动负荷量时出现多个部位的可逆性心肌缺血（心肌灌注缺损和（或）超声室壁运动异常），一过性 LV 腔扩张，以及核素负荷试验时肺摄取放射性同位素增加（左室功能障碍的证据），这些是 CAD 高危人群的线索。应考虑对这些患者在择期的非心脏手术之前进行冠状动脉造影和可能的血运重建。

"假阳性"核素试验可能来自软组织衰减伪像，如可见于乳房较大的女性（前壁的乳房衰减伪像）和膈肌上抬（下壁的膈肌衰减伪影）或 LBBB（室间隔灌注缺损）的患者。此外，在右室容量负荷过重、LBBB、WPW 和心脏手术后的患者可见异常的室间隔活动。

当侧枝循环掩盖单支病变 CAD，或"平衡"的低灌注掩盖多支血管病变时，可发生"假阴性"核素试验。例如，三支病变引起的整体（"平衡"）心肌缺血有时可能会因核素扫描时示踪剂摄取的统一减少而被忽视。在 LAD、RCA 和左回旋支动脉检测显著狭窄的总体敏感性分别为约 85%、80% 和 65%。同样地，难以获得良好的超声波图像（由于身体状况、慢性肺病或技术人员缺乏经验），以及需要图像尽可能接近运动高峰期，都可能会导致非诊断性超声结果。在这些情况下，可能需要进行冠状动脉造影来评估"假阳性"或"假阴性"结果。一般情况下，负荷超声和核素显像方式之间的选择取决于患者因素如超声成像窗口（通过超声充分显示心脏结构的能力），以及乳腺组织和（或）核素扫描时膈肌衰减伪影，或当地专家的意见、可用性和成本。

只要有可能，运动试验（相对于药物）是怀疑甚至已知 CAD 患者负荷试验的首选方法。这是因为某些运动变量，如那些用在 Duke 跑步机积分（在 Bruce 方案运动时间的分钟数—5×ST 段偏移 mm—4× 运动心绞痛 [0= 无，1= 非限制，2= 限制]），能够提供有价值的预后信息，将患者分为高风险（评分 < -10）、中风险（得分 -10 至 +4）和低风险（评分 ≥ -5）等亚组。

严重三支或左主干 CAD 的线索包括早期发生的限制性心绞痛（limiting angina）伴有显著

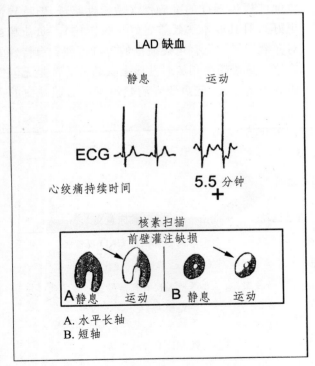

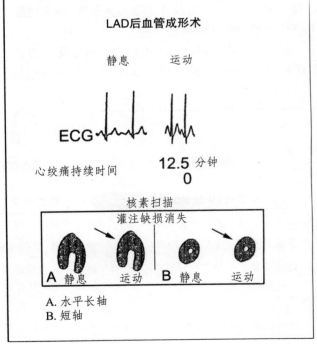

图 5-17

（≥ 2mm）的 ST 段下斜型下移,其发生在多个导联,低运动量即可诱发,持续＞ 6 分钟进入恢复期,伴有运动引起的低血压、变时功能不全(SA 结不能加快速度),以及高级别的室性心律失常。当运动试验结合核素和（或）超声成像研究时,较大可逆性心肌灌注缺损或多个超声室壁运动异常,以及肺摄取放射性核素增加(渗漏,如 CHF 液体)和一过性 LV 腔扩张可为严重心肌缺血引起的左室收缩功能障碍提供额外的线索。

运动 ECG 诊断和预测的准确性取决于研究的患者人群,"假阳性"试验结果在女性相对常见,尤其是在那些 CAD 可能性较低者。请记住,运动 ECG 在有 LV 肥厚、LBBB、WPW 综合征或洋地黄治疗(可能会混淆心电图表现)时没有诊断价值。在这些情况下,辅助性核素或超声成像可能对检测心肌缺血的征象有用。

图 5-17:左前降支(LAD)冠状动脉经皮腔内血管成形术(PTCA)术前(左)、术后(右)的铊 -201 负荷显像图和 ECGs。左图,注意运动 5.5 分钟时发生心绞痛,显著的 ST 段下斜型压低并伴有前壁灌注异常。右图,PTCA 术后 ECG 跟踪和灌注扫描正常,患者在运动 12.5 分钟时没有发生症状。

放射性核素心室和正电子发射断层扫描

ECG 门控心脏血池扫描,也称为多单元门控采集(MUGA)的核素扫描或放射性核素心室造影,是另一种有价值的工具。这种扫描用放射性物质(99m 锝标记的红细胞)的示踪剂量来直接"观察"LV 和 RV 腔大小、结构、局部和整体室壁运动及功能(射血分数)。

图 5-18:放射性同位素 ECG 门控心脏血池(MUGA)扫描,本质上是一个放射性核素心室造影(左前斜 [LAO] 位)。用放射性核素标记的血红细胞,图像是由 ECG 的 R 波触发或"门控",并获得多个心动周期的图像。在舒张末期和收缩末期测量 LV 和 RV 内的放射性物质数量,并计算射血分数。在这例患者,舒张末期和收缩末期帧显示正常的 LV 和 RV 室壁运动和功能。

MUGA 扫描可对 CHF 和 MR 或 AR 患者的风险评估或射血分数的连续评价中有用,特别是监测化疗药物如多柔比星(阿霉素)对 LV 功能的影响,

此时 LV EF 的精确测量是非常关键的。超声心动图是临床实践中许多心脏病学专家首选的检查方法,因为它通常更便宜,更简单(即不涉及放射性和随之而来的问题),并提供了关于心脏结构和瓣膜功能的其他重要的详细解剖信息(例如瓣膜病、LV 肥厚和 LA 大小、心包积液、LV 血栓的评估)。MUGA 扫描需要静脉穿刺和辐射暴露。

在 CAD 患者,MUGA 扫描或超声显示的局部和整体 LV 功能障碍导致的射血分数降低可能是不可逆性心肌坏死(瘢痕)或严重心肌缺血的结果,但是存活的(冬眠)心肌在冠状动脉血运重建后有可能恢复功能。正电子发射断层扫描(PET)可无创性评估心肌存活性,这是一项使用代谢剂 18 - 氟脱氧葡萄糖(FDG)的特殊核素显像技术,由心肌细胞摄取葡萄糖类似物,以及血流踪剂如 13-N ammonia 或铷 -82 来同时评估心肌代谢和灌注。血流量减少的区域 FDG 摄取增高(代谢 - 血流"不匹配")是存活(冬眠)心肌的特征。虽然 PET 显像被认为是评价存活心肌的"金标准",但它的使用受到高成本和缺乏广泛可用性的限制。后期延迟(24 小时)重新分配或休息,再注入铊 -201 或锝 - 99m SPECT 心肌灌注显像显示示踪剂摄取提高(＞ 50%)(保留了细胞的完整性),可识别冬眠心肌。在低剂量多巴酚丁胺的正性肌力刺激下,负荷超声显示室壁运动改善(收缩储备),也可识别冬眠心肌。

计算机断层扫描和磁共振成像

传统的计算机断层扫描(CT)使用薄的 X 线束来获得心脏、心包、大血管的详细横截面图像。虽然

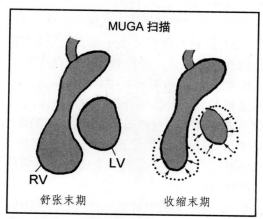

图 5-18

冠状动脉钙化 CT 扫描

正常冠状动脉　　　左前降支冠状动脉的广泛性钙化

图 5-19A

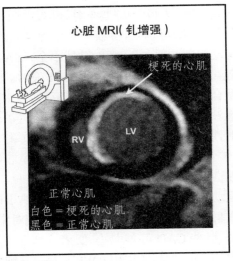

心脏 MRI（钆增强）

梗死的心肌

RV　LV

正常心肌
白色 = 梗死的心肌
黑色 = 正常心肌

图 5-19B

无创，CT 成像使患者暴露于电离辐射，经常需要使用静脉碘化造影剂，其主要用途是检测主动脉夹层和动脉瘤、肺栓塞，并评估心包和心肌疾病。

电子束 CT（EBCT）或超高速 CT 扫描是一项评估心脏病患者的较新的方法，已引起很多关注。基本上由于大量市场宣传的结果，所谓的"心脏扫描"日益深入人心，特别是在"疑似病症"的人群[即既往没有 CAD 和（或）心绞痛诊断]或在那些非典型胸痛的人群，可作为一种快速、无创性"筛选"方法，以评估 CAD 的潜在风险。EBCT 远远优于胸部平片和透视，能够检测冠状动脉钙化。

图 5-19A：接受 EBCT 的患者。注意冠状动脉有大量钙化（白）。钙的量可以使用"Agatston 评分"（<100= 轻度，100~400= 中度，>400= 重度）来量化。冠状动脉钙化的量越大，动脉粥样硬化斑块负荷和冠脉事件的风险就越大。

虽然冠状动脉钙化是动脉粥样硬化一个广为接受的标记，但它的存在并不一定表明显著管腔变窄或精确的狭窄部位。该检查还不能检测非钙化、无症状性软斑块，后者若破裂可导致显著的心脏事件。斑块破裂是急性冠脉综合征的常见原因，它与斑块的脂质成分和炎症性质有关，而不是钙的量。但一般情况下，低的冠脉钙化评分（虽然不能排除冠状动脉粥样硬化的存在）确实表明固定阻塞性 CAD 的可能性较低。

相反，尽管高的冠脉钙化评分与严重的斑块负荷（经常有阻塞性病变）有关，但许多粥样硬化斑块含有钙，但不限制血流。事实上，冠状动脉钙化甚至有可能见于冠状动脉造影被认为是"正常"的患者。由于 EBCT 扫描不能直接确定冠状动脉阻塞（或该堵塞的生理效应）或识别不稳定性（"破裂倾向"）动脉粥样硬化斑块，就不应该将它视为核素和（或）超声负荷试验的替代方法，或视为冠状动脉血管造影来描绘冠状动脉解剖。

EBCT 冠状动脉钙化评分在怀疑 CAD 患者的诊断和管理中的作用目前尚不清楚。冠状动脉钙化评分独立于传统危险因素预测未来冠状动脉事件的程度仍有待确定。因此，用 EBCT 进行风险评估必须对成本（资金的和情感的）和因试验结果可能导致患者和医生焦虑而进行不适当的、有创的和昂贵的冠状动脉评估的风险进行权衡。专业协会目前不建议 EBCT 用于无症状成人的一般筛查。但是，冠脉钙化评分的选择性使用，可能有助于有明显中间风险的个人筛查，以帮助指导积极的生活方式和风险因素的调整，以及有助于非典型胸痛且低风险 CAD 患者的评估。

薄层多排 CT（MDCT）是另外一种无创性成像技术，在冠状动脉钙化的检测和定量方面与 EBCT 相关性好。EBCT 以"停止并拍摄（stop and shoot）"方式在患者的床被推到 CT 扫描仪时采用快速振荡电子束顺序地获取独立的 CT 切片，与此不同，MDCT 用同时转动 X 线管和连续移动患者的床以盘旋式（spiral）或螺旋式（helical）来迅速取得数据。较新的 MDCT 扫描仪使者转动更快,每旋转能获得高达 64 排（或更高）。强化 MDCT 冠状动脉造影目前正在应用于无创性显示冠状动脉狭窄,并评估冠状动脉支架和旁路移植物的通畅性。MDCT 的阴性预测值高,使得它在试验前低 CAD 可能性的有症状患者中排除显著冠状动脉狭窄特别有用。有着现在可用的 64 排 CT 和将来可达 320 排 CT 扫描机,MDCT 在选择性患者中,有可能从一个有用的辅助检查方法成为一个可替代有创性冠状动脉造影的检查方法（图 5-33）。

心脏磁共振成像（MRI）是另一个无创性成像技术,用强磁场和射频波来生成心脏、心包、大血管的高分辨率图像,不需暴露于电离辐射或使用碘化造影剂。如 CT 一样,MRI 检查可提供详细的解剖信息,在主动脉瘤和夹层、心包疾病、心肌疾病、心脏肿瘤、RV 发育不良和许多先天性心脏缺陷的评估方面是非常有用的。快速采集序列可以产生展示左室功能及室壁运动的高品质电影模式图像。在超声声窗不理想时,多巴酚丁胺负荷 MRI 是多巴酚丁胺负荷超声的一个有用的替代检查。这方面已经取得多项最新的进展,如近端冠状动脉、冠状动脉先天异常、旁路移植的成像,以及静脉注射一种顺磁造影剂 - 钆评估心肌灌注。血管扩张剂腺苷可联合应用于 MRI 以引发心肌缺血,作为一种类药物负荷灌注成像研究。已证明静脉注射钆延迟增强 MRI 成像能可靠地识别梗塞组织（瘢痕）,其滞留了造影剂,相对于存活的、可逆性心肌缺血的心肌,呈现"超级增强"。

图 5-19B：一例前间壁心肌梗死患者的心脏造影增强 MRI（短轴切面）。请注意与正常、存活的心肌（黑色）相比,梗塞、没有存活的心肌呈现超级增强（白色）。

MRI 是心脏起搏器和 ICDs 患者的禁忌检查。除旧的 Starr-Edwards 球笼瓣膜外,MRI 可以安全地对机械瓣膜和冠状动脉支架的患者进行检查。但是,患幽闭恐怖症的患者可能难以躺在 MRI 扫描仪的"隧道状"密闭空间内。值得注意的是,钆的使用与肾源性系统性硬化有关,其是系统性硬化的一种迅速进展的类型,如果可能的话,应该避免用于肾功能受损的患者。

专门的介入检查技术

现代心导管和电生理实验室是一个复杂的环境,危重患者在其内经常接受各种类型的诊断性和治疗性操作。这些以导管为基础的技术复杂、昂贵,在积极的心脏介入和管理治疗的成本推动的时代,本节讨论这些技术的适当的临床适应证和实际应用。

心导管检查:冠状动脉造影和左心室造影

目前,包括冠状动脉造影和左心室造影的心导管检查是"金标准",用于 CAD 诊断及其病变部位、范围和严重程度的量化（% 狭窄）,并对是否考虑进行药物治疗、经皮冠状动脉介入治疗（PCI）或搭桥手术做出治疗决策。通过心导管的方法,可以测量心脏内压力,评估氧饱和度,并通过注射不透射线的造影剂来明确冠状动脉和大血管的解剖、左心室室壁运动和功能等情况。

图 5-20：心导管检查。指引导管经由鞘管在腹股沟（臂或腕）插入股（肱或桡）动脉,经过主动脉进入冠状动脉。注入 X 线造影剂以检测任何的变窄。该示意图显示左前降支冠状动脉的近端部分显著变窄。请注意,左心室造影可检测到不同程度的节段性室壁运动异常：运动减弱（室壁运动减低）、运动消失（无室壁运动）、反常运动（室壁矛盾运动）。

支持转诊心导管检查的临床症状包括：

- 不稳定或恶化的心绞痛。
- CHF 和瓣膜功能不全。
- 疑似急性 MI 或心源性休克。
- 似乎是起源于心脏的一个不清楚或有困惑的问题。

应考虑对以下患者进行冠状动脉造影检查：负荷试验强阳性且有广泛心肌缺血证据的患者,心源性猝死幸存的心绞痛患者,或曾接受 PCI 或 CABG 治疗随后症状复发的患者。它可用于明确旁路移植物或自身血管是否堵塞（或再狭窄）,并且在接受心脏瓣膜手术的心脏瓣膜病的患者,可明确在解剖学证据令人信服的情况下,是否应同时进行 CABG 治疗。

一些患者反复发作胸痛,多次接受昂贵的住院治疗,无创性检查结果是阴性或模棱两可。这些患者可因为这些症状而发生严重的残疾,通过冠状动

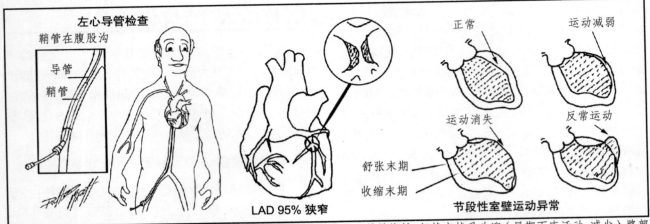

左心导管检查

鞘管在腹股沟

导管

鞘管

LAD 95% 狭窄

正常

运动减弱

运动消失

反常运动

舒张末期

收缩末期

节段性室壁运动异常

注：在美国，股动脉是最常见的入路部位，桡动脉途径虽然在技术上更具挑战性，但越来越受欢迎（早期下床活动，减少入路部位出血并发症，提高患者的舒适度），尤其是在重度 PAD 或病态肥胖的患者。

图 5-20

脉造影排除 CAD 可使他们获益，从而排除不确定性，增强自信心，加快患者恢复正常积极的生活。

在可疑变异型心绞痛和冠状动脉正常的患者，麦角新碱马来酸（一种使冠状动脉痉挛的药物，在约 9% 患者可产生局部痉挛）可作为一种激惹剂用于冠状动脉造影。然而，由于可发生危及生命的心律失常和（或）对硝酸盐反应差的严重痉挛，麦角新碱马来酸激惹试验不应该用在没有严密监护的情况下。

不太常见的心导管检查适应证包括有早发 CAD 和（或）死亡多发家族病史的患者，以及"应知"的情况（例如航空公司飞行员）。然而，不是每一位"可能有"心绞痛的患者需要冠状动脉造影检查，特别是如果试验前显著 CAD 的可能性极低，适当的（85% 年龄预测的最大心率）无创性负荷试验未显示患者有任何心肌缺血的证据。

心脏导管检查将回答这些关键问题，如"患者是否有显著的 CAD？""患者是冠状动脉治疗的合适人选吗？如果是，何种治疗（PCI/CABG）最合适？"血管内超声（IVUS）显像可直接显示血管壁，冠状动脉压力导丝衍生的血流储备分数（FFR）可提供跨冠状动脉狭窄压力差的生理测定，它们都可辅助评估冠状动脉造影不能很好显示冠状动脉狭窄的解剖性和功能性严重程度的缺点，帮助指导球囊血管成形术和支架手术。

在一般情况下，经皮冠状动脉介入治疗（PCI，包括 PTCA 或支架）的最常见适应证包括：

- 一支或多支冠状动脉有严重解剖性（≥ 70%）或生理性（FFR<0.80）狭窄，伴有反复心肌缺血发作的证据，不稳定型心绞痛，"失败的"负荷试验。
- 急性 MI 梗死相关冠状动脉的狭窄。

在过去的几年里，PCI 进展很大，现在可对多支病变 CAD 的患者和旁路移植物的患者实施治疗。目前解决冠状动脉再狭窄的更多精力主要放在通过血管内放射治疗（腔内放疗）和药物洗脱支架限制内膜增生。

心导管检查，特别是左心室造影和瓣上主动脉造影，在拟行机械性（PCI、瓣膜成形术）和（或）外科手术治疗的患者，除了明确解剖结构和提供冠状动脉"走行图"，还可以帮助评估 LV 腔大小、局部室壁运动异常、整体 LV 功能（射血分数）、结构异常（例如 LV 室壁瘤、血栓）以及二尖瓣和（或）主动脉瓣疾病的存在和严重性。CAD 患者在额外收缩（PVC）或给予硝酸甘油后，左心室造影显示可逆的室壁运动异常。这种可逆的室壁运动减弱或运动消失常表明在 CABG 或 PCI 后有改善。

图 5-21：冠状动脉造影的示意图（左冠状动脉的右前斜位和右冠状动脉的左前斜位）。

图 5-22：左心室造影的示意图。通过在 LV 和主动脉内分别注射造影剂，可以粗略估计二尖瓣和（或）主动脉瓣关闭不全的程度，基于 1 + 至 4 + 的分级将其表示为轻度至重度（图 5-23）。

图 5-23：对比剂造影显示瓣膜关闭不全严重程

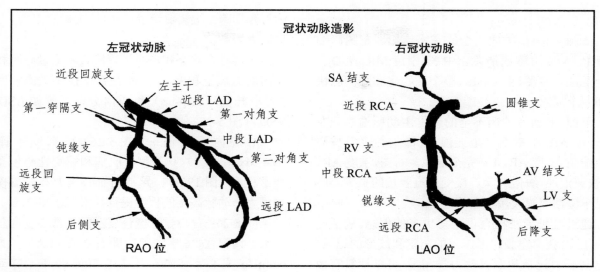

图 5-21

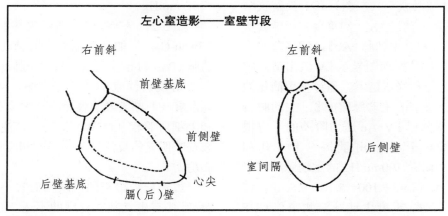

图 5-22

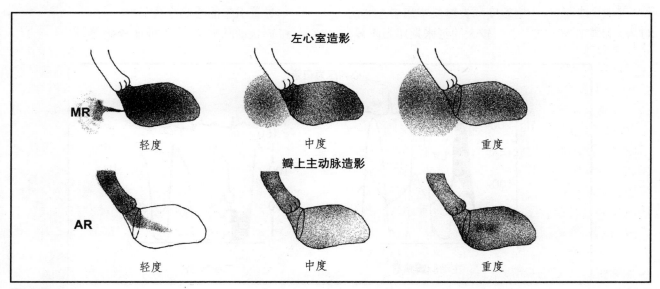

图 5-23

度的示意图：

上图，二尖瓣关闭不全的左室造影。左图，"细微烟状"MR被迅速清除。中图，中度MR，左心房完全混浊。右图，重度MR，整个左心房和肺静脉快速和完全混浊。

下图，主动脉关闭不全的瓣上主动脉造影。左图，轻度AR，左室不完全混浊，在每一心跳后被清除。中图，中度AR，LV完全混浊。右图，重度AR，LV快速混浊，缓慢清除。接受反流容量的扩大心腔可见于慢性瓣膜关闭不全的患者。

通过心脏导管检查可获得更多的信息，包括心脏内压力、狭窄瓣膜跨瓣压差的测定和波形的记录。从这些压力记录和血流动力学测量，可以计算有效瓣口面积（Gorlin公式）（图5-24）。

图5-24：主动脉瓣狭窄（左图）和二尖瓣狭窄（右图）的压力波形。请注意，一例重度主动脉瓣狭窄患者左心室（LV）和升主动脉（Ao）之间显著的收缩期压力阶差。主动脉搏动图显示LV流出道固定狭窄的典型小隆切迹和峰值延迟。通过使用简化的Gorlin公式可估计狭窄的主动脉瓣面积：主动脉瓣面积等于心输出量除以LV-Ao压力阶差的平方根（图15-5）。因此，对于心输出量每分钟5升和LV-Ao收缩期压力阶差100mmHg的主动脉瓣狭窄患者，主动脉瓣口面积=5÷100= 5/10 =0.5cm²。请注意，对于Gorlin公式，重度主动脉瓣狭窄伴CHF的患者如果心输出量也低，可仅有相对低的压力阶差。右图，请注意，一例重度二尖瓣狭窄患者左心房（LA）和左心室（LV）之间较大的舒张期压力阶差。

因舒张期跨二尖瓣血流受阻（"二尖瓣阻塞"），左心房压力增高。

通过结合右心和左心导管检查术测量心腔和血管内的血氧饱和度，可判断是否存在血氧饱和度的"逐步升高"（step-up）和心内分流（例如ASD或VSD）（图5-25）。

心腔内压力记录（图5-26）可有助于评估HOCM（图16-5）、扩张型心肌病和缩窄性心包炎的严重程度（图19-9）。异常的右心压力和充盈模式也可为肺动脉高压的程度提供线索（图20-3）。

图5-26：右心导管检查显示的正常心腔内压力记录。请记住"6字法则"，即右心房（RA）压力≤6mmHg、右心室（RV）压力≤30/6 mmHg，肺动脉（PA）压力≤30/12 mmHg，肺毛细血管楔压（PCWP）≤12 mmHg。

图5-27：左图，示意图示尖端有血流定向球囊（Swan-Ganz）的导管漂浮进入肺动脉。请注意，肺动脉（PA）的导管尖端楔入一个肺动脉分支，感测自左心房反射回来的压力。右图，一例急性下壁MI并发乳头肌断裂及急性重度二尖瓣关闭不全患者的肺毛细血管楔（PCW）压力。请注意，典型的高V波反映明显的反流进入到小的和没有扩张的正常左心房。

虽然导管检查的风险相对较小，但有明确的并发症，伴有患者某种程度的不适。心导管检查及介入手术最常见的并发症包括：

- 导管引起的心肌穿孔。
- 冠状动脉夹层、空气或血栓栓塞。

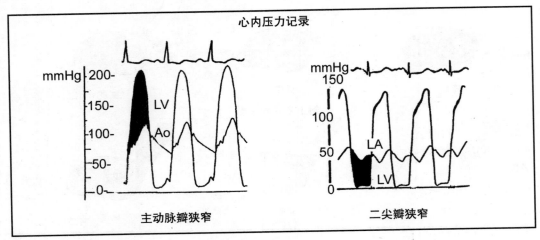

图5-24

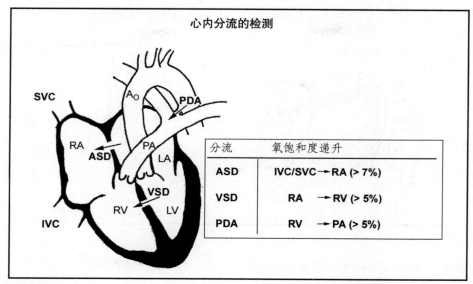

图 5-25

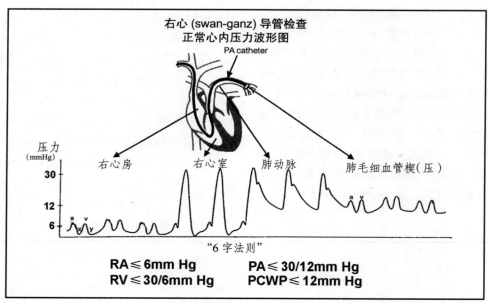

图 5-26

- 急性闭塞。
- Q 波 MI。
- 无复流综合征（即尽管去除冠状动脉阻塞，但不能恢复正常的血流量）。
- 侧支血管闭塞（"支架闭关"）。
- 损坏血管壁。
- 动脉粥样硬化斑块脱落。
- 感染。
- 引发心律失常和传导阻滞。

- 肾毒性。
- 支架内血栓形成，最常见于自身冠状动脉及支架内再狭窄。
- 对比剂过敏反应；肾功能衰竭。

此外，相比于其他诊断性检查，导管检查比较昂贵。因此，在没有可疑显著潜在心脏疾病的患者，不应该用它作为一个"筛选"检查。对所有负荷试验阳性的患者，风险和收益的平衡不尽相同。例如，在负荷试验显著阳性的患者，有症状，否则很"健康"，

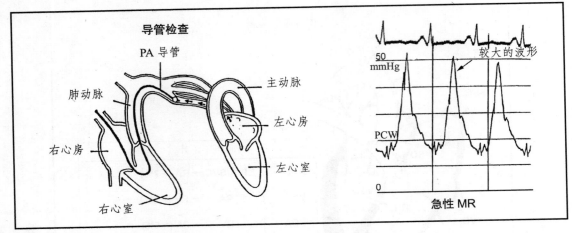

图 5-27

因为冠状动脉搭桥手术可能会改变预后和症状,因此冠状动脉造影是明智的选择。但这不一定适用于高龄、无症状的慢性肺部疾病的患者,因为不管怎样可能不会选择旁路手术。多种无创性技术可用来证实临床诊断,有创性导管检查通常应用于那些需要制订治疗性(介入、外科手术)和诊断性决策的患者。重要的是要记住,某些常规医疗因素可能会影响介入或外科手术的结果。这些包括先前存在的感染、严重贫血、活动性出血、代谢紊乱、严重的周围血管疾病、脑血管疾病、肾功能不全、对放射对比剂过敏和某些药物如二甲双胍(格华止,口服降糖药,因为二甲双和对比剂胍都诱发乳酸性酸中毒,该药物应在糖尿病患者使用碘对比剂时停止服用)。

电生理检查(EPS)

心律失常经常难以识别,这是由于它们可能会间断发生。使用无创性技术在许多患者中可能难以得到精确的诊断。对于此类患者,心内电生理研究(EPS)用多极电极导管导入静脉或动脉循环并进入心脏的不同位置,可测定和记录电脉冲的时间和传导(如一个"内部 ECG"),和(或)诱发心律失常的机制和特点。这些检查昂贵、有创,一般对于没有心脏疾病或异常心电图的患者无用,因为诊断价值很低(约 10%)。EPS 应仅用在信息无法从任何无创性方法中获取和它有可能改变预后或治疗时。

图 5-28:左图,右心房和右心室电生理解剖结构的示意图。右图,记录电活动的常见导管位置:

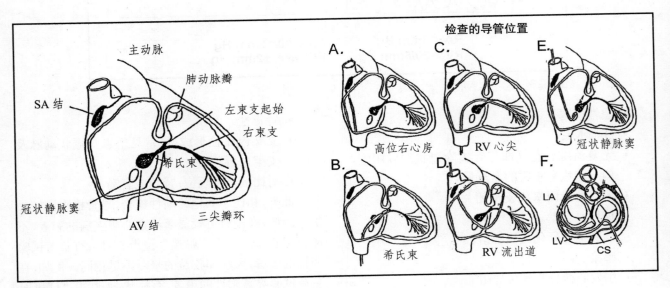

图 5-28

A. 高位右心房；B. 希氏束；C.RV 心尖部；D.RV 流出道；E. 和 F. 冠状静脉窦（Ross D. Fletcher 和 Albert A. Del Negro 医生提供）。

　　EPS 在不明原因晕厥或心脏性猝死存活患者的评估中可能是一个有价值的工具，帮助明确潜在的病因，制订适当的治疗方案，或对已知或怀疑 VT 或 SVT 的患者量化风险，特别是如果考虑行异常旁路的导管消融或植入式心脏复律除颤器（ICD）。它可能有助于评估窦房结功能和揭示 AV 传导异常（阻滞发生在 AV 结、希氏束或束支），和无法通过临床手段单独确定是否需要心脏起搏器。EPS 在 AV 结折返环路的揭示、预激（WPW）综合征的评估也是有用的，来标测旁道和治疗性终止快速心律失常（AV 结或旁路的射频消融）。

　　此外，通过心室程序电刺激，可以判断在实验室进行控制的情况下是否可诱导 VT，如果有必要植入心律转复除颤器，有或无抗心律失常治疗（如胺碘酮），或心律失常病灶的消融。

　　EPS 检测到的最常见的心律失常是 VT，低于 40% 的 EF 值是 EPS 阳性最有力的预测因子。在潜在性心脏疾病（如以前的 MI）的患者，尤其是如果 SAECG 显示晚电位，室性快速性心律失常可能是晕厥的原因，并且通常情况下 EPS 试验比倾斜试验是更好的初始诊断检查。在没有器质性心脏疾病的患者，如果倾斜试验结果阴性，仍无法解释反复晕厥，有创性 EPS 试验可能是有用的。然而，要理解在 EPS 过程中不能诱发心律失常并不绝对保证患者不会在另一种情况下受到节律紊乱的影响。此外，确实有可能发生假阳性的 EPS。

　　图 5-29 总结了 EPS 试验的临床适应证。

总结：无创性和有创性检查的适应证及应用

　　图 5-30 和图 5-31 总结了心脏无创性和有创性实验室检查的全部临床适应证和实际应用。

　　请记住，没有检查是"傻瓜式的（fool-proof）"。即使在技术最好的医生，也会发生假阳性和假阴性。例如，用肉眼估计冠状动脉狭窄，从一个导管室到下一个可能会发生变化，这取决于术者。在开据诊断性检查之前，应该问，"这项检查将提供什么信息？"和"根据结果将会做什么？"不管检查结果是什么，如果治疗方案是一样的，则可能不需要这项检查。

　　只要有可能，选择那些安全、方便和经济有效的检查（图 5-32）。必须避免多余的检查以获得良好的成本 - 效益比。例如，MUGA 扫描常会得到有关

图 5-29

电生理检查的临床适应证

晕厥适应证
- 怀疑结构性心脏疾病，且经过适当的评估后仍无法解释的晕厥。
- 反复发作且无结构性心脏疾病和直立倾斜试验阴性的不明原因晕厥。
- 怀疑窦房结功能障碍或 His-Purkinje 阻滞（高度 AV 传导阻滞）是引起症状的原因（但因果关系尚未确定）。
- 非特异性室内传导阻滞，如不清楚引起症状的原因。
- 晕厥合并心室预激（WPW）综合征。
- 晕厥前心悸。

主要的非晕厥性适应证
- 频繁或耐受性很差的室上性心动过速发作，对药物治疗反应不充分。
- 宽 QRS 波心动过速，如不清楚正确的诊断。
- 旁路导管消融治疗的评估。
- 未来心律失常事件的其他危险因素（如低射血分数、信号平均 ECG 阳性，和动态 ECG 记录的非持续性 VT），在可诱发 VT 患者电生理研究将用于进一步的风险评估和指导治疗。
- 心脏骤停，无急性 Q 波 MI 的证据，或发生在 MI 急性期后超过 48 小时而没有复发心肌缺血事件的发生。

图 5-30

心脏无创性实验室检查

检查	临床适应证	实际应用
2D 彩色血流多普勒经胸超声心动图（TTE）	评估瓣膜功能和病理，检测心肌和心包疾病，测量心腔大小和心室功能、右心和肺动脉压、心内分流，并识别心脏肿物和肿瘤。	有助于评估"显著的"（不是"无辜的"）心脏杂音，胸痛、呼吸困难或中风症状；在 CAD、CHF 和心肌病或瓣膜病患者，评估 LV 和 RV 收缩和舒张功能（射血分数，心室充盈模式）和静息室壁运动异常（尤其是症状恶化），并 MI 后患者识别机械并发症。
经食管超声心动图（TEE）	可显示 LA、二尖瓣装置和下降主动脉，且视野不受阻碍。	在识别栓子来源（LA 血栓、PFO、心房黏液瘤）、自体和人工瓣膜病、感染性心内膜炎小的赘生物和胸主动脉夹层等方面，它比经胸超声心动图的灵敏性和特异性更高。有助于指导二尖瓣和主动脉瓣修复术和心包穿刺术。
动态（Holter）心电监护	记录频繁的快速性和（或）缓慢性心律失常和传导障碍。	可能与心律或传导障碍相关的症状（如患者有不明原因心悸、头晕、晕厥）的相关性。有助于评估治疗性反应（如抗心律失常药物、起搏器和 ICD 功能、导管消融）。
事件记录	检测阵发性心律失常的发作。	症状与罕见的或意外的节律异常的相关性。
信号平均 ECG	检测 QRS 波群的终端部分的晚电位。	识别 VT 或 MI 后猝死的高危患者。
T 波电交替检测	检测 T 波形态和（或）波幅在运动或起搏时逐搏的微伏变化。	识别 VT/VF 和心源性猝死的高危患者。
倾斜试验	诱发血管扩张反应（↓ BP，↓ HR）。	在无器质性心脏疾病的患者，证实晕厥的机制是神经心源性（血管迷走性）。
负荷试验运动或药物（潘生丁，腺苷，多巴酚丁胺），如果无法运动（如严重的周围血管疾病、骨科残疾）	检测阻塞性 CAD，识别心肌缺血的部位和程度，评估血运重建的必要性或充分性。	有助于诊断有无 CAD 及严重性、危险分层、心功能分级评估和预后，尤其是在中间可能性的胸痛患者，和 MI 后非心脏手术前的患者。
辅助性成像 • 核素（铊、异丁基异腈） • 超声心动图	在基线心电图异常（如静息 ST-T 异常、地高辛治疗、LV 肥厚，预激（WPW）综合征、LBBB、电子起搏心室节律）的患者特别有用，或评估已知冠状动脉病变的功能意义。	早期、显著（＞ 2mm）和持续性多个导联 ST 段压低伴心绞痛，运动诱发的低血压或 VT，以及较大的多个固定的（梗死或瘢痕）和（或）可逆的（心肌缺血）核素灌注缺损，或超声心动图室壁运动异常，一过性 LV 扩张，肺示踪剂摄取↑与预后不良和（或）更严重的 CAD 有关。有助于评估心肌存活性。
MUGA 扫描（放射性核素心室造影）	测量 LV（和 RV）功能（射血分数）和室壁运动。	有助于评估整体 LV（和 RV）的功能，尤其是在接受癌症化疗（如蒽环类药物引起的 [多柔比星] 心肌病）的患者。

图 5-30

心脏无创性实验室检查（续）

检查	临床适应证	实际应用
正电子发射断层扫描（PET）	评估心肌灌注和代谢。	区分存活心肌和瘢痕组织。
传统的计算断层扫描（CT）	提供心脏、心包、大血管的详细解剖图像。	有助于检测主动脉夹层和动脉瘤、肺栓塞，和评估心包和心肌疾病。
EBCT 扫描	检测冠状动脉钙化。	动脉粥样硬化斑块负荷的指标（并不识别"易损"斑块或精确地确定冠状动脉堵塞的程度）。可能有助于危险分层。
MDCT 扫描	显示冠状动脉狭窄和粥样硬化斑块。	有助于检测 CAD（高阴性预测值），以及评估冠脉支架和搭桥血管通畅性。
MRI	提供心脏、心包、大血管的高分辨率图像。	有助于评估主动脉和心包疾病、心肌异常、心脏肿瘤、RV 发育不良、先天性心脏缺陷、异常和近端冠状动脉、心肌灌注和存活性。

图 5-31

心脏有创性实验室检查

检查	临床适应证	实际应用
心导管检查	在慢性稳定和急性不稳定冠脉综合征显示冠状动脉解剖结构和狭窄的严重程度，评估左室收缩功能，定量评估瓣膜狭窄压差、面积和反流，并检测分流病变。	CAD 诊断和治疗的"金标准"；瓣膜性、心肌的和先天性异常，并做出治疗决策（如药物、介入或外科手术）。
EPS	明确传导系统疾病，诱发 SVT 和 VT。	有助于患有严重、危及生命或重要血流动力学意义心律失常患者的诊断和治疗（如射频消融、ICD）。测定对药物和（或）起搏/器械干预的反应。

图 5-32

选择性诊断方法的费用

- 心电图 $
- 胸部 X 线（PA 和侧位） $
- 运动负荷试验 $$
- 动态（Holter）监测 $$+
- 彩色血流多普勒超声心动图 $$$
- 经食管超声心动图 $$$+
- 运动放射性同位素扫描 $$$$
   如，铊，Cardiolite
- 心导管检查 $$$$$
   与血管造影
- 心脏临床检查   无价的！

LV 功能的信息，超声心动图也能获得 LV 功能的信息，如果患者肯定要接受左心室造影，作为心脏导管检查的一部分，这两种方法就可能是多余的。虽然心导管检查一直被认为是检测冠状动脉狭窄的"金标准"，64 排螺旋 CT 血管造影对低到中间的 CAD 可能性的有症状患者，或对那些负荷试验模棱两可的患者，可能是一个可行的选择。在急诊胸痛患者，目前的 CT 技术也可以用来作为一种有力的"三联

排查"方法，以诊断 CAD、主动脉夹层和肺栓塞（图5-33）。

图 5-33：MDCT："三联排查"。左图，64 - 排螺旋 CT 冠状动脉造影，三维容积重建图像，证实左前降支（LAD）冠状动脉高度狭窄。中图，增强 CT 扫描证实主动脉夹层。右图，螺旋 CT 肺动脉造影证实双侧肺血栓栓塞症。

通常，更加复杂和昂贵的检查应该用于严重心脏疾病机会较高的患者和那些用简单的临床和（或）无创性检查的结果无法给出明确或合理答案的患者。此外，没有必要总是使用有创性或无创性检查来评估治疗性干预的结果。临床表现往往单独可以评估症状改善和功能分级的变化。例如，在CHF 患者，心率、外周水肿和颈静脉搏动的减少，啰音及交替脉的消失，继发性 MR 严重程度的降低（由于乳头肌功能不全），和 S3 奔马律消失的分辨率都是心脏功能改善的重要指标。随着越来越多复杂和高风险检查的应用，必须确定患者暴露的风险要从其获益的角度予以考量。

（杜鑫 译）

多排计算机体层成像（"三联排查"）

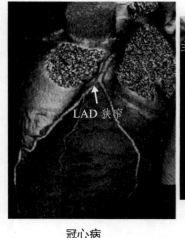

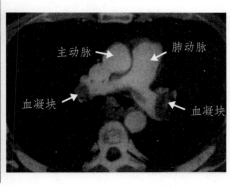

冠心病   主动脉夹层   肺动脉栓塞

图 5-33

第二部分
心血管治疗

下面的章节是对心血管疾病治疗实践的概述,主要重点将放在临床实践中遇到的种种心脏疾患的各种治疗方法上。在推荐心脏疾病治疗的主要药物、设备及外科手术前,了解未治疗和治疗状态下心脏疾患的自然病程更为重要。需要注意的是对于某一种疾患,在病史的晚期要比早期给予更为积极的治疗措施。因此,在决策心脏病患者最优治疗方案时需要进行充分的临床评估。这些临床经验需要在长期管理大量患者的临床实践中积累。

第6章 心血管治疗领域中的一般注意事项

在考虑给予患者何种终身治疗方案前,要充分考虑该药物和(或)治疗方案的长期效应及可能会发生的副作用(即是否治疗方案本身可能比疾病给患者带来更大危害)。患者从治疗方案中的获益应远远大于治疗所潜在的风险。当代的临床医师不追究治疗方案的有效性证据就不加批判地接受新的诊疗技术,这种现状是非常令人惊讶的。现在通过网络、电视广告及其他平面媒体向公众介绍了许多新疗法,在这些治疗方法还未得到适当的评估之前,可能就会有部分患者要求接受该疗法,因此在开具处方前,临床医师应对新药宣传的有效性和(或)安全性持合理的怀疑态度并找出客观的证据。在心血管疾病治疗的历史中,不乏早期被极力推荐却到后期由于被证实无效甚至有害而被废弃的治疗方案。某些新的治疗方案问世前其有效性也被精心设计的临床试验所证实,但是后来被证明无效甚至因发现严重副反应而退市。所以只要可能,临床医师应对新疗法随访观察一段时间("观察等待期"),避免过早地将新疗法推荐给患者。但也有些时候一旦某种治疗方案被证明确实安全有效,应尽快应用。

随意给予患者多种药物更有可能造成危害,而不是带来益处。所以在给具体患者制订合适的治疗方案时,应谨记药物的副作用、用药管理、患者的期望与依从性和治疗成本问题。注意观察患者的具体情况。毕竟,临床医师治疗的是有疾病的患者,而不是患者的疾病。同一病情的不同患者对同种药物的反应也是不同的。对某类患者有效的药物对其他患者可能会有毒性作用。细心分析患者的临床资料(如年龄、肝肾功能、合并症和其他用药情况)能够避免大多数的药物副作用。药物的不良反应通常是剂量依赖性的,同时正确的给药剂量能够减少患者的风险。

图 6-1:让患者(或其配偶)描述他的用药方案。尽管出于好的治疗目的,但患者常常需要联合服用多种药物,因此患者常因自己疏忽而在用药方案上出错(尤其对于老年人)。

重要的是要查明患者正在服用什么药,处方药还是非处方药(如标有 OTC 标志的药物,包括草药)以及患者如何服药。药物是被吞服、吸入(如支气管扩张剂、类固醇类药物)还是局部用药(如噻吗洛尔滴眼液)。一些心血管系统药物可能会对患者有害,甚至增加他们的死亡率。有时一些药物能够造成与其适应证类似的症状及体征。例如用于治疗室性心律失常的 I A 类和Ⅲ类的抗心律失常药物可延长 QT 间期,并导致所谓的尖端扭转型室速及反复晕厥,因此本来用于治疗心律失常的药物却造成了同样致命的室性心律失常。

其他具有潜在致命性室性心律失常风险的药物包括利尿剂(因其导致低钾血症、低镁血症)、噻吩嗪类药物、三环类抗抑郁药、液体蛋白饮食以及非镇静抗组胺药物,如特非那定(Seldane)、阿司咪唑(Hismanal)与细胞色素 P-450 抑制剂(如红霉素和其他大环内酯类抗生素)或西柚汁合用。这并不是危言耸听,临床医师必须告诫患者严禁在用药期间饮用西柚汁,因为该类药物有可能会与西柚汁相互作用。

长期使用 ACEI 的常见副作用是干咳,它发生在 5%~20% 的患者中,并且被认为是由于增加血管

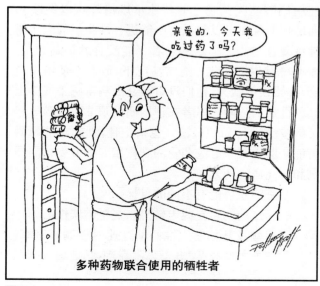

亲爱的,今天我吃过药了吗?

多种药物联合使用的牺牲者

图 6-1

151

舒缓激肽的水平引起的。咳嗽与 ACEI 的使用剂量没有任何关系。虽然咳嗽最常发生在最初几周的治疗中，也可能在开始使用 ACEI 后 6 个月左右发生。对慢性充血性心力衰竭患者，慢性咳嗽通常提示目前的治疗不理想。请记住，既往服用 ACEI 有慢性咳嗽病史的患者，换一种同类的产品依然不是好的选择。换用另外一种 ACEI 也可能会有这种副作用。ARB 类药物对大多数应用 ACEI 后出现顽固性咳嗽的患者是一个更好的选择。

值得一提的是，抗心律失常药物不推荐用于无器质性心脏病且无症状的室早患者。相反，应该建议患者避免使用兴奋性的药物（如尼古丁、咖啡因、酒精）。请记住，通常在服用利尿剂的患者中可能会发生的低钾血症和低镁血症，也可能加重室性早搏，应予以纠正。

图 6-2：总结了目前用于治疗各种心脏疾病的心血管药物及非心血管药物的潜在副作用。

应告知心脏病患者应用其他药物的风险，例如使用西地那非（万艾可）治疗勃起功能障碍。西地那非对于急性冠脉综合征、慢性充血性心力衰竭、临界性低血压、低血容量状态和接受降压治疗的患者有潜在的危险。因为西地那非也是一种全身性的血管扩张剂，它可能会加剧低血压。近期使用过硝酸盐类药物是伟哥类药物的绝对禁忌（由于其导致严重低血压事件的可能性）。在使用西地那非的患者出现急性冠脉综合征后，在第一个 24 小时内不应该使用硝酸盐类药物（但其他常规治疗可以继续）。西地那非现在可以让以前不能进行性生活的老年男性恢复性能力。但这些患者可能没有意识到的是，性环境发生了变化。通常情况下，他们不使用安全套，并错误地认为，他们没有被艾滋病毒感染或染上其他性病的危险。患者在使用西地那非时应该一起了解安全性行为的做法。也请记住，勃起功能障碍可能是服用某些心脏药物的副作用（如 β 受体阻滞剂和抗高血压药）。

心脏治疗可能有不同的目标：

- 通过药物转复或电转复恢复正常窦性心律。
- 房颤及其他室上性心动过速时控制心室率，如使用地高辛、β 受体阻滞剂、钙通道阻滞剂或导管消融。

- 应用抗高血压药物控制血压。
- 使用"他汀类"和其他降脂药物降低血胆固醇水平。
- 使用抗凝药维持抗凝治疗的疗效水平，如 PTT 和 PT- INR。
- 使用血栓抽吸导管对冠状动脉内血栓进行抽吸，或直接 PCI 恢复冠脉血运。
- 感染性心内膜炎的抗生素治疗。
- 瓣膜狭窄和（或）关闭不全时外科手术进行瓣膜修复或瓣膜置换。
- 慢性充血性心力衰竭的治疗如 ACEI、ARB 类药物、β 受体阻滞剂、利尿剂、地高辛。
- 治疗心绞痛使用硝酸盐、β 受体阻滞剂、钙通道阻滞剂、PCI 或 CABG 术。
- 急性心肌梗死的再灌注治疗。
- 治疗潜在的威胁生命的心脏停搏或室性心动过速导致的晕厥时植入心脏起搏器或 ICD。

把心脏疾病作为独立的个体去管理是不可能的。许多患有心脏疾病的患者有其他医疗问题，可能会对自己的病情有不利影响，而且治疗其心脏问题可能使其他共存疾病恶化。此外，一些心脏药物可能与其他的非心脏药物有交互作用（图 6-3）。例如，有研究显示某些质子泵抑制剂（PPI），尤其是奥美拉唑用于减少伴随的胃肠道出血风险，因为该药物可以与氯吡格雷竞争性抑制肝细胞色素 P4502C19 酶的活化，并干扰其抗血小板作用。虽然有些 PPI 可能干扰对血小板的抑制作用，也没有令人信服的证据显示对临床预后有影响。然而，知道这些相互作用是至关重要的，这可能对患者有潜在的危害。正如所有的药，心血管治疗的目标，不管是药物治疗、介入或手术治疗，医生的头脑一定要清楚，并且应教育告知患者潜在的利益和风险。在许多情况下，对患者进行健康教育和预防措施更有效，比目前治疗眼前的问题更迫在眉睫。

图 6-2

心血管药物相关的症状

症状	心血管药物 / 机制
中枢神经系统	
头痛	硝酸甘油
晕厥	IA 类和 III 类抗心律失常药（间断扭转性室速）
	β 受体阻滞剂（心动过缓）
	利尿剂、血管扩张剂（如利尿剂、钙通道阻滞剂、ACEI 类和噻嗪类利尿剂）
	华法林——失血
震颤，共济失调	胺碘酮
震颤，精神错乱，昏迷，昏迷，抽搐	利多卡因
神志不清，谵妄，定向力障碍	洋地黄
胃肠道系统	
口干	丙吡胺
厌食	洋地黄
恶心、呕吐	奎尼丁，洋地黄
腹泻	奎尼丁
便秘	维拉帕米，消胆胺
消化性溃疡病	烟酸
肺脏	
咳嗽	ACEI 类
肺纤维化	胺碘酮
泌尿生殖系统	
夜尿	利尿剂
犹豫	丙吡胺
性功能障碍	β 受体阻滞剂
肾功能不全	ACEI 类，造影剂
内分泌	
甲亢 / 甲减	胺碘酮
糖尿病加重	烟酸
掩盖低血糖	β 受体阻滞剂
骨骼肌肉	
关节炎，红斑狼疮	普鲁卡因胺，肼苯哒嗪
肌肉无力，抽筋	利尿药 / 电解质耗竭
肌肉酸痛（肌炎综合征）	"他汀类"

图 6-2(续)

心血管药物相关的症状

症状	心血管药物／机制
皮肤	
光敏感性	胺碘酮
脸潮红	烟酸
疲劳／嗜睡	受体阻滞剂
男性乳房发育症	洋地黄,安体舒通

图 6-3

药物－药物之间的相互作用

最常见的药物相互作用	临床作用
地高辛、β受体阻滞剂、二氢吡啶类钙通道阻滞剂（地尔硫䓬,维拉帕米）,胺碘酮	窦性心动过缓
硝酸盐、利尿剂、血管扩张药(α受体阻滞剂和钙通道阻滞剂)	体位性低血压

（于雪芳　译）

第7章 心血管药物

在心血管疾病患者的临床管理中,应用新的药物及对传统药物的新的应用均会显著地改变治疗结果。本章讨论常见的心血管治疗药物及其机制。这些药物在治疗心脏病方面可能有多种用途。在本书的第三部分"综合应用"章节中,我们会着重讨论临床实践中常见的(也有不那么常见的)心脏方面的疾患,以及这些情况下药物的使用情况。

不同的心脏疾病需要不同的药物治疗策略:

- 急性和慢性冠状动脉缺血性疾病:通过药物治疗可以扩张冠状动脉,改善冠状动脉血流。通过扩张外周静脉(降低前负荷)及动脉(降低后负荷)来降低心肌耗氧量,降低心肌收缩力。对于急性和慢性血栓形成的患者,需要应用抗血小板、抗血栓药物及抗凝药物。
- 收缩性和舒张性心力衰竭:对于收缩功能障碍的患者,药物能够增加心肌收缩力及降低外周血管阻力(例如,降低血压),使心脏更容易泵血,从而增加了心输出量。对于舒张功能障碍的患者,我们可以通过减慢心率使舒张期延长,利于心脏在舒张期得以充盈。
- 高血压:通过应用药物可以降低血压。对于严重低血压的患者,可以通过应用药物升高血压。
- 血脂异常:药物治疗可以纠正血脂异常。
- 心律失常:通过应用药物可以治疗缓慢性心律失常及快速性心律失常。药物可以降低心房、希氏束及心室内异位兴奋灶的兴奋性,减慢旁路的传导。

在心血管疾病治疗方面,药理学的进步包括多种药物联合治疗,这提供给医生许多有效的治疗方法,某些药物已经成为现代心脏病治疗的"基石"。这些药物包括:

- β受体阻滞剂。
- 钙离子通道阻滞剂。
- 硝酸酯类药物。
- 血管紧张素转换酶抑制剂。
- 血管紧张素受体拮抗剂。
- 利尿剂。
- 阿司匹林和其他抗血小板药物。
- 溶栓药和抗凝药。
- 调脂药物。
- 抗心律失常药物。

β受体阻滞剂

作用于交感神经系统肾上腺素能受体的药物,在心血管疾病的治疗中有特殊的作用。

图7-1:肾上腺素能受体的分布和刺激效果。β-1受体存在于心肌细胞中,包括窦房结和房室结的心肌细胞,它们是心脏起搏和传导系统的一部分。刺激β-1受体可以增加心率(通过刺激窦房结),加快房室结的传导速度,增加心肌收缩力和起搏点的自律性,从而增加心输出量,有以下需要时阻断β-1受体也是一种治疗方法:

- 通过降低心率及心肌收缩力来降低心脏需氧量。
- 通过减慢房室结传导和降低异位兴奋灶的自律性而减慢快速性心律失常的心率。

β-1受体也存在于肾脏颗粒细胞中,刺激这些受体会增加肾素分泌。肾素会引起连锁反应,产生血管紧张素Ⅱ和醛固酮。血管紧张素Ⅱ有很强的缩血管作用,醛固酮刺激肾小管增加对钠离子重吸收(从而增加水的被动重吸收),这些可以升高血压及增加血容量(图7-3)。血压升高对治疗低血压状态是十分有效的,通过阻滞β-1受体来降低血压也是很重要的,比如通过降低后负荷、减少心脏收缩时受到的应力来治疗高血压。

β-2受体存在于气管、支气管和小动脉(除外皮肤或大脑的小动脉)上。刺激β-2受体会导致血管舒张和气管及支气管扩张。因此,β-2受体阻滞通过收缩小动脉会加重冠脉痉挛、雷诺现象和间歇性跛行,同时也会导致支气管痉挛。当应用β受体阻滞剂时,我们要知道它是否非选择性的阻断β-1和β-2受体[和(或)α受体]或有更高的选择性。总

肾上腺素能受体的分布和刺激效果	
α-1 受体 小动脉和静脉： 　　收缩（肾上腺素和去甲肾上腺素） 腺体： 　　↓分泌 眼： 　　辐状肌收缩 肠： 　　↓肠蠕动	**α-2 受体** 中枢神经系统突触后末端： 　　↓交感神经系统从大脑传出 中枢神经系统突触前末端： 　　↓去甲肾上腺素的释放 胰腺的胰岛 β 细胞： 　　↓分泌
β-1 受体 心脏： 　　↑心率（窦房结） 　　↑收缩力 　　↑传导速度 　　↑自律性 肾脏： 　　↑肾素分泌	**β-2 受体** 气管和支气管： 　　扩张 孕期/非孕期子宫： 　　松弛 小动脉（没有 β-2 受体的皮肤或脑）： 　　扩张（肾上腺素）

图 7-1

的来说，高选择性 β-1 受体阻滞剂优先作用于心脏。

α-1 受体分布于小动脉和静脉上。刺激它们会引起血管收缩。因此，刺激 α-1 受体会升高血压，而 α-1 受体阻滞剂可以降低血压。外周血管不受副交感神经显著支配。

α-2 受体存在于中枢神经系统中。刺激它们可以抑制大脑交感神经传出冲动。因此，α-2 受体激动剂可以降低血压。

β 阻滞剂，不论是心脏非选择性（β-1 和 β-2）的药物，如普萘洛尔、噻吗洛尔、纳多洛尔，还是 β-1 选择性的药物，如阿替洛尔、美托洛尔、醋丁洛尔、比索洛尔、艾司洛尔，均阻断肾上腺素能（交感）神经 β 受体，从而降低心率、血压及减少心肌收缩力。这些药物在以下患者中有重要作用：

- CAD 患者（通过降低心肌耗氧量），包括稳定性心绞痛、不稳定性心绞痛、急性 MI（减小梗死范围）和后 MI 患者（降低再 MI 及死亡）。
- 高血压患者（通过减低心输出量和降低肾素分泌）。
- 室上性心动过速和室性心动过速的患者（增加 AV 结的不应期和传导时间，降低浦肯野纤维的自律性，抑制心脏交感神经兴奋性）。
- 肥厚型梗阻性心肌病（降低心室收缩力，延长心室舒张期充盈时间，从而减轻左室流出道梗阻）。
- 多发室性早搏（抑制心脏交感神经活性）。
- 马方综合征和主动脉夹层（通过降低剪切力，降低血压和心室收缩力，从而减缓主动脉扩张，降低破裂的风险）。
- 神经心源性晕厥（通过阻断交感神经过度激活导致的左室收缩增强，这样可以减轻继而发生的异常迷走神经反射）。
- 长 QT 综合征（β 阻滞剂不像其他众多药物一样会延长 QT 间期）。

非选择性的 β 阻滞剂不仅阻滞 β-1 受体，而且阻滞 β-2 受体，β-2 受体主要作用是保持支气管和血管扩张，因此非选择性的 β 阻滞剂可能增加支气管哮喘和血管痉挛的风险。心脏选择性的 β 阻滞剂对 β-1 受体（心脏上的）的选择性高于对支气管和血管上的 β-2 受体。对于哮喘和 COPD 的患者，我们应该避免应用非选择性的 β 阻滞剂。β-1 受体的选择性是剂量依赖性的，当剂量增加时选择性的 β 阻滞剂的选择性下降。作为高血压的一线治疗药物，β

阻滞剂与其他降压药物相比,在降低老年人中风风险方面效果稍差。对于后 MI 的患者,β 阻滞剂可以缩小梗死面积,抑制室性心律失常,降低心绞痛发生,降低再梗死及心脏性猝死发生率,提高生存率。β 阻滞剂可以降低房颤和房扑的患者心室率,转复室上速,并可以预防心脏外科手术后房性心律失常的发生。

β 阻滞剂(例如长效的美托洛尔、卡维地洛、比索洛尔)对于心衰的患者可以延长生存期(和 ACEI、醛固酮拮抗剂、螺内酯及依普利酮作用类似)。口服及静脉的拉贝洛尔也有 α 肾上腺素能受体阻滞的作用(血管扩张),因此可用于高血压急症及主动脉夹层的治疗。卡维地洛是一个 α 受体及非选择性的 β 受体阻滞剂,对于处于代偿期的慢性收缩性心衰患者的治疗非常有效。奈必洛尔是一个高选择性的 β-1 受体阻滞剂,通过一氧化氮介导的血管舒张发挥作用,近期已经被批准用于高血压的治疗中。因为 β 阻滞剂短期内可能加重心衰,所以这些药物应用时应该从最小剂量开始,然后逐渐增加剂量。静脉艾司洛尔对于室上速和高血压急诊的患者非常有效,它的半衰期只有 9 分钟,因此尤其适合用于应用 β 阻滞剂可能会引起并发症的患者。

β 阻滞剂的潜在副作用包括:

- 症状性心动过缓和心脏传导阻滞。
- 加重变异性心绞痛、可卡因引起的胸痛和(或)心肌梗死(通过抑制 β-2 受体的血管扩张作用和失去对 α 受体介导的血管收缩的拮抗)。
- 周围血管疾病(跛行)。
- 支气管痉挛(哮喘)。
- 雷诺现象(通过抑制 β-2 受体和引起血管收缩)。
- 嗜睡、疲劳和体重增加。
- 性欲减退,阳痿。
- 睡眠紊乱,多梦。
- 肢端冰冷。
- 急性精神障碍,加重抑郁。
- β 阻滞剂可能升高三酰甘油水平及降低高密度脂蛋白水平。

高脂溶性复合物(例如普萘洛尔)能通过血脑屏障,而亲水性复合物(例如阿替洛尔和纳多洛尔)对大脑的渗透性比较低,因此高脂溶性 β 阻滞剂理论上可能存在中枢神经系统的副作用。有内在拟交感神经活性的 β 阻滞剂(例如吲哚洛尔)有部分激动剂活性,因此导致心输出量及心率下降的作用较弱,导致轻微的外周血管收缩。β 阻滞剂应用时应该逐渐减量,因为突然停药可能会加重心绞痛及 MI(因为过度的儿茶酚胺反应引起)。β 阻滞剂可能潜在的掩盖或加重糖尿病低血糖症状(通过增加胰岛 β 细胞的胰岛素分泌),容易掩盖低血糖反应。

钙离子通道阻滞剂

钙离子通道阻滞剂阻断钙离子向细胞内流,因此降低血管平滑肌细胞的和心肌细胞的收缩力,导致血管扩张和心肌细胞的收缩力下降(负性肌力作用)。钙离子通道阻滞剂通过降低心肌耗氧量及增加心肌氧供来治疗高血压和血管痉挛引起的心绞痛。这些药物包括二氢吡啶类和非二氢吡啶类两组,二氢吡啶类(硝苯地平、氨氯地平、非洛地平、伊拉地平、尼卡地平、尼索地平和氯维地平)都有很强的血管扩张作用,非二氢吡啶类(维拉帕米和地尔硫草)的血管扩张作用弱。值得一提的是,维拉帕米和地尔硫草可以减慢房室结传导速度和增加房室结不应期(通过阻断慢的钙内向电流),也用于治疗室上性心动过速。

关于钙离子通道阻滞剂安全性的争论在 20 世纪 90 年代初出现,因为快速释放的短效的钙离子通道阻滞剂(例如尼群地平)会增加心血管死亡率,因此它的应用开始减少。钙离子通道阻滞剂缓释片(包括尼群地平)是安全有效的。钙离子通道阻滞剂阻断钙离子介导的电机械偶联,通过扩张冠状动脉,降低血压、心率(维拉帕米和地尔硫草)和心肌收缩力而降低心肌耗氧量,从而增加心脏血流。

某些钙离子通道阻滞剂可以用于已经应用 ACEI 和 β 阻滞剂仍控制不佳或不能耐受的 β 阻滞剂的心绞痛或高血压患者。对心肌梗死后患者是不能用钙通道阻滞剂来替代 β 阻滞剂的。例外情况:地尔硫草已经证实对防治心肌梗死复发有效,但只能用于左室功能正常的非 ST 抬高心肌梗死后患者。此外,短效的第一代钙离子通道阻滞剂(例如尼群地平）对于急性心肌梗死的患者可能增加发病率和死亡率，因此应该避免使用。减慢心率的钙离子通道阻滞剂（例如维拉帕米和地尔硫䓬）可以用来治疗室上性心动过速（例如阵发性室上速、房扑和房颤）。

血压骤降会导致心肌和大脑的缺血和（或）梗死。短效的钙离子通道阻滞剂（特别是口服硝苯地平）可能加重缺血（通过降低血压和反射增加心率），导致过度低血压和中风，因此应该避免使用。这种情况下可以应用长效的钙离子通道阻滞剂。一个例外是静脉注射的氯维地平，它是超短效二氢吡啶类钙离子通道阻滞剂，它几乎不会引起反射性心动过速，因此被批准用于严重高血压患者。一般来说，钙离子通道阻滞剂不单独应用于治疗稳定型心绞痛，但可以用于对β阻滞剂和硝酸酯类药物有明确禁忌证的稳定性心绞痛患者。对于变异性心绞痛的患者（机制可能的血管收缩导致的心肌缺血）优先应用硝酸酯类药物和钙离子通道阻滞剂，因为β阻滞剂可能加重这类患者的冠脉痉挛（因为失去对α受体的拮抗，从而引起血管收缩）。钙离子通道阻滞剂是这些患者的一线用药。

因为维拉帕米和地尔硫䓬可能导致严重的心动过缓，如果联合应用β阻滞剂的时候应该格外小心。

维拉帕米（通过降低心肌收缩力）可以用来治疗肥厚型梗阻性心肌病的患者。

钙离子通道阻滞剂可以优先用于COPD、肺动脉高血压、外周血管疾病、雷诺现象或SVT的患者。

缓释尼群地平可以降低心脏后负荷，因此可以延缓主动脉瓣反流患者的主动脉瓣置换术的时间。钙离子通道阻滞剂常见的副作用包括头晕、头痛、牙龈增生、心动过缓和传导阻滞（维拉帕米、地尔硫䓬）、便秘（维拉帕米），对于左室功能差的患者会加重心衰。对于已经经过很好治疗的心衰患者，如果确实需要的情况下（如控制高血压），可以应用氨氯地平，因为它的"血管选择性"更高。目前，氨氯地平和非洛地平对于左室收缩功能障碍的患者是有安全性的应用证据的。

维拉帕米能增加地高辛的血药浓度，导致地高辛中毒。

请记住钙离子通道阻滞剂的一个副作用是会引起外周性水肿（因此，注意不要与心衰的水肿体征相混淆）。

对于有糖尿病的高血压患者，ACEI和ARB联合钙离子通道阻滞剂（特别是二氢吡啶类）的治疗通常是很有效的。

硝酸酯

舌下含服、口服、皮肤和静脉应用的硝酸酯类药物是治疗稳定和不稳定型心绞痛、冠脉痉挛（变异性心绞痛）和急性心肌梗死的重要药物。有机硝酸盐通过转化为一氧化氮（NO）这一内皮源性血管舒张因子，刺激环磷酸鸟苷（GMP）的形成，从而引起血管平滑肌细胞的舒张（图7-2）。

图7-2：显示了有机硝酸盐的作用机制。

这些药物可以扩张冠状动脉（包括冠状动脉狭窄部位的扩张）和外周静脉，因此可以减少静脉回心血量，降低心脏容积，降低心脏耗氧量。硝酸酯和肼屈嗪（一种外周血管扩张药物）联用可以减轻心衰患者的症状，延长生存期及延缓左室功能恶化（虽然不如AECI有效）。硝酸酯目前广泛用于冠状动脉性心脏病患者，它可以缓解症状、改善运动耐量和生活质量，但是目前没有关于它降低死亡率的证据。硝酸甘油片剂或喷雾能快速缓解心绞痛的发作，长效口服的硝酸酯片剂（例如消心痛、依姆多）、外用硝酸酯软膏或硝酸甘油透皮贴及静脉硝酸酯制

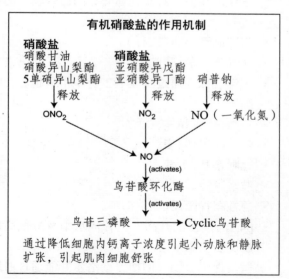

图 7-2

剂也是很有效的。如果心绞痛发生在可预测的情况下（例如快走、爬楼梯）时，提前应用硝酸酯类药物可以防止心绞痛的发生。硝酸酯通过降低心脏前负荷降低心脏的需氧量以及扩张冠状动脉增加冠脉血供。

要记住所有的硝酸酯类药物都有耐药性，持续应用会导致作用下降或失效。长期应用时每天保持8~10 小时的空白期可以保持药效。目前硝酸甘油的透皮贴已经被缓释的口服硝酸酯类药物所替代。对于合并右室梗死的急性下壁 MI 患者，硝酸酯类药物应慎用（右室 MI 患者心室的僵硬度增加而顺应性差，需要高的充盈压，他们不能耐受这些药物引起的前负荷降低或静脉扩张）。对于过去 24 小时内应用过治疗勃起功能障碍药物例如西地那非（伟哥）的急性冠脉综合征患者是不能应用硝酸甘油的。硝酸酯类药物的血管扩张作用有潜在的引起低血压的风险，可能引起心肌缺血。硝酸甘油的其他问题包括，10% 的患者可能无效，另有 10% 的患者可能出现无法忍受的头痛而需停药。对于频繁发作心绞痛或夜间心绞痛的患者，除了应用硝酸酯类药物外，还需要加用其他药物（如 β 阻滞剂、钙离子通道阻滞剂）。

血管紧张素转换酶抑制剂（ACEI）

肾素 - 血管紧张素 - 醛固酮系统在调节血压和维持心血管平衡方面起着重要的作用。作用于该系统的药物（如 ACEI 和 ARB）在心血管疾病的治疗中起重要作用（图 7-3）。

由于肾血流量减少和交感神经系统活性增加（β-1 肾上腺素）（如发生心衰时），肾脏的肾小球旁细胞分泌肾素酶到血液中。肾素将血管紧张素原（来自肝脏）转化为无活性的前体 - 血管紧张素 I。肺毛细血管中的血管紧张素转化酶（ACE）促进血管紧张素 I 转化为有活性的血管紧张素 II，它是一个缩血管物质，可以刺激肾上腺皮质分泌醛固酮（醛固酮可以促进远端肾小管对钠的重吸收），可以升高动脉压，改善心输出量和肾血流量，反馈性地抑制肾素活性。

然而这些"代偿"机制在心衰中有不利作用。过度的血管收缩增加外周血管阻力（增加后负荷），降低左室功能和心输出量，而且肾脏对盐和水的重吸收可以使已经升高的左室充盈压更加恶化（增加前负荷）。

图 7-3：肾素 - 血管紧张素 - 醛固酮系统及药物的作用部位。阻断肾素 - 血管紧张素 - 醛固酮系统的五个部位：①通过 β- 肾上腺素能受体阻滞剂抑制肾小球旁细胞分泌肾素；②通过直接肾素抑制剂阻断肾素活性；③通过 ACEI 阻断血管紧张素 I 转化为血管紧张素 II；④应用 ARB 阻断 AT I 型受体；⑤醛固酮拮抗剂拮抗肾远曲小管醛固酮的作用。注意：ARB 和 ACEI 不同，它不影响血浆缓激肽水平，因此不常引起咳嗽的副作用。

ACEI 通过阻止血管紧张素 I 转化为血管紧张素 II 来引起血管扩张，且能降低肾脏对钠的重吸收，从而降低血压。这些药物会增加缓激肽和引起血管扩张的前列腺素水平。在心衰患者中，ACEI 通过降低外周血管阻力（降低后负荷）来降低心脏阻力，增加心输出量。这类药物也可用于高血压的治疗中。

ACEI 包括卡托普利（开博通）、依那普利（怡那林）、赖诺普利、雷米普利（瑞泰）、福辛普利（蒙诺）、喹那普利、苯那普利（洛丁新）和群朵普利。这些药物对于左室收缩功能不全的心衰患者是主要治疗药物（可降低有症状及无症状心衰患者的死亡率和再入院率）。在高血压的治疗中，对于合并糖尿病和有尿蛋白的患者，ACEI 有肾脏保护作用。

对于急性心肌梗死的患者（EF < 40%），ACEI 可以降低发病率和死亡率。对于稳定的高危患者应该尽早应用，包括前壁心肌梗死、陈旧心肌梗死、心功能 KILLIP 分级 II 级（S3 奔马律、啰音及 X 线见心衰的患者）。ACEI 对于降低慢性主动脉瓣反流患者的后负荷有重要价值。ACEI 的副作用包括：

- 低血压。
- 在低血容量和低钠、合并应用利尿剂患者可导致肾功能恶化。
- 在肾功能障碍、应用补钾治疗及应用保钾利尿剂的患者会导致高钾血症。
- 对于双侧肾动脉狭窄（或单肾的肾动脉狭窄）的患者会引起急性肾功能衰竭。
- 咳嗽、味觉丧失、皮疹及少见的血管神经性水肿。

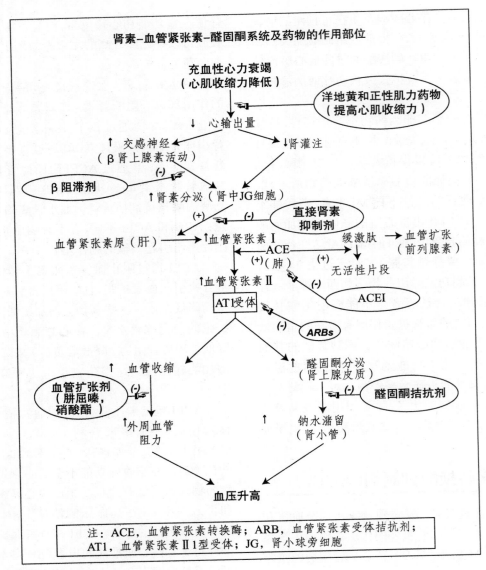

肾素–血管紧张素–醛固酮系统及药物的作用部位

注：ACE，血管紧张素转换酶；ARB，血管紧张素受体拮抗剂；AT1，血管紧张素Ⅱ1型受体；JG，肾小球旁细胞

图 7-3

对于应用利尿剂的患者，为了减少低血压的风险，在应用 ACEI 之前，利尿剂应减量或停用。对于血容量不足和低钠血症的患者应用 ACEI 时应小心。应用这类药物时应注意可能会发生干咳（因为缓激肽水平升高），这有可能和心衰的咳嗽症状混淆。因为 ACEI 会影响肾功能，所以应监测尿素氮、肌酐和血钾水平。当 ACEI 和保钾的药物（如保钾利尿剂）同时应用时可能会发生高钾血症，对于肾功能不全的患者也应注意。血钾轻度增高是可耐受的，但如果增高明显应停药。这类药物不能用于怀孕的妇女。

血管紧张素受体拮抗剂（ARBs）

血管紧张素受体拮抗剂（ARBs），例如氯沙坦（科素亚）、坎地沙坦（必洛斯）、厄贝沙坦（安博维）、缬沙坦（代文）、奥美沙坦、替米沙坦（美卡素）、易宝沙坦和阿齐沙坦，特异性地阻断血管紧张素Ⅱ的 AT1 受体，从而阻断肾素 - 血管紧张素 - 醛固酮系统。这类药物和 ACEI 的作用部位不同，因此不影响缓激肽形成，所以没有咳嗽等副作用（图7-3）。ARBs 在高血压和心衰的治疗中是一个重大的突破，目前在临床中应用很广泛（特别是 ACEI 不耐受的患者）。注意：ARBs 比 ACEI 的耐受性好，咳嗽和血管神经性水肿的发生率很低,但同样存在肾功能不全、低血压和高血钾的发生风险。对于应用利尿治疗的患者,应用 ARBs 之前应该将利尿剂减量。这类药物不能用于怀孕的妇女。对于应用 ACEI 发生过血管神经性水肿的患者,应用这类药物应谨慎。

直接肾素抑制剂

阿利吉仑是第一个被 FDA 批准使用的直接肾素抑制剂,可单药及联合治疗高血压。与 ACEI 和 ARB 作用于肾素 - 血管紧张素 - 醛固酮系统的最终阶段不同,直接的肾素抑制剂如阿利吉仑作用于肾素 - 血管紧张素 - 醛固酮系统的初始和限速阶段。通过阻断肾素活性,阿利吉仑可降低血管紧张素和醛固酮的产生,因此可以通过扩张血管和降低肾脏远曲小管钠的重吸收来降低血压。直接肾素抑制剂不增加缓激肽的水平,所以血管神经性水肿和咳嗽发生率比 ACEI 低。这类药物不能用于怀孕的妇女。在高血压治疗方面还需要长期临床应用及预后的研究以评价其地位。

正性肌力药物

洋地黄类药物

洋地黄类药物抑制心肌细胞膜 Na$^+$-K$^+$ATP 酶泵的作用,这可以增加细胞内钠离子的浓度,从而通过钠 - 钙交换增加细胞内钙离子的浓度,增加心肌收缩力。

图 7-4:洋地黄的作用机制。

地高辛可以增加心肌收缩力（正性肌力）及减慢心室率（迷走神经介导的抑制房室结传导和交感神经作用）,因此可用于治疗左室收缩功能障碍的心衰患者,特别是有房颤、房扑和其他房性快速型心律失常的患者。对于稳定的轻中度心衰和左室收缩功能严重下降（EF ≤ 35%）的患者,三药联合治疗中（ACEI、利尿剂和地高辛）如撤除地高辛会导致临床结果恶化。虽然长期前瞻性研究数据表明地高辛可降低住院率,但是并不像 β 阻滞剂、ACEI 和螺内酯一样可以降低死亡率,因此对于正常窦性心律的心衰患者的使用值得考量。对于左室收缩功能障碍症状严重的患者,当地高辛血药浓度 0.5~1.0ng/mL 时可以获益。地高辛的治疗量 - 中毒量的窗很窄。

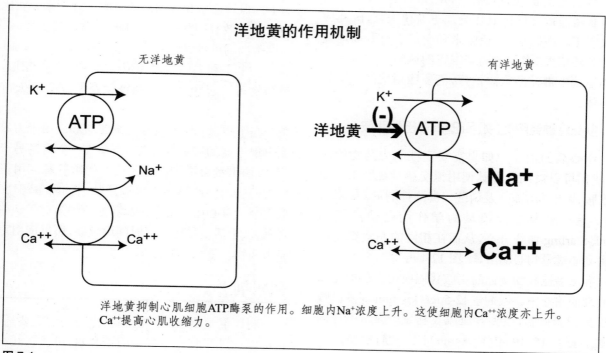

洋地黄抑制心肌细胞ATP酶泵的作用。细胞内Na$^+$浓度上升。这使细胞内Ca^{++}浓度亦上升。Ca^{++}提高心肌收缩力。

图 7-4

地高辛血药浓度 1.0~2.0ng/mL 和女性（服用固定剂量地高辛时血药浓度通常比男性高）的死亡风险增加。对于怀疑有洋地黄中毒的患者需要监测血清地高辛浓度。但是血清地高辛水平不能代替对患者的临床评估。对于低氧血症、低钾血症和低镁血症的患者，即使地高辛血清浓度不高时也会出现地高辛过量的表现。

地高辛毒性：应用多种药物联合治疗的患者，本希望取得最佳的治疗效果，但有时会产生无心的错误（特别是老年人）。例如，患者可能会一天内多次服用某种药物，如地高辛，由此他们可能会出现恶心的症状。常见的地高辛中毒早期症状包括胃肠道症状（恶心、呕吐、厌食）、视觉障碍（视物模糊、黄绿视和（或）光晕）及神经系统症状体征（如头痛、乏力、定向障碍、谵妄和意识模糊）。心律失常也是洋地黄中毒的征兆（图 3-53）。心律失常包括室早、阵发性房性心动过速伴有房室传导阻滞、双向室速、房颤而心室率变得规整（RR 间期规整）等。男性乳房发育是少见的并发症。地高辛中毒常见于高龄、肾功能不全、应用利尿剂、甲状腺功能减退及用药过量的患者。对于地高辛中毒的患者需要停药和监测。可以应用抗心律失常药物来治疗中毒引起的快速性心律失常，如利多卡因、苯妥英和 β 阻滞剂。低钾血症会加重心律失常，因此应及时纠正。胺碘酮、维拉帕米和奎尼丁可升高地高辛的血药浓度，增加地高辛中毒的风险。危及生命的洋地黄中毒需要紧急治疗，需要应用地高辛特异性抗体。

拟交感神经胺类（如多巴胺、多巴酚丁胺）

在心衰的治疗中如果需要正性肌力药物的时候，我们可以短期地静脉使用拟交感神经胺类（如多巴胺、多巴酚丁胺）及磷酸二酯酶抑制剂（如米力农）。这些药物的血流动力学作用是使降低的 Frank-Starling 曲线升高，从而在相同的左室充盈压下提高心搏量和心输出量（图 12-1）。

静脉多巴胺和多巴酚丁胺普遍应用于急性充血性心衰的治疗中。低剂量 [2-5ug/(kg·min)] 多巴胺可以扩张肾血管，改善肾血流及利尿。应用中等剂量的多巴胺 [5~10ug/(kg·min)] 及大剂量多巴胺时，则正性肌力作用占主导地位，导致血管收缩。多巴胺可能会增加肺毛细血管楔压，因此可用于严重低血压的患者。如果患者血压正常或仅轻度低血压，多巴酚丁胺是首选的正性肌力药。

多巴酚丁胺主要作用于心脏 β-1 受体，同时有弱的 α 或 β-2 肾上腺素能激动作用，它的优势在于它的变时作用比多巴胺弱。2.5~15ug/(kg·min) 的剂量可以增加心输出量且不显著增加外周血管阻力及心率。如果患者是严重低血压状态时，不应单独使用多巴酚丁胺，因为它的缩血管作用很弱。它会导致系统动脉压和肺毛细血管楔压的下降。低剂量多巴胺和多巴酚丁胺联合应用可以改善心肌收缩力，保持血压，增加肾血流量和降低肺毛细血管楔压，因此可能是一个有效的治疗方案。

磷酸二酯酶抑制剂（如氨力农、米力农）

多巴酚丁胺持续应用 2~3 天后可能出现耐药，这时候就需要增加药物剂量或换用其他的静脉正性肌力药物，即磷酸二酯酶抑制剂，如米力农和氨力农。米力农抑制心肌和外周血管平滑肌的磷酸二酯酶，增加 CAMP，从而增加心肌收缩力（正性肌力效果）和导致外周血管舒张（血管舒张作用），即所谓的正性肌力的"血管扩张剂作用"。由于其对心脏和血管的双相作用，导致心输出量和心搏量增加，而肺毛细血管楔压和外周血管阻力下降。米力农比氨力农更有效且副作用少（例如血小板减少症）。因为这类药物可以舒张血管，所以可能会加重低血压，这是一个不利的因素。和拟交感神经药物相似，这类药物可引起轻度的心动过速及室性心律失常恶化。

在个别患者中应用多巴酚丁胺和应用米力农可能出现不同的血流动力学反应，从一个药换另一个药，心输出量会增加很多。虽然间歇静脉应用正性肌力药物治疗心衰患者可以增加活动耐量，但应注意它会加重心律失常和引起猝死。因为对于这些患者来说，生活质量比生存时间更重要，所以应用正性肌力药物也是合理的方案。

利尿剂

利尿剂是治疗高血压和心力衰竭的重要药物，它可以通过肾脏排出多余的钠和水，可以在几小时或几天内减轻气短（由于肺瘀血）和水肿（由于周围水肿）的症状,而其他药物（如洋地黄和血管扩张剂）可能需要几周甚至几个月。在高血压的治疗中,应用利尿剂可以降低血容量。因为其他类的抗高血压药物可能引起钠潴留,利尿剂可以通过利尿来降低高血压。常用的三类利尿剂包括噻嗪类利尿剂、襻利尿剂和保钾利尿剂。一类新的利尿剂 - 排水利尿剂（血管加压素受体拮抗剂）的效果目前正在评价阶段（图 7-5）。这类药物通过作用于肾小管的部位和机制不同来分类。

图 7-5:利尿剂的作用部位。噻嗪类利尿剂抑制远曲小管钠和氯的重吸收。襻利尿剂抑制髓襻升支粗段钠、钾和氯的重吸收。保钾利尿剂抑制钾分泌及影响肾皮质集合管钠的排泄。排水利尿剂,即血管加压素受体拮抗剂,目前用于治疗正常容量和高容量的低钠血症。排水利尿剂作用于肾脏集合管的血管加压素受体,增加自由水的排泄增加血清钠浓度。

噻嗪类利尿剂

噻嗪类利尿剂如氢氯噻嗪、氯噻嗪、氯噻酮和吲达帕胺,作用于肾脏的远曲小管和集合管,对于轻中度水肿的心衰患者,噻嗪类利尿剂单用或联合襻利

尿剂是标准的治疗方案。这类药物比襻利尿剂的作用弱,但是因为它的作用时间长,对慢性病如轻中度心衰（除外肾功能不全的患者,如肌酐 > 2mg/dL）的患者还是有益的。噻嗪类利尿剂也可用于治疗高血压。氯噻酮与氢氯噻嗪相比作用更强,作用时间更长,因为其临床效果好,所以可能是控制高血压的首选药物。

襻利尿剂

对于严重心衰的患者,需要很强的襻利尿剂,它影响髓襻升支粗段的吸收。对于严重心衰的患者,需要联合应用利尿剂,例如噻嗪及噻嗪类似利尿剂美托拉宗联合襻利尿剂如呋塞米、布美他尼及托拉塞米。对于肾功能不全的患者,这些药物联合也是有效的。不同利尿药物作用于肾小管的不同部位,所以联合应用比单药治疗效果显著。噻嗪类利尿药单独使用对于肾功能降低患者是无效的（当血清肌酐水平是 2.5mg/dL）。襻利尿剂如呋塞米、布美他尼和托拉塞米都是磺胺类衍生物,它们对于肾功能不全的心衰和（或）高血压患者是有效的。依他尼酸是一个非磺胺衍生物,它可以用于磺胺过敏的患者（但耳毒性高）。静脉应用襻利尿剂在治疗急性肺水肿的患者是很有效的。除了利尿作用以外,这

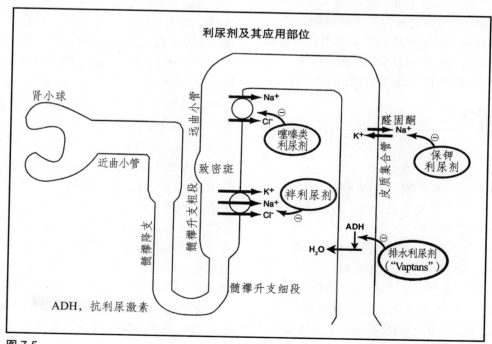

图 7-5

163

类药物可以引起静脉扩张（通过促进内皮细胞释放前列腺素和一氧化氮使血管平滑肌舒张），从而降低静脉回心血量和减轻肺瘀血。

保钾利尿剂

保钾利尿剂如螺内酯、氨苯蝶啶和阿米洛利，是比较弱的利尿剂，它们对维持血清钾至关重要。这些药物很少单独使用，它们通常和噻嗪类及襻利尿剂联用以预防尿钾丢失。螺内酯是醛固酮拮抗剂，它作用于肾脏皮质集合管的醛固酮敏感区。当和 ACEI 及襻利尿剂联用时，不论是否和地高辛联用，这类药物均可通过抑制醛固酮对心肌重构的不良作用来改善心衰症状及降低死亡率。其他保钾利尿剂，如氢本喋啶和阿米洛利的作用不依赖于醛固酮。

这些药物的利尿效果应该仔细监测，因为循环血量下降会引起心输出量的下降、低血压和氮质血症。噻嗪利尿剂和襻利尿剂常见的副作用包括血容量下降、低钾血症和低镁血症（可诱发室性心律失常）、代谢性碱中毒、虚弱、疲劳、性功能障碍、升高血脂水平（升高 LDL-C 和三酰甘油水平）、高尿酸血症（可能引起痛风）和血糖升高（因为影响胰岛素的释放和（或）降低外周葡萄糖的利用）。保钾利尿剂最严重的副作用是高钾血症。螺内酯还具有抗雄激素活性，可能引起男性乳腺发育。新型醛固酮拮抗剂依普利酮能够改善心梗后左室功能不全及心衰患者的生存率。这些药物可能会降低醛固酮相关的副作用，同时有和螺内酯类似的利尿和保钾作用。

抗血小板药物

阿司匹林

阿司匹林（乙酰水杨酸）是心脏疾病中最常用的抗血小板药物。这种简单的非处方药是治疗动脉粥样硬化疾病的基石。如果一个患者已经发生了心脏事件或中风，那么每天服用阿司匹林可有效降低心血管事件或心血管性死亡的发生率。此外，阿司匹林可以很大程度地改善心肌梗死患者的生存率。在心脏症状发作初始，仅一片阿司匹林嚼服（或口服）就可以降低 25% 的心肌梗死或死亡的发生率。

要注意的是，尽管硝酸甘油可以缓解心绞痛的症状，但它不能阻止心脏事件及死亡的发生。进一步说，在没有急性心肌梗死病史但有稳定性心绞痛症状的患者中，阿司匹林可减少可能出现的心肌梗死和死亡的发生。然而，对于所有的药物我们都得权衡利弊，对于阿司匹林，这些弊端包括脑出血和胃肠道出血（尤其对于老年人）。有些患者有较高出血风险，比如有活动性消化性溃疡、每天饮酒两次、重度控制不良的高血压病、服用抗凝药物如华法林（香豆酸）的患者。尽管阿司匹林在缺血性疾病患者的二级预防中扮演着重要的角色，但是对于没有高危因素的健康群体，常规服用阿司匹林预防心血管事件的作用并不明确。患者开始服用阿司匹林时，特别是冠心病的一级预防的群体（比如没有冠心病病史的人），应充分权衡出血风险和潜在获益并针对具体患者做出具体分析。

血小板在动脉粥样硬化斑块的发展和冠脉血栓形成的急性阶段发挥重要的病理生理作用。阿司匹林通过不可逆的抑制环氧化酶作用，阻止血小板产生血栓烷 A2，后者有缩血管作用，是一种诱导血小板聚集的重要物质（图7-6）。

图7-6：血栓形成路径和药物作用靶点。易损动脉粥样硬化斑块破裂后，组织因子和内皮下胶原纤维暴露引起血小板激活和聚集（白色血栓路径）和凝血瀑布（红色血栓路径），最后产生纤维化血栓。抗血小板药物在血小板激活和聚集的多个靶点干扰血小板功能。阿司匹林不可逆的抑制环氧化酶，从而减少血小板产生血栓烷 A2 这种重要的血小板激活物。噻吩并吡啶类药物（如氯吡格雷、噻氯匹定、普拉格雷）和非噻吩并吡啶类药物（如替格瑞洛）抑制 ADP 黏附到血小板 P2Y12 受体上，因此也可抑制血小板的激活。糖蛋白 IIb/IIIa 抑制剂（阿昔单抗、依替巴肽、替罗非班）阻止纤维蛋白原黏附到血小板糖蛋白 IIb/IIIa 受体上从而阻止血小板激活的关键和最后通路。抗凝药物在凝血瀑布的多个位点干扰凝血因子。普通肝素和低分子肝素结合抗凝血酶 III，均能抑制凝血酶原活化形成凝血酶。普通肝素同等程度的抑制 Xa 因子和凝血酶，而低分子肝素抑制 Xa 因子的程度比抑制凝血酶更强。Xa 因子抑制剂中，间接抑制剂（如磺达肝癸那）结合抗

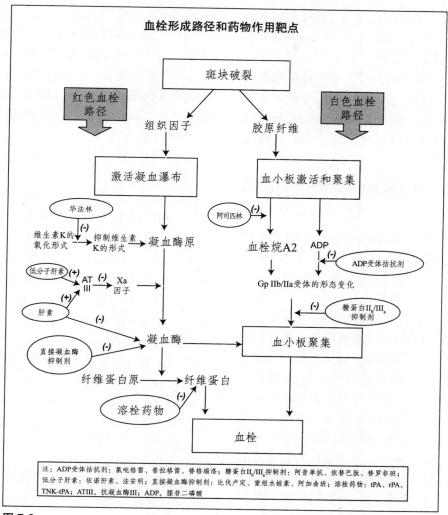

血栓形成路径和药物作用靶点

注：ADP受体拮抗剂：氯吡格雷、普拉格雷、替格瑞洛；糖蛋白IIb/IIIa抑制剂：阿昔单抗、依替巴肽、替罗非班；
低分子肝素：依诺肝素、法安明；直接凝血酶抑制剂：比伐卢定、重组水蛭素、阿加曲班；溶栓药物：tPA、rPA、
TNK-tPA；ATIII，抗凝血酶III；ADP，腺苷二磷酸

图 7-6

凝血酶 III, 直接抑制剂（如利伐沙班、阿哌沙班、依度沙班），都是选择性地抑制 Xa 因子的活化来间接地抑制凝血酶形成。直接的凝血酶抑制剂（比伐卢定、重组水蛭素、阿加曲班）主要抑制凝血酶。华法林抑制维生素 K 的形成，因此减少功能性凝血酶原的产生。溶栓药物（如 tPA、rPA，TNK-tPA）将纤溶酶原转化为纤溶酶，因此激活内源性纤溶系统。这些药物可以溶解已经形成的纤维蛋白和栓塞的血凝块。

阿司匹林的临床获益已在急性和慢性冠状动脉性心脏病、搭桥术后（降低移植血管闭塞可能性）、经皮冠状动脉介入治疗（防止冠脉支架术后血栓并发症）、非瓣膜性心房颤动、人工瓣膜置换术后、一过性脑缺血发作（减少脑卒中发作风险）的患者中

得到证实。在急性冠脉综合征治疗中，阿司匹林单用可减少不稳定心绞痛患者发生急性心肌梗死，同时能增加肝素治疗的获益（通过减少应用肝素后反弹性血栓的形成）。同样的，在急性 ST 段抬高性心肌梗死的治疗中，溶栓治疗同时应用阿司匹林可降低心脏事件的发生风险。有研究表明，预防卒中的复发中，应用相对较弱的血小板抑制剂 - 双嘧达莫联合低剂量阿司匹林，比单用阿司匹林更有效，但是并不比氯吡格雷单用更有效。

尽管阿司匹林已经被广泛地使用，但最佳剂量至今仍没有定论。根据美国心脏学会指南，对于急性冠脉综合征的患者，推荐使用大剂量（162~325mg）阿司匹林（无肠衣膜和咀嚼快速吸收的阿司匹林更好）至少 1 个月直至 3~6 个月，之后

在经皮冠状动脉介入治疗植入裸支架或是药物涂层支架的患者继续应用较小剂量（75~162mg）阿司匹林维持。然而，较多最近的研究发现，低剂量的阿司匹林安全性更好，同时和高剂量阿司匹林在减少心血管事件风险上具有相同效果。因此，专业学会指南推荐除非有特殊禁忌，小剂量（75~162mg）阿司匹林应广泛用于所有急性或慢性缺血性血管疾病患者，包括PCI术后患者。

ADP受体拮抗剂（如氯吡格雷、噻氯吡啶、普拉格雷、替格瑞洛）

如果用阿司匹林有禁忌（因为过敏或是不耐受），可考虑使用氯吡格雷，它是一种噻吩并吡啶类药物，可以不可逆地抑制ADP与血小板P2Y12受体的结合（图7-6）。氯吡格雷可以抑制ADP诱导的血小板聚集，且已经证实对心血管事件有显著的预防作用（特别是联合阿司匹林可减少支架内血栓形成），并且不产生与噻氯匹定（抵克立得）有关的血液系统并发症（嗜中性粒细胞减少症、血栓性血小板减少性紫癜）。现阶段最常用的氯吡格雷联合阿司匹林可使不稳定型心绞痛、非ST段抬高性心肌梗死、ST段抬高性梗死（结合溶栓治疗时）和冠脉支架植入术后的患者获益。然而氯吡格雷治疗的最佳负荷剂量、应用时机、维持治疗时间等问题，目前都没有解决。为达到快速抑制血小板的作用，推荐使用负荷剂量300mg的氯吡格雷，此后每天75mg维持。与传统的300mg负荷剂量相比，现在很多中心正在使用600mg的负荷剂量来更快更大程度地抑制血小板功能，同时出血风险也没有显著增加。除了阿司匹林以外，推荐不伴有高出血风险的急性冠脉综合征患者和（或）裸支架植入后的患者，应服用氯吡格雷至少1月，且应该延长至1年。对于植入药物涂层支架的患者，应服用氯吡格雷至少1年或更长时间以减少支架内晚期血栓形成的风险。尽管经皮冠状动脉介入治疗前服用氯吡格雷可以获益，但是因为一部分患者要行冠状动脉旁路移植术，在这些患者提前使用氯吡格雷会带来难题（因为这样会推迟外科手术时间或是增加出血风险）。冠状动脉旁路移植术前应该停用氯吡格雷至少5天以使其抗血小板作用消失，同时最大限度地降低围手术期出血风险。因此，在确认冠脉的解剖结构并决定选择哪种血管重建方案（PCI或CABG）之前应谨慎选择是否应用氯吡格雷。众所周知，并不是所有的患者应用氯吡格雷都有相似的获益。氯吡格雷是一个前体，它的活性形式需要肝细胞色素酶系统P450（CYP）特别是CYP2C19的代谢产生。携带弱化CYP2C19等位基因的患者，特别是服用质子泵抑制剂如奥美拉唑这类CYP2C19抑制剂的患者，服用氯吡格雷对血小板的抑制作用减弱（氯吡格雷抵抗），这类患者更容易发生心血管事件，尤其是急性冠脉综合征或冠脉支架术后，更容易发生支架内血栓形成。

新一代的ADP受体拮抗剂可以解决这类药物的弊端。普拉格雷是一种口服、不可逆的抑制血小板的噻吩并吡啶药物，这种药物比氯吡格雷发挥作用更迅速、有效、持久。急性冠脉综合征高危患者经皮冠脉介入治疗后（特别是伴有糖尿病或置入药物涂层支架的患者），普拉格雷能更有效地减少缺血事件和支架内血栓形成的风险，但是会增加部分患者的出血风险，尤其是老年（>75岁）、低体重（<60kg）、有一过性脑缺血发作或卒中病史（这类患者此药是禁忌）。

替格瑞洛（倍林达）是新一类被称为环戊基三唑嘧啶（CPTP）药物的第一种，它是一种口服、可逆性的非噻吩并吡啶类ADP受体阻滞剂。像普拉格雷一样，它比氯吡格雷对血小板的抑制作用更快更持久更有力，但它的清除速度比较快。伴或不伴ST段抬高的急性冠脉综合征患者，替格瑞洛与氯吡格雷相比，可减少心血管死亡、心肌梗死、支架内血栓形成的风险，同时并没有增加大出血风险，但是替格瑞洛的非冠脉旁路移植术相关的出血和其他副作用（如：呼吸困难、心脏骤停）的发生率升高。鉴于替格瑞洛停药后血小板的功能可迅速恢复，替格瑞洛可在冠脉旁路移植术或其他手术前停用5天，而不是像普拉格雷推荐的7天。然而，每天需要服用两次且抗血小板作用的代谢很快，因此患者的依从性十分重要。需要注意的是，服用替格瑞洛同时，每天维持阿司匹林100mg以上，会减弱替格瑞洛的作用，这种做法应该避免。

糖蛋白 IIb/IIIa 受体抑制剂（如阿昔单抗、依替巴肽、替罗非班）

最强效的抗血小板药物是血小板糖蛋白（GP）IIb/IIIa 受体抑制剂。这类药物可逆性地抑制血小板聚集的关键和最后共用通路——活化的血小板糖蛋白 IIb/IIIa 受体与纤维蛋白原和 vWF（血浆 von Willebrand factor 的简称）的结合，从而抑制血小板间的互相黏附聚集，最终减弱了血栓的形成（图 7-6）。静脉给予血小板 GPIIb/IIIa 受体抑制剂现在已经用于治疗不稳定型心绞痛 / 非 ST 段抬高性心肌梗死（ST 段压低，肌钙蛋白升高）的高危患者，特别是准备行 PCI 治疗的患者。这类药物被证实可以减少不良心脏事件（如心肌梗死、死亡）。目前获得批准的这类药物包括：用于治疗 ACS 的小分子埃替非巴肽（依替巴肽）和替罗非班（欣维宁）、用于治疗高危 PCI 患者（伴有糖尿病、慢性肾功能不全、ST 段抬高性心肌梗死）的单克隆抗体阿昔单抗。最新关于急性 ST 段抬高性心肌梗死患者的研究证实，静脉给予血小板 GPIIb/IIIa 受体抑制剂联合减量的溶栓药物可以减少再梗死，但是不能降低死亡率，反而增加了患者的出血风险，这在老年人当中更常见。这类药物罕见有免疫介导的血小板减少的发生。目前口服的 GPIIb/IIIa 受体抑制剂已经研制成功，但是它的临床获益还没有在临床对照试验中得到证实。

溶栓药和抗凝药

溶栓药物（如链激酶、阿替普酶、瑞替普酶、替奈普酶）

伴随着冠状动脉粥样硬化斑块的破裂，血栓形成。另外，生物化学凝血途径也能被激活而产生血栓，血栓中不仅包括血小板还有红细胞和血液凝固过程的终产物，尤其是纤维蛋白。一旦血栓已经形成，临床上唯一有效的药物方法就是溶栓。溶栓剂把纤溶酶原转变为纤溶酶，然后激活内源性纤溶系统来溶解纤维蛋白凝块（图 7-6）。

在急性心肌梗死的治疗中，溶栓治疗的目的是快速完全地恢复梗死相关冠脉的血流；溶栓的适应证是胸痛发生 12 小时内的 ST 段抬高性心梗和新发的左束支传导阻滞。目标是缩短"门到针"时间到少于 30 分钟。早期再灌注治疗可以减少梗死面积，保护左室功能，减少心律失常的风险，改善生存率。

链激酶是一种较早的非选择性溶栓药，它刺激循环中纤溶酶原转变为纤溶酶，从而产生系统性纤溶反应。阿替普酶（t-PA）、新上市的纤维蛋白选择性溶栓药物瑞替普酶（r-PA）和替奈普酶（TNK-tPA），它们选择性地激活血栓表面（冠脉内血栓）结合的纤溶酶原，对循环中的纤溶酶原的激活程度较少。然而，所有这些药物均不同程度地激活循环中的纤溶酶原，结果出血就成了溶栓药物最重要的风险。因为溶栓的主要风险是出血，所以溶栓的禁忌证包括最近有卒中病史、活动性消化道溃疡、潜在出凝血功能异常、严重未控制的高血压（BP>180/110mmHg）或是处于重大外科手术或创伤的恢复期。溶栓治疗对非 ST 段抬高性心肌梗死或是不稳定型心绞痛患者无效，有证据表明这种治疗对上述患者可能有害。

冠脉内血栓形成在急性心肌梗死发病过程中起重要作用，新纤溶药物 [瑞替普酶（rPA）和替奈普酶（TNK-tPA）] 因此得以快速地发展和应用。这两种新一代的药物都源自 tPA，但比 tPA 的半衰期长，弹丸注射比输液治疗简单易行，因此在临床中广受欢迎。然而，没有一种溶栓药对每一位患者都适用，每一种都有优缺点。不管你选择哪一种溶栓药物，恰当并且及时使用是提高生存率和改善生活质量的关键。溶栓药的适应证和注意事项的细节将在第 11 章急性心肌梗死患者的应用中讨论。

普通肝素和低分子肝素，直接凝血酶抑制剂和 Xa 因子抑制剂

应用肝素抗凝 [包括静脉应用普通肝素（UFH）和皮下注射低分子肝素（LMWH）如依诺肝素钠、达肝素钠] 在治疗急性冠脉综合征时十分重要。肝素提高抗凝血酶 III 的抗凝性能，从而可以抑制凝血瀑布的激活（增加了活化凝血因子 II、IX、X、XI、XII 的破坏率），同时干扰了纤维蛋白原形成纤维蛋白的能力（图 7-6）。普通肝素需要静脉给予负荷量后持续用药。目前的普通肝素是从猪或牛的体内提取的。我们可以通过检测活化部分凝血酶原时

间（aPTT）或是活化的凝血时间（ACT）来监测肝素的抗凝作用是否充分。依据体重决定治疗剂量在大量的研究中证实更安全有效。

普通肝素最常见的临床适应证包括不稳定型心绞痛、非 ST 段抬高性心肌梗死、ST 段抬高性心肌梗死溶栓后（即 tPA，rPA，TNK-tPA）、肺栓塞和深静脉血栓形成（DVT）。应用肝素时要注意药物间的交互作用。静脉应用硝酸甘油可能会影响肝素的抗凝效果。当同时用这两种药物时，患者可能需要加大肝素用量，还要严密监测 PTT 水平。肝素治疗时停用静脉硝酸甘油可能增加出血风险，因此也要注意监测患者的 PTT 水平。突然停用肝素可能导致抗凝效果的反弹。

肝素最重要的副作用是出血，而另一副作用是免疫介导的肝素诱导血小板减少症（HIT）（约 3% 的发生率）。HIT 可导致致命性出血，同时增加血栓形成的风险（由肝素 - 血小板复合物产生的抗体作用引起，导致血小板激活、聚集、血栓形成）。与牛体内提取的肝素和低分子肝素相比，从猪提取的肝素或许可以降低 HIT 的发生率。文献记录的 HIT 的治疗包括停用所有肝素产品（皮下注射，静脉注射，肝素冲管、肝素帽，同样适用于低分子肝素产品），改变抗凝策略，如应用直接凝血酶抑制剂，它可以阻止循环和凝块结合的凝血酶，这类药物包括来匹卢定——重组水蛭素、阿加曲班、比伐卢定或者 Xa 抑制剂——磺达肝癸钠，间接抑制血栓的形成。值得注意的是，在急性冠脉综合征行 PCI 治疗的患者中，目前获得批准的静脉应用比伐卢定比单用肝素更有效，与用肝素加 GPIIb/IIIa 抑制剂有相同疗效，同时它的出血风险更低。磺达肝癸钠已经被证实在 ST 段抬高性心肌梗死的患者中效果优于普通肝素，在非 ST 段抬高的急性冠脉综合征患者中效果要优于低分子肝素，同时出血风险降低。然而在接受 PCI 治疗的患者，鉴于单用磺达肝癸钠增加导管内血栓形成的风险，因此必须与普通肝素配合使用。

除发生 HIT 风险低外，低分子肝素比普通肝素还具有很多方面的优势。低分子肝素半衰期长，应用方便，可以每天皮下注射两次。它比普通肝素具有更强的抗 Xa 活性，抑制血栓形成的作用更强。

因为低分子肝素有较高的生物利用度和抗凝效果稳定，应用时不必检测 PTT。更重要的是，低分子肝素的出血风险与普通肝素相近或是更低。对伴有不稳定型心绞痛、非 ST/ST 段抬高性心肌梗死、接受 PCI 术患者选择低分子肝素比普通肝素更适合。目前低分子肝素的临床适应证还包括预防和（或）治疗深静脉血栓（伴或不伴有肺栓塞）。但是，低分子肝素在心脏人工瓣膜置换术后患者中的抗凝作用还没有得到充分研究。一些关于人工心脏瓣膜血栓形成（包括怀孕的妇女）的病例已有报道。

维生素 K 拮抗剂（如华法林）和新型口服抗凝药（如达比加群、利伐沙班、阿哌沙班、依度沙班）

很多常见的心脏疾病都越来越多地具有伴发血栓栓塞的风险，包括心房颤动（特别是年龄 >65 岁、伴有高血压、卒中或一过性脑缺血发作病史、充血性心力衰竭、左室射血分数 <40% 和糖尿病的患者）、风湿性心脏瓣膜病、急性心肌梗死（特别是前壁心肌梗死伴左室功能障碍、左室室壁瘤、附壁血栓形成）及机械性心脏瓣膜置换术的患者。对伴有血栓栓塞风险患者长期口服抗凝药物治疗可以明显降低血栓栓塞的发病率和死亡率。对心血管疾病患者常用的口服抗凝药物是华法林，它是维生素 K 拮抗剂。华法林抑制维生素 K 依赖性凝血因子 II（凝血酶原）、VII、IX、X 的合成（图 7-6）。华法林的有效剂量人与人之间差别较大。要记住，凝血因子 VII 的半衰期（3~6 小时）短于凝血因子 II（约 72 小时）。华法林在达到真正有效的抗凝作用之前就可以升高凝血酶原时间（PT）。因为华法林的抗凝作用开始于服药后的 2~7 天，如果想立即抗凝时，一开始应该加用普通肝素或低分子肝素（称为"桥接"）。更重要的是因为华法林同样干扰了一些维生素 K 依赖性生理性抗凝物质，如：C 蛋白（其半衰期同样短于凝血因子 II）的功能，如果不重叠使用华法林和肝素，在达到真正的抗凝状态前理论上处于一种高凝状态。服用华法林时必须密切监测它的抗凝作用，直至达到合适剂量。在过去几年中，通过静脉或指血检测国际标准化比值（INR）已经替代了 PT 来监测口服抗凝药的抗凝作用。大多数情况下 INR 理想治疗值范围是 2~3。对于机械瓣置换的患者（特别是二尖瓣），或是有高危特征的患者，INR 值

应该控制在 2.5~3.5。很多专家推荐机械瓣置换的患者除非有禁忌,应该服用低剂量的阿司匹林加华法林。对有较高出血风险的患者(如冠脉支架术后同时合并机械瓣置换后或房颤的患者)需要双联抗血小板治疗加华法林(被称为"三联治疗"),对于机械瓣置换的患者应用低剂量阿司匹林,目标 INR 维持在 2.5~3,对于房颤患者,目标 INR 维持在 2.0~2.5,这样可能比较合理。

如果患者正在服用华法林,很多药物都对 INR 的水平有影响,所以当服用新药物或饮食改变的时候应加以关注(图 7-7)。最安全的方法是告诉患者未经大夫允许不要服用新的药物或其他非处方药(包括草药)。这些草药包括当归、白菊花、大蒜、生姜、银杏叶、银杏、葡萄糖胺、硫酸软骨素(这些与华法林合用可能增加出血风险),辅酶 Q10、人参、绿茶(这些可能降低服用华法林患者的出血风险)。无论何时开始或是停用这些药物都必须频繁检测 PT/INR。食物例如鱼油、芒果、葡萄柚汁、蔓越莓汁可能升高 PT/INR,而富含维生素 K 的绿色沙拉可能降低 PT/INR 的水平。在肝血流减少(心衰)、肝损伤(酒精、营养不良)或是肾功能不全时,华法林要减量。

在绝大多数的外科手术前必须停用抗凝药物。然而,低创伤性手术(如洗牙)则无需停用。普通外科手术在 INR 值降到 1.5 以下时可以进行。如果需要维持抗凝治疗,停用抗凝药的时间应尽量靠近手术期。静脉应用的普通肝素或皮下注射的低分子肝素(如依诺肝素)在 PT/INR 降至基线时就可以开始使用,在术前 6 小时停用即可,术后 12 小时恢复使用(如果没有明显的出血)。在血栓栓塞风险较低的患者(如非瓣膜性心房颤动),华法林可在外科手术前几天停用,术后短时间内即可恢复,无需在围手术期使用肝素。华法林最常见的副作用是出血。出血风险与华法林的强度、持续时间直接相关,还与同时用的抗血小板药物,年龄 >65 岁,合用升高 PT/INR 的药物有关。如果出现严重的出血,应用维生素 K 可以在几个小时内抵消华法林的作用,输新鲜冷冻血浆可以更快地抵消华法林的作用,因为输注血浆可以直接补充循环中凝血因子。华法林有致畸作用,孕妇禁用,尤其是孕期前 3 个月。

图 7-7

常用的影响抗凝作用的药物和食物

升高 PT/INR	降低 PT/INR
对乙酰氨基酚	巴比妥类
别嘌呤醇	考来烯胺和考来替泊
胺碘酮	类固醇
类固醇	绿色蔬菜(西兰花、甘
抗生素(如红霉素、甲硝	蓝、莴苣、菠菜)——
唑、氟喹诺酮类、甲氧	富含维生素 K
苄氨嘧啶、第 2/3 代	草药(人参、麦芽汁、辅
头孢菌素)	酶 Q10)
西咪替丁	利福平
纤维酸类	硫酸铝凝胶
肝素	大剂量维生素 C
草药(大蒜、生姜、银杏	
叶、葡萄糖胺)	
异烟肼	
非类固醇类消炎药(包	
括塞来昔布、罗非考	
昔)	
普罗帕酮	
奎尼丁	
甲状腺素	
维拉帕米	
大剂量维生素 E	

新型口服抗凝药(NOACs)如口服直接凝血酶抑制剂达比加群和 Xa 因子抑制剂利伐沙班、阿哌沙班、依度沙班,不用监测 PT/INR 即可获得满意的抗凝效果,这些新型抗凝药与华法林相比,对非瓣膜性房颤的患者预防卒中和全身性栓塞方面更安全有效。与华法林相比,新型抗凝药可以固定剂量给药,更快起效、较少的食物药物干扰、较少的颅内出血,但是这类药物价格更高,而且没有特定的药物来逆转它们的抗凝作用。虽然 NOACs 对 ACS 二级预防所起到的作用尚不明确,新的抗凝药物如 voraparar(Zontivity),一种蛋白酶活化受体 -1(PAR-1)括抗剂,对有 MI 或 PAD 病史的患者可作为除阿司匹林和(或)氯吡格雷以外的"附加"方法,但是出血的风险,特别是颅内的,使其不可用于有中风或 TIA

既往病史的患者。

调脂药物

血脂在动脉粥样硬化的发病过程中起重要作用。调脂药物,特别是他汀类药物,能延缓动脉粥样硬化进展速度,改善临床预后,降低死亡率。治疗血脂异常首先要注意饮食(低饱合动物脂肪和胆固醇,如果患者超重,总热量摄入要低)和运动(其可增加高密度脂蛋白胆固醇水平)。对于生活方式干预仍效果不佳的患者,应该给予药物治疗。调脂药物作用于血脂吸收和代谢的各个阶段(图7-8)。因为这些药物的作用机制不同,对于单药治疗效果不好的患者,有时可以联合治疗。

图7-8:血脂代谢途径及药物的作用部位。外源性途径:饮食中的脂质由小肠细胞吸收形成乳糜微粒。乳糜微粒释放入血,在脂肪和肌肉细胞中被脂蛋白酯酶水解。在脂蛋白酯酶作用下释放三酰甘油和乳糜微粒残余部分。乳糜微粒残余部分由肝脏摄取和裂解,形成游离胆固醇。内源性途径:肝脏合成极低密度脂蛋白胆固醇。极低密度脂蛋白胆固醇释放入血,被脂蛋白酯酶裂解,释放三酰甘油和中密度脂蛋白胆固醇。中密度脂蛋白胆固醇可以在肝脏

被低密度脂蛋白胆固醇受体吸收,或进一步水解释放三酰甘油和低密度脂蛋白胆固醇。低密度脂蛋白胆固醇和肝外或肝组织受体结合。高密度脂蛋白胆固醇由外周细胞形成,它能运输胆固醇到肝脏。药物治疗的效果可以从这些途径得以理解。他汀类药物抑制HMG-COA还原酶,降低胆固醇合成和极低密度胆固醇分泌,增加低密度脂蛋白胆固醇受体的活性。胆汁酸结合树脂增加胆汁酸的分泌(和胆固醇一起)。烟酸增加极低密度脂蛋白胆固醇的分泌,增加低密度脂蛋白胆固醇和高密度脂蛋白胆固醇的合成。贝特类药物降低极低密度脂蛋白胆固醇的分泌,增加脂蛋白酯酶的活性,同时增加三酰甘油的清除。依折麦布抑制肠道对胆固醇的吸收(饮食和肝肠再吸收),降低低密度脂蛋白胆固醇。

常用的调脂药物包括以下几类:

HMG–COA还原酶抑制剂(他汀)

他汀类药物,如洛伐他汀、普伐他汀、辛伐他汀、阿托伐他汀、氟伐他汀、瑞舒伐他汀和匹伐他汀,抑制HMG-COA还原酶,HMG-COA还原酶是胆固醇合成的限速酶。抑制这个途径可以增加低密度脂蛋白胆固醇受体的合成,降低血清胆固醇水平。这类

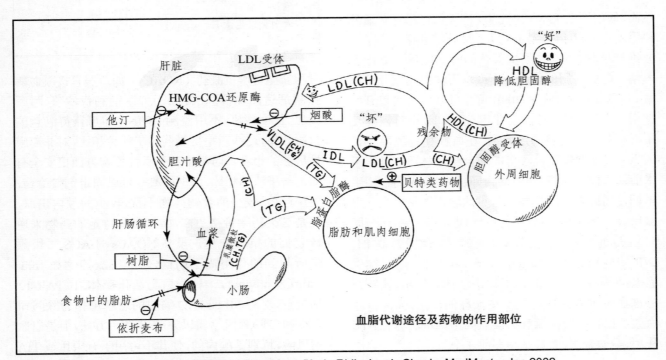

血脂代谢途径及药物的作用部位

图7-8 Modified from Goldberg, S.Clinical Physiology Made Ridiculously Simple, MedMaster, Inc.2002

药物可以有效降低"坏"的低密度脂蛋白胆固醇（降低 18%~55%），轻度升高"好"的高密度脂蛋白胆固醇（升高 5%~15%），而且能降低三酰甘油水平（降低 7%~30%）。他汀治疗的益处不仅局限于血脂降低本身，这些药物可以改善内皮功能，抑制血小板聚集，抑制血栓形成，降低炎症状态和稳定动脉粥样硬化斑块，使斑块不容易破裂，从而降低心血管事件及死亡率。这类药物耐受性好，可能的副作用包括肝酶和血糖水平升高，引起头痛、乏力、记忆力减退、便秘，腹胀，消化不良，腹痛和很少发生的骨骼肌损害（肌痛，肌肉压痛或无力），特别是当大剂量应用或合并烟酸或贝特类药物（尤其是吉非罗齐）时。在应用前以及有临床表现后应监测肝功能及肌酸激酶水平，以决定是否需要停用他汀（注意：肝酶升高 3 倍或肌酸激酶升高 10 倍上限，应停用他汀）。所有他汀都有肌肉损害的风险，但已有研究指出大剂量辛伐他汀潜在风险更高。

烟酸

烟酸降低肝脏中包含三酰甘油的极低密度脂蛋白胆固醇的水平，随之降低血清低密度脂蛋白胆固醇水平。它很便宜，可以有效降低低密度脂蛋白胆固醇（降低 5%~25%），升高高密度脂蛋白胆固醇（升高 15%~35%），降低脂蛋白（a）和三酰甘油（降低 20%~50%）。服用这类药物的依从性是个问题，主要副作用是脸红，其他副作用包括头痛、瘙痒、胃肠不适（不要用于消化性溃疡的患者）、肝功能异常及增加血糖和血尿酸水平。服用烟酸前半小时服用阿司匹林能减轻脸红的症状。烟酸缓释制剂的耐受性更好。Niaspan 是一个最近的烟酸缓释制剂，与控释制剂相比，它的肝毒性及脸红的发生率低。

胆汁酸螯合剂

胆汁酸螯合剂，如考来烯胺、考来替泼、考来维仑，为阴离子交换树脂，它结合肠道内的胆汁酸，可促进胆汁酸从胃肠道排出。它阻断了胆汁酸的肝肠循环，促进肝脏中胆固醇转化为胆汁酸。它降低肝脏胆固醇含量，刺激形成低密度脂蛋白胆固醇受体，降低血清胆固醇水平。胆汁酸螯合剂主要用于治疗高低密度脂蛋白胆固醇血症的患者。这类药物降低低密度脂蛋白胆固醇水平（降低 15%~30%），不影响或增高三酰甘油水平，很弱地升高高密度脂蛋白胆固醇水平（升高 3%~5%）。它们经常和他汀类药物联合应用。树脂可以引起便秘、胀气、恶心、烧心，可降低其他药物的吸收（如华法林、洋地黄）。

纤维酸衍生物

纤维酸衍生物，如吉非罗齐、非诺贝特、非诺贝特酸，能够增加脂蛋白酯酶的活性，提高富含三酰甘油的极低密度脂蛋白胆固醇和中密度脂蛋白胆固醇的分解代谢，降低血清三酰甘油水平。这类药物降低三酰甘油水平（降低 20%~50%）比降低低密度脂蛋白胆固醇水平（降低 5%~20%）更有效，还可以升高高密度脂蛋白胆固醇水平（升高 10%~20%）。这类药物耐受性好，可能会发生胃肠道反应（恶心、腹痛），胆石症，加重肾功能不全，增加华法林的作用，单用和联合他汀使用可能引起肌炎或肌溶解。如果高密度脂蛋白胆固醇水平低或三酰甘油水平高时可以应用贝特类或烟酸类药物。降低高三酰甘油水平能降低胰腺炎的风险。

其他类药物（如依折麦布）

依折麦布是一个胆固醇吸收抑制剂，抑制饮食和胆汁中胆固醇从肠壁进入血液，降低低密度脂蛋白胆固醇（降低 18%~25%），升高高密度脂蛋白胆固醇（升高 1%~3%），降低三酰甘油水平（降低 8%~14%）。这类药物耐受性好，和他汀联用可能会升高肝酶水平，罕见的副作用如肌痛、横纹肌溶解、急性胰腺炎和血小板减少。尽管能改善血脂水平，临床结果获益的数据很少。然而，等待正在进行的临床试验结果公布之前，应用最大推荐或耐受剂量他汀治疗后低密度脂蛋白胆固醇水平仍高的患者，应用依折麦布是很好的选择。

抗心律失常药物

心律失常患者的药物治疗需要有大量的关于节律紊乱和抗心律失常药物方面的知识。选择正确的药物才不会使患者的情况加重。需要考虑的情况包括副作用，患者是否有左室功能不全及其严重程度，肝肾功能和药物分布情况（图 7-9）。最常用的抗心律失常药物分类方法是改良的 Vaughan-Williams 分

类方法,包括:

- Ⅰ类 A,B,C(钠通道阻滞剂)。
- Ⅱ类(β受体阻滞剂)。
- Ⅲ类(钾通道阻滞剂)。
- Ⅳ类(钙通道阻滞剂)。

了解动作电位通过细胞传导的机制有利于了解药物的抗心律失常作用机制(图7-10)。

图7-10:左图:浦肯野纤维0-4期心脏动作电位和心电图上心脏电活动的关系。上图:0期:电压依赖性Na^+通道开放和钠离子快速内流(去极化)。1期:复极初期,Na^+内流的失活,短暂K^+外流。2期:平台期,此时的膜电位下降非常缓慢它主要由Ca^{2+}内流和K^+外流共同形成。3期:快速复极至静息电位,主要由K^+的外向离子流形成。4期(舒张期):外向K^+电流失活,内向Na^+电流使跨膜电位下降。在正常的心室肌细胞中,4期的静息电位在$-80\sim-90mV$。下图:0期去极化对应心电图上QRS波群。复极期(2期和3期)构成动作电位,决定心肌的不应期,在心电图上表现为QT间期。右图:窦房结的动作电位。不是所有的心脏传导系统细胞的去极化都依赖于钠离子的内流。在窦房结和房室结细胞,自发性舒张期(4期)去极化主要依靠钙离子(和很少的钠离子)的缓慢内流。

抗心律失常药物影响心脏传导性能(通常通过影响离子传导),因此能将不正常的心律转变为正常的窦性心律。它们可以降低异位起搏点的活性,改变折返环路的传导。每一类的抗心律失常药物作用于动作电位的不同时期。Ⅰ类抗心律失常药物(钠通道阻滞剂)降低动作电位0期上升速度。Ⅱ类抗心律失常药物(β受体阻滞剂)抑制4期自发性除极(和间接关闭钙通道)。Ⅲ类抗心律失常药物(钾通道阻滞剂)阻断3期钾通道外流,延长动作电位时间和不应期(对刺激不应答)。Ⅳ类抗心律失常药物(钙通道阻滞剂,例如维拉帕米和地尔硫䓬)抑制钙内流,影响窦房结和房室结的自律性和传导性。

虽然大多数的抗心律失常药物的电生理作用已经明确,应用它们控制心律失常在很大程度上仍需要经验。应用时应该小心,因为在特殊情况下它们会加重心律失常(致心律失常作用),而且大多数抗

心律失常药物会导致左室功能下降。对于致命的室性心律失常和症状性SVT的患者,应用抗心律失常药物更应该小心。以下几点是临床应用中需要特别注意的。

Ⅰ类抗心律失常药物

ⅠA,B,C类抗心律失常药物主要通过阻断细胞的内向钠电流减慢浦肯野纤维动作电位(0期)的最大上升速度(降低去极化速度)(图7-10)。在临床试验中,这类药物对于猝死高危患者不能降低死亡率。事实上,对于有结构性心脏病(特别是左室功能严重不全)的患者,这类药物已经被证明能增加死亡率(致心律失常作用),对其他患者的死亡率没有影响。有证据表明,β阻滞剂可以降低死亡率,特别是对于冠心病和充血性心力衰竭的患者。对于心脏骤停存活的患者或有症状的室速/室颤患者,指南推荐Ⅰ类抗心律失常药物的治疗效果不如索他洛尔(一个Ⅲ类抗心律失常药物,有Ⅱ类β阻滞剂作用和Ⅲ类抗心律失常活性)、胺碘酮(一个Ⅲ类抗心律失常药物)经验治疗或ICD治疗。对于没有结构性心脏病的症状性心律失常患者,可以应用Ⅰ类抗心律失常药物。虽然在这些患者中可能发生致心律失常作用,但通常并不致命。

ⅠA类(奎尼丁,普鲁卡因酰胺,丙吡胺)

ⅠA类抗心律失常药物能够中度减慢浦肯野纤维动作电位的上升速度及延长动作电位的时间,因此可以减慢传导,延长复极时间,增加不应期。这类药物主要作用于浦肯野纤维和异位起搏点。在心电图上表现为QRS时限及QT间期的延长。ⅠA类抗心律失常药物对于转复和抑制多种折返和异位激动的室上性心动过速(例如房颤、房扑和阵发性室上速)及室性心动过速均有效(对于有结构性心脏病的患者会增加死亡率)。对于房颤和房扑的患者,当心房率减慢时,ⅠA类抗心律失常药物可以增加心室率,因为这些药物通过阻滞迷走神经能增强房室结的传导。应该提前应用有房室结阻断作用的药物(如地高辛,β阻滞剂,维拉帕米和地尔硫䓬)。因为奎尼丁增加血清地高辛浓度,地高辛的维持剂量应该减量。

普鲁卡因酰胺是心律失常急性控制期常用的药物。快速静脉负荷剂量可能会导致低血压。

60%~70% 的患者应用普鲁卡因酰胺会产生抗核抗体。长期应用时，约 30% 的患者会产生临床狼疮样综合征（停药后可逆）。

丙吡胺具有显著的抗胆碱能作用（包括尿潴留，口干，视觉模糊，便秘，加重闭角型青光眼），可能导致心衰恶化。它有显著的负性肌力作用（降低心肌收缩力），对于左室收缩功能不全的患者，应用时需小心。Ⅰ A 类抗心律失常药物有增加死亡率的风险（致心律失常作用 - 尖端扭转室速），需要长期应用时目前逐渐被其他药物（Ⅲ 类抗心律失常药物）及器械治疗代替。

Ⅰ B 类抗心律失常药物（如利多卡因，美西律，妥卡尼，苯妥英）（图 7-9）

Ⅰ B 类抗心律失常药物能够轻度减慢浦肯野纤维动作电位的上升速度及缩短动作电位的时间，因此可以缩短不应期和复极期，减慢缺血心肌的传导速度（抑制心室的自律性）。这类药物不延长 QRS 时限和 QT 间期，因此他们的致心律失常作用比 Ⅰ A 类药物小。静脉利多卡因可用于治疗有症状的危及生命的室性心律失常。它们最早应用于心肌梗死急性期缺血相关的室性心律失常。不推荐急性心肌梗死患者预防应用利多卡因，因为可能有不利作用（增加死亡率）。对于药物代谢缓慢的患者（如充血性心力衰竭，肝功能不全，70 岁以上老人），负荷和维持量的利多卡因均应该减量。毒性主要表现为中枢神经系统的改变，包括震颤、头晕、意识障碍，昏迷和癫痫发作。

口服美西律可以用于严重室性心律失常的患者。单药治疗的作用弱，通常联合其他抗心律失常药物。

苯妥英是一个抗惊厥的药物，通常用于治疗癫痫，它可以用于治疗洋地黄中毒导致的房性和室性心律失常。

Ⅰ C 类抗心律失常药物（如普罗帕酮，氟卡尼，恩卡胺）（图 7-9）

Ⅰ C 类抗心律失常药物明显减慢浦肯野纤维动作电位的上升速度。它们可以减慢心脏组织各个部位的传导速度，从而延长 PR 和 QRS 间期。因为延长 QRS 而不影响复极（因为这类药物不影响复极），QT 间期也会受影响。Ⅰ C 类药物可以有效抑制室性心律失常，但是它潜在的致心律失常作用也很高，特别是对于冠心病的患者。对于心肌梗死病史和低射血分数的患者，应用这类药物时，致心律失常作用风险更高。对于心肌梗死后有无症状的室性心律失常患者，氟卡尼和恩卡尼（和莫雷西嗪，Ⅰ A 类抗心律失常药物）会增加死亡率（与安慰剂相比）。

不论氟卡尼还是普罗帕酮，对于预防快速性心律失常如房颤和房室结折返性心动过速均是有效的。对于心脏结构正常和没有潜在器质性心脏病的患者，氟卡尼仍然是有效和相对安全的治疗室上性心动过速（特别是阵发性心房颤动）的药物。报道的致心律失常作用包括房颤和房扑转变为房扑伴 1:1 下传心室。普罗帕酮和氟卡尼相似，但是它有弱的 β 阻滞作用，因此它可能加重心动过缓、传导阻滞，加重充血性心力衰竭及支气管痉挛。对于应用 β 受体阻滞剂的患者，加用普罗帕酮时应特别小心。普罗帕酮能增加血清地高辛浓度，增加服用口服抗凝药物（华法林）患者的 INR 水平。

Ⅱ 类抗心律失常药物（β 受体阻滞剂，如普萘洛尔、美托洛尔、阿替洛尔）

Ⅱ 类抗心律失常药物是 β 受体阻滞剂。这类药物通过抑制心肌 4 期去极化，抑制心脏组织交感神经系统活性，从而降低窦房结的自律性和延长房室传导。在心电图上表现为 PR 间期延长，很小或不影响 QT 间期。β 阻滞剂可以减慢房颤和房扑的心室率，抑制阵发性心房颤动的发作，转复室上性心动过速，抑制室性心律失常，预防心肌梗死后猝死的发生，抑制 MVP 或儿茶酚胺介导的室性异位兴奋，减少 QT 相关的尖端扭转室速（因为 β 阻滞剂不延长 QT 间期）。这类药物已证实可以降低人群中猝死的发生风险，因此可用于治疗恶性室性心律失常，特别适用于左室功能不全和冠心病的患者。

静脉艾司洛尔半衰期短（约 9 分钟），可用于应用 β 阻滞剂可能出现常见副作用（心动过缓、低血压）的患者。β 阻滞剂可以降低死亡率（总体死亡率及猝死）。对于有高血压和冠心病同时合并心律失常的患者鼓励联合应用 β 阻滞剂因其具有抗心律失常、抗高血压和抗缺血发作多种功效。长期用药的安全性和有效性使这类药物成为室上性和室性心律

图 7-9

心律失常药物治疗

分类	适应证	副作用
IA 类	转复/预防房颤、房扑、室速	
奎尼丁	预防室颤	腹泻,致心律失常(延长 QT,尖端扭转室速),血小板减少症,1:1 房扑,金鸡纳反应(耳鸣、听力损失)
普鲁卡因酰胺		恶心,狼疮样综合征,药物热,性粒细胞缺乏症,致心律失常(延长 QT,尖端扭转室速),1:1 房扑
丙吡胺		心肌抑制,致心律失常(延长 QT,尖端扭转室速),1:1 房扑,抗胆碱作用(尿潴留,口干,视力模糊,便秘)
IB 类	治疗室性快速性心律失常	
利多卡因		嗜睡,言语不清,意识模糊,癫痫发作,呼吸停止
美西律		恶心、震颤、步态不稳、癫痫发作
IC 类	转复/预防房颤、房扑、室速	
氟卡尼	预防室颤	中枢神经系统、视觉和胃肠道紊乱,室速,1:1 房扑,充血性心力衰竭
普罗帕酮		金属味,中枢神经系统、视觉和胃肠道紊乱,室速,充血性心力衰竭,增加血清地高辛浓度及 INR(华法林)水平
II 类	控制房颤、房扑的心率,预防室上速,室性心律失常的辅助治疗	严重心动过缓,房室阻滞,支气管哮喘,疲劳,抑郁,肢端发冷,多梦,记忆力减退,阳痿,可能加重充血性心力衰竭和影响糖尿病的控制
β 阻滞剂		
III 类		
胺碘酮	转复/预防房颤、房扑、室速	甲功异常,肺纤维化,肝炎,角膜微沉积,蓝灰色的皮肤变色,神经系统疾病,延长 QT,增加华法林敏感性
索他洛尔	预防室颤	疲劳,心动过缓,加重室性心律失常,延长 QT,尖端扭转室速
伊布利特	转复房颤/房扑	尖端扭转室速,低血压,恶心
多菲利特	转复/预防房颤/房扑	延长 QT,尖端扭转室速,头痛,头晕
决奈达隆	预防房颤/房扑	恶心,呕吐,腹泻,腹痛,虚弱,延长 QT
IV 类		
钙离子通道阻滞剂	控制房颤/房扑心率,转复室上速	心动过缓,房室传导阻滞,水肿,可能加重充血性心力衰竭,低血压,便秘(维拉帕米)
维拉帕米		
地尔硫䓬		
其他药物		
地高辛	控制房颤/房扑心率	胃肠道和视觉障碍,房室传导阻滞,室性和室上性心律失常
腺苷	转复室上速	面部潮红,胸痛,呼吸困难,短暂的低血压和(或)心房停搏(小于 10 秒)

174

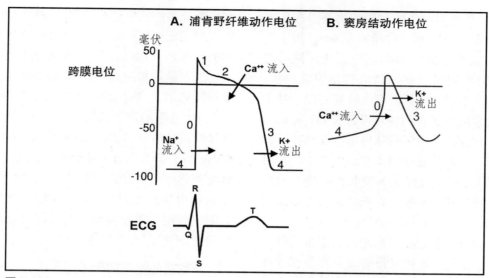

图 7-10

失常患者的首选治疗。

Ⅲ类抗心律失常药物（如索他洛尔,胺碘酮,溴苄胺,伊布利特,多非利特和决奈达隆）

Ⅲ类抗心律失常药物的抗心律失常作用是通过阻断动作电位 3 期的钾通道。它可以增加动作电位的时程,延长复极期及不应期,延长 QRS 及 QT 间期。这类药物降低自律性和传导性。所有Ⅲ类抗心律失常药物都有致心律失常作用。

索他洛尔是一个非选择性的 β 阻滞剂,它同时有Ⅲ类抗心律失常作用。它可以延长 QT 间期(可能引起尖端扭转室速)。索他洛尔对于控制室性心律失常(优于Ⅰ类药物)及预防和治疗房颤有很好的效果。索他洛尔会影响左室功能,合并肾功能不全时也应小心使用。对于有潜在结构性心脏病的门诊患者,不要初始应用索他洛尔。

胺碘酮(可达龙)对于室上性及室性心律失常均有效,包括房颤、房扑、室速和室上性心动过速。它是治疗和预防充血性心力衰竭患者房颤的一线用药,对于室性心律失常,它比ⅠA 类抗心律失常药物更有效。胺碘酮能够减少心梗后心律失常导致的死亡,但是对于有中度或重度的缺血性或非缺血相关收缩性心力衰竭的患者,长期应用胺碘酮并不改善生存率,而且可能是有害的。胺碘酮可以静脉应用,治疗急性血流动力学不稳定的和难治性危及生命的室性心律失常,它是心脏复苏时治疗室速/室颤的

一线用药。静脉应用胺碘酮可能会导致低血压。口服胺碘酮对于室早及非持续性室速有很好的效果,能控制 60%~80% 的应用其他药物无效的室速/室颤患者。胺碘酮的严重副作用包括肺纤维化(发生率低,一旦发生就不可逆)、甲状腺功能异常、肝酶升高、共济失调、周围神经病变、光敏感、皮肤蓝－灰变色及角膜微沉积。由于副作用较多,患者服用胺碘酮应每 6 个月进行胸部 X 线检查及肺功能测试(发现肺纤维化),监测肝功能(发现肝损害)和甲状腺功能(发现甲亢及甲减),同时每年进行裂隙灯检查(发现角膜微沉积)。低剂量应用副作用的发生率降低,对于控制室上速、转复房颤及维持窦性心律均有效。静脉应用胺碘酮对于持续性室速和预防室颤也有效。应用胺碘酮引起 QT 间期轻度延长,但很少发生尖端扭转室速。胺碘酮不能用于严重窦性心动过缓和Ⅱ度、Ⅲ度传导阻滞且没有安装起搏器的患者。长期应用胺碘酮对左室功能没有影响。需要注意的是胺碘酮的半衰期长(平均 25~60 天),因此达到治疗浓度及体内清除都需要很长时间。胺碘酮能增加 70% 血清地高辛浓度及 100% 增加口服抗凝药(华法林)患者的 INR 水平。

静脉溴苄胺过去用于治疗其他药物无效的危及生命的室性心律失常。因为支持它应用的数据很少,溴苄胺已经从治疗无脉性室速或室颤的抗心律失常药物列表中被删除。

静脉伊布利特是一个静脉Ⅲ类抗心律失常药

物,可以用于转复近期发生的房颤或房扑。在临床应用中的地位正持续升高。它能够使 60%~70% 近期发生房扑的患者及 35%~50% 近期发生房颤的患者恢复窦性心律,同时能够提高电转复的成功率。应用伊布利特 1 小时之内就能有效转复心律。对于 5%~10% 的患者应用伊布利特可以延长 QT 间期及引起尖端扭转室速。有报道静脉应用伊布利特的致心律失常作用往往在静脉应用 4 小时内发生。应用伊布利特(及其他引起 QT 间期延长的药物)治疗应该监测 QT 间期延长情况及有无尖端扭转室速发生。

多非利特是一个新进批准应用的口服Ⅲ类抗心律失常药物,它对于房颤和房扑的安全性和有效性都很高,包括转复及维持窦律。和其他Ⅲ类抗心律失常药物相似,多非利特的副作用包括少见的 QT 间期延长导致的尖端扭转室速。因此应用多非利特应该在医院内进行并予心电监护。

另一个最近批准应用的Ⅲ类抗心律失常药物是决奈达隆,它与胺碘酮的作用类似但半衰期短(1~2 天),甲状腺毒性和肺毒性低。临床试验数据表明,对于血流动力学稳定的房颤患者,决奈达隆通过节律和室率的控制可以降低心血管相关的住院风险。因为会增加死亡率,对于永久性房颤和严重及近期失代偿的充血性心力衰竭患者,应用决奈达隆是禁忌证。常见的副作用包括恶心、呕吐、腹泻和腹痛。和胺碘酮相似,决奈达隆很少发生尖端扭转室速。但是决奈达隆在维持窦律的作用方面比胺碘酮弱。应用决奈达隆应定期监测肝功能,尽管发生率低,已有病例报道应用时出现严重的肝毒性。

Ⅳ类抗心律失常药物(钙离子阻滞剂,如维拉帕米、地尔硫䓬)

Ⅳ类抗心律失常药物包括维拉帕米和地尔硫䓬,它们是慢钙离子通道阻滞剂。它们在依赖钙电流诱发动作电位的组织中最有效,例如窦房结和房室结。在结组织中,钙通道阻滞剂减慢窦房结自律性及延长房室传导和不应期。在心电图上表现为 PR 间期延长或窦性心率减慢。这类药物可以用于治疗折返性心律失常包括房室结折返,同时可以减慢房颤和房扑的心室反应。静脉应用维拉帕米和地尔硫䓬可有效终止阵发性折返性室上心动过速和控

制房颤或房扑的快速心室率。静脉应用这类药物可以引起低血压和心动过缓(特别是已经应用 β 阻滞剂的患者)。口服用药可以预防室上速的发生。

地尔硫䓬和地高辛联用可以控制房颤的心率。应该注意的是,应用维拉帕米可能增加地高辛的血清水平。β 阻滞剂和减慢心率的钙离子阻滞剂可以选择性减慢房室结传导,增加旁道的传导,因此对于 WPW 综合征的患者应用这些药物是禁忌证。二氢吡啶类钙通道阻滞剂(例如,硝苯地平、氨氯地平)不引起电生理变化,因此不作为抗心律失常药物。它们主要用于治疗高血压与冠状动脉性心脏病,包括稳定、不稳定或变异性心绞痛。

其他抗心律失常药物

不是所有抗心律失常药物都能归于上述四类。正如前文提到的,索他洛尔同时有Ⅱ类和Ⅲ类抗心律失常作用。还包括其他用于控制心律失常但不符合以上几类的药物(例如地高辛和腺苷)。

地高辛

地高辛是一个强心药,抑制钠钾 ATP 酶泵的功能,钠钾 ATP 酶保持钠离子/钾离子跨膜梯度。地高辛增加心肌收缩力,延长房室结的不应期。洋地黄作用在心电图上表现为山谷样 ST 段下降。地高辛通过减慢房室结传导来治疗快速性房颤和房扑。它可以控制室上速的心室率,也可以治疗房室结和房室折返性心动过速。地高辛是控制充血性心力衰竭患者心率的药物。静脉应用地高辛 6~12 小时后发挥作用,因此需快速控制心率时可使用静脉钙离子拮抗剂或 β 阻滞剂。地高辛在循环儿茶酚胺浓度高的情况(运动中或急性疾病时)效果下降。地高辛的心脏毒性包括窦房结和房室结传导阻滞和室性心律失常。

腺苷

腺苷是一个自然生成的核苷,它激活钾离子通道,在窦房结和房室结产生电生理作用。这类药物减慢房室结传导,抑制旁路折返。静脉快速弹丸给药可以终止约 95% 房室结或房室折返性心动过速(对房颤和房扑无效)。腺苷的副作用较常见,包括窦性心动过缓,房室传导阻滞,脸红,胸痛和呼吸困难。腺苷代谢很快,半衰期 2~6 秒钟,副作用在 1 分钟内消失。对于哮喘和应用双嘧达莫(潘生丁)的

患者,应用腺苷应该小心。应用茶碱或咖啡因的患者应用腺苷需要加大剂量（因为这些甲基黄嘌呤竞争拮抗腺苷受体）,对于应用双嘧达莫的患者应用腺苷应减小剂量（因为双嘧达莫抑制腺苷降解,增强腺苷作用）。

维纳卡兰

维纳卡兰是一个新型的抗心律失常药物,目前应用于快速转复新发房颤的作用正在评价中。和其他类药物不同,静脉维纳卡兰通过阻断钠离子和钾离子电流来影响动作电位。它选择性作用于心房钾离子电流,因此可以延长心房动作电位及延长心房动作电位平台期。它对 QT 间期及心室有效不应期影响很小。因此它几乎没有尖端扭转室速等见于其他抗心律失常药物的副作用。由于其独特的电生理特性和安全性,静脉注射维纳卡兰是一种很有前景的治疗心房颤动的药物。

（姚薇　译）

第8章 心脏非药物治疗与介入治疗

对于某些心脏疾患来说，药物治疗尤显力不从心，再加上药物潜在的副作用及长期服药造成的费用问题也不能忽视。因此，对于某些特定的心脏病患者来说，非药物治疗或成为更具吸引力的治疗选择。在第二部分余下的章节当中，我们将讨论基于导管的技术、设备以及外科手术在心脏疾病中的应用。

经皮冠状动脉介入治疗（PCI）：经皮经腔冠状动脉成形术（PTCA）和支架植入术

PCI 是指采用外周动脉（如股动脉、肱动脉、桡动脉）途径置入导管，逆行至冠状动脉狭窄处进行局部球囊扩张（血管成形术）或者植入支架的心导管技术。

PCI 技术最初主要用于治疗单支血管病变的冠心病及部分筛选的双支血管病变的病例。近些年 PCI 的适应证范围逐步扩展到多支病变的冠心病、急性演变期心肌梗死（包括直接 PCI、溶栓失败后的补救 PCI、心源性休克、药物再灌注治疗后的择期或易化 PCI）和冠状动脉旁路移植术（CABG）术后的治疗领域。

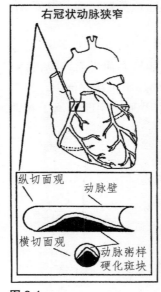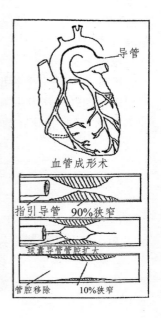

图 8-1

图 8-1：左图，右冠状动脉近端明显狭窄（纵切面和横切面观）；右图，右冠状动脉血管成形术，首先导丝指引顶端带有球囊的扩张导管到达冠脉狭窄处，然后充气使球囊扩张狭窄管腔直至血流通畅，最后球囊回缩撤出狭窄部位，可见血管成形术后冠脉管腔内径明显改善。

图 8-2：左图，左冠状动脉前降支（LAD）近端明显狭窄；右图，血管成形及支架植入术，球囊扩张挤压血管壁粥样硬化斑块，脚手架样的金属支架打开覆盖斑块部位直至与血管内壁贴合。支架在血管

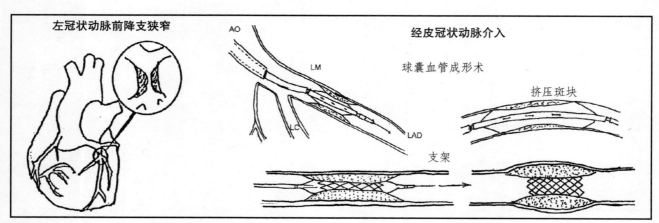

图 8-2

狭窄部位永久性保留维持血管开通并保持血流通畅。支架技术是冠心病治疗史上的一次革命,与单纯球囊扩张血管成形术相比,支架术的急性终点(如急诊 CABG 和心肌梗死)和长期终点(血管再狭窄)均得到明显改善。血管内放射治疗(brachytherapy,近距离放射治疗)和药物洗脱支架是已被证明能够降低再狭窄发生率的新技术。

PCI 技术主要适用于以下几种病变:相对近端病变、非偏心病变、斑块无明显钙化及破裂的病变、远离大血管分支开口的病变。PCI 术可降低 ACS 患者远期心肌梗死及死亡的风险,但对于稳定型冠心病的患者,PCI 术虽然在缓解症状方面的表现明显优于药物治疗,却并不降低将来发生心梗及死亡的可能性。对于急性 ST 段抬高型心肌梗死应优先考虑 PCI 术而非药物溶栓治疗,但是患者的转运速度往往限制了 PCI 术的普及应用。与 CABG 相比,PCI 术具有缩短住院时间及恢复时间、降低初始治疗费用的优点(图 8-3),术后绝大多数患者心绞痛症状明显缓解、运动耐量显著改善。PCI 术的不足之处在于术后血管的再狭窄,作为 PCI 的"致命伤",患者术后缺血症状复发通常预示着再狭窄的发生。

在过去的几十年当中,PCI 技术广泛应用小的金属制弹簧样装置(支架)作为维持术后血管畅通

的"脚手架"。冠脉内支架植入术可将术后再狭窄发生率降低 50%~75%。PCI 术后给予抗血小板药物及抗凝治疗(静脉注射普通肝素、皮下注射低分子肝素)不但可以降低急性期血栓形成的概率,而且能显著减少术后主要的并发症。对于抗血小板药物来说,根据其药理作用特点包括阿司匹林、血小板 ADP 受体拮抗剂(如氯吡格雷、普拉格雷、替格瑞洛)及血小板表面糖蛋白(GP)II_aIII_b 受体拮抗剂(如替罗非班、阿昔单抗、依替巴肽)。

目前 PCI 术(血管成形术/支架植入术)的成功率已高达约 95%,仅有约 3% 的病例发生围手术期并发症,如冠状动脉夹层、急性血栓形成导致急性心肌梗死需要急诊行 CABG 术治疗等。由于冠脉弹性回缩、血管重构及新生内皮过度增生等因素,部分患者 PCI 术后 6 个月内会发生血管再狭窄。血管造影证实在单纯实施 PTCA 术的患者当中,再狭窄的发生率为 30%~40%。目前 90% 以上的 PCI 术术中会植入支架,同时冠脉支架亦可治疗 PCI 相关的冠状动脉夹层从而使围手术期急诊 CABG 手术率下降至 1% 以下。金属裸支架植入术后症状性再狭窄的发病率为 15%~20%,尽管它有效地解决了术后血管弹性回缩的问题,但是由于血管平滑肌细胞增殖及细胞外基质增加造成的新生内膜过度增生,是支架内再狭窄和心肌缺血症状复发的重要原因(图

图 8-3

机械性血运重建的优缺点 *

	经皮冠脉介入	冠状动脉旁路移植术(CABG)
优点	比 CABG 创伤小;住院时间及康复时间短;初始治疗费用低;缓解症状方面比药物治疗更有效	缓解药物难治性病例的症状;比 PCI 更能长期有效地缓解症状;改善特定解剖学亚组的生存率(如左主干病变,严重三支血管病变伴左室收缩功能不全,包含严重前降支狭窄在内的两支血管病变,合并糖尿病等);更加完全的血运重建;再住院及再手术率低
缺点	血运重建不完全(受病变解剖特点的限制);再狭窄(多于术后 6 个月内发生);再住院及再手术率高;不能降低稳定型冠心病患者的心梗及死亡风险;多支病变伴糖尿病的患者疗效差	初始治疗费用高;晚期桥血管闭塞需要再次手术(10 年内乳内动脉桥及隐静脉桥的开通率分别为 90%、50%);手术的并发症发生率及死亡率高;比 PCI 术卒中风险高;住院时间及康复时间延长

* 注:对于低危组慢性稳定型冠心病患者首选一线药物治疗;对于持续性心绞痛发作、急性冠脉综合征、严重冠心病(左主干病变或多支血管病变)、左室功能减低或者合并糖尿病的患者,推荐 PCI 或 CABG 术。

8-4）。因此,相关技术从早期的血管内放射治疗（brachytherapy）到后来的药物洗脱支架问世,都是为了解决金属裸支架的再狭窄问题。尽管早期的血管内放射治疗有望减少支架内再狭窄的发生率,但有报道称术后支架末端平滑肌细胞过度增生致使支架边缘再狭窄的发生率高,并且血管内放射治疗术1年后的血管造影显示了进行性支架内管腔丢失,提示该技术可能延缓但不能预防晚期的支架内再狭窄。

更有前景的预防支架内再狭窄的方法是应用药物涂层支架,将抗细胞增殖药物（如西罗莫司、紫杉醇等）以逐渐释放的方式有控制地释放到血管壁中发挥生物学作用（即药物洗脱支架）。西罗莫司（又名雷帕霉素）是一种天然的大环内酯类抗生素,它作为强大的免疫抑制剂能有效地抑制新生内膜过度增生。紫杉醇是紫杉类衍生物,它是一种微管稳定剂,通过维持细胞内微管的稳定性来抑制血管平滑肌细胞的分裂增殖与迁移。药物洗脱支架适用于固有冠状动脉的原发病变。近期的数据显示药物洗脱支架治疗冠脉原发病变的安全性高并能有效降低支架内再狭窄发生率至10%以下。疾病的亚组分析显示药物洗脱支架应用范围广,对于合并糖尿病、小血管病变或长病变的患者均有很好的疗效。由于药物洗脱支架植入后会延缓支架内皮化的进程,抗血小板治疗应适当延长,推荐阿司匹林终身口服联合氯吡格雷、普拉格雷或替格瑞洛至少1年,有报道称过早停药会导致晚期支架内血栓形成。目前,关于西罗莫司洗脱支架（Cypher 支架）、紫杉醇洗脱支架（Taxus 支架）以及新型的药物洗脱支架 Xience V/Promus 支架（依维莫司洗脱支架）和 Endeavor/Resolute 支架（佐他莫司洗脱支架）的临床试验数据发展迅速,将来会陆续发表各类支架推荐适应证的更多信息。考虑到药物洗脱支架晚期支架内血栓形成的风险及高昂的价格,当代医生面临的挑战在于如何合理地应用该革命性技术给筛选后的患者带来最大的临床获益。

图 8-4：PTCA 和支架植入术后再狭窄的发生机制。PCTA 术球囊扩张挤压粥样硬化斑块可使冠状动脉管腔瞬间增大,术后约 30%~40% 的病例会发生再狭窄。再狭窄发生的机制主要有 3 种:扩张

后早期血管弹性回缩、晚期血管重构及损伤后瘢痕形成,后两者也被合称为新生内膜过度增生。金属裸支架虽然可以控制血管弹性回缩及动脉重构,但不能减少（甚至有可能促进）新生内膜的过度增生。药物洗脱支架向血管壁内缓慢释放抗细胞增殖药物抑制新生内膜过度增殖,使其植入后再狭窄的发生率（5%~10%）明显低于裸支架（15%~20%）。

冠心病患者的预后根据他们的冠脉解剖特点、左心室功能及合并症的不同而异。当评估患者应接受 PCI 还是 CABG 时,应注意以下几点:

1. 左冠状动脉主干的明显狭窄（≥50%）提示预后差,一般建议行 CABG 术治疗,而 PCI 术则考虑适用于合并 CABG 术禁忌证的患者。

2. 冠脉三支病变较两支病变预后差,PCI 术对于两支病变及筛选后的三支病变（左室功能正常、无糖尿病、有限数量的非连续病变,即 SYNTAX 评分低）的效果与 CABG 术相当。

3. 对于大多数单支病变的病例,优选的药物治疗或者 PCI 术（若缺血面积较大时）的预后较好。外科手术仅被推荐用于 PCI 术后再狭窄的病例,尤其是 LAD 近段狭窄。

4. 冠状动脉近段严重狭窄（≥70%）预后较差,尤其对于 LAD 近段狭窄,应给予 PCI 或 CABG 术干预。

5. 绝大多数病例的左室下壁都是由右冠状动脉（右优势型）或者左冠状动脉旋支（左优势型）供血。非优势血管（通常为左旋支）支配小部分心肌细胞,所以当它发生病变时较少需要介入治疗。

6. 左室功能正常的患者预后要比左室功能下降或者既往有过心肌梗死病史的患者好。复杂弥漫性三支病变（SYNTAX 评分高）及左室功能减低（EF 降低）的患者预后极差,以上是从 CABG 术中获益的标志尤其是对于合并糖尿病的患者。

经皮球囊瓣膜成形、瓣膜置换和（或）修复术

有症状的主动脉瓣狭窄,若合并外科手术禁忌证,可行经皮球囊瓣膜成形术。

图 8-5：左图,经皮主动脉瓣成形术。扩张球囊经股动脉入路沿导丝逆行至主动脉瓣狭窄处。右

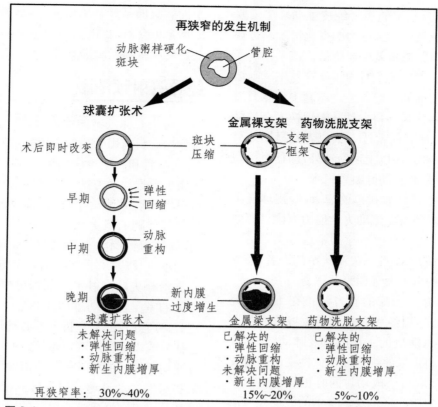

图 8-4

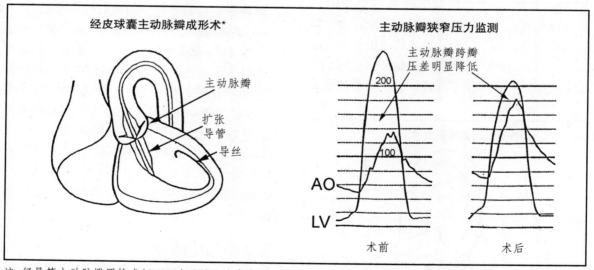

注：经导管主动脉瓣置换术（TAVR）可用于治疗主动脉瓣狭窄症状严重但外科手术风险高或有手术禁忌的患者。

图 8-5

图,某主动脉瓣严重狭窄的患者经皮主动脉瓣瓣膜成形术前后左心室及主动脉压力的变化情况。可观察到术后主动脉瓣跨瓣压差明显降低。该手术的术后再狭窄率较高(术后 6 个月内再狭窄发生率高达50%),限制了它的远期获益。经皮球囊主动脉瓣瓣膜成形术目前主要作为外科主动脉瓣置换术有禁忌(如心源性休克)患者的备选方案或者是择期外科手术的"过渡"方案。除以上适应证外,即便对于高龄患者,也应选择外科主动脉瓣置换术。

对于钙化性主动脉瓣狭窄的患者,经皮球囊主动脉瓣瓣膜成形术改善血流动力学能力有限且有效时间较短,因此仅作为对症治疗的备选方案。另一方面,对于筛选后的风湿性二尖瓣狭窄的患者,经皮球囊瓣膜成形术的近期及远期疗效优秀。

经皮瓣膜病介入治疗的新方法正在不断研究中,一些医学中心运用经皮介入的手段将镶嵌有人工瓣膜的支架植入病变的主动脉瓣及肺动脉瓣处,来治疗不耐受外科手术的终末期钙化性主动脉瓣及肺动脉瓣狭窄,并取得了成功。同时也研究出治疗二尖瓣反流的二尖瓣成形术及修复术的经皮介入治疗手段。

图 8-6:左图,经皮穿房间隔球囊二尖瓣成形术。扩张球囊经由下腔静脉进入右心房穿过房间隔到达左心房到达狭窄二尖瓣。该术式适用于二尖瓣动度尚可、瓣膜反流量小、瓣膜无明显钙化且瓣下结构无明显受累的二尖瓣狭窄患者。对于球囊扩张术

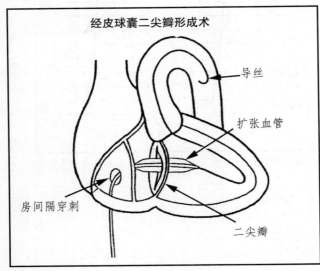

经皮球囊二尖瓣形成术

导丝

扩张血管

房间隔穿刺

二尖瓣

图 8-6

不能解决的某些二尖瓣狭窄,外科直视下的二尖瓣成形术可有效地缓解二尖瓣梗阻。但若二尖瓣病变及钙化严重到无法修复时,应考虑二尖瓣置换术。

经导管射频消融

对于心律失常的治疗,药物治疗往往带来多重副作用。目前用于治疗心律失常的工具有射频消融(热)导管和冷冻消融(冷)导管。目前快速型心律失常的首选治疗方案为经导管射频消融术。该方法可以安全有效地治疗心动过速,避免了长期药物治疗及其伴随的多重问题,并可以在初次电生理检查的同时实施手术。长期药物治疗所带来的问题包括药物不良反应、一日多次给药降低患者依从性以及药物治疗失败。射频消融术可成功治愈95% 以上常见的室上性心动过速(SVT)。它对于由存在房室旁路所导致的房室折返性心动过速(如 WPW 综合征)或由房室结双径路导致的房室结折返性心动过速均有很好的疗效。射频消融术还被应用于治疗某些房性心动过速、房扑、房颤以及室性心动过速,尤其是无潜在器质性心脏病的特发性室速。射频消融术治疗房扑的成功率约为90%。对于复律失败或药物心率控制不理想的顽固性房颤患者,可以先行房室结消融然后进行起搏治疗来控制心室率。

近年来,应用射频消融术对肺静脉前庭进行环形消融(避免肺静脉狭窄风险)及左房内线性消融是有望治疗房颤的新技术。手术治疗的成功率在<50% 至 >80% 不等,其中对于阵发性房颤并且无明显器质性心脏病的患者有良好的疗效。该手术安全性较高,较少见的并发症包括脑卒中、心房穿孔(心房－食管瘘)、右心室穿孔致心包压塞以及严重的房室结损伤需要接受永久起搏治疗(发生率低于5%)。

电复律与电除颤

室上性或室性心动过速诱发胸痛、气短、意识改变、低血压、休克、充血性心力衰竭或急性心肌缺血事件时应给予电复律治疗。体外电复律能迅速恢复正常的窦性节律。如果心动过速持续超过 8 小时,可选择同步直流电复律的方式进行转复,所谓同步,即与心电图 QRS 波群同步而非与 T 波同步,目的是

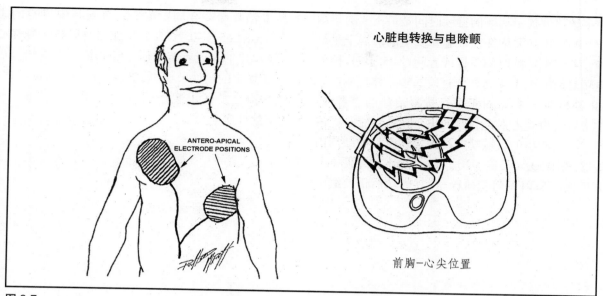

图 8-7

为了防止诱发室颤。

　　图 8-7：前胸－心尖位置进行心脏复律与除颤。正确放置电极位置是治疗成功的关键。

　　图 8-8：左侧胸骨旁前－后位实施同步直流电复律。该方式复律电流可直接贯穿双心房，因此对于房颤的复律更为有效（来源：Dr. Gordon A. Ewy）。

　　心脏同步直流电复律（复律电击与心电图 QRS 波群同步，避免心脏周期的易颤期）和电除颤（除颤电击非同步于 QRS 波群来终止室颤）两种方法可有效终止几乎所有由折返机制参与的心动过速。折返性心动过速包括房扑、房颤、房室结折返性心动过速、WPW 综合征房室折返性心动过速、多数室性心动过速、室扑和室颤。一般来说，对药物治疗反应差或者不适宜药物治疗的各种心动过速在诱发低血压、充血性心力衰竭或心绞痛发作时，均应给予电复律或电除颤。根据心动过速的性质不同，心脏电转复可使 70%~95% 的患者重获正常的窦性节律。

　　心脏电转复常被用于缓解房颤症状并重新恢复窦性节律。房颤电转复后能够成功维持窦律的预测因素包括以下几条：房颤的持续时间、左心房大小（左房增大干扰生理电信号通路导致转复成功率下降）、原发的心脏疾患以及心律失常的诱因等，其中

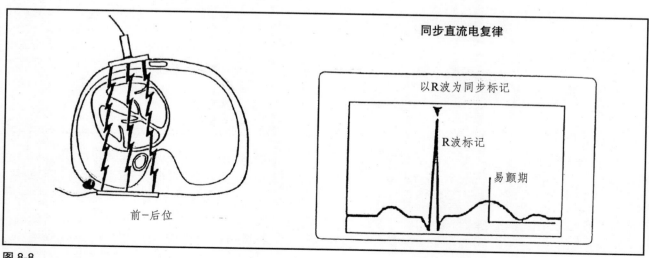

图 8-8

绝大多数研究提示房颤的持续时间是最重要的预测因子。心脏电转复应在保证患者安全的前提下尽早实施。若房颤持续时间不详或者超过 48 小时,推荐在电转复前给予 3~4 周充分有效的华法林抗凝治疗(INR 维持在 2~3)。对于未行抗凝治疗的患者,转复前应行经食道心脏超声(TEE)除外有无心房内血栓形成。心房的机械功能在房颤转复后的数周内才能够逐渐恢复(又称"心房顿抑"),因此即便术前 TEE 证实心房内无附壁血栓,转复成功后仍要继续抗凝治疗至少 4 周。对于具有脑卒中风险的患者(如年龄 65 岁以上,合并高血压、糖尿病、慢性心力衰竭,有 TIA 或者卒中病史等),即便考虑转复后获得了稳定的窦性节律,仍要给予长期的抗凝治疗,因为房颤复发有可能无明显症状并且难于监测(又称"沉默性房颤")。

（杨孟云　译）

第 9 章　心脏的辅助装置

心脏起搏与再同步治疗

心脏起搏器用 4 位代码来描述：（从左往右）

第一位字母表示起搏心腔，如心房（A）、心室（V）、双腔（D）。

第二位字母表示感知心腔，如心房（A）、心室（V）、双腔（D）。

第三位字母表示起搏器感知心脏电活动后的反应方式，如抑制型（I）、触发型（T）、兼有型（D）。

第四位字母表示起搏器程序控制调节功能的程度。R 代表频率适应，即起搏器感知到生理需要量增加时会自动提高起搏频率。

典型单腔起搏器起搏模式是按需 VVI 起搏，起搏与感知心腔都位于右心室，当起搏器感知到心脏自身的 QRS 波群时会抑制起搏器发放起搏刺激。典型的双腔起搏器的起搏模式是 DDDR，即右心双腔均具有感知和起搏的功能，在感知心脏自身电活动后决定抑制或触发起搏信号，同时通过感知身体的运动或者呼吸频率而做出频率适应调节（图 9-1）。对于自身窦性节律正常的患者，双腔起搏器的起搏模式与生理性起搏十分接近。双腔起搏对于左心功能障碍，尤其是舒张功能不全的患者更有意义，因为该模式保留了心房强力收缩（atrial kick）对血流动力的贡献。

多年以来，心脏起搏主要以心室起搏的方式按需或固定频率起搏。如今新型的起搏器已将早期的固定频率起搏器淘汰，目前应用的都是按需起搏器。VVI 或 VVIR 模式更适合于慢性房颤 [该类患者无心房的收缩功能（atrial kick）]、预期寿命较短及起搏器综合征（表现为疲乏、乏力、呼吸困难、运动耐力下降，甚至充血性心力衰竭、自觉头重脚轻）风险较低的患者。由于 VVI 起搏模式丧失了房室的同步性，导致心脏输出量下降 20%~40%，所以植入该类起搏器的患者，尤其在自身心脏僵硬度增加的情况下（如冠心病、高血压、主动脉瓣狭窄、肥厚型心肌病等）更容易发生起搏器综合征。

图 9-2：左图，患者植入单腔按需起搏器（VVI）。起搏器脉冲发生器埋藏于锁骨下胸壁皮下组织内，起搏电极通过静脉系统插入右心室心尖部。右图，起搏器综合征的发生机制。注意正常窦性心律下患者初始血压为 150/90mmHg。图中箭头所示第 4~9 次心脏搏动为起搏器进行按需室性起搏造成房室分离，从而丧失了心房收缩对左室充盈的贡献，致使心脏每搏输出量下降。可见室性起搏后血压迅速下降至 110/75mmHg。人体在直立或运动时，如此迅速的血压下降会导致相应的心脏低输出量症状，如自觉头重脚轻、晕厥前状态甚至晕厥，临床上称为起搏器综合征。重置房室顺序起搏可以解决起搏器综合征的问题，因此双腔起搏器 DDDR 模式房室顺序起搏由于充分保留了房室的同步性，是避免起搏器综合征的有效方法。

图 9-3：左图，患者植入双腔起搏器。右图，心电图描记起搏器房室顺序起搏（DDD、DVI）及模式自动转换功能。起搏器对心房、心室均有感知和起搏的功能。图中最后一个心动周期心电图所示心房电极首先起搏心房，在程序设定的房室延迟后，心室电极释放起搏信号起搏心室，即房室顺序起搏。若患者自身窦性节律快于起搏器设定的心房起搏频率，起搏器自动转换为 P 波触发模式（第 6~8 个心动周期）；若患者的房室传导功能恢复并且窦性心律快于起搏频率，则起搏器心房与心室的起搏信号均被抑制（第 1~2 个心动周期）；若患者的房室传导功能正常，并且窦性心率慢于起搏频率，起搏器自动转换为心房起搏模式（第 3~5 个心动周期）。DDD 起搏器有可能诱发起搏器介导的心动过速，原因是室性早搏或心室起搏的电信号逆传至心房被心房电极感知为逆行 P 波，进而触发心室起搏造成快速重复性心室起搏，也称"死循环"折返性心动过速。

起搏器的频率适应功能对变时功能不全的患者具有重大的意义，它能为该类患者在应激或运动时提供足够的心率。当患者房颤发作，现代的起搏器可以自动从 DDDR 模式转换至 VVIR 模式（模式自

图 9-1

常见起搏器模式

VVI—心室按需起搏器

无房室同步（仅有右心室单电极）；无频率适应；作为频繁、短暂性心动过缓发作时备用起搏；适用于房颤伴症状性长间歇、房室结消融术后心率控制或者高龄、体弱的患者；因其丧失房室同步性，可能引起起搏器综合征（表现为晕厥/晕厥前状态、端坐呼吸、PND、CHF）

AAI—心房按需起搏器

保留房室同步性；无频率适应；需要完整的房室传导；用于有症状的窦性停搏、窦房结其他功能和房室结传导正常的患者

DVI—房室顺序起搏器

不感知心房电活动；无频率适应；当心房率≤起搏心率时保留了房室同步性

DDD—双腔感知与起搏

心房感知、心房追踪与频率适应；频率增加需要窦房结功能完整；保留了房室同步性（右心房、右心室均有电极）；可能导致起搏器介导的心动过速（又称"折返死循环"心动过速）

VDD—心房追踪起搏器

保留的房室同步性和频率控制；心房搏动频率降低时不起搏心房

起搏器模式代码：第一位字母表示起搏心腔，第二位字母表示感知心腔，第三位字母表示起搏器感知心脏电活动后的反应方式（A=心房、V=心室、I=抑制型）。若患者运动时不能够自主地提高心率，可予单腔或双腔起搏器添加频率适应功能（R）。若设置了频率适应功能，起搏模式则从 VVI 模式变为 VVIR 模式、从 DDD 模式变为 DDDR 模式，以此类推。对于阵发性房性心律失常可增设起搏器模式自动转换功能。

注：若患者左室收缩功能减低，右心室起搏可导致左室舒缩不同步、加重充血性心力衰竭、预后较差。对于该类患者应考虑给予双心室起搏（心脏再同步治疗）。

动转换功能）。对于阵发性房颤的患者，在窦性心律时起搏器以 DDD 模式工作，而当房颤发作时，起搏器自动转换为 VVI 模式，避免心室跟随房颤电信号快速起搏。

目前主要针对三类患者推荐永久性起搏治疗。第一类是症状性（或潜在风险高）房室传导阻滞；第二类为有症状的心动过缓；第三类是病态窦房结综合征，表现为房颤伴停药后的症状性心动过缓。由于任何抗心律失常药物在治疗病态窦房结综合征时均不可避免地加重心动过缓，因此永久性起搏可辅助治疗病态窦房结综合征。在考虑植入永久起搏器之前，必须首先排除可逆性或自限性的病因（如药物中毒、急性心肌梗死等）。当心肌梗死，尤其是前壁心肌梗死造成永久性的 Ⅱ 度或 Ⅲ 度房室传导阻滞伴束支阻滞时，可考虑植入永久起搏器。颈动脉窦刺激造成的反复晕厥（即颈动脉窦高敏综合征）且

心电图记录到 3 秒以上的长间歇，也应考虑永久起搏治疗（图 9-4）。

其他的起搏模式和（或）起搏适应证包括抗心动过速起搏、治疗血管迷走性晕厥的频率骤降反应起搏、减轻肥厚型心肌病左室流出道梗阻的起搏治疗和治疗充血性心力衰竭的双心室同步起搏（即心脏再同步治疗，CRT）。

对于药物难治性心力衰竭的患者，尤其是左室收缩功能不全的病例，双心室起搏治疗被视为最有前途的治疗方法，即将电极植入右室心尖部及经冠状窦定位于左室侧壁来达到双心室同时起搏的目的。对于 QRS 波群宽大、射血分数减低、NYHA 分级 Ⅲ~Ⅳ 级的患者实施双心室起搏可增加心脏射血分数、缓解心衰症状并改善运动耐量。患病率与死亡率的明确数据表明 CRT 治疗可使患者获益。目前还有结合了双心室起搏与心脏转复除颤器（ICD）

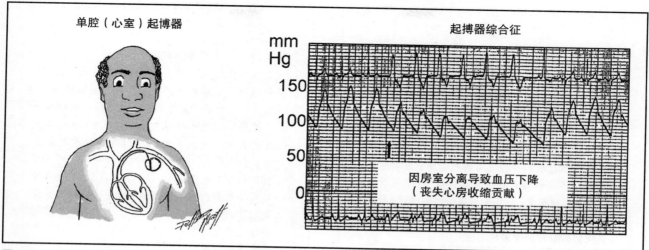

单腔（心室）起搏器

起搏器综合征

mm
Hg

150

100

50

0

因房室分离导致血压下降
（丧失心房收缩贡献）

图 9-2

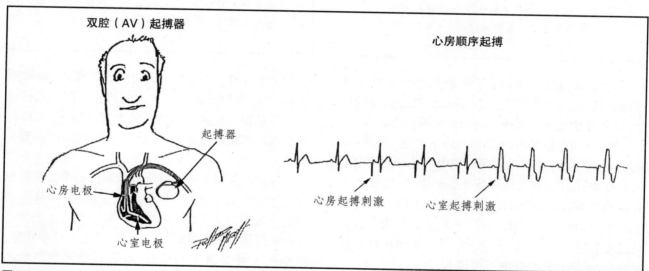

双腔（AV）起搏器

心房顺序起搏

起搏器

心房电极

心室电极

心房起搏刺激　　心室起搏刺激

图 9-3

功能的起搏器（CRT-D）供临床使用（以后将介绍）。对于筛选后的 NYHA I～II 级的充血性心衰患者，尤其是非缺血性心肌病伴左束支传导阻滞的女性患者，给予 CRT-D 治疗有可能降低住院率、提高生存率、改善生活质量和心脏功能。

早期起搏器由锌汞电池供能，如今被寿命更长（4~10 年）的锂电池取代。植入起搏器常被认为是改善生活质量和挽救生命的有效措施。为保证患者的安全及设备的使用寿命，植入起搏器后应注意的事项包括：外科手术时保持电刀远离起搏设备、手机与起搏器脉冲发生器保持 6 英寸（约 15cm）以上的距离、远离电磁设备（包括 MRI）。机场金属探测器

对于起搏器是安全的，而且大多数家用电器如微波炉、电动剃须刀等也不会损坏起搏器，尤其是目前较新一代的起搏器。永久起搏器的并发症发生率低，如气胸、心肌穿孔、血肿、静脉血栓形成、脉冲发生器移位以及起搏器电极脱位或导线折断所导致的机器故障。

埋藏式心脏转复除颤器

埋藏式心脏转复除颤器（ICD）是一种重要的心脏治疗方式，它的适应证见图 9-5。ICD 可监测出恶性的室性心律失常并给心律紊乱适当的电复律治

图 9-4

永久起搏临床适应证

窦房结病变伴脑灌注不足症状；获得性完全或高度房室传导阻滞、QRS 波群宽大、症状性心动过缓，停搏＞3 秒或逸搏心律＜40 次／分；二度房室传导阻滞伴症状性心动过缓；直立倾斜试验诱发心动过缓和神经－心脏性晕厥；颈动脉窦高敏伴症状性心动过缓或停搏＞3 秒，可被颈动脉窦按摩激发；经导管房室结消融术后；严重收缩性心力衰竭伴 QRS 波群增宽需要双心室起搏的心脏再同步治疗。

注：通常在决定起搏器植入前应排除可逆性的因素，如药物作用、电解质紊乱、心肌供血不足等情况。对于药物引发的症状性心动过缓，有时视情况亦可给予起搏器治疗。

图 9-5

ICD 植入的临床适应证

持续性室性心动过速或心室颤动导致心脏停搏，除外暂时性及可逆性的病因及心脏电生理检查不能预测药物治疗的有效性的患者；抗心律失常治疗后仍有复发性的持续性室速及室颤发作；不耐受药物治疗或药物治疗有禁忌的自发性持续性室速或室颤；其他治疗无效、电生理检查可诱发的持续性室速和室颤；不明原因性晕厥发作，伴有药物治疗抵抗、不耐受药物或有用药禁忌的可诱发性室颤或室速，且该室性心律失常导致明显血流动力学改变。

注：对于无室速、室颤的心源性猝死高危患者可预防性植入 ICD，如冠心病（既往心梗病史）、非缺血性心肌病伴左室收缩功能不全的患者。

疗。同时，ICD 的程序设定了多重模式，包括抗心动过速起搏、低能量和高能量心内电击、抗心动过缓起搏、遥测功能和进行某些无创的电生理检查。

图 9-6：左图，患者 ICD 植入术后早期（左侧）和现在（右侧）的 ICD 示意图。图中可见早期的 ICD 采用心外膜的除颤电极和频率感知电极，需要手术开胸植入 ICD。右图，现代的 ICD 采用同一根导线电极来感知心动过速和发挥除颤功能并可进行抗心动过速起搏和（或）心内电击治疗。现代 ICD 体积足够小，不需要外科开胸就可植入。

ICD 的一系列治疗模式从抗心律失常治疗、低能量电击到高能量电击治疗，被称作"分层次"治疗。不推荐 ICD 用于可逆性或其他可治性原因所造成的心律失常（如心肌缺血与梗死、药物作用及电解质紊乱等）。

与抗心律失常药物治疗相比，ICD 已被证明能够降低室颤或血流动力学不稳定的室速幸存者的死亡率。ICD 植入后的抗心律失常药物治疗也很有必要，因其能够降低室性心动过速的发作频率并能控制室上性心动过速的心率从而减少 ICD 的放电次数。对抗心律失常药物方案的选择，应给予充分的考虑，因为这些药物一方面有可能会减慢室速的频率使其低于 ICD 程序设定的检测阈值（即无法识别

心律失常），另一方面可能会提高除颤阈值（即除颤无效）。电生理试验时可采用起搏方式终止的持续性单形室速且合并手术禁忌的患者，可采用 ICD 起搏的方式终止心动过速，这比电击转复的创伤要小的多。

目前如何对非持续性无症状室性心律失常的患者进行管理缺乏足够的试验数据支持。β 受体阻滞剂为一线治疗方案，但是没有证据证明其他的抗心律失常药物（胺碘酮除外）可使患者在治疗中获益，甚至还会带来潜在的风险，即抗心律失常药物的"致心律失常"作用。近期的试验数据表明对于心梗后 40 天以上或者非缺血性心肌病的患者，以及左室收缩功能显著下降（EF＜30%~35%）的患者，无论是否合并自发性或诱导性的心室心律失常，植入 ICD 都比传统药物治疗带来更大的临床获益。值得注意的是，一种可穿戴式心脏转复除颤器（Life-Vest）可以保护心源性猝死的高危患者，如心梗后 40 天内不适宜植入 ICD 的患者。鉴于 ICD 植入的高昂费用与其潜在的并发症（不适当放电而影响患者生活质量），目前需要更为先进的方法对患者进行危险分层（如 T 波电交替分析），不再依赖左心功能减低的程度准确筛选出合适的患者，从而降低 ICD 的经济及临床成本。值得一提的是，对于严重

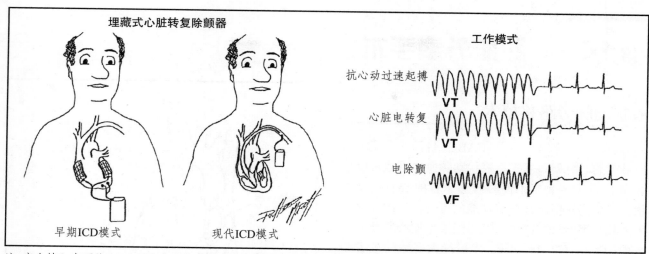

注:完全植入皮下的 ICD 可用于不需要抗心动过速/过缓及心脏再同步治疗的患者。

图 9-6

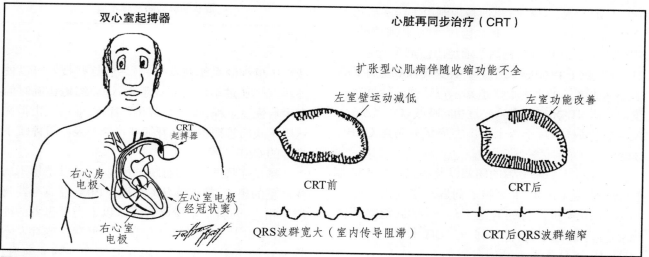

图 9-7

充血性心力衰竭伴左室收缩功能明显受损,尤其是 QRS 波群宽大的患者,带 ICD 功能的心脏再同步治疗或许是一个更好的选择(图 9-7)。近期的研究表明,CRT 治疗(特别是与 ICD 结合的),能改善上述患者的运动耐量、心功能状况、生活质量和生存率。

作为二级预防,患者植入 ICD 后的 6 个月内应严禁驾驶机动车。因为 ICD 从检测、充电到放电需要 5~15 秒的时间,若活动时室颤发作(特别是驾车时)会使患者处于极其危险的境地。一般来说,患者植入 ICD 后 6 个月以上无放电和(或)无任何头晕症状发作后,才能允许患者恢复驾驶汽车资格。植入 ICD 的患者不能接受磁共振检查。因为电刀会干扰 ICD 的感知功能进而导致不适当的抗心律失常起搏或放电,所以外科手术前应关闭 ICD,待手术结束后再重新开启。

(杨孟云 译)

189

第10章 心脏外科手术

冠状动脉旁路移植术

　　冠状动脉旁路移植术（CABG）目前是全美手术量最大的心脏外科术式。冠状动脉血运重建可以缓解80%以上药物难治性心绞痛患者的心肌缺血症状。对于尚保留正常左室功能的患者，CABG术的手术死亡率低，仅为1%~2%。围手术期心肌梗死和卒中的发生率为1%~4%。术后绝大多数的患者心绞痛症状完全缓解，剩下的一小部分患者心绞痛的发作频率明显下降且更难被诱发。

　　一般来说，CABG术应被限制用于保守药物治疗（包括生活方式干预和危险因素控制、硝酸酯类药物、β受体阻滞剂、钙离子通道阻滞剂等）无法控制症状、PCI手术失败、左主干病变或者多支病变的冠心病患者。若患者冠脉造影示冠脉弥漫性复杂病变（即SYNTAX评分高）、左室功能减低（EF ＜ 50%）或合并糖尿病，对于以上情况尤应优先考虑CABG术。

　　CABG术后桥血管的闭塞以及心肌缺血症状的复发一直是CABG术面临的问题。左乳内动脉搭桥术后10年桥血管的开通率仍＞90%（隐静脉桥血管的开通率约50%），因此CABG术中动脉性桥血管的应用显著增多。

　　图10-1：左侧乳内动脉（LIMA）与冠脉左前降支（LAD）连接以及隐静脉桥（SVG）绕过冠脉狭窄部位连接主动脉与右冠状动脉（RCA）给狭窄远端的冠状动脉供血。

　　试验证明静脉桥CABG术后积极降低LDL-C水平及长期低剂量阿司匹林治疗可以降低静脉桥血管闭塞的发生率。目前微创技术进行CABG术越来越普及，包括胸骨正中小切口搭桥术、外侧胸切口搭桥术、微创直接冠状动脉搭桥术（MIDCAB）或胸腔镜辅助冠脉搭桥术（Port-access）以及对高度筛选后的患者利用手术机器人技术结合冠脉机械稳定器，在不依赖体外循环的情况下在搏动的心脏上实施非体外循环冠状动脉旁路移植术（该术式可有效

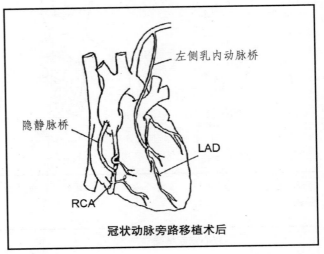

图 10-1

减少中枢神经系统并发症）。尽管这些技术可以使外科医生通过小切口完成手术，进而缩短住院时间和术后恢复过程、减少术后并发症，但业内人士担忧这些术式的长期桥血管开通率可能不及心脏停跳下进行的CABG术。

　　越是症状严重、心肌缺血负荷大、冠脉造影示病变严重的患者，越能够从CABG术中获益。与药物治疗相比，外科手术能显著降低以下类型患者的死亡率，即左主干病变或包含前降支近端病变并左室收缩功能不全的双支病变，尤其当合并糖尿病时。与PCI相比，外科手术虽然创伤大且患者围手术期死亡率轻度升高，但是对症状控制更加有效且不像PCI术一样需要多次再手术。未来对于严格筛选的患者，PCI术药物洗脱支架在减少术后再狭窄的优势可能使其比CABG术带来更多的临床获益。CABG术的危险因素包括左室收缩功能不全、高龄、女性（因其体型较小，所以靶血管相应更细小；也因其症状常常不典型导致其后的检查参照困难）以及冠心病的严重程度。总体来说，在过去的10~15年里接受CABG术的患者中，多数年龄较大、合并多种慢性疾病（如糖尿病、肾功能不全等）、严重冠心病或心衰、同时存在心脏瓣膜病需要手术修复和（或）CABG术后的患者。值得注意的是，高危患者

接受 CABG 治疗的死亡率增加至 4%~8%。

瓣膜修复术和瓣膜置换术

对病变受损的瓣膜进行修复或者置换是改善心脏瓣膜病患者自然病程及预后的重要方法。即便如此，接受瓣膜手术也会有不可避免的死亡与并发症的风险，常见的多种人工瓣膜并发症有血栓形成与栓塞、感染、瓣膜功能障碍、溶血性贫血等，因此人工瓣膜的存在本身就可以被认为是一种"疾病"。事实证明轻度病变的固有瓣膜比目前最好的人工瓣膜还能更长久且更好地为患者生理功能服务，因此临床医生陷入了不知瓣膜手术何时适合实施的窘境。而与之相反，越早实施瓣膜手术，手术的风险越低。过早的干预会缩短患者固有瓣膜的有效维持时间，但是术前观察时间过长又会对心肌及肺血管网造成不可逆的损伤。除了如何选择合适的手术时机，如今的临床医师还面对选择手术方式及瓣膜种类的难题，即应该选择瓣膜修复（如治疗 MR），还是选择经皮球囊瓣膜成形（如治疗 MS）；瓣膜置换是选择寿命短并最终需要再次手术的生物瓣，还是耐久性好但有血栓形成及栓塞和慢性抗凝治疗风险的机械瓣。

瓣膜的修复术应作为首选的治疗方案，因为患者自身的瓣膜功能可有效地维持多年，且避免了抗凝治疗的风险和其他人工瓣膜并发症的风险。特别建议对于原发或心脏移植物导致的心内膜炎的患者植入冷冻保存的同种带瓣主动脉，因为它可以让相对年轻的患者获得更好的瓣膜持久性并且不需要抗凝治疗。机械人工瓣膜一般不会发生功能故障，但是有可能导致血栓形成、组织内向生长致使瓣膜阻塞、瓣膜框架或碟盘解离、缝线周围瘘（瓣周瘘）或者人工瓣膜脱落。生物瓣植入后会逐渐增厚、钙化并最终发生瓣膜阻塞或者瓣叶挛缩。人工瓣膜故障有可能是突发性（表现为急性肺水肿）或逐渐发生。当患者出现新发的反流性杂音（如 AR、MR）、瓣膜启闭音的时程及性质改变、充分抗凝条件下的栓塞事件、血管内溶血加重、出现充血性心力衰竭、心绞痛或者症状一度改善后发生晕厥时，都应该考虑到人工瓣膜故障的可能。多普勒超声技术对于确诊有一定帮助。确诊后一般需要再次手术治疗。

机械瓣（如双叶瓣、倾碟瓣、笼球瓣等）和生物瓣（如牛心包或猪心包，异种瓣膜或同种瓣膜）在血流动力学表现、耐用性、血栓栓塞并发症及抗凝治疗必要性等方面有明显的不同。

图 10-2：各种人工心脏瓣膜。A. Starr-Edwards 笼球瓣；B. Medtronic-Hall 和 Omniscience 倾碟瓣（单叶瓣）；C. Hancock 和 Carpentier-Edwards 牛心包瓣膜；D. St. Jude 和 Carbomedics 双叶瓣。

机械瓣的使用寿命突出，可长达 20 年甚至更久。它的主要缺点是附壁血栓形成，因此需要长期华法林抗凝治疗来预防血栓形成及栓塞事件。生物瓣的优点在于血栓栓塞风险小，因此不需要长期华法林抗凝。然而生物瓣（牛 / 猪异种瓣膜）的最大限制性在于寿命短。生物瓣植入后 4~5 年即开始出现瓣膜故障，此后瓣膜故障发生率逐渐增加（第 10 年 20%，第 15 年 50%），因此该类瓣膜一般不用于年轻患者。生物瓣的适应证包括抗凝治疗有禁忌（如具有跌落或创伤风险、旅行者及医嘱依从性差等）、高龄、育龄期有生育需求的女性（华法林有高度的胎儿并发症）及需要行三尖瓣置换术的患者（因机械瓣血栓风险极高）。一般来说，对于年龄较大的患者推荐使用生物瓣，因为该组患者瓣膜退行性变速度更慢，对于瓣膜使用寿命要求低且高龄患者抗凝治疗风险较高。对于血液净化治疗的患者，不建议植入生物瓣，因其瓣膜故障的发生率较高。对于 65 岁以下适合抗凝治疗的患者，推荐机械瓣植入（尤其对于二尖瓣置换术）。栓塞事件通常发生在抗凝治疗不达标时（主动脉瓣置换术后 INR 应在 2~3 之间；二尖瓣置换术后 INR 应在 2.5~3 之间）。在抗凝治疗达标的情况下偶尔也会发生栓塞事件，这时应建议加用抗血小板药物（如阿司匹林、双嘧达莫、氯吡格雷等）。

因为人工心脏瓣膜有很多相关并发症，如血栓形成、心内膜炎及溶血等，所以瓣膜置换术前应充分权衡手术获益 [症状缓解和（或）生存率改善] 与手术风险比。而且目前尚没有"完美"的人工瓣膜，所以在为患者选择合适的人工瓣膜时，要充分考虑到每种瓣膜的优缺点（图 10-3）。对于心脏瓣膜病的手术时机及适应证将在第 15 章中进行详细的讨论。一般来说，有症状的主动脉瓣狭窄（如心绞痛、疲

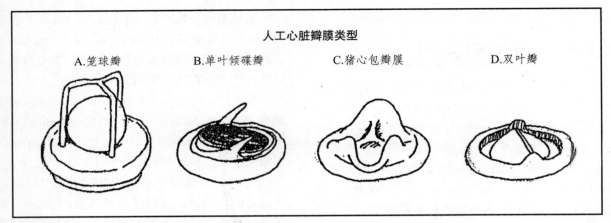

人工心脏瓣膜类型

A.笼球瓣　　　　B.单叶倾碟瓣　　　　C.猪心包瓣膜　　　　D.双叶瓣

图 10-2

图 10-3

不同人工瓣膜优缺点

机械瓣	生物瓣
使用寿命长,可维持 20 年甚至更长;体积小、血流动力学特性佳;血栓栓塞风险高;溶血风险高(存在瓣周漏时更加明显)、出血并发症	使用寿命短,10~15 年(生物组织瓣膜退化与钙化);导致相对性狭窄;血栓栓塞风险低(尤其主动脉瓣人工瓣膜);通常不需要长期抗凝治疗(除某些二尖瓣、三尖瓣置换术外),无溶血并发症,即出血并发症少

乏、气短和晕厥)应尽快择期手术。对于年轻的 AS 患者,Ross 手术是另外一种可行的方案,即将患者肺动脉瓣替换至主动脉瓣位置,而以人工瓣膜代替肺动脉瓣,这样可减缓人工瓣膜退行性变。

对于慢性主动脉瓣反流的患者,应随访观察其充血性心衰症状,如气短、乏力、疲乏等。当左室扩大并功能不全时,患者临床进程会迅速恶化。所以当患者出现心衰症状时或者心脏超声发现左室收缩功能减低(EF ＜ 50%)或左室扩大(收缩末期内径＞50mm 或舒张末期内径＞ 65mm)时,应尽快接受手术治疗。

慢性二尖瓣反流的患者,若出现相应症状或超声发现心脏扩大体征(收缩末期内径＞ 40mm)或左室功能降低(EF ＜ 60%),不管有无进行充分的药物治疗,均推荐手术治疗。

对于风湿性二尖瓣狭窄的患者,当二尖瓣瓣口面积＜ 1.5cm² 并合并心衰症状、有肺动脉高压证据或者出现系统栓塞时,应给予手术治疗。

心脏移植

心脏移植目前已经成为各种病因导致的终末期心衰患者挽救生命的治疗方案。其最常见的适应证为扩张型心肌病。随着外科技术的进步、环孢素免疫抑制治疗的进展及供体心脏的严格检查,心脏移植 1 年和 5 年的生存率分别提高至 85%~90% 和 75%~80%。而未接受移植的终末期心衰患者 1 年生存率仅为 50% 左右。心脏移植的普及因供体稀少而受限。因此植入型左心室辅助装置(LVADs)被用作终末期心衰患者心脏移植(或恢复)的"过渡"方案或者最终治疗方案。最新一代的左室辅助装置具备内置电源并且体积很小,从而不会限制患者的日常活动。左室辅助装置相关的并发症(如出血、血栓与栓塞、感染等)比较常见,且患者 2 年内的死亡率仍然较高(图 10-4)。

图 10-4:左图,左室辅助装置植入后示意图。通过外科手术将左室辅助装置的机械泵植入上腹部,

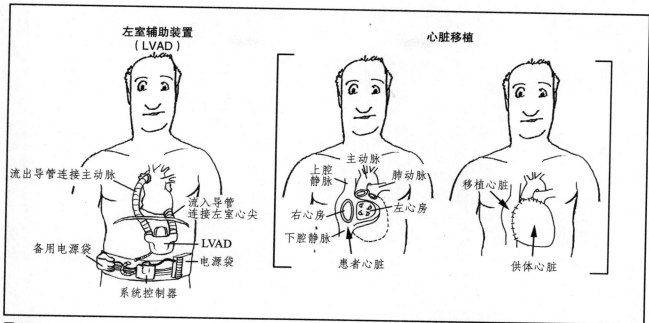

左室辅助装置（LVAD）

流出导管连接主动脉

流入导管连接左室心尖

LVAD

备用电源袋

电源袋

系统控制器

心脏移植

主动脉

上腔静脉

肺动脉

右心房

左心房

下腔静脉

患者心脏

移植心脏

供体心脏

图 10-4

机械泵通过连接左室心尖的流入导管接收心脏的血流，通过流出导管将血液泵入升主动脉供给全身。将左室辅助装置一条管路从腹壁引出与绑在腰间的电源与控制系统相连。右图，心脏移植的示意图。进行心脏移植时需要为患者建立体外循环。心肺体外循环机接收来自上下腔静脉的静脉血进行氧合，然后将氧合后的血液注入升主动脉供给全身各部。患者自身心脏的大部分被切除（左图），然后移植入供体心脏并与进出心脏的血管吻合（右图）。

心脏移植的禁忌证包括不可逆的肺动脉高压、恶性疾病、感染活动期、胰岛素依赖的糖尿病合并靶器官损害及严重的肝肾疾病。尽管高龄患者手术死亡率及 1 年内死亡率升高，但是在多数中心年龄已不再是心脏移植的绝对禁忌。

移植后 1 年内最常见的并发症包括系统感染和宿主对移植器官的排斥。环孢素治疗导致的高血压及肾功能不全以及免疫抑制治疗相关的恶性肿瘤也会发生。每年进行心内膜活检对于监控器官排斥反应有效。而最重要的晚期并发症是冠状动脉的脉管疾病，它在移植后头 3 年的发生率大约为 30%~40%。

移植心脏的去神经化导致心绞痛症状消失，从而给移植心脏冠心病的诊断造成困难。因为监测移植心脏冠心病不能依赖于心绞痛症状，所以定期行负荷核素试验评估心脏功能、鉴别有生理意义的潜在冠脉狭窄显得尤为可行。尽管此无创的检查是被证实能够监测移植心脏的冠心病，但是冠脉造影（结合冠脉内血管超声检查 IVUS）才是现在诊断移植心脏冠脉粥样硬化的"金标准"。推荐移植后每年进行冠脉造影检查定期监测有意义的冠脉狭窄。该种冠脉粥样硬化与原发性冠脉粥样硬化不同，它的病变范围更弥漫、分布更为远端，且细胞水平上脂质沉积较少。对于某些患者的局部病变可行 PCI 治疗。但对于大多数发生移植心脏冠脉病变的患者来说，再次进行心脏移植才是唯一的选择。

（杨孟云　译）

193

第三部分
综合应用

第 **11** 章　冠状动脉性心脏病患者的诊疗方法

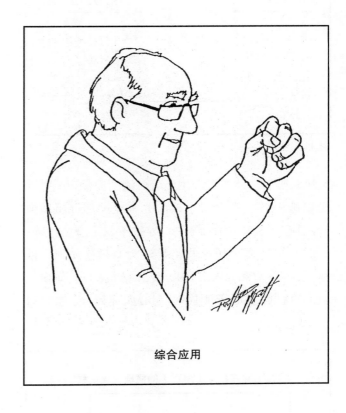

综合应用

前面的章节提出了心脏病学诊断、药物和非药物治疗的"五指法"，并介绍了其中的各个要素。随后的章节会将这些要素综合在一起，全面阐述患者各种心脏疾病的诊断和治疗方法。提示：尽管当下注重于技术诊疗，但心脏病史和体格检查仍然是临床整体心血管评价中最为重要和划算的手段。通常，在完成详细的病史询问和体格检查后，医生便可作出准确的临床诊断，从而能够展开快速和恰当的治疗，同时还能在某些情况下预防心脏疾病。

到目前为止，CAD 代表了当今临床实践中最常见的心脏问题，影响了大约 1 千 6 百万美国人，而且仍然是美国单一的致死原因。每年，急诊室要接诊并评估超过 5 百万例怀疑急性冠脉综合征（不稳定型心绞痛和心肌梗死）的胸部不适患者。同时每年有超过 1 百万的美国人出现新发或复发的 MI（myocardial infarction）。大多数患者因不稳定型心绞痛以及

评估和治疗稳定的胸痛综合征而住院。许多急性 MI（AMI）病患，甚至还没有机会从经导管 PCI 和（或）溶栓再灌注治疗中获益，便因 VF 而早期死亡。

图 11-1 显示了 CAD 从无症状至猝死的一系列临床表现。

在稳定型心绞痛中，症状可来源于氧需求量增加（劳力型心绞痛，由于冠状动脉狭窄后血流受限），或是冠状动脉痉挛（变异型心绞痛，也称作Prinzmetal 心绞痛），亦或是狭窄和痉挛的联合作用。在不稳定型心绞痛中，病理过程更为凶险，涉及在斑块破裂基础上继发血栓形成，如果持续发展，则可造成 MI；这些急性冠脉综合征（ACS）患者具有猝死高风险。

图 11-2：ACS 最常见的机制：即非阻塞性动脉粥样硬化斑块的破裂。这些脂质斑块通常为炎性物质所包绕，顶端覆盖一层薄纤维帽。大多数"易损"

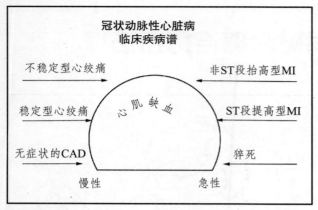

图 11-1

斑块在破裂之前不会产生显著血流动力学影响。在斑块破裂后，（富含血小板的）血栓可部分阻塞血管，引起冠状动脉血流减少，导致不稳定型心绞痛；此时应用抗血小板药物治疗最为有效（如阿司匹林、氯吡格雷和 GP IIB/IIIA 受体拮抗剂）。如血栓呈间歇性阻塞血管，则可引起心肌坏死，产生非 ST

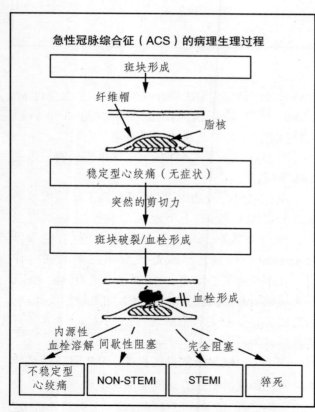

图 11-2

段抬高型（非 Q 波）MI（non-ST elevation MI, non-STEMI）。如血栓完全阻塞冠状动脉并持续较长时间，则会产生 ST 段抬高型（Q 波）MI (ST elevation MI, STEMI)；此时凝块中富含血栓，可通过促进血栓溶解（伴随使用普通肝素或低分子肝素）或直接 PCI 进行早期再灌注治疗，从而限制梗死面积并预防心源性猝死。

图 11-3：稳定型 CAD 和 ACS 的疾病谱。

图 11-4：心绞痛致残（活动能力受损）的 CCS 分级。致残程度不仅取决于 CAD 程度，还取决于患者日常活动。为避免突发不适，患者可能会自觉或不自觉地限制其活动。CAD 合并外周血管病的患者，因劳累或小腿绞痛（间歇性跛行）不能走远，故可能不会出现胸痛。早晨活动更容易诱发心绞痛（例如剃须、刷牙和淋浴后擦拭）。心绞痛可在既定活动过程的早期发生，例如打高尔夫第一洞，或在上班路上走往公共汽车站的时候（"初次用力"或"预热"心绞痛），然后在患者继续活动并"穿过"这种不适时，心绞痛消退。经过一段时间休息，某些患者可能会耐受相同或甚至更费力的活动（"缓过劲来"现象）。这些现象源于缺血初始阶段功能性冠状动脉交通支的开放。

CAD 患者的治疗目标应是缓解症状并改善预后。总的来讲，治疗涉及改善生活方式和危险因素（如饮食、运动、高血压、高胆固醇血症、吸烟和糖尿病）的诸多方法，以及药物治疗和必要时冠脉动脉血运重建治疗。

* * *

二级预防（在已知 CAD 患者中预防冠状动脉事件复发）的 ABCs

A：抗血小板治疗，无限期应用阿司匹林（或在阿司匹林禁忌时应用氯吡格雷）

ACEI 或 ARB，特别是在 MI 后左室射血分数 <40%、CHF、高血压和糖尿病等情况下

B：β 阻滞剂（Ⅱ型糖尿病和 CHF，轻度 COPD 并不是绝对禁忌证）

控制血压（控制目标值达到 BP <140/90 mmHg）

C：降胆固醇治疗，即在患者能够耐受的情况下

图 11-3

慢性冠状动脉性心脏病和急性冠脉综合征

无症状（亚临床）阶段

- **无症状心肌缺血**

有症状阶段

- **慢性冠状动脉性心脏病**

■ **稳定型心绞痛（劳力性）**——"固定阈值"心绞痛,原因是冠状动脉狭窄导致血流受限（需求型缺血）

稳定亚型
（稳定而"固定"的动脉粥样硬化斑块）

■ **变异型或 Prinzmetal 心绞痛**——休息时"自发",继发于功能性冠状动脉狭窄（血管痉挛）,可发生于阻塞性 CAD 或正常冠状动脉（供应型缺血）,通常与过度吸烟、偏头痛和雷诺现象有关。患者可在开始低水平用力下即发生心绞痛,而没有较高水平的活动。

■ **混合型心绞痛**——"可变阈值"心绞痛,在固定的动脉粥样硬化斑块上继发血管收缩（需求和供应型缺血）。患者可有"好"日子和"坏"日子的情况。

- **急性冠脉综合征（按严重程度排序）**

■ **不稳定型心绞痛**（没有心肌坏死的血清学证据）

□ 新发心绞痛（严重且＜2 个月）

□ 恶化型心绞痛（更加严重、持续时间更长,或频繁发作）

□ 静息心绞痛（通常持续＞20 分钟且在症状出现的 1 周之内）

□ 梗死后心绞痛（在 AMI 的 2 周之内）

■ **急性心肌梗死**（血清生物标志物升高可确诊,肌钙蛋白、CK-MB）

不稳定亚型
（不稳定的"易损"斑块破裂,继发血栓形成）

□ 非 ST 段抬高型（非 Q 波）MI（短暂血栓栓塞,早期自发再灌注）
　梗死面积较小,伴随反复缺血发作、再梗死和猝死的高风险

□ ST 段抬高型（Q 波）MI（完全性血栓栓塞）
　梗死面积较大,伴随较高的院内死亡率和并发症发生率
　早期再灌注治疗（PCI、溶栓）可限制梗死面积并预防猝死

■ **缺血性心脏猝死**

□ 继发于恶性室性快速性心律失常（VT/VF）

尽量应用高强度"他汀"（使 LDL 胆固醇下降幅度＞50%）

心脏康复治疗（针对近期心脏事件或在心脏病程之中的患者）

戒烟（包括劝告、尼古丁替代治疗和正规戒烟程序）

D: 饮食。通常,人体热量来源的适宜比例为,15% 来自蛋白质,50%~60% 来自碳水化合物,而脂肪份额应不超过总热量的 25%~35%。此外,来自饱合脂肪的热量应小于 7%（包括商品中的反式脂肪酸,如人造黄油和商业烘焙食品）,而每天消耗的胆固醇应小于 200 mg。美国心脏协会（American Heart Asso-ciation, AHA）最近的饮食建议强调,摄入水果和蔬菜,减少盐摄入,维持正常体重,摄入单不饱和及多不饱和脂肪,尤其是富含 ω-3 脂肪酸的油性鱼类。

糖尿病管理（目标为血红蛋白 [Hb] A1c<7%）。如果存在 CHF,则应避免使用噻唑烷二酮类药物。

E: 运动和教育。运动能够辅助降低较高的血压和三酰甘油,提升较低的 HDL 胆固醇,改善血糖控制,并减轻体重（主要为控制代谢综合征）,同时有利于缓解紧张、焦虑和抑郁情绪。当你对一名心脏病患者进行体育活动建议时,记得告诫他（她）避免极度用力或在极端天气运动（如严寒、闷热、潮

给心肌提供足够的氧。这是近 50% CAD 患者的最初表现。诊断则主要依赖于患者对其症状的描述。

图 11-5 总结了患者病史中心绞痛的临床表现。

胸痛如果满足如下条件则可考虑为（典型）心

图 11-4

加拿大心血管协会（ Canadian Cardiovascular Society, CCS ）心绞痛分级

I 级　日常体力活动不引起心绞痛，如走路或上楼梯。心绞痛可在费力、快速或长时间劳力的工作或娱乐活动中发生。

II 级　日常活动轻度受限。心绞痛可在下述情况下发生：快速走路或上楼；爬坡；受凉或迎风；餐后走路或上楼；情绪紧张；或仅为唤醒后的头几个小时。在正常状态下，以正常速度平地走路超过两个街区，或爬楼超过一段常规的楼梯，可诱发心绞痛。

III 级　日常体力活动显著受限。在正常情况下，以正常速度平地走 1 到 2 个街区，或爬 1 段楼梯，即可诱发心绞痛。

IV 级　没有能力进行任何体力活动。心绞痛可在静息下发作。

Adapted from Campeau L: Grading of angina pectoris(Letter). *Circulation* 1976; 54:522–3.

湿）。至于性生活问题，包括治疗勃起功能障碍药物的潜在风险，如西地那非（万艾可），应与心脏病患者（和其伴侣）进行公开讨论。在急性 MI 治疗出院后的短期之内或在其他心脏问题治疗之后（包括心脏外科手术），多数患者可重新开始性生活。

F: 流感疫苗（推荐所有心血管疾病患者接种）。

注意：激素替代治疗（针对绝经后妇女）、抗氧化维生素 C、维生素 E 和 β- 胡萝卜素、叶酸伴或不伴维生素 B6 和 B12（旨在降低同型半胱氨酸）、抗生素治疗（直接针对肺炎衣原体），以及整合疗法，不推荐用于 CAD 的二级预防。

* * *

心绞痛

稳定型心绞痛的临床识别

引起心绞痛最常见的原因是在心肌耗氧需求增加的情况下，因粥样硬化而狭窄的冠状动脉没有能力

图 11-5

典型心绞痛的临床线索

时间和地点

• **部位**
—胸骨后或中线轻微偏左
—偶尔仅限于胸腔外区域

• **放射**
—颈部、咽喉（"哽咽感"）、下颌、牙齿（"牙痛"）、左肩、手臂（尺侧），有时放射至右臂、肩胛间区、上腹部（"胃灼痛"）或肩胛下（后背）

• **发病、缓解的方式和持续时间**
—程度逐渐加重，随后逐渐消失
—通常持续 2~15 分钟
—新发、程度增加、频繁、持续（＞20 分钟）或静息发作（"静息心绞痛"），支持不稳定型心绞痛或进展为 AMI

性质和程度

• **胸痛或不适的特点**
—发紧样、压迫感、压榨感、沉重感、烧灼感、疼痛感、胀满感（"胸部沉重"或"胸部束带样"）
—深部钝痛（非尖锐或浅表性痛）

诱发和缓解

• **加重因素**
—强体力活动（特别是手臂用力，如抬举或搬运重物）、情绪应激、性生活、饱餐之后（"膳食后心绞痛"）、寒冷或潮湿的环境。重复用力下反复不适；仰卧位（"卧位心绞痛"——原因是静脉回流增加至心脏额外作功）

• **缓解因素**
—休息、停止活动、停止应激，或立即服用 SL 或口喷 NTG

伴随症状

—气短、出汗
—头晕、目眩、晕厥、疲乏

绞痛：

　　1. 定位于胸骨后（有特征性的性质和持续时间）

　　2. 由用力或情绪紧张诱发

　　3. 经休息或服硝酸甘油可缓解。胸痛仅满足前两条标准便认为可能是（典型）心绞痛。胸痛符合一条上述标准或均不符合上述标准则考虑为非心源性胸痛（非心绞痛）。

　　尽管应用硝酸甘油快速起效是稳定型心绞痛的特点和病史中有用的诊断要素，但需谨记，硝酸甘油对食管痉挛、胃食管反流病和某些心理原因的胸痛也同样有效。此外，硝酸甘油可随时间而老化失效。记得告诉患者，硝酸甘油片剂应以原型保存在深色玻璃瓶内，每 3~6 个月更换 1 次。如果将硝酸甘油放置在玻璃瓶内，恰当地保存在干冷的环境中并移去棉塞，则它们通常不会退化。避免使用花哨或昂贵的药品容器，通常为银制或金制器具，并用珠宝装饰。硝酸甘油片剂非常敏感，当其暴露在光、热或潮湿的环境时会失去效力（注意：硝酸甘油喷雾剂的有效期可持续 3 年以上）。需要注意，如果患者缺血性胸部不适（胸痹）的症状不能减轻，和（或）没有体验通常的"刺痛""面红""头胀"或"头痛"，则通常提示药物老化或出现了其他一些非冠状动脉情况，而不是不稳定型心绞痛的征象，后者通常对 NTG 不反应。在既往因典型心绞痛看医生的患者中，有相当一批患者未曾给予舌下含服或口腔喷雾硝酸甘油的处方，着实令人震惊！

　　颈动脉窦按摩（通过增加迷走张力以及降低心率和 BP）可能使某些患者的心绞痛得到缓解，而且如果有效，则它也是一种有用的诊断方法。然而在人群中应用时需要谨慎，因为老年患者可能会存在潜在的颈动脉疾病。

　　舌下含服硝酸甘油为急性心绞痛发作提供了药物治疗的机会。同时在防止预期发作方面，预防性服用也是非常有效的。

　　图 11-6：变异型心绞痛患者冠状动脉左前降支痉挛的情况。应用硝酸甘油使冠状动脉痉挛得到缓解，同时典型的 ST 段抬高和胸痛均消失。

　　心绞痛也可在冠状动脉造影正常的患者中出现（"X 综合征"）。目前认为其病理生理学基础是微

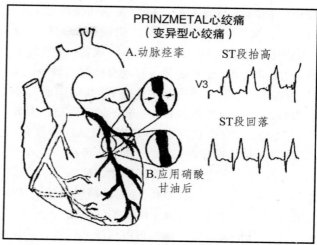

图 11-6

血管和内皮功能紊乱。如前所述，在某些阻塞严重的 CAD 患者中缺血也可以"无症状"（如糖尿病、女性、老年人和接受心脏移植的患者），因为不同患者间存在痛觉差异。无症状 CAD 患者的缺血发作比有症状者更为频繁，同时患者心电图可出现实质性 ST-T 波改变，以及在非介入性检查中出现心肌放射性核素灌注和（或）超声室壁运动的缺血证据。大多数单位采用管理症状性心绞痛的方式来治疗无症状性缺血发作。

　　在心绞痛症状的描述方面，女性与男性存在统计学差异。女性在下述方面有突出表现：

- 不论是 CAD 首发或随后表现，较之于 AMI，女性比男性更容易在心绞痛时出现症状。
- 出现症状的时间比男性平均晚 5 ~ 10 年。
- AMI 的女性更可能存在高血压、糖尿病、高脂血症和 CHF 病史。
- 除外（或者说"代替"）胸痛，女性比男性更容易出现不典型症状，如颈部和肩部疼痛、腹痛、恶心、呕吐、疲劳和呼吸困难。
- 血管痉挛性心绞痛、微血管性心绞痛，以及非冠状动脉性胸痛综合征的发生率更高，其临床评价也更为复杂。
- 运动试验的"假阳性"率高于男性，部分是因为疾病预测的可能性低（伴有较高的 MVP 发生率），以及核素灌注成像研究时存在乳房衰减伪影。

临床工作的重点是区分出那些本质上不是缺血

性原因的胸部不适类型。短暂飞逝（持续仅几秒钟）或持续不变（持续几天），"尖锐""针刺样"或"刀割样"疼痛，定位于左乳腺下区域者；吸气时加重（肋膜炎）者；变换姿势或移动身体时出现者；或是触碰胸壁一定区域后产生疼痛者，其病因通常系肌肉骨骼源性或神经源性，并非缺血性胸痛。患者应该放心，这些症状通常不是潜在 CAD 的征象。需要记住，带状疱疹在其暴发前阶段，可在一块或更多皮肤区域上产生一种束带样胸痛。诊断带状疱疹的线索包括高龄、发热、萎靡、受累区域感觉过敏，以及在症状发生后的几天内出现典型的皮疹。

不要总是认定触诊胸痛可以排除心绞痛。一定要询问患者，触诊时产生的疼痛是否就是迫使其前来就医的胸痛；它们可能并不是同一类型的胸痛。

在体格检查方面，高血压、颈动脉或外周血管杂音和（或）脉搏短绌、黄色瘤（xanthomas）、黄斑瘤（xanthelasmas）、角膜老年环（高血脂的标志），以及尼古丁着色手指或牙齿（源于吸烟）的发现，可提供存在潜在 CAD 的线索。

虽然在心绞痛发作间期的心脏检查可以完全正常，但在急性缺血发作期间进行密切评估通常可以找到支持性证据。这些证据包括心动过速、心动过缓、高血压或显著低血压（缺血区域广泛），短暂而可听到或触及的 S4 和 S3 奔马律，可触及缺血时心

前区收缩期隆起，位于中间和高于心尖的部位（"异位区域"，表明 LV 运动障碍），以及心尖部 MR 收缩期杂音（缺血致乳头肌功能不良），或罕见的反常性 S2 分裂（缓慢而无效的 LV 功能导致主动脉瓣关闭延迟），这些可在疼痛缓解后消失（伴随心电图 ST 段压低一起消失）（图 11-7）。这些异常的体检发现是缺血时受累的 LV 心肌正常收缩和舒张功能衰竭的结果。舌下含服硝酸甘油后胸痛缓解也可作为心绞痛诊断一条有用的线索。如果硝酸甘油片不能使胸痛缓解，则要么提示疼痛并非心绞痛，要么在缺血情况下提示为不稳定型心绞痛或 AMI。

图 11-7：急性心肌缺血发作期间的临床表现。注意中年男性捂住其胸口（Levine 征）伴额头上汗珠的表现。注意急性二尖瓣反流收缩期杂音的出现（源于乳头肌功能不全）。由于心房压较高（高 V 波），故该杂音在心脏收缩后期降低。同时还会存在 S4 奔马律（源于 LV 顺应性降低）和 S3 奔马律（继发于收缩功能降低）。缺血发作时的心电图（下方）记录到了短暂的 ST 段压低。

在心绞痛发作的间期，心电图可以正常或显示出既往心肌梗死（可能"无症状"）的证据。而在心绞痛发作的过程中，心电图可能出现可逆性 ST 段水平或下斜型压低（或者如为 Prinzmetal 心绞痛，则为一过性 ST 段抬高），或者可能不受影响。非介入

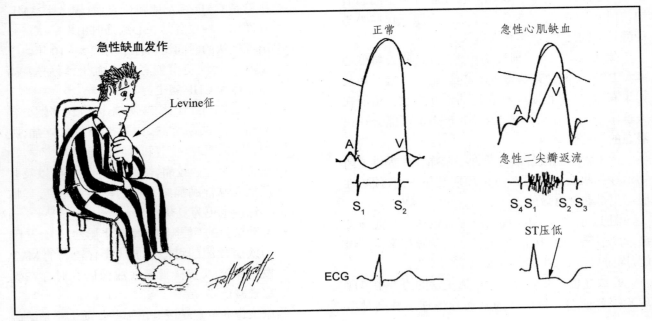

图 11-7

性和介入性检查的选择和时机均取决于预测心绞痛的可能性以及评估紧急或不稳定的临床情况：

- 运动负荷心电图对下述患者可能有用，症状稳定伴 / 不伴几个危险因素，以及预测 CAD 可能性为中度的患者（如不典型心绞痛的 50 岁男性或典型心绞痛的 45 岁女性）。
- 在已知或疑似 CAD 的患者中，心脏导管检查和冠状动脉造影可能有益于 CAD 诊断、危险分层，以及评估以经皮冠状动脉介入治疗（PCI；即血管成形术 / 支架植入）或冠状动脉旁路移植术（CABG）进行心肌再血管化治疗的恰当性和可行性。心脏导管检查和冠状动脉造影适用于经非介入性检查判定为高度危险的患者，经药物治疗症状仍难以控制的患者，以及那些通过非介入性检查不能作出可靠诊断的患者。值得注意的是，冠状动脉 CT 血管造影术检测冠状动脉狭窄的阴性预测度很高，对于有症状并伴随低到中度 CAD 风险或负荷试验结果可疑的患者是可行的选择。

不稳定型心绞痛的临床识别

不稳定型心绞痛是急性冠脉综合征（ACS）疾病谱的一部分。它可表现为新发心绞痛、恶化型心绞痛或静息心绞痛，并可通过缺乏心肌坏死的血清学证据与 non-STEMI 相区别，后者系与之密切相关的另一种 ACS 形式。相比于稳定型心绞痛患者，其症状在应用硝酸甘油后亦较难缓解。既往稳定型心绞痛发作形式的改变必须认真对待。这种改变应给临床医师一种警示，即可能 CAD 在进展、斑块破裂伴血栓形成、冠状动脉痉挛，或心肌氧供减少和（或）氧需增加（如可引起贫血、心动过速、甲状腺功能亢进和低氧血症）；同时也需要临床医师作出更为积极的管理策略。

在既往冠状动脉介入治疗或旁路移植手术史的患者中，心绞痛样胸部不适复发的时机可作为一条临床发病的线索。血管成形术后 6 个月内出现症状的原因通常是再狭窄，而 6 个月后症状复发则既可以是再狭窄，又可以是疾病在另一根血管进展；在旁路移植手术后的最初几个月内，心绞痛复发通常提示桥血管阻塞。

在体格检查方面，不稳定型心绞痛患者在无胸痛时可没有视诊、触诊或听诊的心脏异常。然而在胸痛发作的时候，患者可能会变得焦虑、出汗、呼吸急促和心动过速。心脏检查可能发现 S4 和 S3 奔马律以及继发于乳头肌功能不全的 MR 收缩期杂音。如果在胸痛发作时期获得心电图，则经常可以发现一过性 ST 段压低（或抬高）伴或不伴 T 波低置。

高 TIMI 危险评分的 ACS 患者（年龄 ≥ 65 岁，≥ 3 个 CAD 危险因素，既往冠状动脉狭窄 ≥ 50%，ST 段偏移，在此之前的 24 小时内出现 ≥ 2 次心绞痛事件，在过去的 7 天内应用阿司匹林，以及心肌标志物升高），或是那些伴有图 11-8 中所列高危特征的患者，通常具有严重潜在 CAD，其有广泛区域的心肌处于缺血危险之中并且具有较高恶性心脏事件的风险。超声检查可见缺血区域心肌一过性运动减退、运动消失或偶尔运动障碍等室壁运动异常。有时，患者 LV 收缩功能和射血分数正常，但舒张功能异常（LV 顺应性降低），超声多普勒检查可见 LV 充盈受损。与男性相比，女性不稳定型心绞痛患者通常年龄偏大，更容易合并糖尿病、高血压和 CHF 病

图 11-8

ACS 的高危特征

- 缺血症状加速发展（在 48 小时以内）
- 静息痛的持续时间延长
- 新出现的 ST 段压低
- 肌钙蛋白水平升高（提示心肌坏死）
- 在强化抗缺血治疗下，在静息或低水平活动下仍反复出现心绞痛或缺血事件
- 反复出现心绞痛或缺血事件伴充血性心力衰竭的症状，S3 奔马律、肺水肿、啰音加重，新出现的或日趋加重的二尖瓣反流
- 非介入性负荷试验的高危结果
- 射血分数 < 40%
- 血流动力学不稳定（如低血压和心动过速）
- 持续性室性心动过速
- 经皮冠状动脉介入治疗的 6 个月之内
- 既往冠状动脉旁路移植手术史
- MI 后心绞痛

史。

许多常见的临床情况可以引发或加重心肌缺血,应该在不稳定型心绞痛发作时考虑到。这些情况包括严重贫血、发热、感染、未能控制的高血压、低血压、持续性快速性心律失常、甲状腺功能亢进或低氧血症,以及某些药物(如甲状腺补充剂和血管收缩药)。然而,这些继发病因并不存在于大多数原发不稳定型心绞痛患者(由血管间歇性阻塞引起,通常见于血小板凝块中同时存在血栓化和去血栓化过程、中等血管痉挛,以及远端血小板血栓)。对不稳定型心绞痛患者进行心脏导管检查,可发现大多数患者冠状动脉的一支或多支存在管腔狭窄,通常为偏心狭窄伴狭窄的颈部、不规则的边界和模糊的边缘,提示血小板聚集和(或)血栓形成。15%~30%的患者存在多支血管病变或冠状动脉左主干严重阻塞性狭窄。偶尔会有患者没有阻塞性 CAD,但可见到冠状动脉痉挛(Prinzmetal 变异,可卡因诱导)、冠状动脉栓塞、扩张,或自发性冠状动脉夹层。

稳定型心绞痛的管理

治疗目标是缓解心绞痛症状以及尽可能减少心血管事件和死亡率。所有心绞痛患者应在最初进行可逆原因的评估。这些诱因包括高血压、CHF、贫血、低氧血症、拟交感活性药物(如血管收缩药、吸入性 β 受体激动剂、茶碱)和甲状腺功能亢进。药物治疗着重于提高冠状动脉血液供应,减少心肌耗氧量,以及稳定动脉粥样硬化斑块。

应给予舌下含服或经口喷雾硝酸甘油的处方(以期立即缓解)。在心绞痛发作时,应指导患者每5 分钟含服一片或喷雾一次,总共可达 3 个剂量,并在坐位或斜卧位下进行(以免引起体位性低血压症状)。硝酸甘油也可用于预防预期心绞痛发作。如果疼痛持续时间较长,应让患者嚼服一片阿司匹林(如非禁忌),并立即转送到急诊室评价。硝酸甘油片应保持新鲜(即处方应每 3~6 个月更换 1 次)。β受体阻滞剂(减少心肌耗氧量)作为初始治疗有效,在没有禁忌的情况下,可用于减少心绞痛症状。鉴于 β 受体阻滞剂可以减少既往 MI 或 CHF 患者的再梗死率并能延长寿命,故应作为合理的首选药。最常用的 β 受体阻滞剂是阿替洛尔(天诺敏,Tenormin)和美托洛尔(酒石酸美托洛尔和美托洛尔缓释片)。在不能耐受 β 受体阻滞剂的患者中(如严重的气道高反应性疾病),钙通道阻滞剂(如地尔硫䓬和维拉帕米)作为血管扩张药,便成为合理的替代药物。对于持续心绞痛的患者,应考虑联合治疗。该疗法包括 β 受体阻滞剂和扩张血管的钙通道阻滞剂(如氨氯地平和长效硝苯地平)或口服长效硝酸酯制剂 [如依姆多(Imdur)、益心保(Ismo)和速必瑞锭(Isordil)]。这些药物提高心肌氧供 / 氧需平衡,进而减轻症状和提高运动耐量。在使用口服(或经皮肤)硝酸酯时,最重要的因素是设置间隔8~10 小时的硝酸酯空白期,以避免硝酸酯耐受。

心绞痛综合征患者的心绞痛类型有助于确定抗缺血治疗的方法。例如,β 受体阻滞剂(通过降低心率、BP 和心肌收缩力来降低心肌耗氧量)对于“固定阈值”心绞痛的患者可能更为有效(因为固定狭窄的冠状动脉发生心绞痛的机制在于氧需求增加),而钙通道阻滞剂和硝酸酯(通过扩张冠状动脉)对于预防冠状动脉痉挛所引起的变异型心绞痛(Prinzmetal 心绞痛,不可预期的冠状动脉痉挛所导致的缺血)非常有效。在另一方面,β 受体阻滞剂会留下介导血管收缩的 α 受体而使其没有竞争对手,从而会加重 Prinzmetal 心绞痛并延长发作的持续时间。因此,仔细地询问临床病史,不仅可以提示出胸痛原因(如缺血),而且可能为潜在的发病机制和适宜的治疗策略提供线索。

除了控制患者的症状之外,还要考虑到二级预防的干预措施,以稳定动脉粥样硬化斑块并降低CAD 进展和远期心脏事件的风险。这些措施包括阿司匹林(或氯吡格雷,如果阿司匹林过敏)、低脂 /低胆固醇饮食、在耐受范围内应用高强度“他汀”的降胆固醇治疗、运动(≥ 30 分钟,每周 5~7 天)、戒烟,以及控制高血压(目标 BP < 140/90 mmHg)和高血糖(HbA1c < 7%)。

在对心绞痛患者进行初始或后续评估时,负荷试验有助于进行危险分层。对于那些药物治疗下仍出现明显症状并影响其生活质量的患者,以及那些负荷试验呈明显阳性而提示存在远期心脏事件的高危患者,应该接受心导管检查,以期根据解剖学所发现的相适应的病变制订心肌再血管化治疗方案(如PCI 或 CABG)。心绞痛发作后的生存状况取决于多种因素,包括发病部位、严重程度、动脉粥样硬化累及的冠状动脉范围,以及 LV 的功能状态。通常,PCI 相比药物治疗能够使稳定型心绞痛患者的症状得到更好的控制,但却不能降低远期 MI 或死亡风险(这不同于 ACS 患者)。PCI(血管成形术 / 支架植入)的即刻成功率约为 95%。然而,经过治疗的动脉可能还会再狭窄,通常发生在 PCI 后的 6 个月内。如果发生了这种情况,则建议重复 PCI 或进行外科搭桥手术。使用金属裸支架,通常可将再狭窄率成功减至 15%~20%(约为单纯 PTCA 的一半)。更多最新进展(如药物洗脱支架)进一步将再狭窄率大幅降至 10% 以下。ACS 患者的主要治疗目的是缓解症状、延长寿命、减少心肌损伤和防止复发。

在症状缓解方面,CABG 可为药物治疗反应差的患者提供出色疗效(>90% 的患者部分缓解,>70% 的患者完全缓解)。CABG 同时也会增加那些高危患者的生存率,如左主干病变、三支血管病变,或涉及冠状动脉左前降支近端的双支血管病变伴 LV 功能下降,特别是糖尿病患者。

偶尔,尽管接受了药物治疗和(或)再血管化治疗,患者可能还会有严重的心绞痛。雷诺嗪(Ranexa)则可能会使这样的患者获得症状上的改善,它是一种新型抗心绞痛药物,通过抑制晚钠电流进入缺血的心肌细胞来减少钙超载,进而提高 LV 功能和灌注(图 11-9)。在恰当选择的患者中,将增强的外部脉搏计数器(EECP)袖套缠绕在患者腿部,通过袖套在舒张早期顺序膨胀(从小腿到大腿上部),可能会减少心绞痛的发作频率(收缩期袖套排气,可减少后负荷;舒张期袖套膨胀,增加冠状动脉灌注)和延缓运动诱发缺血的时间。难治性心绞痛患者,在传统疗法不能奏效时,也可考虑采用外科激光经心肌血运重建术(TMR)。获益机制尚不清楚,但可能与新的血液通道形成、血管生成促进、心肌去神经化和(或)安慰剂效应相关。

稳定型心绞痛的药物治疗包括纠正危险因素、他汀类药物(可以稳定斑块并使其不易破裂)、阿司匹林、硝酸酯、β 受体阻滞剂和钙通道阻滞剂。治疗的目标是消除或减少心肌缺血性心绞痛发作并促进正常的生活方式。但请记住,对于由冠状动脉痉挛所引起的变异型或 Prinzmetal 心绞痛患者,硝酸酯和钙通道阻滞剂可使胸痛缓解,而 β 受体阻滞剂可能会使胸痛恶化(因无法拮抗 α 受体的血管收缩作用,β 受体阻滞剂会阻止血管舒张)。对于那些药物治疗后仍有症状和(或)无创 [如核素和(或)超声] 负荷试验显示显著缺血性改变的患者,如存在解剖学合适的狭窄,则应考虑实施经皮冠状动脉腔内成形术(PTCA)伴或不伴支架植入(后者减少再狭窄率)。

图 11-9 总结了稳定型心绞痛的药物治疗。

不稳定型心绞痛的管理

相比稳定型心绞痛患者,不稳定型心绞痛患者进展为 MI 或猝死的风险更高。若不及时治疗,将有 10%~20% 的不稳定型心绞痛患者进展为非致死性 MI 并且 5%~10% 的患者死亡。这些事件大多发生在症状出现后的几天到几周之内。由于存在着潜在严重进展的风险,因此相比于慢性稳定型心绞痛,不稳定型心绞痛患者常常需要住院治疗以稳定病情并同时进行评估,以及采取更积极的有创诊疗策略。急性期治疗包括采取措施恢复心肌氧供需间的平衡 [如 β 受体阻滞剂、硝酸酯和(或)钙通道阻滞剂] 和稳定冠状动脉内血栓 [如阿司匹林和(或)氯吡格雷、IV 普通肝素或 SQ 低分子肝素]。

- 所有不稳定型心绞痛患者均应该立即给予阿司匹林和(或)氯吡格雷(如果存在过敏或不耐受等阿司匹林禁忌),以及一种抗凝药,如 IV 普通肝素或 SQ 低分子肝素。直接凝血酶抑制剂(如 IV 比伐卢定)或 Xa 因子抑制剂(如 SQ 磺达肝癸钠),分别对于经历有创治疗或更为保守的药物治疗患者,是可接受的替代选择。

- 在较高风险的 ACS 患者中(如 ST 段压低、肌钙蛋白水平增高),应考虑使用一种比氯吡格雷更为强效的抗血小板药(特别是接受 PCI 的患者),如普拉格雷或替格瑞洛,和(或)GP II$_b$/III$_a$ 抑制剂(GPIs)。使用得当的话,这些药物可以减少不良事件(如死亡、MI、复发性缺血)。GPIs 目前已经批准用于伴或不伴 PCI 的"上游"治疗,包括依替巴肽和替非罗班。而阿昔单抗仍然只能用于 PCI 患者,或是 24 小时内很可能接受 PCI 的患

图 11-9

心绞痛的药物治疗

药物类别	抗心绞痛作用	副作用
有机硝酸酯 （SL、局部、口服）	↓心肌耗氧 ↓前负荷＞后负荷 ↑氧供给 冠状动脉扩张	头痛、低血压、反射性心动过速、面红、持续使用耐药
β 受体阻滞剂 （如阿替洛尔、美托洛尔、纳多洛尔、普萘洛尔）	↓心肌耗氧量 ↓心率 ↓BP ↓心肌收缩力	可能加重心动过缓、心脏传导阻滞和 CHF；引起支气管痉挛、疲劳、抑郁、手足冰冷、幻想和阳痿；可能使血脂异常恶化以及掩盖低血糖症状。避免用于 Prinzmetal（血管痉挛）心绞痛，其能引起冠状动脉痉挛并加重周围性血管疾病
钙通道阻滞剂 二氢吡啶类 （硝苯地平、氨氯地平） 非二氢吡啶类 （维拉帕米、地尔硫草）	↓心肌耗氧 ↓前负荷 ↓心率（维拉帕米、地尔硫草） ↓BP ↓收缩力（维拉帕米、地尔硫草） ↑氧供给 冠状动脉舒张	头痛、面色潮红、外周水肿。可能加重 CHF，以及加重心动过缓（维拉帕米、地尔硫草）、房室传导阻滞和低血压、便密（维拉帕米）。短效处方（硝苯地平）可能引发反射性心动过速从而加重心绞痛
晚钠电流抑制剂 （如雷诺嗪）	↓心肌耗氧 ↓LV 舒张期室壁张力 ↑氧供给 ↓压缩壁内小血管	延长 QT 间隔。避免用于长 QT 间期、服用延长 QT 的药物，或肝病患者。批准使用硝酸酯、β 阻滞剂或氨氯地平，限制地尔硫草和维拉帕米的剂量（增加雷诺嗪的血浆水平）

者。最佳治疗时机尚未建立。开启"上游"治疗的理论优势是让那些未接受介入诊疗的患者从药物中获益。然而，如果已经证实在 PCI 前开启 GPIs 治疗没有明显获益，或是出血风险增加，那么尽快实施诊断性冠状动脉造影并在导管室内给予治疗，可能是较为恰当的选择。应用 GPIs 的禁忌证通常是那些增加患者出血倾向的危险因素（如活动性出血、既往颅内出血史、近期脑卒中病史、近期大手术或外伤史、低血小板计数）。

- 对于反复发作心绞痛的患者，应予处方舌下（片剂或喷雾剂）、静脉和（或）口服硝酸酯。（如无禁忌）应考虑经静脉和（或）口服 β 受体阻滞剂治疗。如不能耐受 β 受体阻滞剂和（或）存在使用禁忌，则可以考虑在无严重

LV 功能障碍（心肌抑制作用）或其他禁忌证时，应用非二氢吡啶类（减慢心率）钙通道阻滞剂（如地尔硫草或维拉帕米）。对于接受足量 β 受体阻滞剂和硝酸酯治疗仍反复心绞痛的患者，可以考虑应用舒张血管的钙通道阻滞剂，如氨氯地平（Norvasc，络活喜）。

- 高危 ACS 患者（图 11-8）应该早期实施介入性／积极的管理策略（如果解剖学合适，则应计划通过心导管进行再血管化治疗）。临床稳定且风险较低的患者可采取更为保守的治疗策略。这部分患者可以进行非介入性的运动或药物负荷试验（连同核素或超声成像）或冠状动脉 CT 血管造影，以筛查可诱发的缺血或 CAD。在许多情况下，如果患者没有反复胸痛及心电图变化，没有心脏酶升高，和

（或）运动试验或成像检查没有缺血证据，则可以直接从 ED（或胸痛观察单元）出院。

- 在通过药物或再血管化治疗使患者稳定后，随后的长期治疗目标则应是预防心绞痛和（或）MI 复发，以及控制 CAD 进展。在合并高血压、LV 收缩功能不全或糖尿病时应考虑应用 ACE 抑制剂，以及在耐受范围内应用高强度"他汀"进行降脂治疗。应向患者特殊说明下列情况：戒烟、饮食、运动、获得最佳体重，以及高血压患者控制目标在 BP < 140/90 mmHg，而糖尿病患者需要严格控制高血糖（HbA1c < 7%）。

由于在不稳定型心绞痛中，血管通常还存在血流（还是"通的"）而血栓也正在持续地自发形成和溶解，因此溶栓疗法对于改善预后无效，故不被推荐。通常，如果冠状动脉内存在与病程相关的高度狭窄病变，则可以进行 PCI。如果是左主干或近段三支血管病变，亦或是涉及左冠状动脉前降支近段的双支血管病变，负责大范围心肌的血供，特别是与 LV 功能中度下降有关，则可以考虑进行 CABG。特定的高危不稳定型心绞痛患者（特别是那些左侧重要的冠状动脉主支狭窄的患者）可以在围术期的前后从主动脉内球囊泵（IABP）反搏支持中获益。IABP 可增加冠状动脉内压力并减少心室后负荷，因而能够减少心肌耗氧量。IABPs 尚未证实能够增加生存率。然而作为紧急 PCI 的"桥梁"，早期植入则可能会获益。

图 11-10：主动脉内球囊泵（IABP）。通常，经股总动脉置入 IABP 并将其定位于胸降主动脉的左锁骨下动脉远端。球囊在舒张期膨胀，因而能够增加冠状动脉内血流和灌注压。而在心脏收缩期，球囊抽气使 LV 后负荷下降，因而能够降低心脏的工作负荷。禁忌证包括 AR、主动脉夹层和严重的周围血管疾病。

"是用药，是扩张，还是手术？"——这是在说这样一个问题：关于药物、介入和（或）手术处理 CAD 的适应证意见经常会改变。不过，几乎所有人都会同意下列患者应通过外科手术进行再血管化：即那些在药物治疗中仍出现使人衰弱的心绞痛患者；那些严重左主干病变、三支血管病变，和双支血管病变

且涉及左前降支近端并伴有 LV 功能下降（尤其是糖尿病）的患者；以及那些不断发作不稳定型心绞痛或缺血和（或）PCI 失败后血流动力学不稳定的患者。只要可能，应尽量使用动脉桥（如内乳动脉），因为其血管通畅率要远远优于大隐静脉移植桥。药物洗脱支架的应用（大幅减少再狭窄率）将再血管化范式转向更多的 PCIs。关注于晚期支架内血栓形成的风险（这种情况在更新一代的支架中可能更为少见）和证明下述结论的数据，即在稳定型 CAD 患者中，PCI 虽能有效缓解症状，但在降低 MI 或死亡风险方面却没有比最佳药物治疗更具优势，那么需要讨论的话题便更多了。

图 11-11：总结了 ACS 的治疗。

急性心肌梗死

急性心肌梗死（MI）是一种常见的、引人关注的并且有可能致命的 ACS 形式，其特点是心肌标志物（最好是肌钙蛋白）的上升和（或）下降，同时还要合并临床、心电图和（或）影像上能够提示缺血性心肌坏死的证据。AMI 是"易损的"动脉粥样硬化斑块破裂（其特点是富含脂质的核心、周围炎性反应和一个覆盖其上的薄纤维帽）同时叠加闭塞型（ST 段抬高型 MI）或非闭塞型（非 ST 段抬高型 MI）冠状动脉内血栓形成的结果。缓慢发展的高度狭窄的冠状动脉通常不会突发 AMI，这是因为随时间进展心脏会形成足够的侧枝循环。相反，斑块往往容易在只有轻度至中度狭窄时（非血流受限时）破裂，故在此之前通常还没有引起临床心绞痛。由于心肌坏死（及其导致的心力衰竭、心肌破裂和相关室性快速性心律失常）的程度对预后起着关键作用，并且如果能够早期诊断则能得到成功治疗，因此临床医生必须快速而准确地建立 AMI 的诊断。然后，根据患者情况尽快启动适宜的紧急干预措施（如溶栓、血管成形术和支架植入）。

AMI 的临床识别

AMI 患者可以表现出典型症状，也可以表现出各种不典型症状而掩盖正确的诊断（图 11-12）。应尽快获取一份准确且重点突出的临床病史，包括调查溶栓治疗的适应证和潜在禁忌证（图 11-13）。

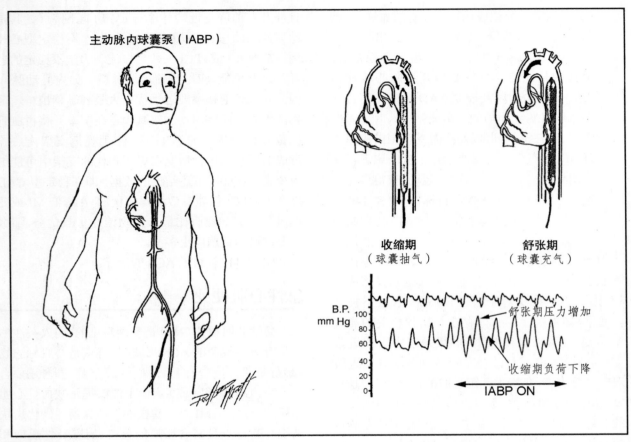

主动脉内球囊泵（IABP）

收缩期
（球囊抽气）

舒张期
（球囊充气）

B.P.
mm Hg

舒张期压力增加

收缩期负荷下降

IABP ON

图 11-10

注意胸痛发作的时间是非常重要的一点，因为它可预测以再灌注方式挽救心肌的可能性。在典型的临床表现中，AMI 的疼痛虽然在性质、部位和放射区域上类似于稳定型心绞痛，但通常（但不总是）会更为强烈、持续时间更长（>30 分钟），以及可能在静息用力时发生意外，而且在晨间发生也并非少见（这是因为冠状动脉张力、儿茶酚胺刺激、血小板激活和高凝状态的昼夜变化）。它通常以发作的强度为代表，经常会表现得严重而无情，尽管有时看似温和甚或"无症状"（特别是糖尿病患者、老年人和女性）。同时患者可能伴随多汗、呼吸困难、恶心和呕吐（特别是下壁 MI）、头晕、晕厥或濒死感，而且如果应用麻醉止痛剂或积极药物治疗和（或）经导管介入干预（如溶栓、PCI）而不能缓解，则疼痛可以持续几个小时。

图 11-14：左图，在一名急性前壁 MI 患者，针对其完全闭塞的冠状动脉左前降支近段进行直接（首选）经皮冠状动脉血管成形术（PTCA）。右图，左心室造影，显示 PTCA 前前壁心尖段明显运动消失，而在 LAD 成功 PTCA 后的 6 个月，心肌从"顿抑"中恢复并且前壁运动显著改善。

AMI 相关的胸痛通常在 12~24 小时内消失。部分患者疼痛持续 12 小时以上，系为"结巴样梗死"（即断断续续坏死），故应考虑将其列为再灌注治疗的候选者。反复或持续疼痛超过 24 小时，是预后不良的征象，反应存在着存活但缺血的心肌。梗死后缺血和早期再梗死在非闭塞型 MIs（非 Q 波MI）中更为常见，这代表着梗死相关冠状动脉的不完全血栓阻塞。这些患者有 90% 以上系多支血管病变的 CAD。

请记住，有很多原因可能会导致 AMI 患者延迟就诊。当询问他们时，他们经常会提供这样的回答："我并不认为它有那么严重""我原以为这种疼痛会过去的""我不认为是我的心脏出了问题""我不想麻烦任何人"，甚至是"如果我去了医院却没有发现任何问题，我会觉得很蠢！"有时，发生这种事件的

图 11-11

急性冠脉综合征(ACS)的治疗

Ⅰ. 抗血小板药

阿司匹林(嚼服、吞咽)——环氧化酶(COX)抑制剂

—单独使用或与溶栓治疗联合(用于 STEMI),降低死亡率

—减少复发性缺血、再阻塞和再梗死

氯吡格雷(波立维)——一种不可逆的噻吩并吡啶类 ADP(P2Y12)受体拮抗剂

—如阿司匹林禁忌(如不耐受、过敏),可用以替代

—在非闭塞型 MI 中与阿司匹林联合,用以减少死亡率和 MI 的发生;在闭塞型 MI 中与阿司匹林和溶栓治疗联合,可提高梗死相关动脉的开通率并减少缺血并发症

—预防 PCI(支架植入术)后的血栓并发症。近期数据显示,当氯吡格雷与质子泵抑制剂联合时,其抗血小板作用会下降,特别是联合奥美拉唑和埃索美拉唑时

普拉格雷(Effient)——一种不可逆的噻吩并吡啶类 ADP(P2Y12)受体拮抗剂

—比氯吡格雷具有更快速、有效和持久的血小板抑制作用

—尽管会增加严重出血的风险,但相比氯吡格雷,其在接受 PCI 的高危 ACS 患者中具有较少的动脉血栓事件。慎用于年龄 >75 岁和低体重(<60 kg)的患者。禁用于既往 TIA 或卒中的患者

替格瑞洛(倍林达)——一种可逆的环戊基三唑并嘧啶 ADP (P2Y12) 受体拮抗剂

—比氯吡格雷具有更有效和持久的血小板抑制作用,可以更快地"起效"和"失效"

—在 ACS 伴或不伴 ST 段抬高的患者中,比氯吡格雷具有更少的血管性死亡、MI 发生和支架内血栓形成事件,不会增加整体主要出血事件,但会增加非 CABG 相关的出血。罕见的副作用包括呼吸困难和心室停搏(认为是由腺苷介导的)。阿司匹林的维持剂量在每日 100 mg 以上可能会降低替格瑞洛的有效性,应予避免。

糖蛋白 Ⅱb/Ⅲa 受体拮抗剂——如阿昔单抗(ReoPro)、依替巴肽(Integrilin)、替罗非班(Aggrastat)

—在高危 ACS 患者中,特别是那些接受 PCI 的患者,可减少死亡率、MI 发生和反复缺血发作。依替巴肽和替非罗班经批准可用于接受或未接受 PCI 的患者,而阿昔单抗只能用于 PCI 或者 24 小时内计划进行 PCI 的患者。阿昔单抗仍然是极高危患者的选择(如糖尿病、肾功能不全、STEMI)。可能发生血小板减少症,因而可能需要停药 +/- 输注血小板

—在急性闭塞型 MI 中,这些药物与减少剂量的溶栓治疗联合应用,并不会取得死亡率方面的获益,反而会增加出血风险。在肾功能降低的患者中,需要减少依替巴肽和替罗非班(不是阿昔单抗)的剂量进行调整。

Ⅱ. 凝药

肝素(普通肝素)—— IV 注射和滴注

—维持血管通畅及减少再阻塞,尤其是用以联合特异性纤维蛋白溶解药物 (如 tPA、瑞替普酶、替奈普酶,但在 SK 后可能不需要)以及用于所有直接或附加 PCI 的患者

—减少死亡率和 MI 的发生(在溶栓时代之前)

—需要监测 PTT 水平

—当其与 IV 硝酸甘油伴随使用时,肝素的敏感性可能降低(可能需要更大剂量来实现抗凝作用)

低分子肝素 -SQ——如依诺肝素(克赛)、达肝素钠(法安明)

—通常不需要对其活性进行实验室监测

—在不稳定型心绞痛和非闭塞型 MI 中,伊诺肝素经批准可联合阿司匹林用于预防缺血并发症 [除非计划在 24 小时内行 CABG,否则在没有肾功能不全的情况下,依诺肝素可"方便地"取代 IV 普通肝素(UFH)]。近期证据支持依诺肝素可与全剂量 TNK-tPA 联合用于闭塞型 MI 患者(年龄< 75 岁且没有显著肾功能不全)。而对于 PCI 抗凝,依诺肝素可能是 UFH 的一种合理替代,但却没有证据显示其在预防 PCI 术中缺血并发症方面优于 UFH

直接凝血酶抑制剂——如 IV 比伐卢定(Angiomax),和 Xa 因子抑制剂,如 SQ 磺达肝癸钠(Arixtra)

—一种人工合成的肝素类似物,可能成为 ACS 患者 UFH 或依诺肝素的可接受替代物。比伐卢定也批准用于 PCI 中 HIT 或 HIT 高危的患者。在 PCI 之前,在磺达肝癸钠的基础上必须加用 UFH 以减少导管内血栓形成的风险。磺达肝癸钠不需要实验室监测其抗凝效应。可能发生血小板减少症,但 HIT 还未曾报道

图 11-11(续)

急性冠脉综合征(ACS)的治疗

华法林(香豆素)

—预防血栓栓塞,尤其有益于较大范围前壁 MI,伴 LV 附壁血栓、充血性心力衰竭、心尖部矛盾运动或室壁瘤形成,以及心房颤动

—证据支持华法林可减少再梗死和晚期死亡率

Ⅲ. 抗缺血治疗

硝酸甘油(Ⅳ,口服)

—急性期:在生存率方面没有效果(对于同时也接受溶栓治疗的患者,常规 Ⅳ 硝酸甘油的价值尚不确定)

—减少心肌耗氧量:扩张全身动脉(减少后负荷)和静脉(降低前负荷)

—增加心肌供氧量:扩张梗死相关冠状动脉,改善旁系动脉血流,缓解冠状动脉痉挛(自发的或可卡因诱导的)

—可用于缺血性胸痛、高血压、CHF,减弱 LV 扩大和重构(大范围前壁 MI)

—如果低血压(BP < 80 mmHg)发生,则可能会有危险,尤其是下壁 MI 合并 RV 梗死(降低冠状动脉灌注压→使心肌缺血恶化)

—在 24 小时持续 Ⅳ 治疗后可能会耐受

—在患者服用西地那非(万艾可)、伐地那非(艾力达)或他达拉非(西力士)的 24~48 小时之内,避免应用硝酸甘油(曾有难治性低血压和死亡的报道)

β 受体阻滞剂(Ⅳ、口服)

—急性期:在溶栓或不溶栓的情况下均能改善死亡率

—降低心肌耗氧(↓ HR、↓ BP、↓ 收缩力)

—减少梗死面积、反复缺血、再梗死、心脏破裂发生率、室性心动过速和心室颤动,以及死亡率

—在高动力状态(心动过速、高血压)和进行性胸痛时有益

—禁忌证包括严重低血压、心动过缓、失代偿性 LV 衰竭、气道反应性疾病、近期使用可卡因

钙通道阻滞剂

—急性期:所有钙通道阻滞剂均未证实能在死亡率方面获益(或实际损害)

—MI 后作用有限

—地尔硫䓬:在非 Q 波 MI 且 LV 功能完整的患者亚组可能有益于预防再梗死和反复心绞痛——然而需要注意,在 LV 功能不全的患者亚组(肺瘀血或射血分数 < 40%)则会产生有害作用

—维拉帕米:用于晚期(AMI 后第 2 周),在无心力衰竭的患者中可减少再梗死和死亡率——然而,在心力衰竭的患者中,两方面均不会获益

—钙通道阻滞剂可考虑用于梗死后心绞痛和高血压(急性期后)且不耐受 β 阻滞剂的患者,但应无充血性心力衰竭和(或)LV 功能不全(因为其减弱心室收缩),以及用于可卡因诱发的 ACS 患者

Ⅳ. 其他

血管紧张素转换酶抑制剂(ACEI; 口服)

—急性期:提供死亡率方面获益,特别是高危人群(如大范围前壁 MI)

—减弱 LV 扩大、心肌重构,和室壁瘤形成

—降低射血分数 ≤ 40% 患者的 CHF 发生率和 MI 复发率

HMG CoA 还原酶抑制剂("他汀")

—如果能够耐受,应给予瑞舒伐他汀(可定)、阿托伐他汀(立普妥)、辛伐他汀(舒降之)、普伐他汀(Pravachol)、洛伐他汀(美降之,Mevacor),或其他"他汀",以使 LDL 胆固醇降低至少 50%。同时,他汀还有利于减少血管炎症、改善内皮功能紊乱、稳定即将破裂的斑块,以及减少 CAD 事件和死亡率(即所谓"多效性")

心导管检查和冠状动脉介入

—包括血管成形术 / 支架植入(针对解剖适合的冠状动脉狭窄患者),或外科搭桥手术,针对严重左主干病变、三支血管病变或双支血管病变(累及 LAD 近段)伴 LV 功能下降的患者,尤其是糖尿病患者

图 11-12

急性心肌梗死的临床表现

- **典型临床表现**
  - 中年、老年男性；老年绝经后女性
  - 严重、持续（＞30 分钟）胸痛（不适）——压迫感、紧缩感、沉重感、压榨感、压碎感、钳夹感、烧灼感
  - 定位——胸骨后，放射至心前区、颈部、下颌、上腹部、肩胛间区、双肩、上臂（左侧常见）
  - 伴随症状——恶心、呕吐、出汗、气短、乏力、焦虑、濒死感
  - 不能通过 NTG 缓解 [需要麻醉剂和（或）溶栓或 PCI]
- **不典型临床表现**
  - 胸腔外疼痛——上臂、双肩、后背、下颌、牙齿、上腹部（"关节炎""滑囊炎""牙痛""消化不良"）
  - 单纯"胃肠道"症状——恶心、呕吐、胃灼痛、排气
  - 极度疲倦、乏力、焦虑、紧张
  - 心悸、头晕、晕厥
  - 突发充血性心力衰竭、肺水肿或休克
  - 脑部或外周栓塞（卒中、四肢冰冷）
  - 急性意识模糊、精神错乱
  - 单纯气短
  - "无症状"——尤其是老年、糖尿病、女性、围术期状态

唯一线索会在随后常规心电图或超声心动图上显出改变。常常是，患者死于 MI 是因为他们不愿相信（或不理解）他们的症状。例如，认为自己是"消化不良"而实际真正经历着 MI 的患者，可能在等待抗酸药缓解其症状的时候猝死（图 1-4）。记得告诉患者，出现下列情况时应立即就诊，包括胸部、颈部、上臂或上腹部持续而不寻常的不适，或不能解释的气促发作、多汗、恶心、呕吐或胃灼痛，而且还要告诉患者不要认为它会"没事"！无论症状"典型"或不典型，均应及时关注并有效治疗——这是获得良好预后的关键。

图 11-15 回顾了 AMI 患者心脏体格检查的结果。这些临床发现的变化较大。

图 11-16、图 11-17、图 11-18 和图 11-19 总结了

前壁 MI、下壁－下基底部 MI、右室 MI 的临床特点，以及非闭塞性 MI 和闭塞性 MI 临床特点的比较。

- BP 和（或）脉搏在前壁 MI（约 25% 的患者）中会可能会增加，这是因为交感神经系统过度激活，与发热、疼痛、恐惧或焦虑相关；而在下壁 MI（约 50% 的患者）中可能会下降，原因是迷走张力过大和（或）窦房结和房室结缺血，尤其在合并右室梗死时更明显。
- 持续窦性心动过速可能提示严重 LV 收缩功能不全，因此是一个不良预后的指标。
- 因 PVCs 和（或）VT 而出现快速或不规则的脉搏很常见。还可能检测到心房颤动，特别是在存在 CHF、心包炎、心房和（或）右室 MI 时。
- 在心脏听诊方面，如果 LV 收缩减弱，或在下壁 MI 出现一度房室阻滞致 PR 间期延长时，则 S1 可能会变弱。当 PR 间期出现变化，如在莫氏 I 型（文氏）二度房室阻滞和完全性房室阻滞时，则可闻及 S1 强度的变化。
- 下壁 MI 相关的房室阻滞源于房室结缺血，通常是暂时的。另一方面，前壁 MI 相关的房室阻滞，通常源于希氏束及束支硬化，可能是永久性的。
- 在前间隔 MI 的情况下，分别由于新发右束支或左束支阻滞，可出现较宽的或矛盾的 S2 分裂，通常与不良预后相关，因为这通常反映出 LV 广泛受损。除了 LBBB，S2 的矛盾分裂也可以在 LV 收缩功能不全时听到。
- 在几乎所有的患者中（正常窦性心律），可在急性缺血事件之中或稍后听到（或感觉到）S4 奔马律，表示心房收缩至无顺应性的 LV（舒张功能不全）。尽管存在 S4 奔马律对于诊断来说可能并非足够特异，但如其不存在则强烈不支持 AMI。
- 在多达 25%MI 后的患者中，也可存在 S3 奔马律（连同交替脉），但这仅见于已经出现严重 LV 收缩功能不全（连同 LV 充盈压升高）时，而如果这样，则预示其预后不良。
- 肺水肿体征（如全肺野啰音和广泛哮鸣音）

图 11-13

急性 ST 段抬高型心肌梗死的溶栓治疗

患者选择

A. 适应证

- 临床病史:与 AMI 相匹配的胸痛(或等同症状)及对硝酸甘油无反应
- 2 个或 2 个以上相邻 ECG 导联 ST 段抬高 ≥1 mm,或新发(或推测为新发)LBBB *
- 症状发生后＜6 小时(最好是＜3 小时)
- 6~12 小时(仍获益),特别是进行性缺血性胸痛患者,以及大面积心肌处于危险状态的高危患者[广泛前壁 MI、下壁 MI 伴心前导联 ST 段压低和(或)右室梗死]
- 下列情况存在争议:疼痛发生后的 12~24 小时。非闭塞型 MI 不会获益;然而,前壁导联 ST 段压低伴 V2–V3 导联显著 R 波的 MI(回旋支相关或下基底部 MI)可能获益

B. 主要禁忌证

- 活动性或近期(2~4 周之内)内出血(月经除外)
- 怀疑主动脉夹层或急性心包炎
- 近期(＜6 周)外科手术、头外伤、持续(＞10 分钟)或有创的 CPR
- 脑血管意外的病史——出血性卒中(曾经)、血栓性卒中(＜12 个月)、癫痫或颅内肿块、肿瘤、动静脉畸形或动脉瘤
- 已知的出血体质或近期使用抗凝药(INR＞2–3)
- 严重未控制的血压(收缩压＞180 mmHg,舒张压＞110 mmHg)
- 先前对所选溶栓药存在过敏反应,如链激酶——目前临床已很少使用

注:时间就是心肌! 所有可选用的溶栓药均可恢复冠状动脉血流,限制梗死面积,保留 LV 功能,以及降低相关的发病率和死亡率。药物选择对于生存率而言不如广泛使用再灌注治疗(PCI/溶栓)重要,而会延误开始治疗的时间。如果将溶栓治疗作为首选的再灌注策略,那么应在到达医院的 30 分钟之内进行("门到针"的时间)。如果在就诊的 90 分钟之内("门到球囊"的时间)可以实现,那么直接 PCI 应作为优选的再灌注策略;而如果需要转往可进行 PCI 的医院,则"门到球囊"时间要求在 120 分种之内。

* 在有胸痛且推测为新发 LBBB 的患者中,可使用下述高度特异但敏感性较差的心电图标准对闭塞型 MI 进行更为精确的诊断:①ST 段抬高 ≥1 mm 且与 QRS 波群一致(即在相同方向,这是最强的预测指标);②ST 压低 ≥1 mm 且在 V1、V2 或 V3 导联上一致;③ST 段抬高 ≥5 mm 且与 QRS 波群极度不一致(方向相反,最弱的预测指标)——"Sgarbossa 标准"。

可作为 AMI 首发临床表现(可能是痛苦的或无症状的)而突然出现。

图 11-20 和图 11-21 总结了 AMI 的并发症和预后不良的临床线索。高危因素包括高龄、低血压、心动过速、CHF 和前壁 MI。

图 11-22 显示了 AMI 的机械并发症:VSD、乳头肌断裂和 LV 室壁瘤。

- 在 AMI 最初的 24 小时之内,有 30%~50% 或更多患者将出现(至少是一过性出现)源于乳头肌功能不全的 MR 收缩期杂音。
- 将近 10% 的 STEMI(透壁 MI)患者有心包摩擦音,通常在 AMI 的 48~72 小时之后出现。然而,在接受再灌注治疗的患者中,心包摩擦音的发生率显著降低至 ≤5%,推测原因可能为再灌注限制了梗死的透壁延伸。尽管心包炎本身通常具有良好的自限性,但它却可能是大范围透壁 MI 的一条线索。总的来说,伴发心包炎的患者通常会伴有较低的射血分数和较高的 CHF 发生率。如果心包摩擦音在 AMI 的 1 周之后出现,则提示出现了 MI 后综合征(Dressler 综合征),这是一种在再灌注时代非常罕见的自身免疫现象。

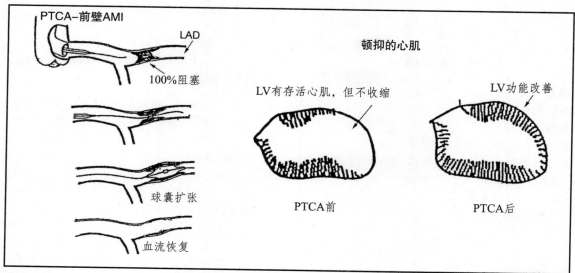

图 11-14

图 11-15

急性心肌梗死患者的体格检查

一般情况
— 焦虑、不安、痛苦面容、手握拳于胸前("Levine 征")的典型手势

皮肤
— 冰冷、湿冷、苍白、灰白

低热
— 组织坏死的非特异性反应

高血压、心动过速
— 交感神经张力增高（前壁 MI）

低血压、心动过缓
— 迷走神经张力增高（下壁 – 下基底部 MI）

脉搏弱（低容量）
— 心排量低

快速、缓慢或不规则的脉搏
— 房性或室性心律失常、心脏传导阻滞

矛盾的"异位"收缩期脉搏
— LV 运动障碍、室壁瘤（前壁 MI）

S1 减弱
— LV 收缩力下降；一度房室阻滞（下壁 MI）

S2 矛盾分裂（罕见）
— 严重 LV 功能不全、LBBB

S4 奔马律
— LV 顺应性降低

S3 奔马律、肺啰音、交替脉
— LV 收缩功能不全（CHF 的体征：> 25% 心肌梗死）

低血压
— 皮肤，冰冷、湿冷、发绀；CNS，精神状态改变；肾脏，少尿（心源性休克的体征；> 40% 的心肌梗死）

颈静脉怒张
— Kussmaul 征、低血压、右室 S4 和 S3 奔马律，肺内清晰
— 右室梗死

二尖瓣反流的收缩期杂音
— 乳头肌功能不全或断裂（心尖；触诊震颤少见）

室间隔缺损的收缩期杂音
— 室间隔穿孔（胸骨左缘；常可触及震颤）

心包摩擦音
— 早期为邻近的心包炎（伴随透壁 MI）
— 后期为 MI 后综合征（Dressler 综合征）

心脏压塞的体征、电机械分离、无脉电活动
— 心脏破裂

图 11-16

前壁 MI 的临床特点

Ⅰ.**病史**

MI 的症状

Ⅱ.**体格检查**

心动过速、高血压（高交感张力）

LV 收缩功能不全——CHF 体征：肺水肿、心源性休克（Killip Ⅱ-Ⅳ 级）

下列情况的发生率较高：

- LV 游离壁破裂
- 室间隔穿孔
- 室壁瘤
- LV 附壁血栓和全身动脉栓塞
- 心包炎

Ⅲ.**ECG**

窦性心动过速和房性快速性心律失常（与 LV 衰竭相关）

突发心脏低位传导阻滞（莫氏 Ⅱ 型二度房室阻滞、完全性房室阻滞）和束支阻滞（与坏死延伸相关）

Ⅳ.**心导管检查**

冠状动脉左前降支闭塞

梗死面积更大、射血分数更低

Ⅴ.**预后**

死亡率较高

图 11-17

下壁－下基底部 MI 的临床特点

Ⅰ.**病史**

MI 的症状——特别是"胃肠道"和血管迷走神经症状（上腹部或右上腹不适、恶心、呕吐、"嗳气""消化不良"、头晕）

Ⅱ.**体格检查**

心动过缓、低血压（高迷走神经张力）。右室梗塞的体征，以及乳头肌断裂和（或）功能不全

Ⅲ.**ECG**

窦性心动过缓

高位传导阻滞 [一度、莫氏 Ⅰ 型二度（文氏）房室阻滞，向完全性房室阻滞进展]——缓慢起病，房室结短暂缺血

Ⅳ.**心导管检查**

右冠状动脉（80% 的病例）或冠状动脉左回旋支（20% 的病例）阻塞。梗死面积较小，射血分数较好

Ⅴ.**预后**

死亡率较低（例外：较差的预后与前壁胸导联 ST 段压低、伴发右室梗死以及完全性房室阻滞相关）

---

12 导联 ECG 仍然是 AMI 患者最为重要的初始诊断工具。到急诊室就诊的每位胸痛患者，均应立即行 ECG 检查。对 ST 段抬高的快速诊断很容易将从紧急再灌注治疗中获益最大的患者群划分出来（图 3-34）。典型 ECG 改变最常见于首次 AMI 的患者，尤其是那些冠状动脉左前降支（LAD）阻塞的患者（90% 的病例），其次是右冠状动脉阻塞者（70%~80% 的病例），以及回旋支阻塞者（50% 的病例）。然而，AMI 的"诊断"模式建立于可记录到患者的初始表现。在大约 10%~20% 的病例中，初始 ECG 可能完全正常。因此，如果初始 ECG 没能显示 ST 段抬高，那么应重复检查，特别是那些缺血性胸痛正在持续进行的患者。间断性 ST 段抬高在 AMI 最初的几个小时很常见，即便开始没有记录到，那么随后的 ECG 也将记录到这一过程（图

3-35）。

前壁闭塞型 MIs（Q 波型 MI; 由于 LAD 闭塞）的心肌受累范围通常比下壁或下基底部 MIs（由于右冠状动脉或回旋支闭塞）更为广泛，同时也伴随着更高的发病率和长期死亡率（图 11-16 和图 11-17）。非闭塞型 MI（非 Q 波 MI）患者最初的死亡率低，但高危期延长至 1~2 年，这是因为梗死后缺血和早期再梗死在非闭塞型 MI 中更为常见。这段时期过后，非闭塞型 MI 患者的死亡率便与闭塞型 MI（Q 波 MI）患者相似（图 11-19）。

半数 MI 患者的静息 ECG 是正常的，同时心肌坏死的解剖深度（透壁和非透壁）和 ECG 变化（ST 段抬高和非 ST 段抬高）间的临床－病理联系并不确切。尽管如此，（使用 ECG 上异常的新发 Q 波以及 ST 段和 T 波改变进行）AMI 定位还是有用的，因为不同部位和类型的 MI 在临床特点、病程和预后上是不同的（图 11-16、图 11-17 和图 11-19）。

ECG 表现通常局限于反映一定心脏解剖区域

图 11-18

右室梗死的临床特点

Ⅰ. **病史**

　下壁－下基底部 MI 的症状（"消化不良"、恶心、呕吐、出汗、头晕）

Ⅱ. **体格检查**

　低血压

　颈静脉压升高

　Kussmaul 征（吸气时 JVP 增加）

　颈静脉异常搏动（显著的 A 波或 V 波，Y 下降陡峭）

　肺野清晰

　右室 S4 和 S3 奔马律

　三尖瓣反流的收缩期杂音

　奇脉

　心包摩擦音

Ⅲ. **ECG**

　下壁－下基底部 MI

　右侧胸导联（V4R）ST 段抬高

　心动过缓、房室传导阻滞

Ⅳ. **X 线胸片**

　肺野清晰

Ⅴ. **实验室检查**

　彩色多普勒

　2D 超声心动图和放射性核素心室造影

　心导管和血流动力学检查

　三尖瓣反流

　右室壁局部异常

　右室扩大、射血分数降低

　右冠状动脉近段闭塞

　右心房压升高（＞10 mmHg）

　肺动脉收缩压降低

　肺楔压降低或正常

　右房压／肺毛细血管楔压＞0.8

　右房波形——巨大 V 波、明显的 Y 下降（三尖瓣反流）

的导联之上（如前壁、下壁、后壁或侧壁，图 3-26 至图 3-33）。而在 ECG 的其他地方则会出现对应性改变。然而，在伴有 LBBB 或既往 MI 并有残余 Q 波的患者中，ECG 对于 MI 的诊断可能会变得困难，因为新发 Q 波可能会被掩盖。当存在推测的新发 LBBB 时，尽管 ECG 诊断急性 STEMI 可能会充满困难，但在临床表现相符的情况下，特别是 ST 段变化 ≥1mm 且与 QRS 方向一致，或是 ST 段抬高 ≥5mm 且与 QRS 方向极不一致时，仍有证据支持采用再灌注治疗。

在下壁 MI 时，如果 ECG 的右胸导联（如 V4R）ST 段抬高，则提示还存在右室梗死（图 3-33）。

心肌坏死的血清标志物，特别是肌钙蛋白，在确定 AMI 的诊断方面起着重要的作用，同时还能鉴别出无 ST 段抬高的高危 ACS 患者，以使其能够在早

图 11-19

STEMI 与 Non-STEMI 临床特点的比较

STEMI	non-STEMI
• 存在 ST 段抬高	• 表现出 ST 段压低
• 溶栓治疗可获益	• 不推荐溶栓
• 梗死相关动脉完全闭塞	• 梗死相关动脉不完全闭塞（自发再灌注）
• 心肌坏死较多	• 心肌坏死较少
• 梗死面积较大	• 梗死面积较小
• 酶峰更高,达峰时间更晚	• 酶峰较低,达峰时间较早
• 冠状动脉侧枝循环不明显	• 冠状动脉侧枝循环更显著
• 射血分数更低	• 射血分数较高
• 下列情况发生率较高:	• 下列情况发生率较高:
—充血性心力衰竭	—残余缺血
—肺水肿	—梗死后缺血
—心源性休克	—梗死扩大和再梗死（有更多存活心肌处于缺血危险状态）
—心脏破裂	
—室间隔穿孔	
—梗死扩大和 LV 室壁瘤	
—附壁血栓和体循环栓塞	
—心包炎	
• 院内死亡率较高	• 院内死亡率较低
• 与 non-STEMI 的长期预后相同（反应心肌受损的程度）	• 与 SETMI 的长期预后相同（反应更大的缺血不稳定性和潜在再梗死和死亡风险）

期有创诊疗策略中获益（图 5-2）。然而,由于这些生物标志物需要在梗死发生后的几个小时才能升高,因此它们对于 ST 段抬高患者的初始决策过程没有作用,并可能不必要地延迟挽救生命的再灌注治疗。

在胸痛但 ECG 不具诊断性的患者中,超声心动图可以帮助确定 AMI 的诊断,同时可进行受累心肌的定位。虽然超声心动图通常不能检测出小面积非Q 波心肌梗死,也不是总能区分开新（急性 MI）、旧（陈旧 MI）损伤,但如果不存在局部或全部室壁运动异常,则强烈不支持急性透壁性冠状动脉事件。二维彩色多普勒超声可能会特别适用于评估梗死范围（射血分数）,同时联合 TEE,可用于协助确定心源性休克的病因并检测 AMI 的机械并发症。这些机械并发症包括右室梗死、室间隔穿孔伴左向右分流、乳头肌断裂伴急性 MR、LV 室壁瘤、假性动脉瘤（心室壁不完全破裂,通过一个血栓栓塞勉强支持）、梗死范围扩大、附壁血栓形成,以及心包积液。

在 AMI 之后,心导管检查和冠状动脉造影有助于了解诊断和预后方面许多有价值的信息,包括梗死相关血管通畅程度的描述,冠状动脉解剖情况（阻塞性病变的严重程度、部位和范围）,残留 LV 收缩功能的评估,以及整体血流动力学状态。然而,AMI 后心导管检查和冠状动脉造影的适用范围仍存有争议。关于危险分层是使用保守的无创方案还是更积极的有创策略,临床实践模式的差别很大。在接受溶栓治疗的患者中,当前许多中心已经"常规"进行心导管检查和冠状动脉造影,以此鉴别 PCI或 CABG 的适宜候选者;而其他中心则仅将其用于"选择的"高危患者,如反复缺血、血流动力学不稳定、CHF,或者严重室性心律失常的患者（图 11-23）。然而应该认识到,常规早期介入性策略对于

图 11-20

急性心肌梗死的并发症

- **电活动方面**
  - —心律失常,室上性和室性
  - —传导障碍
- **泵衰竭**
  - —充血性心力衰竭 [LV 和(或)RV 功能不全]
  - —肺水肿
  - —心源性休克
- **机械并发症**
  - —LV 游离壁破裂(心脏压塞)
  - —室间隔破裂(急性 VSD)
  - —乳头肌功能不全 / 断裂(急性二尖瓣反流)
- **右心室梗死**
- **残余缺血(特点是非闭塞型 MI)**
  - —梗死后心绞痛
  - —梗死扩大 / 再梗死
- **心包炎**
  - —早期:邻近的心包炎
  - —后期:心肌梗死后综合征(Dressler 综合征)
- **室壁瘤**
  - —真性 (充血性心力衰竭、室性心律失常、血栓栓塞)
  - —假性,血液填充于心肌坏死区 (有破裂倾向)
- **动脉和静脉血栓形成和栓塞**
  - —LV 附壁血栓和体循环栓塞
  - —静脉血栓和肺栓塞

病变。心脏 MRI 具有强大的成像模式,能够用以评估 MI 后心肌的存活性,有助于识别容易在再灌注后 LV 功能恢复的患者。

AMI 的管理

在 STEMI 患者中,应强调立即进行患者评估以及迅速开始再灌注治疗(如溶栓药、PCI)的重要性。总的来说,早期再灌注可使死亡率下降大约 25%~30%。再灌注给予得越早,获益就越好。如果治疗能够在最初的 3 小时内开始,那么死亡率将下降 50% 甚至更多。而胸痛至再灌注之间间隔得越长,有功能的存活心肌损失的就会越多,结果将导致发病率和死亡率增加。尽管随时间流逝获益程度会迅速下降,但直至胸痛发生 12 小时,再灌注仍然能够使死亡率相对下降 10%。急性 STEMI(或新发 LBBB)患者治疗的最终目标是,对于症状出现后 6 至 12 小时之内就诊的患者,在到达医院的 30 分钟之内开始溶栓治疗("门到针"时间),甚至更提前到转运期间开始溶栓,或是就诊的 90 分钟之内直接 PCI("门到球囊"时间),或是在 120 分钟之内转运到可进行 PCI 的医院。应优先考虑直接 PCI 方案,尤其针对于那些就诊时症状已经出现 > 3 小时、心源性休克或严重心力衰竭、溶栓治疗禁忌或是诊断还有疑问的患者。尽管直接 PCI 的效果可能更好,但美国大约仅有 20% 的医院具备开展急诊 PCI 的能力,因此溶栓治疗还是最常使用的方法(当指征明确时),以此来对完全闭塞的梗死相关动脉进行再灌注治疗(图 11-24)。

目前,针对大多数成功溶栓的闭塞型 MI 患者和众多非闭塞型 MI 患者,均采用一种保守的管理策略(包括 LV 功能的无创评估,以及伴或不伴核素或超声成像的改良运动负荷试验)。在溶栓治疗之后,当前保留对高危患者实施急诊 PCI,如进行性胸痛、自发或可诱发的缺血、LV 功能显著下降(伴"存活"心肌),或是电和(或)血流动力学不稳定者。值得重视的是,近期数据已经证实,常规早期 PCI 可使成功溶栓后的 STEMI 患者获益。

重要的一点是要记住,不稳定型心绞痛患者和非闭塞型 STEMI 患者可能在病史、体格检查和 ECG 上无法区分。通常只有在获得血清心脏标志物的分析结果之后才能看出两者间的区别。因此,

所有 AMI 患者而言,在预防死亡或远期 MI 方面尚未显示出获益。不过,随着近年介入心脏病学方面的显著进展,目前美国近 80% 的非复杂 MI 溶栓患者会在出院前接受冠状动脉造影。然而,针对合适的 MI 后幸存者,在出院前采用放射性核素成像或超声心动图辅助进行低水平或症状限制的运动或药物负荷试验,将是一种有效的无创策略,可以帮助鉴别高危和低危患者亚群。如果发现存在着严重的潜在缺血,则应再以血管化(如 PCI 或 CABG,在解剖条件允许的情况下进行)的视角进行冠状动脉造影。因为 CABG 可改善左主干病变和三支血管病变伴 LV 收缩功能下降患者的死亡率,所以当前指南建议对所有射血分数下降(< 40%)的患者进行冠状动脉造影,以找出严重三支血管病变或左主干

图 11-21

AMI 患者预后不良的临床线索

Ⅰ. **病史**
 □ **患者特点**
 • 高龄(＞70 岁,提示多支血管病变和既往 MI)
 • 女性(在某种程度上反映年龄较大以及与高血压、糖尿病相关)
 • 高血压、糖尿病、吸烟
 □ **既往病史**
 • 心绞痛
 • 心肌梗死(反应 CAD 累及的范围和 LV 功能不全累积程度较大——过去和现在的坏死)
 □ **住院诊疗经过**
 • 症状出现到治疗的延迟时间(＞4 小时)
 • 充血性心力衰竭(反应 LV 功能不全)
 • 反复发作胸痛——特别是非 STEMI(反应残余心肌缺血——梗死后心绞痛、梗死扩大和再梗死)

Ⅱ. **体格检查**
 □ **LV 收缩功能不全的体征(Killip Ⅱ~Ⅳ级)**
 • 充血性心力衰竭
 • 肺水肿
 • 心源性休克
 □ **并发症的体征**
 • 急性 VSD 的收缩期杂音(室间隔穿孔)
 • 急性二尖瓣反流的收缩期杂音(乳头肌断裂)
 • "异位的"收缩期脉搏——室壁瘤
 • JVP 升高、Kussmaul 征、右室 S4 和 S3 奔马律、TR 杂音(右室梗死)

Ⅲ. **ECG**
 □ **梗死定位**
 • 前壁 MI(反应 LV 功能不全程度较重,更多的并发过程)
 • STEMI(较高的院内死亡率反应心肌坏死得较多)
 • 非 STEMI——特别是 ST 段压低(晚期死亡率较高,反应残余心肌缺血和再梗死)
 □ **心律失常**
 • 室上性——窦性心动过速、心房扑动 - 颤动(反应 LV 衰竭)
 • 室性——有症状的、复杂的室性快速性心律失常
 □ **传导障碍**
 • 高度房室阻滞(莫氏Ⅱ型二度房室阻滞或完全性心脏阻滞)
 • 新发束支传导阻滞(反应坏死范围较大)

Ⅳ. **X 线胸片**
 • 肺血管再分布、间质和肺泡水肿
 • 心脏肥大

Ⅴ. **实验室检查**
 □ **酶和生化指标**
 • 肌酸激酶峰值和肌钙蛋白水平较高(心肌损伤面积的粗略指标)
 • 白细胞计数升高(反应心肌坏死得较多)
 • BUN 和肌酐升高(由于心输出量下降而使肾灌注减低)

图 11-21（续）

AMI 患者预后不良的临床线索

❑ **负荷试验、核素成像技术、2D 超声心动图**
- 运动诱发的缺血（心绞痛、ST 段压低）
- 新发的灌注（铊、锝——心石）缺陷和（或）超声心动图示室壁运动异常
- 射血分数降低（＜40%）

❑ **多普勒**
- 观测机械并发症的部位和严重性 [如室间隔缺损（VSD）、乳头肌断裂]

❑ **24 小时 Holter 监测**
- 频发的 +/- 复杂的（多形、重复的）PVCs、室性快速型心律失常
- 心率变异性下降（自主神经功能异常的指标）

❑ **信号平均 ECG**
- 阳性——检测到"晚电位"，由缺血 / 纤维化心肌 [恶性折返性室性心动过速（VT）的基质] 非同步传导所产生
- 阴性——EPS 试验中可诱发 VT 的可能性低

❑ **EPS 试验**
- 可诱发的持续性室性心动过速

❑ **心导管和血流动力学检查**
- 梗死相关动脉持续闭塞或血流受限
- CAD 的严重性和范围增加（左主干病变、严重的三支血管病变、冠状动脉左前降支近段狭窄）
- LV 功能减弱（射血分数＜40%）
- LV 运动减弱偏离梗死指数
- 可视化和定量测定机械并发症（如 VSD、急性 MR、LV 室壁瘤）
- LV 充盈压升高、心输出量和心脏指数降低

通常将这二者合称为"非 ST 段抬高的"ACS。AMI 诊断的确立应该建立在肌钙蛋白 T 或 I、肌酸激酶（CK）同工酶的心肌部分（MB）和肌红蛋白血清浓度增加的基础之上。虽然肌红蛋白升高得较早而且是坏死的一个高度敏感的指标，但它并不特异（"假阳性"可能出现在患有肾脏疾病或骨骼肌肉疾病或损伤的患者之中）。肌钙蛋白是一种比 CK-MB 更为敏感和特异的损伤指标（甚至在 CK-MB 还处在正常水平的时候，肌钙蛋白就可以在 ACS 患者中升高）。由于在患者出现急性事件的前 6 小时之内肌钙蛋白可能还是正常的，因此，临床医生绝不能单以初始酶水平正常（或单就正常 ECG 这一点）而排除 MI 的诊断。因为证实血清酶升高通常需要时间（4~6 小时或更多），所以治疗不应在等待化验结果期间被延误。

所有胸痛和（或）症状符合 AMI 且持续≤12 小时，伴随 ST 段抬高或新发（或推测为新发）LBBB 的患者，均应立即服用阿司匹林（最初为嚼服，以加快吸收），和（或）氯吡格雷（如果阿司匹林禁忌），或是普拉格雷或替格瑞洛（如果计划 PCI）。同时也应接受抗凝治疗，如 IV 普通肝素或 SQ LMWH[依诺肝素（克塞）]，以预防再次形成血栓，特别是在应用凝块特异性溶栓药物 [如加速溶栓的阿替普酶（tPA）、瑞替普酶（rPA）和替奈普酶（TNK-tPA）] 进行溶栓治疗时。全身栓塞的高危患者（如大面积前壁 MI、心房颤动和 LV 血栓）也是抗凝治疗的候选者。替奈普酶能够快速注射的特点值得关注，因为这可以促成更早的治疗。直接 PTCA 及植入支架，连同手动血栓抽吸、GP Ⅱ$_b$/Ⅲ$_a$ 抑制剂（特别是阿昔单抗）或比伐卢定，是 AMI 患者首选的再灌注策略。联合减量溶栓药物和 GP Ⅱ$_b$/Ⅲ$_a$ 拮抗剂可减少再梗死，但没有死亡率上的获益，而会增加出血风险。

ACC/AHA 指南推荐，在不稳定型心绞痛和非

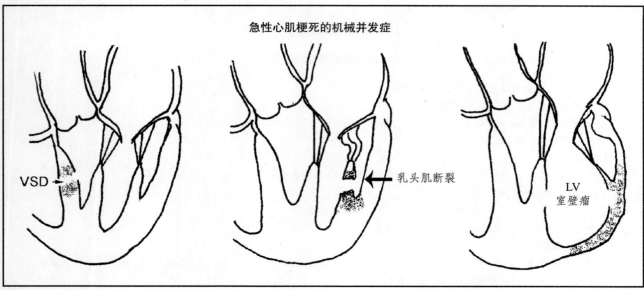

图 11-22

图 11-23

急性心肌梗死后的心导管检查和冠状动脉造影

时相	指征
早期	• 反复或持续心肌缺血
	• （强化）药物"难治的"充血性心力衰竭
	• 心源性休克
	• 机械并发症（室间隔穿孔、急性二尖瓣反流）
	• 如果技术可行，则行急诊造影和直接 PCI，尤其是存在溶栓禁忌或心源性休克；对于临床上大面积 MI 且溶栓治疗失败的高危患者，应该考虑进行"补救"PCI；在 STEMI 患者成功溶栓后，也可以考虑实施早期常规 PCI
恢复期 （包括出院前）	• 梗死后心绞痛
	• 可诱发的心肌缺血——运动或药物（双嘧达莫、腺苷、多巴酚丁胺）负荷试验（放射性核素室壁运动或灌注扫描 /2D 超声心动图）
	• 非 STEMI（是保守的无创危险分层策略还是积极的有创方案，仍有争议）
	• 持续性 LV 功能不全（射血分数＜40%）
	• 尽管进行了抗心律失常治疗，仍反复发作室性心动过速或心室颤动
	• 年轻人，尤其是那些需要体力工作和积极生活方式的患者

图 11-24

STEMI 溶栓治疗和直接 PCI 的比较

溶栓	PCI
普遍可以进行	仅在特殊医疗中心进行,需要具备 24 小时开放的导管室和技术娴熟的介入专家
简单、快速给药	需要技术支持;至手术开始有一定时间延迟;简单级别手术;凝块和斑块可同时处理
出血和卒中的风险较高	出血和卒中的风险较低
再次闭塞和反复缺血的比例较高	早期再次闭塞和缺血的比例较低
许多禁忌证	几乎没有禁忌证;允许溶栓禁忌者再灌注
血管开通率较低(TIMI-3 血流比例 55%~60%)*	血管开通率较高(TIMI-3 血流比例＞90%)*
住院时间更长	住院时间较短;高危患者的生存率改善;对于心源性休克的疗效更大;提供有关冠状动脉解剖和 LV 功能方面的额外信息,允许危险分层

* 注：使用 AMI 溶栓（TIMI）调查者的分级评价方法,可以利用血管造影术对冠状动脉血流进行半定量评估。TIMI-0 系阻塞后没有血流,TIMI-3 系血管快速充盈。

STEMI 患者中 SQ LMWH［伊诺肝素（克塞）]可以"方便地"替代 IV 普通肝素（UFH）,除非计划在 24 小时内实施 CABG,而在这种情况下应优选 UFH（因为它比 LMWH 的半衰期短,而且其作用可以用鱼精蛋白快速逆转）。

当前,部分专家对于较新的纤维特异性溶栓药［如瑞替普酶（rPA）和替奈普酶（TNK-TPA）］的青睐程度超过了"金标准"tPA（和较老的非凝块选择性药物——链激酶）,这是因为前者易于快速注射而后者需要静脉输注。最近,更多证据支持一种治疗范式的转变,即合用 LMWH（依诺肝素）和全剂量替奈普酶。然而,溶栓药物在非 STEMI 或不稳定型心绞痛中无效。事实上,有证据表明这些药物可能有害,因此不应用于上述情况。溶栓治疗的禁忌证包括颅内出血病史、活动性内出血（月经除外）、严重而未控制的高血压（BP ≥ 180/110 mmHg）、近期卒中、外伤或大手术、颅内占位、动脉瘤或动静脉畸形、精神状态不清晰、怀疑主动脉夹层,以及急性心包炎。在进行溶栓治疗时,附加的药物治疗包括阿司匹林和（或）氯吡格雷、β 受体阻滞剂（在没有禁忌证的情况下）、肝素（尤其在应用纤维特异性溶栓药物时,如 TPA、rPA 和 TNK-TPA）、IV 硝酸甘油,以及 ACEIs/ARBs（特别针对 LV 功能减退的患者,射血分数＜ 40%）。

不论患者是接受溶栓治疗还是直接 PCI,亦或两者都不接受,只要其血流动力学稳定且没有禁忌,则均应给予 β 受体阻滞剂（其具有抗缺血和抗心律失常的作用）。对于大面积前壁 MI、CHF、高血压、和（或）持续或反复发作缺血性胸痛的患者,应该使用 IV 硝酸甘油。然而,应避免将其用于低血压和（或）右室梗死的患者（此时降低前负荷可能会降低心脏输出,从而导致血压降得更低）。如果疼痛在应用硝酸甘油后仍不能缓解,则应该给予 IV 吗啡（可记住如下口诀："MONA"—Morphine, Oxygen, Nitroglycerin, Aspirin,吗啡、氧气、硝酸甘油和阿司匹林）。

关键性治疗是尽快开通梗死相关动脉。对于 AMI 患者,从胸痛发生至再灌注治疗开始的这段时间拖延得越长,存活的功能心肌就会损失得越多。尽管在患者出现症状后的 12 小时之内溶栓仍可能使其获益,但如果能在症状出现后的 3 小时内进行,则患者的获益最大。由于"时间就是心肌",所以只要患者适合,则应迅速接受溶栓治疗("门到针"时间 < 30 分钟)或是送入导管室进行直接 PTCA 和支架植入,后者只要能在早期执行而不被延误("门到球囊"时间 < 90 分钟),则对于介入专家而言其效果优于溶栓治疗。在溶栓完全禁忌时,应考虑进行直接 PCI。在溶栓失败后,也应可考虑实施"补救"PCI。近期研究证实,成功溶栓后常规早期 PCI 可改善 STEMI 患者预后。

发病 12 小时之后就诊的患者应接受适当的药物治疗,如硝酸酯、β 受体阻滞剂和 ACEIs[尤其针对大范围前壁 MI 伴 LV 功能下降的患者以及糖尿病患者(肾病缓慢进展)]。根据患者自身基础,可以考虑将其列为再灌注治疗的候选人。ACEI 已证实可以减弱 LV 重构(如减轻 LV 功能不全和扩大)、减慢 CHF 进程,以及降低死亡率。华法林应推荐用于存在 LV 血栓和广泛室壁运动障碍的患者;而对于超声心动图上 LV 射血分数 < 20%~30% 的患者,也可以考虑应用。预防性应用利多卡因(或其他抗心律失常药物)和钙通道阻滞剂并未证实能够获益,而实际上可能甚至有害,因此应避免应用(见下面)。

钙通道阻滞剂(特别是二氢吡啶类,如硝苯地平)在 AMI 的早期治疗或二级预防方面未能显示出获益。这些药物可能会促成反射性心动过速和低血压,并因此会加重缺血,故不考虑将其列入 MI 患者的常规治疗部分(例外:对于首次非 Q 波 MI 并 LV 功能完整的患者,可减慢心率的非二氢吡啶类钙通道阻滞剂地尔硫䓬,可以降低 MI 复发)。硝苯地平和其他短效制剂可能会增加发病率和死亡率。在 LV 功能不全的患者中,地尔硫䓬和维拉帕米的使用应小心,因为它们会降低心室收缩力。

在 AMI 患者中常规应用硫酸镁的作用尚不清楚。它应用于低镁血症的患者,尤其是存在 QT 间期延长相关的多形性 VT 患者("尖端扭转型室性心动过速";因为低镁血症会延长 QT 间期,进而容易促发尖端扭转型室性心动过速)。

应恰当迅速地处理 AMI 的并发症,例如:

- CHF 患者应该应用 ACEIs/ARBs、β 受体阻滞剂(如果耐受)、利尿剂和醛固酮拮抗剂进行治疗。
- 症状性室性心动过速应该使用利多卡因(由于存在潜在有害作用,因此不再推荐预防性应用)和 β 受体阻滞剂进行治疗。如果难以治疗,则应使用抗心律失常药胺碘酮和(或)ICD(而不是经验性地应用 I 类抗心律失常药物——由于其潜在的致心律失常作用——这会在本章的抗心律失常部分进行讨论)。
- 室上性心律失常应使用 β 受体阻滞剂(如 IV 艾司洛尔)、地尔硫䓬、维拉帕米、地高辛进行治疗。
- 心源性休克是 AMI 住院患者最常见的死亡原因。迅速恢复冠状动脉血流(优选 PCI)能够增加存活率。在此之前,为使血流动力学稳定,可以使用 IABP。
- 可能有外科指征,尤其针对急性 MR 和 VSD。
- 如果患者系下壁 MI 伴随右室梗死,则硝酸甘油应该慎用,因为它可能会导致更为严重的低血压。此外,硝酸甘油(或硝酸酯)不应用于此前 24 小时内服用西地那非(万艾可,为治疗勃起功能障碍)的胸痛患者。否则可能会出现显著的 BP 下降,甚至死亡。万艾可对于临界低血压的 CHF 患者也存在潜在危害,包括应用多种降压药的患者。

注意:可卡因诱导的 MI 的处理区别于经典 MI。强烈避免使用 β 受体阻滞剂,因为这些药物可导致 α 受体介导的血管收缩失拮抗,从而造成心肌缺血恶化。苯二氮卓类作为抗焦虑药可用于减少心动过速和高血压,并连同抗血小板和抗血栓药、硝酸酯类、钙通道阻滞剂和酚妥拉明(一种 α 受体阻滞剂),用以缓解冠状动脉痉挛。如果胸痛和 ST 段抬高持续,则应立即考虑冠脉造影及 PCI(如果合适)。PCI 对于这些患者是首选的再灌注策略,因为常常会有一些并发情况(如癫痫、夹层、严重高血压)妨碍溶栓药物的使用。

急性 AMI 的并发症

在急性 STEMI 治疗的最初几个小时,应严密观察急性并发症的发展情况。各种电活动异常和

（或）机械并发症均可能出现，甚至在治疗刚开始就可能出现。接下来这部分将着重讲述这些并发症的特点、诊断和治疗策略。

AMI 电活动异常相关的并发症

心律失常和传导障碍是 AMI 最为常见的并发症（图 11-25）。在早期再灌注治疗的开始阶段，伴随梗死相关冠状动脉的开通，患者常常会出现各种缓慢性和快速性心律失常（即所谓"再灌注心律失常"）。经溶栓或 PCI 成功再灌注之后，最常见的心律异常是加速性室性自主心律（AIVR，图 3-34），即所谓"缓慢的 VT"，其发作频率在 60~100 次 / 分，此时多数患者的血流动力学可以耐受。AIVR 是暂时的，通常不需要特殊治疗。

室性心律失常

室性心律失常（如 PVCs、VT 或 VF）是 AMI 中最常见的心律异常。它们反映了缺血受损心肌的电不稳定性，在最初的 72 小时内可见于 > 90% 的患者。电解质紊乱（如低钾血症、低镁血症）、低氧血症、药物副作用，以及交感肾上腺张力增加也都起着一定的作用。

PVCs 通常不会致命，因而也不需要处理；但当在其引起症状，或是变得频发、多形，并与短阵非持续性 VT（< 30 秒）相关时，应给予利多卡因进行干预（在高年、CHF 或肝病患者中应适当下调剂量）。

早发型或"初发的"VT 常见于 MI 后的最初几小时至几天，如果能够快速终止，通常与随后死亡风险增加无关。然而，24~48 小时之后的晚发型或"继发的"VT，则与死亡率增加明显相关。这些晚发型室性心动过速反映了伴有严重 LV 功能不全的大范围透壁梗死，提示预后更为不良。

图 11-25

AMI 电活动异常相关并发症的管理

Ⅰ. 室性心动过速 / 心室颤动

　A. 急性期（最初 48 小时）

　• 电复律 / 除颤 / 心肺复苏

　• 利多卡因——减少最初的心室颤动；然而不再推荐在所有患者中常规预防性应用，因为其毒性倾向（增加致死性心脏停搏事件）抵消了其抗室颤方面的获益。如果难治——应用胺碘酮

　• β 受体阻滞剂——降低室性心动过速和心室颤动的发生率

　• 纠正电解质紊乱（↓ K^+，↓ Mg^{++}）、酸碱平衡紊乱、低氧血症、不良药物反应

　B. 恢复期（48 小时之后）

　• β 受体阻滞剂和胺碘酮

　• 考虑非药物方法（如 ICD、室壁瘤切除、消融致心律失常的病灶、抗心动过速起搏器、伴或不伴 CABG）

Ⅱ. 室上性快速性心律失常

　• 地高辛、β 受体阻滞剂（艾司洛尔）、腺苷、维拉帕米、地尔硫草——减慢心室率

　• Ⅰ A 类抗心律失常药（如普鲁卡因胺）或Ⅲ类药物（如索他洛尔、胺碘酮），或是

　• 同步直流电复律，如果临床情况或血流动力学不稳定——恢复窦性心律

Ⅲ. 缓慢性心律失常和传导障碍

　• 阿托品

　—应用于有症状或血流动力学不稳定的情况（过度增加心率可能使缺血加重、梗死扩大，或是促发室性心动过速 / 心室颤动）

　• 临时体外经皮或经静脉起搏

　—莫氏Ⅱ型二度房室阻滞

　—完全性心脏阻滞

　—新发双束支阻滞，包括交替出现 RBBB 和 LBBB、新发 RBBB 伴左前分支或左后分支阻滞、新发 LBBB 伴前壁 MI 中的一度房室阻滞

VF（可在不伴任何警示性心律失常的情况下发生）患者或是伴有症状或血流动力学不稳定的持续性 VT 患者，应立即接受电除颤或是电复律。同时应处理和纠正潜在缺血和电解质紊乱（↓K+、↓Mg++）。IV 利多卡因仍然是治疗症状性 VT 或 VF 的有效药物。尽管能减少初发 VF，但利多卡因不再作为预防措施，因为初发 VF 的总发病率（在再灌注治疗和 β 阻滞剂时代）似乎正在下降，同时近期研究已经证实在利多卡因治疗的患者中，致死性心动过缓和心脏停搏的患者数量有增加的倾向。然而，对于持续的室性心律失常（尽管应用 IV 利多卡因治疗），则可能需要给予另一种抗心律失常药，如 IV 普鲁卡因胺或胺碘酮，和（或）一种更为积极的有创管理策略 [如心导管检查、EPS；针对那些可从血运重建和（或）ICD 植入中获益的患者]。

室上性心律失常

室上性心律失常 [如 PACs、阵发性 SVT、心房颤动和（或）扑动] 可能是因 LV 衰竭至左房扩大和压力增高的临床表现，同样与梗死面积增加和死亡率相关。这些心律失常也可发生于心包炎、交感神经过度激活、电解质紊乱、低氧或心房梗死。窦性心动过速是最常见的室上性心律失常。如果其继发于某种原因（如贫血、发热、CHF），则应先处理原发疾病。不过，如果其源于交感神经过度刺激（如发热、疼痛、焦虑），那么有指征应用 β 受体阻滞剂进行治疗。PACs 发生于 15%~30% 的患者，通常不需要特殊治疗。它们常常是更为严重的房性快速型心律失常的预兆。心房颤动见于高达 15% MI 后早期的患者，而心房扑动和阵发性 SVT 的发生则不是很频繁。

AMI 情形下室上性心律失常的处理类似于其他情况；而电复律的阈值应更低且快速心室反应也更应紧急得到控制。在心室率增快时，心肌耗氧增加且舒张期充盈时间减少，可能造成血流动力学不稳定并加重缺血。因此，心房颤动或扑动伴快速心室率，应迅速应用电复律进行治疗。药物如地高辛、β 受体阻滞剂和钙通道阻滞剂，会增加房室传导阻滞并减慢心室率。β 受体阻滞剂通常是在 AMI 中应用的一线药物，用以控制快速心室率。地尔硫䓬和维拉帕米可作为无 CHF 或显著 LV 收缩功能不全患者合适的替代药，而地高辛则适用于伴随 LV 功能不全者。如果未能自发转复为窦性心律，则应考虑应用 IV 普通肝素或 SQ 低分子肝素（之前未曾应用）连同 I A 类抗心律失常药（如普鲁卡因胺）或Ⅲ类抗心律失常药（如胺碘酮）进行治疗（图 7-5）。在各种可获得的抗心律失常药物之中，胺碘酮对于围梗死期的患者最为安全。

缓慢性心律失常和传导障碍

缓慢性心律失常和传导障碍在 AMI 时期较为常见。其在下壁 MI 患者中的发生率比前壁 MI 者多 2~3 倍，可能源于迷走张力增加或传导组织的缺血和（或）梗死。预后和治疗的变化较大，取决于梗死的范围和部位、心室反应、房室传导阻滞的程度，以及患者的临床状态（图 11-26）。伴随 AMI 出现的最常见缓慢性心律失常是窦性心动过缓，可见于 20%~25% 的患者。尤其在急性下壁 MI 病程早期或右冠状动脉再灌注之后，窦性心动过缓则更为普遍。在大多数 AMI 患者中，窦性心动过缓是无症状的且不需要治疗。如果心率显著降低（＜40 次 / 分钟）或存在体循环低血压，则应考虑应用 IV 阿托品。然而，阿托品的应用应该保守恰当，因为 AMI 患者需要迷走神经刺激的保护作用来对抗 VF。

某一程度的房室传导阻滞可见于 15%~25% 的 AMI 患者。下壁梗死的心脏阻滞经常呈步进式逐渐进展，从一度房室阻滞至莫氏 I 型二度（文氏）房室阻滞至完全性心脏阻滞（图 3-51），且通常为一过性。AMI 的房室阻滞源于房室结缺血，且伴有正常时限的 QRS 波群和适当频率的交界区逸搏心律。这些患者中的大多数没有症状且血流动力学和心电活动稳定。由于通常情况下患者可恢复正常的房室传导，因此几乎不需要心脏起搏。

莫氏Ⅱ型二度房室阻滞不如莫氏 I 型阻滞常见。与莫氏 I 型阻滞相反，莫氏Ⅱ型阻滞更常见于前壁 MI，且由低位希氏束受损所致。完全性心脏阻滞可以来得较为突然，伴有不稳定的、宽 QRS 波群的、缓慢心室逸搏心律以及较高的心脏停搏发生率。因此，有指征进行心脏起搏。虽然完全性心脏阻滞在下壁 MI 和前壁 MI 中均可发生，但二者的含义随梗死定位不同而存在相当大的区别。在下壁 MI 时，完全性心脏阻滞通常是暂时的且能够较好地耐

图 11-26

AMI 中房室传导障碍

	下壁 MI	前壁 MI
QRS 宽度	窄	宽
阻滞部位	希氏近端（房室交界区）	希氏远端
受累的冠状动脉	右冠状动脉（80%） 左冠状动脉回旋支（20%）	冠状动脉左前降支
潜在的 MI 范围	轻到中度	通常严重
进展为完全性心脏阻滞	逐渐地（文氏－莫氏 I 型）	常常较突然（莫氏 II 型）
逸搏心律	可满足需要	经常没有或很不稳定
可逆性	几乎总是	可能会变为永久性
对阿托品的反应	常有反应	罕见
永久起搏器的指征	几乎没有（通常为一过性）	通常会有

受。逸搏心率常常是稳定的，而患者仅需要连接备用的经皮心脏起搏器，很少会用到永久起搏器。然而，在前壁 MI 的情形下，完全性心脏阻滞通常是广泛心肌坏死累及束支的结果。其逸搏心律通常不稳定，且呈永久性房室阻滞。其死亡率极高，且应植入永久起搏器，除非存在禁忌证。由于心脏损伤的范围对于预后有压倒势的影响，因此在这种情形下并不能显示出起搏可以降低死亡率。然而，对于那些存在严重心动过缓但又没有广泛心肌坏死的患者而言，起搏将很可能获益。

束支传导阻滞，发生于 10%~15% 的 AMI 患者，常常是右侧多于左侧。这些患者倾向于年龄较大，其梗死面积更大、LV 功能不全更严重，且发病率和死亡率更高。前间隔 MI 和新发双束支阻滞的患者，包括交替出现的右束支或左束支阻滞者、新发 RBBB 伴左前分支或左后分支阻滞者，以及新发 LBBB，特别是伴随一度房室阻滞或莫氏 II 型（远端）二度房室阻滞的患者，均存在较高风险进展为完全性心脏阻滞。因此，应考虑预防性给予经皮和（或）经静脉的临时起搏。在前壁 MI 伴束支阻滞的病程中，如果发展出莫氏 II 型二度房室阻滞或完全性心脏阻滞，不论是一过性还是持久性，该患者均具备植入永久起搏器的指征。

AMI 的机械并发症

依靠现代心脏监护病房（CCU）对并发于 AMI 的严重致死性心律失常和传导障碍进行快速识别和关注，连同早期开通冠状动脉的积极再灌注策略，已经将住院患者的死亡率显著降低至 5%~10%。目前，死亡率几乎完全来自于 LV 收缩功能不全（"泵衰竭"）和梗死相关的机械并发症（图 11-27）。

左心室（LV）收缩功能不全

AMI 患者在前来就诊时可能已经伴有逐渐恶化的心力衰竭，通常与心肌坏死的范围成正比，但先前已存在的心功能不全和进行性缺血会使其加重。一般而言，心肌损伤 ≥ 25% 会导致 LV 收缩功能不全。而严重 LV 收缩功能不全的患者（如心肌损伤 ≥ 40%），将可能出现休克。依靠临床检查评估 LV 收缩功能不全的程度，将 AMI 患者从低死亡风险（I 级）到高死亡风险（IV 级）分为四个亚组（即所谓 Killip 分级，图 11-28）。AMI 及相关 LV 收缩功能不全患者的治疗取决于心功能不全的程度。在大多数具备 II 级 LV 收缩功能不全症状和体征的患者中，CHF 是暂时的，通常可以采取以下措施，包括卧床休息、限盐和药物治疗，如 IV 硝酸甘油、利尿剂、ACEI 或血管紧张素受体拮抗剂（ARB），以及 β 受体阻滞剂。

图 11-27

AMI 机械并发症的管理

Ⅰ. 血压

- 右心室梗死

IV 补液以提高右室充盈压

避免应用利尿剂和硝酸酯

如果存在低心排量,则加用正性肌力药物(如多巴酚丁胺或多巴胺)

如果存在高度房室阻滞和血流动力学受损,则启用临时起搏(可能需要房室顺序起搏以恢复心房运输功能)

Ⅱ. 高血压

- 适当应用镇痛药和镇静药以缓解疼痛和焦虑情绪
- 硝酸甘油,尤适用于持续进行的缺血性胸痛、LV 衰竭;硝普钠——潜在"冠状动脉窃血"效应
- β 受体阻滞药,特别适用于高肾上腺素状态
- 利尿剂,如果不存在容量不足,则可应用
- ACEIs/ARBs,特别适用于高危组患者(如前壁 MI、CHF、射血分数 < 40%)
- 如果不存在 LV 衰竭(射血分数 < 40%),则可应用钙通道阻滞剂(急性期之后)

Ⅲ. 泵衰竭和心源性休克

- 启用有创血流动力学监测
- 给予药物支持——使 LV 充盈压和心脏输出最优化
—利尿剂(如呋噻米、布美他尼、托拉噻米),用以降低肺毛细血管楔压
—正性肌力药物(如多巴胺或多巴酚丁胺),用以提高收缩力
—血管扩张药(如无低血压,IV 硝酸甘油、硝普钠及 ACEIs/ARBs)以减少前负荷和后负荷
- 保证充分换气和氧合
- 纠正代谢异常
- 控制快速性和缓慢性心律失常
- 启用机械循环辅助装置
—IABP 或经皮左心室辅助装置(LVAD;作为外科桥接治疗)
- 识别出外科手术可纠正的机械并发症(室间隔穿孔、急性二尖瓣反流、LV 室壁瘤)
- 在 AMI 最初几小时直接 PTCA/ 支架植入

对于药物治疗无反应的严重 CHF 患者,以及那些肺水肿、低血压或伴有体循环低灌注证据的患者,有必要进行有创血流动力学监测。这些监测项目包括 Swan-Ganz 导管,连同血管加压药和正性肌力药;植入 IABP 或经皮 LVAD;经胸或经食道超声心动图,和(或)心导管检查(伴随急诊 PCI 甚或 CABG),用以寻找潜在可纠正的病因(如急性 MR、VSD)。不同血流动力学状态下所使用的治疗性干预措施列于图 11-29 中。

注意:目前存在一种不同寻常但也越来越多为人们所识别的疾病,即在无阻塞性 CAD 的情况下出现类似 AMI 的表现,并可引起急性可逆性 LV 球样改变伴收缩功能不全,这就是应激性心肌病,也称

Tako-tsubo 心肌病、一过性 LV 心尖部球型变性或心碎综合征。这种疾病以突然的情绪或躯体应激为典型诱因,且主要见于绝经后妇女。尽管患者通常会出现 CHF 甚或是心源性休克,但多数在 1~4 周内可完全恢复。

急性室间隔缺损和乳头肌断裂

MI 的严重并发症可能会妨碍心脏的机械功能,包括室间隔穿孔(导致急性 VSD)和乳头肌断裂(引起急性 MR)。在 AMI 发生后的数小时或数天(更常见)内,应严密监测患者这些并发症的发展。

如果 AMI 患者突然出现肺水肿、呼吸困难和(或)休克,伴随新出现的收缩期杂音(最佳听诊部位是沿胸骨左缘,也可以是心尖部),则应考虑诊断

图 11-28

AMI 的 Killip 分级

分级	LV 功能不全的临床证据	死亡率
I	无心力衰竭(无并发症) 无 S3 奔马律和肺啰音	3%~5%
II	轻至中度心力衰竭 　轻至中度端坐呼吸 　S3 奔马律 　双肺底湿啰音,≤50% 双侧肺野 　肺静脉充血的放射影像学证据	6%~10%
III	肺水肿 　严重呼吸窘迫 　听诊啰音＞50% 双侧肺野 　间质和肺泡肺水肿的放射影像学证据	20%~30%
IV	心源性休克 　低血压(收缩压＜90 mmHg) 　心动过速 　外周灌注减少的体征: 　• 皮肤——冰冷、湿冷、发绀 　• CNS——意识模糊、烦燥、迟钝 　• 肾脏——少尿	＞80%

急性 VSD 或乳头肌断裂。要记住这些情况是致命性的。图 11-30 总结了帮助鉴别急性 VSD 和急性 MR 的线索。快速诊断并依靠主动脉内球囊反搏稳定血流动力学(图 11-10)以及早期外科干预可能挽救生命。急性 MR 更常引起严重呼吸困难和肺水肿。JVP 通常在急性 VSD 时升高,而在 MR 时可不升高。下壁 MI 容易合并 MR(由于乳头肌功能不全),而前壁 MI 容易合并急性 VSD(因为前壁 MI 通常累及大部分间隔)。

右心室梗死

右冠状动脉负责 LV 下壁和右室壁的血供。当患者出现胸骨后不适时间延长,伴随恶心、呕吐,同时出现低血压、心动过缓、吸气时颈静脉扩张增加(Kussmaul 征)以及肺野清晰等表现时,应强烈考虑下壁 MI 伴随右室梗死的可能。不要忘记,"胃灼热"可能是下壁 MI 最常见的症状之一。

尽管右室梗死的证据可见于 30%~50% 下壁 MI 的患者,但是伴有这一并发症而在血流动力学上存在显著右室功能不全的患者却不足 10%。图 11-18 总结了右心室梗死的临床特点。

治疗策略应该是立即针对阻塞的冠状动脉进行直接再灌注治疗(溶栓或直接 PCI,特别适用于严重右室梗死的高危患者)。患者还应接受扩容治疗(如输注生理盐水),直接增加左心充盈以便于心排量和动脉 BP 恢复至正常水平,从而维持体循环灌注。当存在持续低灌注时,可能还需要同时应用正性肌力药物(如多巴酚丁胺或多巴胺),用以增加右室收缩力。

需要着重记住一点,硝酸酯和(或)利尿剂可引起前负荷下降和低血压,进而使这一状态恶化。事实上,如果下壁 MI 患者在开始应用这些药物(特别是硝酸甘油)时出现了更为严重的低血压,那么临床医师应该强烈考虑诊断右室梗死。右室梗死患者的心室僵硬而缺乏顺应性,依赖较高的充盈压;因

227

图 11-29

AMI 的治疗措施

血流动力学状态	干预措施
正常	阿司匹林和（或）氯吡格雷（如果阿司匹林禁忌）、普拉格雷（如果计划 PCI），或替格瑞洛；肝素或依诺肝素；硝酸酯（除外怀疑右室梗死和低血压的患者）；β 受体阻滞剂（如无禁忌）*；在 STEMI 患者症状出现的 6~12 小时之内溶栓治疗或 PCI；GP Ⅱb/Ⅲa 受体拮抗剂应用于不稳定型心绞痛或非 STEMI 的高危患者，以及接受 PCI 的患者。比伐卢定（如果计划 PCI）和磺达肝癸钠（如果不计划 PCI）是肝素或依诺肝素的可替代选择
血流动力学稳定	β 受体阻滞剂，然后按正常状态处理
低灌注（由于血容量不足）	快速补液，然后按正常状态处理
充血性心力衰竭	利尿剂 + ACEI/ARB +β 受体阻滞剂 * + 醛固酮受体阻滞剂（依普利酮）
心源性休克	IV 硝酸甘油、硝普钠、多巴胺、多巴酚丁胺、利尿剂；循环辅助（IABP、LVAD）；血管造影 / 支架植入或外科手术再血管化治疗，和（或）纠正机械并发症（如急性 VSD、乳头肌断裂）

IABP，主动脉内球囊泵

LVAD，左心室辅助装置（如 TandemHeart 和 Impella）

* 注：早期（＜24 小时）应用 IVβ 受体阻滞剂可能增加心源性休克风险，应避免用于下述患者，包括 CHF 体征、低心排表现，或有其他危险因素，如年龄＞70 岁、收缩压＜120 mmHg、窦性心动过速＞110 次 / 分、心率＜60 次 / 分，或症状出现后延迟就诊者。

此，这类患者不能耐受由硝酸酯和（或）利尿剂引起的前负荷减少或静脉扩张。由于需要较高的静脉充盈压，因此如果将 JVP 升高误认作 CHF 表现 [并给予利尿剂和（或）硝酸酯]，那么患者的临床状况进一步恶化。

图 3-33：一严重"消化不良"、低血压和颈静脉压升高患者的 ECG，显示为急性下壁 MI 伴右室梗死。注意，ST 段在 Ⅱ、Ⅲ、aVF 导联抬高，伴随 Ⅰ 和 aVL 对应导联 ST 段压低。右胸导联（V4R-V6R）也存在 ST 段抬高，提示右室也同时受累。

左心室室壁瘤

心室室壁瘤是 AMI 常见的机械并发症，见于约 10%~15% 的患者。典型情况见于，患者冠状动脉左前降支近端持续完全闭塞且缺乏侧枝循环，从而造成持续大面积的前壁 MI。

多数卒中源于脑栓塞。血栓在心脏中形成并脱落，经血流转运而阻塞脑组织血供。当近期前壁 MI

的患者在随后几天出现卒中时，应首先考虑源自心室室壁瘤内附壁血栓脱落造成脑栓塞的可能。如果存在位于心尖之上和中部（"异位"区域）触诊的收缩期搏动（"凸出"）和 ECG 上持续 ST 段抬高（图 3-44），以及 CXR 上左心缘变形（图 4-5），则应怀疑心室室壁瘤。超声心动图、放射性核素显像，以及心导管左心室造影可用于确定诊断。记住，心室室壁瘤虽然很少破裂，但可能出现难治性 CHF 和室性心律失常。对于伴有难治性 CHF、致命性室性心律失常，或是虽经恰当的抗凝治疗但仍反复发作体循环栓塞的患者，有外科切除室壁瘤的指征，同时还可进行 CABG 和（或）电生理标测。

在胸痛发作时出现神经功能缺陷是主动脉夹层的线索，直至证明其为其他疾病。为了证实临床猜测，应继续寻找有关夹层的其他线索，如四肢血压和（或）脉搏不对称、新发主动脉瓣反流的舒张期杂音（沿胸骨右缘比沿左缘更响），以及 X 线胸片上主动

图 11-30

AMI 中室间隔缺损与乳头肌断裂的比较

	室间隔缺损	乳头肌断裂
定位	前壁 MI（室间隔心尖部）或下壁 MI（室间隔基底部）	下壁－后壁 MI（后内侧乳头肌）
临床表现	左心衰和右心衰——心源性休克	左心衰竭－肺水肿－心源性休克
杂音		
• 类型	粗糙、全收缩期（逐渐增强－逐渐减弱）	收缩早期－全收缩期（递减）或无杂音
• 触诊震颤	常见（> 50%）	罕见
• 部位	胸骨左缘（90%）	心尖（50%）
• 强度	较大，但不随呼吸加重	可能微弱或无声
二维超声心动图和彩色多谱勒	可见 VSD 和左→右分流	可见二尖瓣装置连枷和收缩期反向喷入左心房的血流
心导管和 LV 造影	从右房至右室（或肺动脉）氧分压逐渐上升 可见室间隔缺损和相关冠状动脉疾病	PCW 扫记上较大的反流性"V"波 可见二尖瓣反流和相关冠状动脉疾病，并定量其严重性
处理	处方血管扩张药、正性肌力支持、IABP 对于急性 VSD，早期行室间隔缺损修复（+/- CABG）	处方血管扩张药、正性肌力药、IABP 对于严重 MR，早期行二尖瓣修复/置换（+/- CABG）

脉根部扩张。

LV 游离壁破裂和假性室壁瘤

LV 游离壁破裂是 AMI 的致死性并发症，占死亡原因的约 15%，且比室间隔破裂或乳头肌断裂的发生率高近 10 倍。这种可怕的并发症最容易在老年女性患者首次前壁 Q 波 MI 后头几天出现。其发生率在下述患者中增加，包括之前存在或持续高血压的患者、接受抗炎药物（类固醇激素、NSAIDs；其会妨碍梗死心肌的修复）治疗的患者，或是那些在胸痛发作后数小时才接受溶栓治疗的患者。对于大多数患者而言，急性破裂是灾难性的，它将导致血压突然消失而 ECG 上还有持续的心电活动（即所谓无脉性电活动或电-机械分离）。尽管患者通常会在随后的数分钟内死亡，但是迅速展开复苏、针对心包压塞立即行心包穿刺，以及外科修补手术，仍有可能使患者存活。

亚急性心脏破裂的临床线索包括持续或反复发作的胸痛、反复恶心呕吐、因突发呼吸困难而坐立不安和烦燥、低血压、颈静脉怒张，以及心包压塞。有一种罕见的情况，即患者的血液会缓缓流入心包腔，产生一个腔室或假囊，这就是所谓假性室壁瘤。由此产生的血肿包绕于纤维粘连的心包或机化的纤维凝块之内，并通过狭窄的颈部连接 LV。临床检查可能发现一种收缩期和舒张期的低调隆隆样杂音，是血流往复进出狭窄颈部所形成。2D 多谱勒超声心动图和 TEE 可帮助确诊。不像真性 LV 室壁瘤，薄壁的假性室壁瘤因缺乏心肌组织而存在高危破裂风险，应外科手术修复。

心包炎

心包炎是急性 STEMI 常见的并发症。患者可存在尖锐的胸痛，深吸气和仰卧位加重，垂直或前倾坐位下缓解。典型的疼痛可放射至左肩和斜方肌脊部。在 AMI 患者中出现凹面向上的 ST 段抬高（特别是在预期显示"对应"ST 段压低的导联上）连同

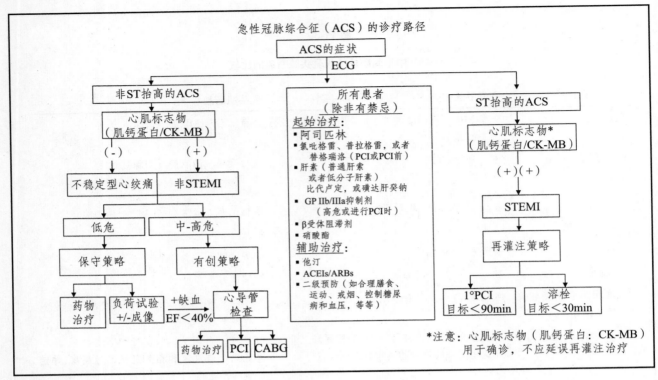

图 11-31

PR 段压低,是其合并心包炎的线索。正确识别心包炎作为反复胸痛的原因很重要,因为其有使用阿司匹林治疗的指征。未能识出心包炎可能导致作出反复缺血性胸痛的错误诊断,从而导致不恰当地使用抗凝药、硝酸酯、β 受体阻滞剂或冠状动脉造影。在存在心包炎的情况下,抗凝治疗具有引起心包压塞的潜在可能,因此不应使用,除非有明确指征。通常,心包炎不需要治疗,但阿司匹林可用于缓解疼痛。非甾体类抗炎药和类固醇激素通常应避免使用,因为它们可能会抑制梗死恢复。

Dressler(MI 后)综合征是一种免疫学现象,其特点是心包性疼痛、普遍不适、发热、白细胞计数和红细胞沉降率升高,以及心包渗出。通常在 MI 后数周至数月出现。在急性心包炎时,阿司匹林应用于一线治疗,而 MI 后至少 1 个月之内,如有可能应尽量避免使用类固醇和非甾类抗炎药。

二级预防:药物治疗、纠正危险因素,以及心脏康复

AMI 患者的治疗目标是限制梗死面积、增加心肌氧供、降低心肌氧耗、促进电学稳定,以及预防或处理机械并发症。早期识别和恰当处理这些电学和机械并发症是降低发病率和死亡率的关键。

在过去的几年中,ACS 的治疗基础得到了显著提升。最近,众多设计良好的临床试验数据已为最佳治疗方案的制定做出了相当大贡献(图 11-31)。图 11-32 全面总结了 MI 急性期和长期治疗的获益性与非获益性措施。积极的再灌注策略(如溶栓药物、"直接"PCI),其目的在于快速和完全恢复梗死相关动脉的冠状动脉血流,除此之外,辅助性药物治疗也能提高生存率并降低再梗死发生率。这些辅助性药物包括 β 受体阻滞剂、阿司匹林、氯吡格雷、他汀、肝素、华法林、ACEIs/ARBs,以及醛固酮受体拮抗剂(如依普利酮),尤其适用于 LV 功能减退的患者(射血分数 < 40%)。

人们已经注意到:普拉格雷较氯吡格雷在抗缺血和抗血栓方面的获益更大但却增加出血风险(特别是既往卒中或 TIA、年龄 > 75 岁,或体重 < 60 kg 的患者);短效二氢吡啶类钙通道阻滞剂(如硝苯地平)具有潜在有害作用;在非 STEMI 和 LV 功能完整的条件下应用非二氢吡啶类钙通道阻滞剂(如地尔硫䓬和维拉帕米)具有降低心率的限制作用;常规

图 11-32

AMI 的现代治疗

	急性期	长期
显著获益	• 再灌注治疗（如为 STEMI） 　——溶栓药（如 TPA, rPA, TNK-TPA, SK） 　——直接 PCI，"补救" PCI（如果溶栓失败），或在能进行 PCI 的中心常规早期 PCI（成功溶栓后） • 阿司匹林（嚼服，口服）和（或）氯吡格雷、普拉格雷（PCI）或替格瑞洛 • GP IIb/IIIa 拮抗剂——非 STEMI 或是接受 PCI 的患者 • 肝素 　——IV,配合纤维蛋白选择性溶栓药（TPA, rPA, TNK-TPA）以维持冠状动脉通畅 • IV 普通肝素或 SQ 低分子肝素 [如依诺肝素（克塞），达肝素（法安明）] 在前壁 MI 以减少附壁血栓和体循环栓塞的风险。近期试验支持在溶栓情况下使用依诺肝素或法安明 　——低剂量 SQ 应用以预防深静脉血栓形成和肺栓塞（特别针对老年、肥胖、CHF,或长时间固定姿态者） • β 受体阻滞剂（IV、口服），如无禁忌 　——伴或不伴溶栓 • ACEIs（口服） 　——特别是大面积前壁 MI 而无低血压者 • 急性应用硝酸酯 　——存在缺血性胸痛、LV 功能不全,或高血压时 • IABP 　——以增加溶栓疗效,减少 PCI 后再阻塞或作为外科治疗的一种"桥接" • 急诊 CABG 　——如再灌注失败（PCI）,左主干或严重三支血管病变的 CAD	• 阿司匹林和（或）氯吡格雷、普拉格雷,或替格瑞洛,如阿司匹林不耐受 　均适用于非 STEMI/STEMI 和 PCI • β 受体阻滞剂 　——特别适用于伴有大面积或前壁 MI 和反复缺血、LV 功能不全或复杂室性期前收缩的高危患者 • ACEIs（或 ARBs） 　——适用于无症状但射血分数 < 40% 的患者或症状性心力衰竭患者 • 纠正危险因素 　——戒烟、降低血中过多的胆固醇、控制高血压和糖尿病、治疗肥胖,以及适度体育活动 　——如能耐受,则以 HMG CoA 还原酶抑制剂（"他汀"）降低 LDL- 胆固醇 > 50% • 华法林 　——IV 肝素的序惯治疗,适用于大面积前壁 MI、心尖矛盾运动、LV 血栓或体循环栓塞 • 心率限制性钙通道阻滞剂（地尔硫䓬、维拉帕米） 　——应用于非 Q 波 MI 且 LV 功能保留的患者 • 醛固酮受体阻滞剂（依普利酮） 　——适用于 LV 收缩功能不全和 CHF 且已接受标准治疗（如 β 受体阻滞剂和 ACEIs/ARBs）的患者 • 植入式心脏复律除颤器（implantable cardioverter defibrillator, ICD）,适用于 VT/VF 患者或 MI 后至少 40 天且 EF ≤ 30% 的患者
疗效不确定或可能有害	• 钙通道阻滞剂 　——特别是即刻释放的二氢吡啶类 • 常规预防性应用利多卡因（降低首次 VF 的风险,但也增加致死性心脏停搏事件的风险）,因此不再推荐 　——针对持续性 / 症状性室性心动过速、心室颤动,或"复杂的"（频繁、多源）PVCs,则保留应用 • 对于右室 MI,不应使用硝酸酯 • 硫酸镁 　——不推荐常规使用,然而,可能会使梗死后室性心律失常和尖端扭转型室性心动过速患者获益,特别是存在低镁血症时 • β 受体阻滞剂不应用于可卡因诱导的 MI（可能加重冠状动脉痉挛）	• I 类抗心律失常药（致心律失常效应——尖端扭转型室性心动过速） • 钙通道阻滞剂 　——当存在严重 LV 功能不全或心力衰竭时 • 激素治疗,在老年女性绝经后的第一年（不宜应用） • 硝酸酯,在应用西地那非（万艾可）、伐地那非（艾力达）,或他达拉非（西力士）的 24~48 小时之内（不宜应用） • 在 MI 后数天至数周后稳定的患者中,晚期 PCI 开通闭塞的梗死相关动脉 • NSAIDs,非选择性或 COX-2 选择性

镁剂治疗在大型临床"试验"中缺乏死亡率方面的获益；对于 MI 后数天至数周的稳定患者，常规行晚期 PCI 以开通闭塞的梗死相关动脉缺乏获益，以及在老年绝经期妇女中开始激素（雌激素／孕酮）替代治疗的头几年，心血管事件具有高发倾向；常规预防性应用利多卡因具有潜在有害作用；经验性应用 I 类抗心律失常药具有"致心律失常"作用；针对 MI 后 ≥ 40 天伴 LV 射血分数为 ≤ 30% 的患者，ICD 治疗具备生存率方面的优势。

在最近一段时间，一批新型血凝块特异性溶栓药（如阿替普酶，t-PA；瑞替普酶，r-PA；替奈普酶，TNK-tPA）、抗凝药（如 UFH、依诺肝素、磺达肝癸钠、比伐卢定），以及抗血小板药（如 GP IIb/IIIa 阻滞剂、氯吡格雷、普拉格雷、替格瑞洛）已受到广泛观注。恰当的治疗选择需要依靠 MI 的类型、部位和严重性，同时还要兼顾伴随缺血的程度、LV 功能不全的程度、室上性及室性心律失常和传导障碍的存在情况、附壁血栓的形成，以及其他相关并发症。

在这个充满新技术和革新性治疗策略的时代，临床医师决不能忽视二级预防措施的重要性，包括纠正危险因素。相关措施包括戒烟、合理膳食、降脂治疗、控制高血压和糖尿病、减轻体重（如果超重）、压力管理技术、指导下运动，以及心脏康复。这些措施的目的是使动脉粥样硬化性心血管疾病不再进展或是促进其逆转，是当代疾病管理理念的一部分。在降胆固醇方面，患者应在耐受的范围内接受大剂量他汀治疗。除了降低 LDL- 胆固醇，早期给予高剂量 HMG CoA 还原酶抑制剂（"他汀"）在降低血管炎性反应、改善内皮功能、稳定即将破裂的斑块，以及降低 CAD 事件和死亡率方面，均能显示出获益（即所谓"多效性作用"）。血清炎性标志物，如高敏 C 反应蛋白（CRP）水平，有助于依靠危险分层识别可以从他汀治疗中获益的患者群（< 1 mg/L= 低危，1~3 mg/L= 中危，> 3 mg/L= 高危）。尽管近期研究表明在他汀治疗之后临床预后提高和较低的 CRP 水平相关，但没有明确证据表明较低的 CRP 水平本身可以预防血管性事件。既然优化风险降低策略极其重要，那就必须意识到，从一开始临床医师和整个健康护理团队就要保持一种乐观的态度，并持续地安慰患者直至其最后恢复及重新正常活动，这些对于提高生活质量和整体临床预后是一种关键性需要。

（李洪仕　译）

第 **12** 章　心力衰竭患者的诊疗方法

本章将讨论伴有 LV 收缩功能不全（EF 下降）或舒张功能不全（EF 保留）的慢性或急性心力衰竭患者的临床实践路径。

病因和病理生理

心力衰竭是一种临床情况（而不是一种疾病），在此情况下心脏泵出的血液不足以满足机体的代谢需要。患有这种临床综合征的患者可能没有症状，或是表现出呼吸困难（运动下和静息下）、疲乏和液体潴留，伴随肺瘀血和体循环静脉瘀血。

通常，CHF 主要分为两类：收缩功能不全（由于 LV 收缩力下降，最为常见），以及舒张功能不全（由于 LV 充盈受损）。

收缩功能不全的特点如下：

· LV 扩大。

· LV 收缩力下降（依病因，既可以是普遍性的也可以是局限性的）。

· 射血量下降（每次心脏收缩时，由心室舒张末期血容量中射出的那部分）。在衰竭的心脏中，当每搏输出量（或心排出量）下降时，LV 舒张末期血容量（或压力）会增加。

而另一方面，当舒张功能不全时：

· 心腔大小是正常的或缩小的。

· 收缩力正常或呈高动力性。

· 射血量正常（＞ 50%）或接近正常。

· LV 通常肥大；然而，LV 松弛和充盈受损以致于左房压升高并出现 CHF。

这两种类型的心力衰竭可造成相同程度的左房压升高、严重肺瘀血，甚至肺水肿。在某些患者，收缩和舒张功能不全可同时存在（如 CAD、高血压、主动脉瓣疾病）。

图 12-1. 正常人和 CHF 患者的心室功能（Frank-Starling）曲线，反映心输出量（LV 功能指标）和左室舒张末期压力（LVEDP）或容量（前负荷）的关系。在心力衰竭时，该曲线下移，由此在给定 LVEDP 时，其心输出量便低于正常人。利尿剂和静脉扩张药（如硝酸酯）可减少 LVEDP（前负荷），但不会改变该曲线的位置；心输出量仍然是低的。肺瘀血会改善，但心输出量会下降。正性肌力药物和减少后负荷（如扩血管治疗）可使该曲线上移至正常水平，由此在任一 LVEDP 下，心输出量均较高。在放射影像学上，肺血再分布及水肿和升高的 LVEDP 相关。

图 12-2. 收缩性和舒张性心力衰竭超声心动图特点比较的示意图。在收缩功能不全时，LV 大小增加；LV 壁厚减小、正常或增加；LV 射血量降低。二尖瓣反流常见，而肺动脉收缩压中度升高。在舒张功能不全时，LV 大小正常或减小；LV 壁厚度增加；LV 射血量保持不变。二尖瓣反流不常见，而肺动脉收缩压轻度升高。

左心室收缩功能不全

据估计，美国有超过 500 万 CHF 患者，且每年有大约 50 万新增诊断病例。因 LV 收缩功能不全所导致的 CHF 是多种心脏疾病的常见并发症，如：

· CAD 伴缺血性 LV 劳损（如急性 MI、急性 MR/VSD、LV 室壁瘤、缺血性心肌病）。

· 慢性体动脉高血压。

· 扩张型心肌病。

· 伴有压力负荷过重（如 AS）和（或）容量负荷过重（如 MR 和 AR）的心脏瓣膜病。

事实上，CHF 是当今美国最频繁使用的（以及最昂贵的）心血管疾病医院诊断相关类别组（DRG）的出院诊断。CAD 是大约 2/3 伴有 LV 收缩功能不全 CHF 患者的基础病因。其余患者为非缺血病因，如高血压、心脏瓣膜病、心肌毒性损害（如酒精或阿霉素）、心肌炎，或不明确的病因，如特发性扩张型心肌病。

临床病史、体格检查、ECG、CXR 和选择性实验室检查（如二维多谱勒超声）是心力衰竭患者初步评估的重要部分。图 12-3 和图 12-4 总结了临床评估心力衰竭患者的"五指法"路径。通常，在患者表

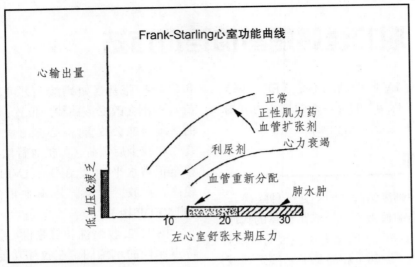

图 12-1

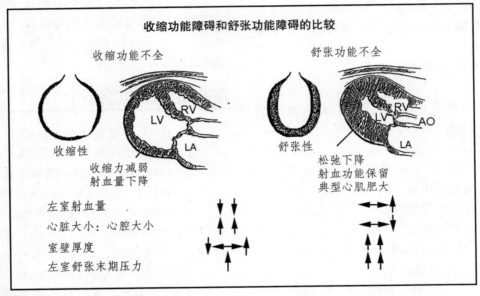

图 12-2

现出下述进展性症状,即呼吸困难、端坐呼吸、阵发性夜间呼吸困难、干燥、无痰干咳(由于肺循环瘀血),以及虚弱、疲乏和运动耐量下降(由于低心排出量)时,左心衰竭能够诊断且高度确定。典型情况下随着 CHF 加重,活动量逐渐下降,引起患者呼吸困难,并最终发展为静息呼吸困难。患者经常会不自主地限制其活动以避免这种不适感,因此应该询问其相关活动耐量。症状的严重程度可通过NYHA 心功能分级来划分(图 1-9),此外也可通过患者所处疾病进程的不同阶段进行分期,即患者开始有 CHF 的高危因素(A 期),进展为无症状性 LV 功能不全(B 期),症状性 CHF(C 期),或是晚期难治性 CHF(D 期)。 在严重 CHF 时,患者可能需要整夜坐在椅子上睡觉,使呼吸舒适一些。其他伴随CHF 的呼吸道症状包括喘鸣("心源性哮喘")和Cheyne-Stokes 呼吸(呼吸过快与无呼吸逐渐交替),尤见于脑动脉粥样硬化和低心输出量的患者。在体格检查方面,CHF 患者呼吸频率增加且心率增快。临床医生应该轻柔地触诊桡动脉并感受强弱交替的动脉压(即所谓交替脉),这是 LV 收缩功能不全的

图 12-3

心力衰竭的临床路径

病史	劳力性呼吸困难（或静息呼吸困难）、端坐呼吸、阵发性夜间呼吸困难、疲乏、咳嗽、体重增加
体格检查	窦性心动过速、交替脉、JVP 升高、肺部啰音、喘息、呼吸音减低（胸腔积液）、心脏肥大、S4 和 S3 奔马律、由乳头肌功能不全和（或）其他心脏瓣膜病引起的反流性杂音、肝大、腹水、外周水肿
心电图	LA 扩大、LV 肥大、LBBB、ST-T 改变和（或）Q 波（心肌缺血/梗死样）、心律失常（如心房颤动、VT）、低电压（浸润型心肌病，如淀粉样变；心包积液；甲状腺功能减退症）
X 线胸片	心脏扩大、肺纹理增多、间质水肿、肺泡肺水肿、胸腔积液
诊断性实验	
血化验	BNP 或 NT-pro BNP（B 型钠尿肽或脑钠肽）* 升高；BUN/肌酐升高（由于肾脏灌注不足）；心肌酶升高，如 CK-MB、肌钙蛋白（心肌坏死的标志）；全血细胞计数（贫血会加重 CHF）；甲状腺功能异常（甲状腺疾病会使 CHF 恶化）；空腹血糖（糖尿病）；血脂情况（高脂血症）；电解质紊乱（利尿可致低钾血症，低钠血症是预后不良的标志）；肝功能异常（右侧 CHF 患者肝瘀血）
超声心动图	收缩性心力衰竭：LV 增大，LV 收缩功能不全，低射血量 舒张性心力衰竭：LV 大小正常，LV 壁增厚，收缩力正常或增加（射血量正常或高于正常）、舒张期 LV 充盈异常（松弛功能受损、假性正常化、受限） 二尖瓣和三尖瓣反流的征象（由于乳头肌功能不全）或其他心脏瓣膜病表现（如主动脉瓣狭窄、主动脉瓣关闭不全）
心导管	血流动力学异常，明确心脏瓣膜病和（或）CAD 的 LV 功能状态、是否存在和严重性

注意：MI 病史、S3 奔马律、ECG 上 Q 波和 CXR 上心脏扩大倾向于收缩功能不全。高血压、S4 奔马律、ECG 上 LV 肥大和 CXR 上心脏大小正常则倾向于舒张功能不全。

*BNP 可能有助于确定或排除 CHF 的诊断 [如 BNP <100 pg/mL = 不可能 CHF，BNP 100~500 pg/mL = 不确定（"灰色区域"），BNP >500 pg/mL = 很可能 CHF]。相似地，NT-proBNP 也用于 CHF 诊断，但有年龄特异性，即 NT-pro BNP < 300 pg/mL = 不可能 CHF；NT-pro BNP > 450 pg/mL（年龄 < 50 岁）、NT-pro BNP > 900 pg/mL（年龄 50~75 岁）和 NT-pro BNP >1800 pg/mL（年龄 > 75 岁）= 很可能 CHF。然而，BNP 和 NT-pro BNP 的升高也见于 ACS、肺栓塞、肾衰竭、脓毒症、高龄和女性，而在肥胖症者和一过性肺水肿的头 1~2 小时可能降低（因为 BNP 升高需要时间）。因此，BNP 和 NT-pro BNP 不作为独立性检验，应该作为临床评估的辅助检查，绝不能取代仔细的临床评价。

一条直接且敏感的线索。如果特别留意，还可检查到心音交替（特别是 S2）和心脏杂音强弱交替，以及心尖部心室（S3）舒张期奔马律（图 12-4 和图 12-5）。

图 12-5：左图，扩张型心肌病伴 CHF 的患者。注意患者呼吸急促，正依靠着 2~3 个枕头端坐呼吸，并且存在颈静脉怒张、腹膨隆（腹水），以及指凹性外周水肿。这种临床表现可能与缩窄性心包炎患者相似。右图（小图），注意交替脉（动脉搏动呈强弱交替出现）经常需要通过温和地触诊桡动脉搏动来

发现。这是 LV 收缩功能不全的一个重要体征。通常还会存在心音和杂音强度的交替变化，以及 S3 奔马律。

湿啰音，是左心衰竭的典型听诊体征（源于肺静脉和肺毛细血管压力增高，以及液体渗入肺泡腔），通常始于肺底并逐渐向上进展至双肺野，与肺瘀血的严重程度成正比。慢性 CHF 患者可以没有啰音，甚至在肺毛细血管楔压显著增高时也没有啰音（因为慢性 CHF 患者的淋巴回流增加了）。

图 12-4

左心衰竭和右心衰竭的临床表现

临床线索		临床意义
症状		
劳力性呼吸困难或静息呼吸困难、端坐呼吸		
阵发性夜间呼吸困难、干咳		
体格检查发现		
呼吸急促、心动过速、出汗		
肺部啰音(湿啰音)、喘鸣音、呼吸音低、叩诊浊音(肺静脉瘀血和胸腔积液)		
交替脉、心音和杂音交替		左心衰竭和肺静脉高压
左侧 S3 奔马律		
S2 反常分裂	LV 收缩功能不全	
LV 心尖搏动移位		
MR 杂音		
P2 增强(由于肺动脉高压)		
S4 奔马律	LV 舒张功能不全	
持续的 LV 心尖搏动		
症状		
踝部肿胀、体重增加		
腹胀、腹痛、恶心(由于肝脏增大)		
体格检查发现		
JVP 增高伴显著的 V 波		
肝颈静脉回流征阳性		
右侧 S3 奔马律		右心衰竭和体循环静脉瘀血
触诊 RV 抬举样搏动、TR 杂音		
外周(踝/骶)水肿		
腹水		
肝瘀血肿大		
症状		
疲乏		
活动耐量下降		
精神状态改变		
体格检查发现		心输出量降低
低血压		
心动过速(由于搏出量下降)		
脉压减小		
四肢冰冷、青紫		
肌萎缩、恶液质		

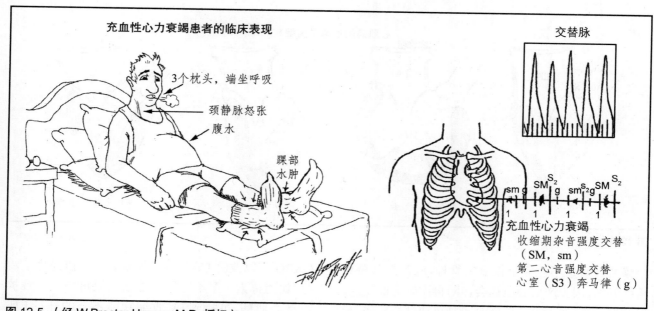

图 12-5　（经 W.Proctor Harvey, M.D. 授权）

扩张型心肌病（收缩功能不全的一种类型）

心肌病定义为伴有心脏功能缺陷的心肌疾病。目前，心肌病的国际分类包括以下三组：

1. 扩张型心肌病（收缩功能不全）
2. 肥厚型心肌病（舒张功能不全）
3. 限制型（或闭塞型）心肌病（舒张功能不全，如淀粉样变性、结节病、血色病、硬皮病）

每种心肌病用 5 个字母法可进一步分类：M（单功能型），O（器官累及型），G（基因遗传型），E（病因学型）和 S（CHF 阶段）——即所谓的 MOGES 分类法。

图 12-6 展示了心肌病的形态类型。在正常心脏中，左心室内腔呈圆锥形，尖端指向心尖。在扩张型（充血性）心肌病中，LV 腔扩大伴轻度肥大，且在舒张期接近于球形。在肥厚型心肌病中，LV 腔在舒张期较小，源于心室显著肥大（通常非对称地累及间隔部）；而在收缩期，LV 腔呈缝隙样伴部分阻塞。在限制型心肌病中，由于心肌浸润或纤维化，心室内腔小于正常。

在扩张型心肌病所致 LV 收缩功能不全的患者中，CHF 的症状和体征常见，这是一种累及心肌的病理过程（图 12-7）。部分病例有特定的已知病因，

但多数为特发性（病因不清）。特殊的继发病因应包括：此前有"类似感冒的"疾病或其他病毒感染，如柯萨奇病毒、埃可病毒、人类免疫缺陷病毒（HIV）、CAD、酗酒、毒品（如可卡因）、化疗药（如阿霉素）、结缔组织病（如外周动脉炎、系统性红斑狼疮）、妊娠或产后状态、甲状腺疾病（既可以是甲状腺功能亢进也可以是甲状腺功能减退）、睡眠呼吸暂停、情绪或躯体应激，或是慢性持续性心动过速（通常为室上性心动过速）。目前，大多数心肌病病例被认为是特发性的，推测其原因要么是遗传性的，要么是针对先前心肌损害的自身免疫反应，通常大多数（但不一定）是病毒。"特发性"扩张型心肌病的一个不常见、但常被忽略的病因是过小深化 / 心室致密不全（也称"海绵心肌"），被认为是遗传的（胚胎缺陷）或获得性形态特征。重点是要排除继发病因，因为某些情况（如，CAD、酒精、睡眠呼吸暂停，或甲状腺疾病）可能是"可治愈的"或至少部分可逆。

记住，酗酒会使心肌病恶化，而在某些"社会可接受的"情况下长期饮酒也会造成酒精性心肌病。如果能够戒酒，那么因严重酒精摄入致心肌病的患者大约有 35% 的机会可以恢复。围产期心肌病的预后要好于其他特发性扩张型心肌病。经 6 个月治疗后心脏大小明显减小的患者（50%）将有机会完

237

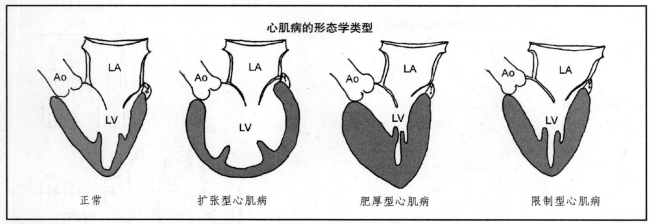

心肌病的形态学类型

正常　　　　扩张型心肌病　　　　肥厚型心肌病　　　　限制型心肌病

图 12-6

全恢复。对于不能完全恢复的女性，应告知其避免再次妊娠，因为产后心肌病会伴随再次妊娠而复发。应激性（tako-tsubo）心肌病是一种可逆性心肌病，与急性 MI 表现类似但无 CAD，主要见于绝经后女性，通常预后良好。心尖部室壁运动完全消失的典型 LV 球样异常改变发生于 1~4 周内。在缺血性心肌病和严重 CAD 的患者中，如果运动功能减退源于存在大量冬眠心肌（坏死潜在可逆），那么外科

CABG 可以改善 LV 功能。如果患者正接受化学治疗，如阿霉素（多柔比星），那么结果可能会导致扩张型心肌病，可找到 LV 收缩功能不全的体征 [如交替脉、心音和（或）杂音交替、S3 奔马律]。扩张型心肌病的标准药物治疗包括去除任何潜在的心肌毒性药物，以及治疗 LV 收缩功能不全，如地高辛、利尿剂（包括螺内酯）、ACEI /ARB、β 受体阻滞剂、血管扩张剂（如硝酸酯、肼苯哒嗪）和抗凝药。

图 12-7

扩张型心肌病的临床路径

病理生理学	LV 扩张伴收缩功能不全
病史	疲劳、无力、呼吸困难、端坐呼吸、阵发性夜间呼吸困难、劳力性胸痛（约 10% 的病例，甚至没有 CAD）、心悸、血栓事件
体格检查	肺部啰音、S3 和 S4 奔马律、交替脉、功能性 MR 和 TR 杂音、横向扩散取代 LV 脉冲；如存在右室衰竭，则出现 JVP 升高、肝大、外周水肿
心电图	非特异性 ST-T 异常、窦性心动过速、Q 波、LBBB、低电压、心房颤动、室性心律失常
X 线胸片	心脏扩大、肺血管瘀血
实验室检查	
超声心动图	LV 扩大、收缩功能减弱（↓射血分数）+/− 附壁血栓
心导管检查	LV 弥漫扩张伴运动减弱、射血分数降低 +/− 二尖瓣反流、心输出量降低
治疗	CHF 的标准治疗 [ACEI/ARB、β 受体阻滞剂（如非失代偿性 CHF）、利尿剂、地高辛、醛固酮拮抗剂]，+/− 抗凝治疗（如存在心房颤动、LV 血栓、EF 降低），+/− 胺碘酮 /ICD[针对症状性 / 反复发作的 VT/VF 和（或）LV 功能极差]。如有必要，则采用改善血流动力学的治疗；如症状难治伴宽 QRS 波群，则心脏再同步化治疗（双心室起搏）；左心室辅助装置（LVAD）；心脏移植

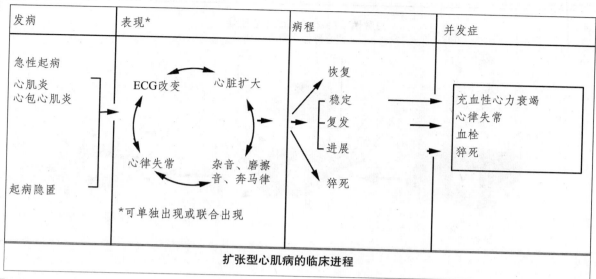

发病	表现*	病程	并发症

图 12-8

图 12-8. 扩张型心肌病的临床进程。症状出现于可变化的潜伏期之后。症状和临床发现的变化较大。其临床进程的差异也较大——从完全恢复至死亡（经 Dr. Jack P. Segal 授权）。

特发性扩张型心肌病患者的临床表现常常是隐匿的，没有任何诱发因素。轻度心肌病变可能在不为人知的情况下存在数年而没有明显症状。突发心悸和晕厥（由于室性心律失常或心脏阻滞）、血栓事件（如卒中，源自左心房或左心室的血栓），甚至猝死，可能是第一线索。另一种表现是，患者否认任何症状但却在 CXR（或超声心动图）上发现难以解释的心脏扩大（或功能减弱，如射血量降低）。有时在无症状患者中，一份异常的 ECG，如 LV 肥厚、LBBB、因广泛纤维化导致的假性梗死样 Q 波、ST-T 异常、PACs、PVCs 和 VT，可能便是该病的首要表现。在由原生动物克氏锥虫引发的 Chagas 病中，RBBB 可能是一条有用的线索。

然而，患者通常在病情进展而最终产生 CHF 症状时才来就诊，即已出现疲劳（由低心排量所致）、呼吸困难和体重增加（通常伴随静脉和肝脏瘀血），此时才诊断扩张型心肌病。在这个阶段，体格检查可以发现交替脉和 S3 奔马律，反应出严重 LV 收缩功能不全。因窦性心动过速和心律失常（特别是 PVCs、VT 和心房颤动）导致的心悸症状常见，同时心尖搏动弥漫、移位，也可强弱交替（心前区交替样

搏动）。X 线胸片可显示出心脏扩大伴肺瘀血、肺静脉高压和胸腔积液（右侧＞左侧；图 4-6B 和图 4-10）。然而，这些发现仅见于 50% 肺毛细血管楔压（PCWP）升高的患者。因此，缺乏放射影像学表现并不能排除肺静脉高压。

在扩张型心肌病和左心衰竭的患者中，某些血化验指标可能会发生改变。全血细胞计数有助于发现贫血这种加重心力衰竭的因素。血清钠浓度可降低（由于水潴留增加），血清 BUN 可相对血清肌酐不成比例地增加（由于肾灌注减少），以及肝酶水平可能升高（由于肝瘀血）。近期研究显示，BNP（B型钠尿肽或脑钠肽）水平有助于在急性呼吸困难的原因中鉴别出 CHF。BNP 水平与 PCWP 关系密切，可随 CHF 严重程度的改变而迅速上升和下降。

由于 CXR 和 12 导联 ECG 缺乏敏感性和特异性，因此均不应单独用于确定 CHF 特定的心脏异常。此外，虽然病史和体格检查可提供重要的线索，但要识别导致 CHF 的结构异常通常还需要进行无创或有创的心脏结构成像。在评估扩张型心肌病伴CHF 的患者时，超声多谱勒是简单且最为有用的诊断实验（图 5-4D）。它不仅允许临床医师进行 LV射血量的评价，而且还有助于确定 LV 大小，以及整体的运动障碍情况，有时还可发现 LV 血栓。尽管应用超声心动图能够观察到 LV 功能不全的事实，但却不能以此诊断 CHF。CHF 的临床诊断必须存

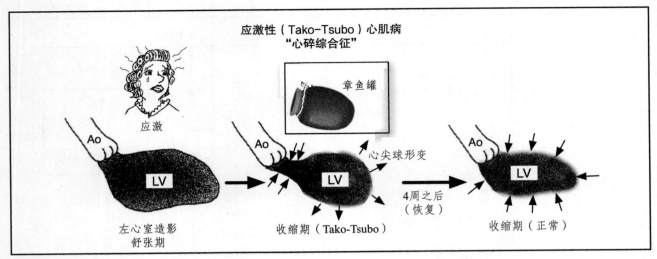

应激性（Tako-Tsubo）心肌病
"心碎综合征"

章鱼罐

应激

Ao

LV

左心室造影
舒张期

Ao

LV

心尖球形变

收缩期（Tako-Tsubo）

4周之后
（恢复）

Ao

LV

收缩期（正常）

图 12-9

在相关的症状和体征。

虽然室壁节段性运动异常通常是潜在 CAD 的表现，但其也见于扩张型心肌病患者中，因而不一定总能提示存在冠状动脉粥样硬化。一过性室壁运动异常而无 CAD，也可见于应激性（tako-tsubo）心肌病，通常累及心尖部和心室中段（图 12-9）。

图 12-9. 一绝经后女性在极端情绪应激下出现应激性（tako-tsubo）心肌病或称"心碎综合征"。注意，左心室造影显示收缩期 LV 心尖部球形变，其形状类似于日本渔民的章鱼罐——"tako-tsubo"（小图），这种改变通常可在 4 周内恢复。典型患者的冠脉造影不存在阻塞性 CAD。

多谱勒超声可以用于评估相关功能性 MR 和 TR 的严重性（常见于严重双心室衰竭）以及评估肺动脉收缩压。放射性核素心室造影（MUGA 扫描）和心脏 MRI 也可用于反复评估射血量、收缩末期和舒张末期容量。双心室扩大伴整体收缩功能下降是扩张型心肌病的典型表现。心导管检查有助于确定诊断（如充盈压升高、心输出量和射血量下降），并有助于鉴别是否合并存在 CAD，尤其适用于伴有室壁节段性运动异常的患者。不论何时考虑行心导管检查，均应仔细权衡风险、花费和患者可能出现的不适。要获取的信息应足够重要，通常是心导管和造影术前用其他安全方法所不能获得的信息。

CHF 患者临床进程的特点是通常有一个症状相对稳定的时期，间断急性加重而需要调整药物和（或）住院。在这些患者中，以右心衰竭的临床特点

和体循环静脉瘀血的患者居多。这些临床特点包括颈静脉怒张、右侧奔马律、收缩期杂音和 TR 的颈静脉 V 波（"no-no"征）、肝大、腹围增加（腹水）、体重增加和坠积性水肿（图 12-6）。轻度肝大（由静脉压升高并经肝静脉传递压力所致）和搏动的肝脏（由于 TR）是相当特异且有用的体征。细弱的动脉搏动、周围性发绀和四肢冰冷等表现提示心输出量降低和末稍血管收缩。慢性重度心力衰竭的患者有时会出现厌食和明显的肌肉萎缩（"心源性恶病质"）。

将肺部啰音（或周围水肿，就此而言）作为 CHF 的特征是错误的。实际情况是"大多数有啰音的患者并无心力衰竭，而多数心力衰竭的患者也没有啰音"。不能认为缺乏啰音（或水肿的放射影像学证据）就意味着不存在左侧 CHF。心力衰竭患者出现肺部啰音，通常病情非常严重且必须肺静脉压显著升高至足以引起肺泡内水肿。而啰音更为常见的原因是慢性肺病或肺不张，由于肺部分泌物部分阻塞气道所致。这使啰音成为 CHF 相当不特异和不敏感的体征。同样，周围水肿常见的原因还有局部静脉、肝脏或肾脏疾病，以及药物副作用（如钙通道阻滞剂）。

在评价具有上述临床表现的患者时，精明的临床医生必须确定患者不是表现为扩张型心肌病的"外形酷似者"。大量其他心脏病也可以表现出类似这种疾病的症状和体征。那些外形酷似的疾病包括严重终末期心脏瓣膜病，此时其典型表现变得模糊不清（如相应杂音减弱甚至消失，这是由于心输

出量严重降低使流经受累瓣膜的血流减少所致），此外还包括缩窄性心包炎。扩张型心肌病的诊断可由超声心动图来确定（或放射性核素心室造影），其可发现心脏扩大和 LV 功能降低（EF 降低）。应注意的是，大约 10% 的扩张型心肌病患者可以出现胸痛。

当临床上不能区分 CAD（缺血性心肌病）和特发性扩张型心肌病时，应进行选择性冠状动脉造影、心室造影和血流动力学检查，以明确是否存在严重 CAD，即便患者从未发生过心绞痛亦或没有既往 MI 病史或相关 ECG 证据。在疾病早期阶段确立扩张型心肌病的诊断常常很关键，这样能够尽快开始治疗，因为受累程度越重则逆转至正常的机会就越小。在高达 25% 近期发生扩张型心肌病的患者中，可出现症状解除和心功能恢复的自然改善。大约 50% 的围产期心肌病患者可在 6 个月内明显改善，酒精性心肌病患者在完全戒酒的情况下大多可以逆转，而应激性心肌病患者通常可以在 1~4 周内恢复。

扩张型心肌病的治疗由 LV 收缩功能不全的标准方案组成，包括 ACEI 和（或）ARBs、β 受体阻滞剂、利尿剂、地高辛和醛固酮拮抗剂。针对严重 LV 功能不全、已确诊或阵发性心房颤动、既往血栓栓塞病史，或超声证实心腔内血栓的患者，长期应用华法林抗凝是明智的（如果不存在禁忌证），因为这些患者存在体循环栓塞和肺栓塞的高风险。对于轻至中度（NYHA 心功能 Ⅱ~Ⅲ 级）CHF 和 LV 功能较弱（EF ≤ 35%）的患者，以及那些持续性 VT 或心脏猝死的患者，植入心脏复律除颤器相比抗心律失常药物治疗更为有效（由于抗心律失常药物存在致心律失常效应，有加重心律失常的可能）。一些具有严重潜在 CAD 的患者可能存在大量存活心肌（顿抑或冬眠），其可能会从外科冠状动脉旁路移植术（CABG）中获益。部分进展性心肌病患者，尤其是那些宽 QRS 波人群（表明 LV 失同步），可能会从双心室起搏的心脏再同步化治疗中获益，这种心脏再同步化治疗将应用 3 根导线：一根放置于右心房，一根放置于右心室，而第三根导线则经由冠状窦放置于 LV 后壁的心脏静脉。其益处是可能逆转心脏重构（降低心脏大小和心室容量、改善射血量，以及降低二尖瓣反流）。其余终末期疾病以及药物治疗难以控制的患者，可能需要心脏移植。植入式 LV 辅助装置可用于心脏移植的桥接治疗。

限盐饮食是 CHF 患者治疗最重要的方面之一，也是最容易忽视的一点。多数患者被告知要"减少"食盐摄入，但却没有接受特殊的饮食教育和咨询服务。事实上，多数患者声称他们正在限盐饮食，但进一步问他们在哪吃和吃的什么，即可快速识别那些根本没有严格限制的患者。注意隐藏的钠（如包装食品、方便食品、"快餐"和罐头食品）。告诫你的患者要"细心一些"，避免食用腌制品、薯条和加工的肉类（如火腿、午餐肉）等食物。一个"窍门"是：如果他或她声称"我出去吃饭了（如快餐、熟食、中式或意大利餐馆），味道好极了（即含盐过多）"，则能够说明患者没有坚持低盐饮食。

心脏器械支持治疗，如植入式 LV 辅助装置，作为永久性或"终点"治疗，可能也起一定作用。扩张型心肌病和进展性 CHF 患者的预后不良，平均 5 年生存率 < 50%。心脏移植后的近 5 年和 10 年生存率分别是大约 75% 和 55%。然而，由于供体心脏不足，美国每年的移植量不到 2500 例（有多达两万患者可能从中获益）。

左心室舒张功能不全

LV 舒张功能不全通常见于 LV 肥大（由高血压、瓣膜性 AS 或梗阻型肥厚型心肌病所致）、CAD（缺血、AMI）、小血管疾病（如糖尿病）、限制型心肌病（如淀粉样变性、结节病、血色病、硬皮病），或衰老过程。虽然 LV 收缩功能正常，但当 LV 充盈受损达一定程度时，可发生心力衰竭甚至是急性（"一过性"）肺水肿（如伴随发生快速心房颤动）。舒张功能不全占总体心力衰竭发患者数约 30%~50%，尤其是伴有 CAD 和（或）高血压的患者。其发病率随年龄而增加，且女性多于男性。心房（S4）奔马律是在这些患者中进行听诊时的主要发现。与 S3 奔马律不同，S4 奔马律本身不代表心室失代偿。相反，它是临床上 LV 舒张功能不全（"僵硬 LV"）一个很有用的体征。只要查体仔细，在患者左侧心尖区之上轻压听诊器探头，就可以发现这一体征。在评价这些患者时，静息 ECG 常常很有帮助：

- LV 肥大伴复极异常的证据（如 ST 段异常，缺乏病理性 Q 波），以及 CXR 上心脏大小正常，是舒张功能不全的线索，由此可能造成 CHF。

- 相反，ECG 上普便低电压（不存在 COPD 和心包积液），以及 R 波递增不良或 Q 波形成，连同 CXR 上心脏扩大，提示收缩功能不全是 CHF 的主要机制。

二维超声心动图显示 LV 收缩功能保留且无 LV 扩张。多数舒张功能不全患者的 LV 充盈动力学呈异常表现，即较小的容量改变会导致充盈压的大幅增加。当舒张功能不全的患者补液过多、过快时（如术后补液过多），或在 LV 顺应性异常的基础上合并 CAD 引起心肌缺血时，上述机制便成为引起"一过性"肺水肿的原因。

舒张功能不全的治疗目标包括控制血压和（或）缺血，维持正常的窦性心律并避免发生心动过速（可使用 β 受体阻滞剂、降低心率的钙通常阻滞剂），以及管理充血状态（可使用利尿剂、限盐限水、ACEI 或 ARBs）。

* * *

要点：

CHF 有两种主要的基础病理生理学机制：

1. 收缩功能不全（射血量低，通常 < 40%），病因常见于 CAD 伴 LV 受损、扩张型心肌病、"失代偿性"高血压，以及心脏瓣膜病。

2. 舒张功能不全（射血分数正常或高于正常伴松弛受损，从而形成非顺应性的僵硬 LV），病因常见于 CAD 伴缺血、高血压伴 LV 肥大、瓣膜性 AS、梗阻型肥厚型心肌病、小血管疾病（如糖尿病），以及限制性心肌病（如淀粉样变性、结节病、血色病、硬皮病）。虽然高达 50% 的患者可以仅有舒张功能不全，但二者（收缩功能不全和舒张功能不全）同时存在的情况也很常见。

收缩功能不全的临床线索包括：

- MI 病史。
- 体格检查和 CXR 发现心脏扩大。
- ECG 上 R 波递增不良或 Q 波形成。
- 交替脉。
- MR 杂音。
- S3 奔马律。

舒张功能不全的临床线索包括：

- 存在高血压。
- ECG 上 LV 肥大（除外淀粉样变性，其超声心动图显示 LV 肥大而 ECG 呈低电压表现，这是心肌浸润的缘故）。
- X 线胸片显示心脏大小正常。
- S4 奔马律。

在评价所有新发 CHF 或急性肺水肿（特别是不存在心脏扩大时）患者的病因时，应考虑到急性心肌缺血和（或）梗死的情况。心脏大小正常（或接近正常）的患者突发急性肺水肿，也可能见于其他急性事件，包括急性 AR 或 MR，或在 LV 流出道梗阻（例如瓣膜性 AS、梗阻型肥厚型心肌病）或二尖瓣狭窄的患者中突发快速性心房颤动。二尖瓣腱索断裂可见于心内膜炎、创伤，或黏液瘤样变性引起的自发性断裂（MVP）。急性 AR 也可由心内膜炎和创伤引起，同时也见于马方综合征相关的主动脉夹层、主动脉环扩张，或主动脉根部扩张。对于心脏大小正常的心力衰竭患者，应怀疑其存在舒张功能不全。

急性缺血性 LV 功能不全的 CXR 表现可落后于临床表现数小时，因此，CXR 的早期表现可能正常。尽管 S4 奔马律和 LV 肥大的 ECG 证据是临床上考虑舒张功能不全的有用线索，但确立诊断还要求助于超声心动图。治疗的目标是维持正常窦性心律，降低充盈压（如使用利尿剂和硝酸酯），降低心率（如使用 β 受体阻滞剂、维拉帕米、地尔硫䓬）以及治疗高血压和（或）心肌缺血。

* * *

慢性心力衰竭的治疗

如果可能，CHF 的有效管理应关注于寻找并纠正危险诱因和基础病因。这些包括识别并处理 CAD、高血压、糖尿病、血脂异常、贫血，或甲状腺疾病；修复或置换严重反流或狭窄的心脏瓣膜；恢复受阻的冠状动脉血流（通过 PCI 或 CABG）；纠正持续的快速心率或恢复窦性心律（如心房颤动、SVT）；戒酒（酒精可引起心肌病）；以及（尽可能）避免应用加重病情的药物。这样的药物包括 NSAIDs 和类固醇激素（引起液体潴留）、丙吡胺（负性肌力作用），以及抗癌药物阿霉素,其可引起心肌病。有多种类型的药物有助于减轻 CHF 症状并可能延长寿命。

LV 收缩功能不全的"ABCs"药物治疗:

A: ACEI,例如卡托普利（开博通）、依那普利（Vasotec）、赖诺普利（Zestril/Prinivil）、雷米普利（Altace）、福辛普利（蒙诺）、喹那普利（Accupril）、贝那普利（洛汀新）和群多普利（Mavik）。在所有 LVEF < 40% 的患者中,应用这些药物 [和（或）下述其他药物] 有助于减轻症状并增加生存率。

ARBs,例如氯沙坦（科素亚）、厄贝沙坦（Avapro）、坎地沙坦（Atacand）、缬沙坦（代文）、奥美沙坦（Benicar）、替米沙坦（美卡素）和依普沙坦（Teveten）,尤其当患者不能耐受 ACEIs 的副作用（如咳嗽、血管神经性水肿）。

醛固酮拮抗剂,例如螺内酯（安体舒通）用于晚期 CHF 患者,依普利酮（Inspra）用于 MI 后 CHF 患者。这些药物可降低死亡率,但可引发高钾血症（特别是与 ACEIs/ARBs 联用时）。

戒酒,由于酒精具有心肌抑制效应。

B: β 受体阻滞剂,例如卡维地洛（Coreg/Coreg-CR）、美托洛尔（Lopressor/Toprol-XL）、比索洛尔（Zebeta）,在可耐受的情况下应用。这些药物有助于减轻症状并增加生存率（以低剂量起始,在数周时间内逐渐增量）。

B 型钠尿肽或脑钠肽,例如 IV 奈西立肽（Natrecor）,用于急性失代偿性 CHF。

C: 联合治疗,例如肼苯哒嗪（Apresoline）为一种单纯动脉扩张药,而硝酸酯为静脉扩张药,也应考虑用于 ACEIs 或 ARBs 不能耐受时（特别是存在肾功能不全或高钾血症等限制因素时）,或是用于非裔美国人。

香豆素（华法林）,尤其适用于严重扩张型心肌病、心房颤动、心脏机械瓣膜,或存在体循环栓塞或肺栓塞既往史的患者。

强心药,例如 IV 拟交感胺,如多巴胺（Intropin）、多巴酚丁胺（Dobutrex）和磷酸二酯酶抑制剂,如米力农（Primacor）用于严重和（或）终末期 CHF。

D: 利尿剂,有助于减轻症状和降低住院率。目标是达到"干体重",通过降低升高的 JVP 和异常的肝颈静脉回流,以及其他液体潴留的体征（如啰音和外周水肿）来实现。简单的床旁秤可用来常规记录体重,这是确定利尿剂效果的有用工具。应避免过度利尿。血容量的过度减少可导致心输出量降低,进而影响肾功能,并出现极度虚弱和嗜睡。在血流动力学上"充盈受限"的患者中（如肥厚型梗阻型心肌病和缩窄性心包炎）使用利尿剂应格外谨慎。同时要记得,避免将利尿剂（和硝酸酯）应用于右室梗死的患者（因为它们会降低前负荷,而僵硬的右室需要较高的心室内压才能发挥功能）。

地高辛,有助于改善症状并降低住院率（但没有生存率方面的获益）。尤其适用于快速心房颤动存在的情况。（注意:要着重避免低钾血症。低钾血症可促发具有潜在危险性的室性心律失常,尤其是接受地高辛治疗的患者。当患者服用维拉帕米、奎尼丁和胺碘酮时,应减小地高辛的剂量。因为这些药物会引起地高辛血药浓度的升高）。

饮食（限制盐和水的摄入）——以减少液体在肺脏、肝脏、腹部和腿部的蓄积（水肿）。

利尿剂可能更为有效,然而,这种效应需要在体力活动较少的日子才能发挥。例如许多患者在忙碌的工作日里对利尿剂没有反应或疗效甚微,但在较为平静的周末利尿剂则会产生快速和（或）明显的反应（原因是当患者休息时,心脏前负荷增加,使心输出量和肾灌注得以改善）。噻嗪类利尿剂,如氢氯噻嗪（双氢克尿塞）、氯噻嗪（Diuril）、氯噻酮（Hygroton）和吲达帕胺（Lozol）,是慢性 CHF（不伴肾功能不全）伴轻至中度水肿患者的标准治疗。但在 CHF 较晚的阶段,近端小管对钠的强烈重吸收使其有效性受到限制（噻嗪类利尿剂作用于远曲小管）。如 CHF 的程度进一步加重（或存在肾功能不全时,如肌酐 > 2 mg/dL）,则需要更强的襻利尿剂和（或）利尿剂的联合应用。这些药物包括噻嗪类或噻嗪样药物美托拉宗（Zaroxolyn）以及静脉内襻利尿剂,如呋塞米（速尿）、布美他尼（Bumex）和托拉塞米（Demadex）。托拉塞米和布美他尼可以考虑用于严重右侧 CHF 患者,此时呋塞米的吸收经常不可预知。短期应用 IV 利尿剂有助于减轻胃肠道水肿,从而可能提高口服药物的吸收率和有效性。螺内酯（安体舒通）,是一种保钾利尿剂,（当其在一种 ACEI 和襻利尿剂的基础上应用时,可伴有或不伴地高辛）

已经显示可以改善 CHF 症状并降低死亡率（螺内酯是一种醛固酮拮抗剂，可以中和过多醛固酮对于心室重构的不良作用）。一种新型的醛固酮拮抗剂——依普利酮（Inspra），也可有效地防止 LV 重构并且能够提高 MI 后 CHF 患者的生存率。

即使患者对利尿剂反应良好，也应启用一种 ACEI[和（或）ARB] 和一种 β 受体阻滞剂并维持，除非不能耐受这些药物或存在使用禁忌。血管扩张剂是 CHF 患者的重要治疗药物。而 ACEI 是血管扩张剂的明确选择。ACEI、β 受体阻滞剂和醛固酮拮抗剂，可延长寿命；而襻利尿剂和噻嗪类利尿剂以及地高辛仅能缓解症状。

单纯动脉扩张药 [如肼苯哒嗪（Apresoline）] 和强静脉扩张药（如硝酸酯）的联合应用，能够降低后负荷、改善前向血流（心输出量）、降低充盈压（前负荷）、改善瘀血症状，并且已经显示可以降低死亡率。在 ACEI 出现之前，这种联合用药已在 CHF 患者中应用了许多年。虽然这种有效的血管扩张药物配伍能够提高生存率，但研究表明 ACEI 提高生存率的效果更为显著。然而，在不能耐受 ACEI（或 ARB）的患者中，或在应用 ACEIs 和利尿剂积极治疗时症状仍持续的患者中，联合应用硝酸异山梨酯和硝酸酯仍是一种合理的选择。值得注意的是，联合应用硝酸异山梨酯（一种一氧化氮供体）和肼苯哒嗪（一种抑制一氧化氮破坏的抗氧化剂，BiDil）已经显示可以使非洲裔美国 CHF 患者特别获益（其肾素 - 血管紧张素系统的激活程度低，但一氧化氮的生物利用度较低）。

在快速心房颤动的患者中，为减轻症状或减慢心室反应，可在任何时间启用地高辛治疗。β 受体阻滞剂既可加重 CHF 或使其恶化（负性肌力作用），同时在目前也被认为是 CHF 的一线治疗，这二者看似矛盾，但却都是真的。有越来越多的临床证据表明，如果稳定的患者（在标准 CHF 治疗之外）开始小剂量应用 β 受体阻滞剂，如卡维地洛、长效美托洛尔或比索洛尔，并用滴定法逐渐上调剂量，那么他们将会显著获益。这种获益的机制可能与弱化循环中过量儿茶酚胺的心脏毒性作用以及改善 LV 大小和形状（即所谓逆转重构）有关。在治疗数周之后，β 受体阻滞剂通常能够将射血量提高

5%~10%（例如，射血量从 20% 增至 25%~30%）。此外，另有数据表明 β 受体阻滞剂可减慢 CHF 的进程，降低住院率和其他 CHF 药物调整的频率以及心脏移植的概率，同时还能降低死亡率。

值得一提的是，在应用利尿剂的心脏病患者中，低钾血症可突然引发具有潜在风险的室性心律失常。这一点在同时使用地高辛的情况下格外重要。服用保钾利尿剂（如螺内酯）、补钾治疗、吃富含钾的食物，和（或）监测血清钾水平可作为相应的预防措施。注意，在接受 ACEI（其可引发高钾血症）治疗的患者以及肾功能不全的患者中（尤其是糖尿病患者），保钾利尿剂和（或）补钾治疗可能会导致高钾血症。

经筛选的严重 CHF 患者也可以从超滤治疗（其可减少液体负荷过重）和定期 IV 注射正性肌力药物中获益，如：

- 拟交感神经药，包括多巴胺（Intropin），小剂量多巴胺可刺激肾血管床的多巴胺受体，导致肾血流量增加，从而易于利尿；中等剂量多巴胺可通过刺激心脏 β-1 受体而增加心肌收缩力。
- 多巴酚丁胺（Dobutrex），一种人工合成的多巴胺类似物，除 β-2 和 α 受体之外，其可优先刺激 β-1 受体。
- 米力农（Primacor），一种磷酸二酯酶抑制剂，其可增加钙摄取、心肌收缩力、每搏输出量、射血量和窦性心率，同时降低外周阻力（因而起到"正性肌力扩血管药物"的作用）。

多巴酚丁胺应慎用于收缩压 < 100 mmHg 的患者，因为它可加重低血压。由于多巴酚丁胺和米力农对生存率具有不良效应（其可增加室性快速性心律失常的发生率），因此这些药物仅限短期应用于常规治疗无效的终末期 CHF 患者。

硝普钠（Nipride）仍然是 CHF 住院患者（尤其合并高血压）首选的静脉内血管扩张剂。这种动静脉血管扩张的平衡可降低肺循环和体循环血管阻力，同时能够改善血流动力学并提高利尿效果。其副作用包括严重低血压、由动静脉分流引起的反常性去氧饱合，以及氰化物的毒性作用。IV 奈西力肽（Natrecor），一种基因工程重组的人类脑钠肽，近期

已经批准用于治疗急性失代偿性 CHF 患者。它是一种有效的血管扩张剂（松弛动脉和静脉）和利钠因子（通过降低钠重吸收来排钠），可降低心室充盈压，加强利尿，以及提高心输出量，并且没有直接的正性肌力作用。其最常见的副作用是低血压。

然而，在某些情况下，心脏会变得极为虚弱，以致于常规药物不起作用。在经筛选的宽 QRS 波群患者中，应用双心室起搏的心脏再同步化治疗可改善症状和生存率。左心室辅助装置和心脏移植可以考虑用于所有其他治疗措施均无效的终末期 CHF 患者。心脏移植的禁忌证包括高龄、肺动脉高压、感染（包括 HIV）、并发明显限制预期寿命的其他疾病、未经纠正的酒精和（或）药物滥用，以及依从性差的患者。

当使用强效利尿剂时，需要仔细维持正常血清钾（和镁）的水平。应用保钾利尿剂（如安体舒通），补钾，吃富钾的食物或（或）控制血钾水平为预防措施。临床医师应该留意，高钾血症可见于接受特定药物治疗的患者，如 ACEI（可引起高血钾）以及肾功能不全（特别是糖尿病）患者。

要着重强调一点，如果患者在静息时存在呼吸困难的症状或其血流动力学不稳定，则不应启用 β 受体阻滞剂进行治疗。接受 β 受体阻滞剂治疗的患者，在临床上出现显著心功能失代偿的情况下可能需要减量或停药。不过，如果这种心功能失代偿可通过增加利尿剂加以纠正，则不需要停用 β 受体阻滞剂。当心功能失代偿出现时，临床医生应该尝试确定患者是否存在高钠摄入、过量饮水或治疗依从性差的情况。CHF 急性加重的一个最常见原因是不经意或不恰当地减药。这种情况常常由于部分代偿性 CHF 和症状较轻的患者对治疗的依从性差，或是其他医生更改治疗所引起。

在"真实世界"中，患者常常会中断治疗或是不再更新其治疗处方（"我的药片吃完了"），因为他们服用了太多的药物、每天吃的药太多、花费也太高，副作用也太多。因此，只要可能，应试图简化处方（如果可能），开具长效药和（或）复合制剂的处方。记住，考虑多种药物的治疗开销对于患者而言也极为重要，尤其是那些退休的患者，或是那些仅有固定收入而保险范围受限的残疾人（图 12-10）。

可走动的 CHF 患者应坚持限盐饮食。总液体摄入量限制在 1500~2000 mL/d（当存在低钠血症时应更低），对于大多数 CHF 患者而言是一种合理的指导建议。部分患者则需要过度利尿以预防瘀血症状。

舒张功能不全的"ABC"治疗：

A： 避免应用地高辛（Lanoxin），除非同时存在 LV 收缩功能不全和（或）快速性心房颤动（地高辛用于增加收缩力，故不需要用于舒张功能不全）。尤其避免将地高辛用于梗阻型肥厚性心肌病，此时 LV 收缩力的增加会使流出道压力阶差进一步增大。

ACEI（在心室重构方面起效），例如卡托普利（开博通）、依那普利（Vasotec）、赖诺普利（Zestril, Prinivil）、雷米普利（Altace）、福辛普利（Monopril）和喹那普利（Accupril）。注意：如果 ACEI 不能耐受，可以应用 ARB。

B： β 受体阻滞剂，例如普奈洛尔（心得安）、美托洛尔（Lopressor, Toprol-XL）、阿替洛尔（Tenormin）、纳多洛尔（Corgard）和醋丁洛尔（Sectral）。β 受体阻滞剂和钙通道阻滞剂（尤其是维拉帕米和地尔硫䓬）能够增加舒张期心肌松弛（除了降低收缩力）（尤其适用于肥厚型心肌病）并降低心率，其结果是增加舒张期充盈时间（这是 CHF 和 LV 肥大患者的关键治疗目标）。

C： 钙通道阻滞剂，例如二氢吡啶类 [硝苯地平（心痛定）、氨氯地平（络活喜）、非洛地平（波依定）、依拉地平（DynaCirc）、尼索地平（Sular）]，以及非二氢吡啶类 [维拉帕米（异搏定, Calan, Verelan）和地尔硫䓬（Cardizem, Tiazac, Dilacor）]。

D： 利尿剂，例如呋噻米（速尿）、布美他尼（Bumex）和托拉噻米（Demadex）用于液体负荷过重的症状，以减轻瘀血状态（注意：应仔细监测利尿效应，因为过度应用可能会导致心输出量下降、低血压和肾前性氮质血症）。

饮食（低盐）。

在治疗舒张功能不全的患者时，要记住一点，即纠正潜在可治疗的病因和使病情加重的因素尤其重要，例如：

- 针对主动脉瓣狭窄的瓣膜置换术。
- 预防心动过速（应用 β 受体阻滞剂、钙通道

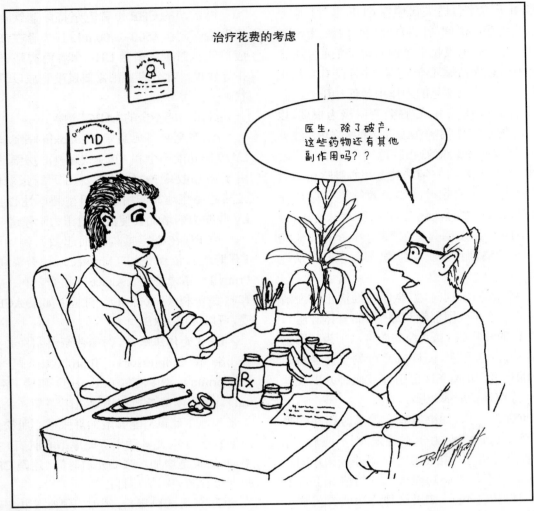

图 12-10

阻滞剂、射频消融和起搏）并维持心房有效收缩（通过电复律或药物复律）。

- 控制高血压（应用降压药）。
- 治疗可能损伤 LV 松弛功能的心肌缺血（应用硝酸酯、β 受体阻滞剂、钙通道阻滞剂、PCI 或 CABG）。

急性心力衰竭和肺水肿的治疗

急性心力衰竭可突然发生在之前毫无症状的患者（如，伴有 ACS，高血压危象，或急性 AR/MR），或在慢性代偿性 CHF 突发事件（如，饮食不当，医疗不顺应性，并发症或感染，心律失常，如快速心房颤动 /VT，贫血，甲状腺疾病，酗酒或药物如 NSAID）后发生，使病情更加复杂。

出现急性肺水肿表现的患者需要立即稳定。治疗的目标是改善氧合作用并降低左心充盈压。患者应取坐位并使其双腿下垂于床边，以此减少静脉回流并使呼吸变得容易。需要面罩给氧，同时给予静脉吗啡以减轻前负荷和患者的焦虑状态（其可作用于大脑内的阿片受体）。要留意呼吸抑制现象。静脉给予襻利尿剂（如呋噻米、布美他尼和托拉噻米），除了具有利尿作用，其还具有静脉扩张作用，因此可以减轻 LV 前负荷。血管扩张剂，例如硝酸甘油（舌下含服和（或）静脉给药）或奈西立肽，根据临床和血压反应滴定给药，以此减轻前负荷和后负荷，尤其适用于存在高血压和心肌缺血的情况。对于严重 MR 或 AR 的患者，静脉硝普钠（应仔细监测）和正性肌力药（如多巴胺和多巴酚丁胺）可考虑用于血流动力学支持。患者需要持续监测脉搏血氧饱合度,当出现呼吸衰竭时,则应进行气管插管和机械通气。

　　处理急性事件的同时,注意识别并处理内在病因。

＊　＊　＊

　　记住,处理急性肺水肿的口决是"LMNOP":

袢利尿剂(Loop diuretics)

吗啡(Morphine)

硝酸甘油(Nitroglycerin)

吸氧(Oxygen)

直坐体位(Upright Position)

＊　＊　＊

(李洪仕　译)

第13章 体循环动脉高血压患者的处理

原发性高血压和继发性高血压

高血压是急性心肌梗死、慢性心力衰竭、卒中、肾衰、主动脉瘤和（或）夹层的重要危险因素。在美国，它是患者就诊最常见的具有特异性病因的疾病。据估测，三分之一的美国成年人（约7000万）患有高血压，且非洲裔美国人高血压是普通人群的3倍。报告同时称，70%的成年人了解他们的诊断，只有1/3至1/2的人得到了适当的治疗。

大多数患者（95%）没有明确的病因，被诊断为原发性高血压。虽然具体病因还不明确，家族性原发性高血压较常见。此外，环境因素、肥胖、饮酒、久坐、盐的摄入以及心理压力可能是其病因。如果高血压对药物治疗没有反应或者高血压在进展期，就要评估患者是否有引起高血压的潜在继发性病因。

本章我们学习体循环动脉高血压患者的实用临床治疗方法。

高血压的临床表现

大多数体循环动脉高血压患者除了收缩压或舒张压升高，没有特异的症状或临床表现（被称为"沉默的杀手"）。而有些患者高血压比较严重时，会主诉晨起枕部疼痛（比普遍认为的要少）、鼻出血、视力模糊等。年长高血压患者约有1/2为单纯收缩期高血压，并且导致心肌梗死、慢性心力衰竭及卒中的概率增高。实际上，最近有许多数据显示，50岁以上高血压患者，与舒张期血压相比，收缩期血压水平是心血管疾病的更重要危险因素（同时也更难控制）。

临床病史应包括高血压和心脏病家族史、既往血压水平、继发性高血压的症状（图13-1）以及心血管疾病的其他危险因素（例如，吸烟史、高脂血症、肥胖、后天性糖尿病）。应该考虑高血压患者是否同时存在冠心病、脑血管疾病、慢性心力衰竭、周围血管疾病、糖尿病以及慢性肾脏疾病的表现。女性患者既往是否有妊娠期高血压及口服避孕药物。还要询问饮酒史或药物使用史，例如，激素、NSAID、单胺氧化酶抑制剂以及环孢菌素（血管收缩剂）。

相对于原发性高血压患者的基础血压逐渐升高，继发性高血压患者的血压通常会突然升高。年龄 <30 岁或 >50 岁的患者新出现的血压升高，应该警惕肾血管病性高血压的可能。

患者的血压升高时，至少应该测两次非同日的血压。由于激动或压力引起的暂时性高血压不是高血压病，但有演变为高血压的倾向。在成年人，血压 120~139/80~89mmHg 应考虑为高血压前期；140~159/90~99mmHg 为高血压 1 期；≥ 160/ ≥ 100 mmHg 为高血压 2 期（图 13-2）。

大部分轻中度高血压患者在疾病的早期没有身体症状。异常通常包括靶器官的损害（例如，心脏、脑、肾脏、眼以及周围动脉），并随时间进展。仔细的体格检查重点是是否有这些靶器官的损害，并包括评估高血压眼底损害，例如微动脉的局部狭窄及局限性收缩、出血和渗出、视乳头水肿（急性变化）同时包括慢性变化，如动静脉的狭窄以及铜银线的出现。

表 13-3. 急性及慢性高血压患者的视网膜病变的变化（A：动脉；V: 静脉）。（来源：Goldberg S: Ophthalmology Made Ridiculously Simple, MedMaster, Inc. 2001.）

颈部检查可能发现颈动脉杂音及甲状腺肿大，心脏检查可能发现左室扩大及舒张功能障碍（心肌梗死后持续的、响亮的 S4 奔马律）和（或）左室收缩功能障碍（心肌梗死后，S3 奔马律）。腹部检查可发现局部隆起（动脉瘤）或可扪及（肾脏）肿块（图 13-4）。

心电图可表现为左室肥大（预后较差的表现，尤其是同时合并 ST-T 波的改变）（图 3-38）。心尖区 S4 心音奔马律（左室顺应性减低导致），通常可以听到响亮的隆隆样杂音（主动脉听诊区）。同时可以发现主动脉收缩性杂音，偶尔可以发现主动脉循环扩张引起功能性舒张期杂音（应用抗高血压药

图 13-1

高血压的临床线索

线索	临床意义
高血压家族史	原发性高血压（＞90%）
低钾血症（无利尿剂）、肌无力和痉挛	原发性醛固酮增多症
向心性肥胖、满月脸、水牛背、痤疮、紫纹、多毛症、易伤	库欣病/综合征
病态性肥胖、男性（90%）、夜间打鼾、白天嗜睡	睡眠呼吸暂停
抵抗性、加速性或恶性高血压；早发（<30 岁）或晚发（>50 岁）；胁腹部杂音；其他部位动脉粥样硬化；肺水肿；应用 ACEI 或 ARB 加重肾功能损伤	肾血管性高血压
5P 征：心悸、苍白、头痛、出汗、阵发性高血压或体位性低血压	嗜铬细胞瘤
双侧（腹部或侧腹部）可触及肿块	多囊肾
股动脉搏动减弱或消失；上肢血压高于下肢；X 线片发现肋切迹	主动脉缩窄
胁腹部疼痛、频尿、排尿困难、血尿、肾脏疾病史、容量负荷过重、贫血	肾器质性疾病
非甾体类抗炎药、激素、酒精或可卡因滥用、口服避孕药、鼻充血减轻剂、环孢菌素	药物引起
甲状腺素过多的症状、心动过速、甲状腺肿、突眼、睑裂宽、凝视	甲状腺毒症

物降低血压可以使其减弱甚至消失）。临床上，在高血压心脏病患者的早期，可以发现这些听诊音和杂音，并且早于左室肥大的心电图和其他征象表现。随着左室肥大更加明显，持续性左室杂音更加明显。当左室不能适应持续增加的后负荷时，临床检查可以发现 S3 心音奔马律，预示着左室收缩功能障碍。

胸部 X 线检查可以发现左室扩大和肺血管阻塞，还可以发现其他胸部结构的变化（如，主动脉扩张和主动脉缩窄）。对于是否存在左室肥大及评价心肌功能，心脏超声检查相比体格检查、心电图或胸部 X 线检查更敏感，但比较昂贵。当高血压心脏病患者的心脏容积进行性增加，或者评价抗高血压药物对左室质量、壁厚度及功能的结构或功能的效果时，心脏超声极具价值。虽然多普勒超声可以评估10%~20% 患者的 AR 血流动力学变化，其主要的功能是评估心脏病患者的临床症状和（或）征象。

一些基本的实验室检查对高血压患者的早期评估有帮助，如，尿液分析（血尿、蛋白尿及管型），尿素氮及肌酐（评价肾功能），血清钾水平（评价是否有盐皮质激素过多或作为利尿治疗的基线参考），空腹血糖水平（检查糖尿病），血脂（动脉粥样硬化的危险因素及治疗的目标）。对每个患者进行全面彻底的检查来寻找病因，成本较高且无益，因为多数

高血压是原发的，除上述检查外，其他均无必要。如果传统的治疗无效或者症状和（或）体征提示继发性原因（图 13-1），需要做进一步的检查（如肾脏超声、CT 扫描、MRI 或血管造影）。

高血压的治疗

现在，高达 30% 的高血压患者还没有得到诊断，并且只有 1/3 至 1/2 确诊为高血压的患者得到了控制。早期应用抗高血压药物的治疗，不仅能够阻止高血压心脏病的进展，还能减少冠状动脉疾病、慢性心力衰竭、肾脏疾病及卒中的发病率和死亡率。

高血压的控制始于正确的检查和诊断。现在，体循环高血压的定义为成人血压≥ 140/90mmHg。如今存在诊断高于患者实际血压，如"白大褂"高血压，是由于受访者心理紧张导致的血压升高的假象，同时存在诊断低于患者实际血压（由于缺少血压测量或测量技术较差）。正确的诊断需要正确的测量技术，确定诊断和治疗前需要至少重复测量两次非同日血压以明确诊断。警惕暂时性血压升高而非疾病，比如：焦虑、匆忙赴诊、尿潴留、最近吸烟、酒精或咖啡摄入、不恰当的测量技术（如袖带不合适）。

高血压患者需要在家自测血压，以确定是否需要及何时开始治疗。24 小时动态血压监测适用于

图 13-2

18 岁及以上成人患者高血压分期及治疗

血压分期	收缩期血压 （mmHg[1]）		舒张期血压 （mmHg[1]）	处理		
				生活方式 的调整	起始药物	
					非强适应证	强适应证
正常	<120	和	<80	建议		
高血压前期	120~139	或	80~89	是	无应用抗高血压药物指征	应用药物治疗的指征[2]
1 期高血压	140~159	或	90~99	是	多选用噻嗪类利尿剂；可以考虑 ACEI、ARB、受体阻滞剂、CCB 或联合	应用药物治疗的指征 其他抗高血压药物（利尿剂、ACEI、ARB、受体阻滞剂、CCB）
2 期高血压	≥ 160	或	≥ 100	是	多数需两种药物联合（通常是噻嗪类利尿剂和 ACEI 或 ARB 或受体阻滞剂或 CCB[3]）	应用药物治疗的指征 其他抗高血压药物（利尿剂、ACEI、ARB、受体阻滞剂、CCB）

ACE，血管紧张素转换酶；ARB，血管紧张素受体抑制剂；BP，血压；CCB，钙通道阻滞剂

1. 最高的高血压分期决定治疗。

2. 伴有慢性肾脏疾病或糖尿病患者的血压目标值 <130/80mmHg(现在为 <140/90mmHg)。

3. 有体位性低血压风险的患者起始联合用药要慎重。

来源：the seventh report of the Joint National Committee on prevention,detection,evaluation,and treatment of high blood pressure.

评估家庭或诊所血压测量不一致的患者，如：白大褂（封闭诊所）高血压或假性（封闭家庭）高血压；并且适用于识别患者心血管危险因素，如：夜间血压不降（夜间高血压）、晨起或情绪激动引起血压骤升（间断性高血压）。应记录血压升高当天是否有压力或特殊问题出现。应识别患者餐后血压降低，其影响对血压的判断。分析最近几周的血压记录，可以识别需要治疗的患者，还可以帮助排除不需治疗的患者。开始治疗后，患者还需要继续测量血压以供参考，治疗方案如需调整也会显而易见。

推荐的最重要的早期治疗包括：生活方式的调整，如控制体重（适当的）、规律的体力活动；减少钠盐、饱和脂肪酸、胆固醇、酒精及咖啡的摄入，适当增加钙、钾、镁及纤维素摄入；戒烟及控制情绪。

血压轻度升高的患者何时开始抗高血压药物治疗并不完全一样。一旦认定为正常或稍高于正常血压（收缩压 120~139mmHg 和舒张压 80~89mmHg），应归为高血压前期（图 13-2）。高血压前期，推荐调整生活方式。

根据最新的指南，如果患者年龄 <60 岁和血压 ≥ 140/90mmHg，应给予药物治疗。修正的血压标准为年龄 ≥ 60 岁患者血压 ≥ 150/90mmHg。中至重度高血压患者，应加强药物治疗，尤其是存在靶器官损伤时。S4 心音奔马律的出现是靶器官损伤的早期征象之一，说明心脏已经受到影响。除了 S4 心音奔马律，如果同时存在 S2（尤其是血压较高时）和主动脉收缩期杂音，更加证明需要治疗。牢记，高血压前期调整生活方式是唯一必要的。例如，人们通常未认识到，肥胖患者减肥后血压就可能降到正常值。肥胖人群使用不合适的袖带测得的血压值偏高。而使用较宽的袖带（更合适的）测得的血压值可能正常。每个就诊患者应多次测量患者血压。5~10 分

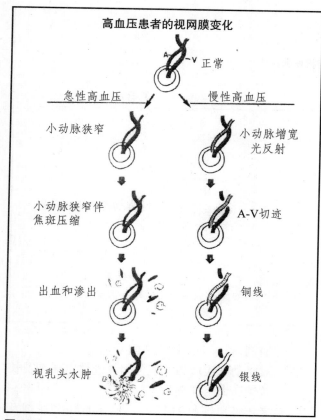

高血压患者的视网膜变化

A——V 正常

急性高血压　　　　慢性高血压

小动脉狭窄　　　　　　小动脉增宽
　　　　　　　　　　　光反射

小动脉狭窄伴
焦斑压缩　　　　　　　A-V切迹

出血和渗出　　　　　　铜线

视乳头水肿　　　　　　银线

图 13-3

钟内收缩压下降 10~15mmHg 以及舒张压下降 5~10mmHg 不能说是异常的。应测双侧上臂血压，如果双侧血压不一致，应重新测量第一次测量的上臂血压。

高血压的评估及治疗挑战是区分少数（5%）可以治愈的继发性高血压患者，建立对大多数原发性高血压的最佳控制方案。心排出量、周围血管阻力、血管内容量、交感神经系统活性及肾素－血管紧张素－醛固酮系统对血压的影响，不同患者之间是不同的。每个患者的治疗尽可能个体化。虽然原发性高血压无法治愈，饮食上钠及酒精摄入的控制和调整生活方式（包括锻炼、减轻体重、情绪控制）可以控制血压，特别是早期、轻度高血压患者。如果血压持续较高，尤其是存在靶器官损伤或心血管危险因素时，使用一种或几种不同抗高血压药物是有帮助的（图 13-5）。

理想情况下，治疗应在重要器官出现损伤之前即开始。高血压影响的重要器官包括心脏、脑、主动脉、周围血管系统肾脏和眼。高血压患者如果不经

治疗，约 50% 死于冠状动脉疾病或慢性心力衰竭，约 33% 死于卒中，约 10%~15% 死于肾衰的并发症。有几类不同的控制高血压药物。血压是心排量 (CO) 和周围血管阻力 (PVR) 的乘积（BP=CO×PVR）。因为调节血压的主要因素是心排量（每搏输出量 × 心率）和周围血管阻力（特别是血管收缩介导的），所有的抗高血压药物的作用是减低心排量和（或）周围血管阻力。

可以降低血压的药物：

1. 利尿剂，可以减少容量负荷，尤其是噻嗪类利尿剂如氢氯噻嗪和保钾利尿剂如螺内酯、氨苯蝶啶及阿米洛利。髓襻利尿剂如呋塞米、布美他尼及托拉塞米对肾功能不全（血肌酐 >2mg/dL）及慢性心力衰竭患者疗效佳。

2. β 受体阻滞剂，阻滞心脏肾上腺素能受体（减慢心率和工作负荷），如，普萘洛尔、美托洛尔、阿替洛尔、纳多洛尔、醋丁洛尔及艾司洛尔。

3. 中枢性抗肾上腺素能药物，能够减少大脑肾上腺素的释放（激活 α_2 受体阻滞剂），如可乐定及甲基多巴。副作用包括：嗜睡、口干、疲劳及体位性低血压。可乐定透皮贴剂每周应用一次。

扩张血管药物：

4. α 受体阻滞剂（阻断 α_1 受体引起的血管收缩），例如，特拉唑嗪、哌唑嗪、多沙唑嗪等，此类药物非首选。可以导致体位性低血压，所以首剂应于睡前服用。

5. α、β 受体阻滞剂，如拉贝洛尔和卡维地洛。

6. 血管紧张素转换酶抑制剂（抑制血管紧张素 II 的合成，一种强力的血管收缩剂），例如，卡托普利、依那普利、雷米普利、福辛普利及喹那普利。

7. 血管紧张素受体阻滞剂（阻断血管紧张素 II 受体介导的血管收缩），例如，氯沙坦、厄贝沙坦、坎地沙坦、缬沙坦、替米沙坦及依普罗沙坦，尤其适用于不能耐受 ACEI 的副作用时（如：咳嗽及血管神经性水肿）。

8. 钙通道阻滞剂（阻止钙进入动脉壁平滑肌细胞，阻止血管收缩），例如，二氢吡啶类，如硝苯地平、氨氯地平、非洛地平、伊拉地平、尼索地平、尼卡地平、氯维地平等；非二氢吡啶类，如维拉帕米和地尔硫䓬。

图 13-4

高血压患者靶器官损伤的线索

线索	靶器官
临床、心电图、胸部 X 线或超声证据：	心脏
左室肥大	
左室收缩功能障碍或心衰	
心肌缺血和(或)梗死	
短暂性脑缺血发作或卒中	脑
主动脉瘤和(或)夹层	主动和周围动脉系统
周围动脉疾病—四肢脉搏搏动消失、间歇性跛行	
颈动脉血管杂音	
肾硬化症	肾
肾衰—血肌酐升高、蛋白尿及微量白蛋白尿	
视网膜病变—动脉狭窄、出血、渗出、视乳头水肿、动静脉局部缩窄及铜银线的出现	眼

9. 肾素抑制剂（抑制肾素作用从而减少血管紧张素，促进血管扩张），如阿利吉仑。

10. 直接血管扩张剂（松弛血管平滑肌细胞），如肼苯哒嗪和米诺地尔。肼苯哒嗪可以引起狼疮样综合征；米诺地尔可以引起多毛症。反射性心动过速及水肿也比较常见。这些药物可加重冠状动脉疾病患者的心绞痛症状。

对于无并发症的患者，首选使用噻嗪类利尿剂、ACEI、ARB、钙通道阻滞剂，单独或联合使用。根据患者对起始药物治疗的反应和（或）合用药物及药物的安全性、耐受性、费用及生活方式因素，可以考虑应用其他药物（如 β 受体阻滞剂、肾素抑制剂或其他）（图 13-5 和图 13-6）。临床上，有些情况必须使用某种药物作为起始治疗。例如：

- Ⅰ 型和 Ⅱ 型糖尿病患者合并蛋白尿时，应用 ACEI 和 ARBs 可以减慢糖尿病患者肾脏疾病的进展。
- 非洲裔美国人高血压患者对利尿剂及钙通道阻滞剂的反应较好，而对 β 受体阻滞剂或 ACEI 反应较差。
- 左室收缩功能减低的慢性心力衰竭患者，应使用 ACEI、利尿剂（包括螺内酯）、β 受体阻滞剂（卡维地洛耐受性较好）和 ARB。
- 舒张性慢性心力衰竭患者，应使用 β 受体阻滞剂、利尿剂及钙通道阻滞剂。
- 冠状动脉疾病患者应使用 β 受体阻滞剂及长效钙通道阻滞剂。
- 老年性单纯收缩期高血压，应使用利尿剂及长效二氢吡啶类钙通道阻滞剂。
- 伴有良性前列腺肥大的高血压患者，应使用 α 受体阻滞剂如多沙唑嗪和特拉唑嗪。
- 主动脉瓣反流，使用 ACEI 和硝苯地平。
- 偏头痛患者，应使用 β 受体阻滞剂及钙通道阻滞剂（尤其是维拉帕米）。

年轻患者和存在某些并发症的患者（如冠状动脉疾病、慢性心力衰竭及心动过速）使用 β 受体阻滞剂降血压能获益，而老年高血压患者获益较少且可增加卒中的风险。

开具抗高血压药物时应考虑患者的生活方式。抗高血压药物导致的躯体、精神及代谢方面的副作用（如疲劳、抑郁、β 受体阻滞剂导致的勃起功能障碍）与降压计划相悖。

大多数原发性高血压患者需要联合使用两种或更多药物达到目标血压。大部分治疗方案应包括噻嗪类利尿剂（如果没有禁忌证）。少数患者需要 3 种或以上药物联合使用。对治疗方案顺从性好的患者，如果对治疗反应较差，应该评估是否有继发原因。

图 13-5

高血压的治疗程序

目标血压＜140/90mmHg（若年龄＜60岁）或＜150/90mmHg（若年龄＞60岁）[1]

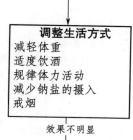

调整生活方式
减轻体重
适度饮酒
规律体力活动
减少钠盐的摄入
戒烟

效果不明显

继续保持调整生活方式
起始药物选择：
试用小剂量及长效药物。
非黑种人患者，起始噻嗪类利尿剂、ACEI、ARB、CCB，单用或合用。
黑种人患者，起始噻嗪类利尿剂或CCB，单用或合用。
小剂量联合使用比较恰当（避免ACEI与ARB的联合）。

效果不明显

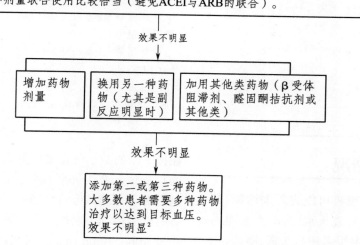

| 增加药物剂量 | 换用另一种药物（尤其是副反应明显时） | 加用其他类药物（β受体阻滞剂、醛固酮拮抗剂或其他类） |

效果不明显

添加第二或第三种药物。
大多数患者需要多种药物治疗以达到目标血压。
效果不明显[2]

1. 注意：年龄≥60岁的患者如果血压较低（＜140/90mmHg）且耐受性较好则不需要药物调整治疗。伴有糖尿病或慢性肾脏疾病的患者不论年龄，血压目标值＜140/90mmHg。
2. 如果血压不达标，应就诊高血压专家。

来源：James PA, Oparil S, Carter BL, et al. 2014 Evidence-Based Guidelines for the Management of High Blood Pressure in Adults.Report from the Panel Members Appointed to the Eighth Joint National Committee ,JNC 8. JAMA, 2013.

图 13-6

高血压的简明药物治疗

适应证	药物治疗
Ⅰ型和Ⅱ型糖尿病患者伴蛋白尿	ACEI 血管紧张素受体Ⅱ阻滞剂（ARB）
心力衰竭	ACEI 利尿剂 β受体阻滞剂 血管紧张素受体Ⅱ阻滞剂（ARB） 醛固酮受体阻滞剂
单纯收缩期高血压（老年患者）	利尿剂（首选） 长效二氢吡啶类钙通道阻滞剂
心肌梗死	β受体阻滞剂 ACEI 或 ARB（伴收缩功能障碍）
心绞痛	β受体阻滞剂 长效钙通道阻滞剂
房性心动过速和房颤	β受体阻滞剂 非二氢吡啶类钙通道阻滞剂
良性前列腺增生症	α受体阻滞剂
特发性震颤	β受体阻滞剂（非心选择性的）
甲状腺功能亢进症	β受体阻滞剂
偏头痛	β受体阻滞剂（非心选择性的）
肾功能不全	ACEI 利尿剂 非二氢吡啶类钙通道阻滞剂

高血压急症及其他情况

原发或继发性高血压患者可能进入加速期，其特点是严重的动脉高压和视乳头水肿，即大家熟悉的恶性高血压。这些患者中很多还有头痛、呕吐、视觉障碍、瘫痪、癫痫发作、木僵甚至昏迷（高血压脑病）。这些情况被称为高血压危象，出现高血压危象的患者可能同时出现因靶器官损伤引起的高血压并发症，比如不稳定型心绞痛、急性心梗、肺水肿、主动脉夹层、先兆子痫、急性肾衰。虽然高血压急症的诊断没有血压阈值，但大部分的终末器官损伤出现于收缩压＞220mmHg或舒张压＞120mmHg。高血压危象的治疗多在医院完成，通过静脉用药尽可能快而安全地降低血压。初始降压时平均动脉压降低不要超过25%，初始降压后若患者情况稳定，再在接下来的数小时将血压降低到160/100~110mmHg的目标值。血压降低过多可能加重靶器官损伤，特别是对于大脑。但特殊的是主动脉夹层时必须在患者耐受的情况下尽快将血压降低到目标血压（收缩压＜100~120mmHg）。越来越多的药物可以用来治疗急性高血压综合征，需要根据临床表现选择合适的治疗（图13-7）。

- 治疗高血压急症的非口服降压药，如硝普钠、硝酸甘油、拉贝洛尔（同时具有α、β受体的阻断作用）、艾司洛尔、依那普利拉、非诺多泮、尼卡地平、氯维地平以及酚妥拉明。
- 硝普钠联合β受体阻滞剂用于主动脉夹层的高血压患者效果显著。在使用硝普钠的过程中必须检测硫氰酸盐的水平，特别是高剂量、长时间使用硝普钠,以及肝肾功能受损时可能出现氰化物中毒。

- 合并心肌梗死,静脉应用硝酸甘油或静脉用 β 受体阻滞剂(如拉贝洛尔或艾司洛尔)较好。

- ACEI(和 ARB)能减缓糖尿病患者肾损害的进程,是高血压合并糖尿病的一线用药。对于肾功能不全的患者,使用 ACEI 时要注意根据患者肾功能适当减少用药剂量。ACEI/ARB 禁止用于怀孕患者,因为可能对胎儿产生不利影响。

- 甲基多巴已经被证明在怀孕期间使用是安全的。肼屈嗪、拉贝洛尔以及 CCB 类药物也具有安全性,可供选择使用。

中度急性高血压综合征患者,即高血压急症没有靶器官损伤且通常能够通过口服药物治疗的患者。一旦血压得到控制,就可以逐渐停用静脉用药,同时使用口服药联合应用。

降压药物的应用必须注意一些特殊情况。比如:

- β 受体阻滞剂可能使伴有肺部疾病的患者出现支气管痉挛。

- ACEI 可使肾功能恶化,特别是肾动脉狭窄时(肾动脉狭窄时,要保证肾小球滤过正常就需要肾出球小动脉具有较高的阻力,而

图 13-7

高血压急症的治疗

- 心肌梗死
  硝酸甘油、β 受体阻滞剂
- 肺水肿
  襻利尿剂,硝普钠,硝酸甘油
- 主动脉夹层
  A 型—外科手术
  B 型—拉贝洛尔,或者硝酸甘油联合 β 受体阻滞剂(避免硝酸甘油所致的反射性心动过速)
- 高血压脑病
  硝普钠,或者拉贝洛尔
- 嗜铬细胞瘤(分泌儿茶酚胺的肿瘤)
  酚妥拉明(α受体阻滞剂)

ACEI 能减小出球小动脉的阻力,因此在肾动脉狭窄时可能引起肾衰竭)。

- 噻嗪类利尿剂在血肌酐 > 2.5mg/dL 时几乎无效。

- 螺内酯可能引发高血钾,特别是与 ACEI 或 ARB 联用或者患者合并显著肾功能不全时。

- α 受体阻滞剂可能引起体位性低血压,老年人慎用。

- ACEI、ARB 以及肾素抑制剂怀孕期禁用。

- 突然停用可乐定可能引起血压反跳。

- 单独应用 β 受体阻滞剂或者在 α 受体阻滞剂应用之前使用 β 受体阻滞剂可能加速嗜铬细胞瘤患者出现高血压危象。

- 同时合并肥胖、高血压、高血糖(成人 II 型糖尿病)、高三酰甘油、低高密度脂蛋白胆固醇是代谢或胰岛素抵抗综合征的线索。噻嗪类利尿剂应当慎用,因为可能使胰岛素抵抗恶化而升高血糖。同时要注意 β 受体阻滞剂能升高三酰甘油水平,降低 HDL 胆固醇水平,增加体重,增加新发糖尿病的发病率(与其他降压药相比较)。

高血压的治疗应当以每日服用 1 次的长效制剂开始(首选噻嗪类利尿剂),然后逐渐增加剂量来使血管顺应性最大化同时控制副作用。如果治疗无效或者出现了严重的副反应,就应当换用另一类降压药。如果治疗效果不明显但患者耐受药物的副作用,那么就加用一种其他类型的降压药。虽然老年高血压患者的降压目标血压值比年轻患者要高,但仍然需要遵循"小剂量起始,逐渐加量"的原则。

- 可能加重体位性低血压或者引起认知功能障碍的药物应慎用。

- 外周血管扩张剂注射用硝苯地平应当避免,因其可能显著而迅速地降低血压,且不可预料,从而出现反应性的心率增快,随之可能出现因灌注量不足而引起脑损伤及心肌损伤。老年患者以及血容量不足的患者在治疗过程中尤其应当注意低血压的风险。

血压目标值和药物治疗选择

在过去的十年,临床指南将大多数成年人高血

压患者的降压目标值定为＜140/90mmHg,对于合并糖尿病、慢性肾病或动脉粥样硬化性心血管病(冠心病、卒中/TIA、外周动脉疾病)的患者血压目标值为＜130/80mmHg。观察研究表明,较低的血压值优于较高的血压值,许多试验已经证实能够从降压治疗中获益。然而,最近越来越多的临床试验数据显示,"越低越好"的概念值得怀疑,并且没有证据表明"强化"降压比"标准"血压控制更能减少心血管事件的发生率(但是卒中风险能轻微降低),并认为过度积极治疗存在潜在的危害(所谓的"J型曲线"现象)。因此,美国第八联合国家委员会的一个专家组(JNC 8)发布了更新证据基础的成年高血压管理指南,其中,对于高血压合并糖尿病或慢性肾病的患者,推荐宽松血压目标值＜140/90mmHg,这个目标血压也同样适用于60岁以下的成年高血压患者(包括合并有动脉粥样硬化性心血管疾病的)。对于年龄在60岁及以上的高血压患者,推荐了一个更为宽松的血压目标值——150/90mmHg,基于临床实验的证据表明,更低的血压目标值(比如＜140/90mmHg)并不能增加多少获益。然而,根据指南,如果药物治疗可以达到一个较低的血压值且耐受性良好,就无需调整治疗方案。值得注意的是,部分专家不赞同修改后的60岁以上患者的目标血压值,认为现有证据不支持这种修订,这个较高的血压目标值可能导致不良后果。其他美国和国际专业协会的指南为"高风险"者(即合并糖尿病或慢性肾脏病)和老年高血压患者制订了类似的较高的血压控制目标值,但是根据许多专家的意见,年龄界限是80岁而不是JNC 8指南中的60岁,这也更好地反映了为什么与治疗相关的不良事件例如头晕和跌倒在80岁以上的老年人中更容易发生。不管血压控制目标是多少,BP是应在无高血压急症的情况下逐渐被控制的,且应同时进行适当的生活方式调整以及其他心血管危险因素的管理。

作为基础预防,β受体阻滞剂与其他降压药物相比在减少脑卒中风险中获益较少,缺乏心血管发病率和死亡率的益处,且有不利的代谢作用。因此,对于单纯高血压且没有已知冠心病的非黑种人患者,应选择给予ACEI、ARB、CCB和噻嗪类利尿剂。对于黑种人患者,起始治疗应包括噻嗪类利尿剂或

者CCB。对于合并有CKD的患者,起始治疗或者在原有治疗方案基础上再给予ACEI或者ARB(但不是两者联合使用),从而保护肾功能,但要注意密切监测血钾和血肌酐。目前认为联合应用ACEI和CCB是有效的初始治疗方案,可能优于联合ACEI(或β受体阻滞剂)和噻嗪类利尿作为初始治疗。但是氯噻酮比氢氯噻嗪作用更持久,能更好地24小时降压,可能有更好的临床预后。对于高血压合并已确诊的冠心病(稳定或不稳定型心绞痛、ST段抬高或非ST段抬高性心梗),β受体阻滞剂联合ACEI或ARB是可选择的治疗方案。如果需要进一步降压,可以加用噻嗪类利尿剂和(或)二氢吡啶类CCB(如氨氯地平)。如果有β受体阻滞剂禁忌证或不耐受,可换用非二氢吡啶类CCB(如地尔硫草、维拉帕米)。如果合并左心功能不全,推荐联合应用ACEI或ARB、β受体阻滞剂以及噻嗪类利尿剂或襻利尿剂中的一种。对于合并严重心衰的患者,可考虑使用醛固酮拮抗剂和直接血管扩张剂如肼屈嗪/硝酸异山梨酯(用于非洲裔美国人)。

顽固性高血压

顽固性高血压是指尽管以最佳剂量使用了三种或三种以上的降压药(包括一种利尿剂),血压仍高于目标值。难治性高血压患者的成功治疗,需要考虑生活方式方面的因素以减少治疗阻力,例如,肥胖,膳食盐摄入量和酒精摄入;诊疗高血压的继发因素,例如药物因素(非甾体类抗炎药,类固醇,口服避孕药,减充血剂,减肥药,可卡因,甘草,安非他命,麻黄素,环孢霉素,促红细胞生成素),阻塞性睡眠呼吸暂停,慢性肾脏疾病,原发性醛固酮增多症,肾动脉狭窄;同时通过各种药物不同的药理作用机制进行治疗。在这方面,对绝大多数难治性高血压患者有效的策略是一种ACEI或ARB,联合一种长效的CCB(如氨氯地平)和噻嗪样利尿剂(首选氯噻酮)。如果已应用最优化的三种药物联合方案血压仍难以控制,就需要根据需要加用其他的降压药物,如醛固酮拮抗剂(螺内酯,依普利酮),血管舒张性β受体阻滞剂[具有α、β受体阻滞作用(如卡维地洛、拉贝洛尔)或奈必洛尔],α受体阻滞剂(例如特拉唑嗪,多沙唑嗪),中枢肾上腺素能受体拮抗剂(例如

可乐定）和直接血管扩张剂（例如肼苯哒嗪, 米诺地尔）。在这些特殊类型的降压药物中, 利尿剂是在治疗顽固性高血压中最有用（也是使用最不充分）的降压药物, 盐皮质激素受体拮抗剂, 即醛固酮拮抗剂, 如安体舒通, 可以进一步降低接受多种降压药物治疗的高血压患者的血压, 特别是原发性醛固酮增多症（在顽固性高血压患者中占约 20%）患者的血压。襻利尿剂在慢性肾脏疾病和（或）接受强效血管扩张剂（例如米诺地尔）的患者中可考虑应用。

顽固性高血压患者的评估, 应先明确真实的治疗阻力。排除由于患者依从性差的"假性耐药"（血压难以控制的主要原因之一）或"白大褂高血压"（可能需要更频繁地在家里和工作中测量血压, 或利用 24 小时动态血压监测）。中枢作用 α_2 受体激动剂可乐定不适用于不规律服药、依从性差的患者, 药物服用的突然停止, 会引起突发的反弹性高血压, 因为复杂治疗方案可能导致患者依从性差, 所以治疗方案应尽可能简化。一些降压药物晚上给药的降压程度可能优于白天给药。如果血压经治疗 6 个月后仍未控制或者怀疑有引起高血压的继发性原因, 应分诊至合适专家继续治疗。

然而, 应该注意的是, 尽管已经在生活方式的改善和积极的药物治疗策略上重点努力, 很大一部分的难治性高血压患者即使在专业治疗指导诊治下也不能达到合适的血压目标值, 仍具有较高的心血管事件风险（注意：血压每增加 20/10mmHg, 心血管事件风险成倍增加）。证据表明, 在这些治疗失败的患者中, 至少有一部分患者, 其原因可能是在于过度激活的交感神经系统。最近开发的通过介入方法靶向治疗过度兴奋的交感神经活动, 或者通过射频消融术直接消融肾动脉交感神经（肾去交感神经）, 或手术植入起搏装置 [类似压力感受器刺激装置（劲动脉压力反射）] 通过颈动脉窦压力反射性电活动进行间接抑制, 目前, 正在积极调查研究这种方式。虽然初步临床试验的结果显示是积极的, 但是最近的临床研究数据并没有显示通过肾去交感神经来降压比对照组有显著的获益。因此, 抗药性高血压管理中的这些新奇治疗策略在未来所扮演的角色还不确定。

（张梅 译）

第14章 血脂异常患者的治疗

　　动脉粥样硬化性心血管疾病（ASCVD）在美国发病率和死亡率居于首位。血脂异常 [如总胆固醇和低密度脂蛋白胆固醇水平升高,高密度脂蛋白胆固醇水平降低,和（或）高甘油三脂血症] 是动脉粥样硬化的一个重要危险因素,对于血脂异常的正确识别和处理,尤其是应用他汀类药物降低低密度脂蛋白胆固醇可以说是冠心病患者一级和二级预防的基石。本章将对血脂及其在动脉粥样硬化发病过程中的作用,以及血脂异常患者的临床治疗方案做一综述。

脂类和动脉粥样硬化

　　脂类（如胆固醇和三酰甘油）通过脂蛋白在全身转运。这些脂蛋白包含表面蛋白,也被称为载脂蛋白（apo）,用于引导脂质转运和代谢。脂蛋白可分为高密度脂蛋白（HDL）、中间密度脂蛋白（IDL）、低密度脂蛋白（LDL）、极低密度脂蛋白（VLDL）和乳糜微粒。所有脂蛋白均在动脉粥样硬化发生过程中发挥各自的作用。两种主要包含载脂蛋白 B 的脂蛋白：富含胆固醇的 LDL（尤其是小而密的 LDL）和富含三酰甘油的 VLDL 促进动脉粥样硬化的进程；而主要包含载脂蛋白 A-1 的 HDL 则抑制动脉粥样硬化的进程,因为 HDL 的功能是将血管壁内的脂质转运到肝脏进行处理（被称为"胆固醇的逆向转运"）。动脉粥样硬化的进展是遗传因素、冠心病危险因素、内皮功能紊乱、脂质沉积（主要是氧化的 LDL)、血管炎症和动脉血栓这些因素复杂的相互作用的过程。对于冠心病患者或有冠心病危险因素的患者,血脂异常是一个可控制的危险因素,一些临床试验已经明确证实了降脂药物（特别是应用他汀类药物来降低低密度脂蛋白胆固醇水平）的临床获益。因此脂质"假说"已经不再是理论,而是事实。大量的一级预防和二级预防的临床试验已经证实在应用他汀治疗后,冠心病死亡和非致死性心肌梗死发生率下降了近 30%。

　　决定冠心病预后的一个最重要的特征就是冠状动脉粥样硬化斑块的稳定性。一个不稳定的（但非阻塞性、非钙化的）富含脂质的炎性斑块可以破裂,引发冠脉血栓进而导致冠脉突发的次全或完全闭塞,最终发生急性冠脉综合征（不稳定性心绞痛,急性心肌梗死）或心源性猝死。这些易损的容易破裂的不稳定斑块通常不是很大,在冠脉造影中显示的管腔狭窄小于 70%。这就可以解释为什么一个患者可以没有症状,静息时心电图、运动负荷试验、心血管检查甚至 EBCT 扫描均正常,但可以突然出现心脏病发作。应用 EBCT 或常规冠脉造影不能识别冠状动脉斑块稳定还是不稳定。然而,血清 LDL 的胆固醇水平升高是促进冠状动脉斑块不稳定的一个主要因素。HMG 辅酶 A 还原酶抑制剂（他汀）,可以降低 LDL 胆固醇水平,减少脂质在动脉壁的沉积,减轻炎症（用 C-反应蛋白降低来评价）,改善内皮功能,稳定斑块,使其不易破裂。（注意：LDL 胆固醇水平降低 1% 可使冠心病发生率降低约 2%）。应用他汀类药物进行强化降脂治疗应被强烈推荐应用于冠心病的一级（没有诊断为冠心病的患者）和二级预防（已经有血管疾病的患者）。β 受体阻滞剂和 ACEI 也可以稳定斑块。一个破裂的斑块可以愈合,也可以导致血栓形成,大部分情况下会加重管腔的狭窄。谨记阿司匹林可以抑制血栓形成,并且对于降低原发和继发的冠状动脉事件均有效。

治疗方法的考量

　　血脂异常通常情况下是无症状的,少数情况下会发现血脂升高的体征（如黄色瘤,角膜弓,黄瘤）,大多数情况下是在常规体检或患者入院后的常规检查中发现血脂水平异常。治疗性的生活方式改变,包括饮食和运动,是血脂管理的主要方式。但是,单纯的生活方式干预很难使LDL胆固醇降低10%~20%。在生活方式改变的同时还有六大类药物常规用于治疗血脂异常（图 14-1）。在开始调脂治疗之前,一些可以导致高脂血症的继发因素应予以排查,如果可能的话予以控制,这些因素包括：甲

图 14-1

高脂血症的治疗

药物	LDL	HDL	TG		副作用
HMG-CoA 还原酶抑制剂 （他汀） 洛伐他汀 普伐他汀 辛伐他汀 阿托伐他汀 氟伐他汀 瑞舒伐他汀 匹伐他汀	↓ 18%~55%	↑ 5%~15%	↓ 7%~30%	肝毒性 剂量依赖 }	肌肉毒性（尤其是应用高剂量的辛伐他汀时）[1] 轻度 ↑ 新发糖尿病和认知功能障碍风险（但冠心病事件和死亡率 ↓，所以仍然是获益的） 存在潜在的药物相互作用 [2]
胆汁酸螯合剂（松脂） 消胆胺 降脂树脂 II 号 考来维仑	↓ 15%~30%	↑ 3%~5%	? ↑		胃肠道反应，便秘，腹胀
贝特类 吉非贝齐 非诺贝特 非诺贝酸	↓ 5%~20%	↑ 10%~35%	↓ 20%~50%		胃肠道反应，恶心，胆石症，肌病（与他汀合用时），尤其是吉非贝齐
烟酸类	↓ 5%~25%	↑ 15%~35%	↓ 20%~50%		潮红（可以由阿司匹林减轻），瘙痒，胃肠道反应，加重消化性溃疡病，高血糖，高尿酸血症（或痛风），肝毒性
依折麦布	↓ 18%~20%	↑ 1%~5%	↓ 5%~11%		一般耐受良好，跟安慰剂相比轻度增加乏力、胃肠道反应、肌肉及背部疼痛
Ω-3 脂肪酸 鱼油	可能 ↑	↑ 5%~10%	↓ 20%~50%		胃肠道反应，恶心，鱼腥味，与抗血小板及抗凝药物合用时增加出血的风险

[1] 注意：应用 80mg 的辛伐他汀会显著增加心肌病的风险。

[2] 同时应用他汀和烟酸（少见），贝特类（尤其是吉非贝齐）药物以及 CYP450 3A4 抑制剂（如大环内酯类抗生素、抗真菌药物、环孢素、蛋白酶抑制剂、维拉帕米、胺碘酮及西柚汁）时，也同样会增加肌病的风险，应用时应谨慎。

状腺功能减退，未控制的糖尿病，肥胖，过量饮酒，以及一些药物的应用（包括噻嗪类利尿剂，β 受体阻滞剂，雌激素，类固醇激素，蛋白酶抑制剂）。一般来说，冠心病的风险越高，LDL 胆固醇水平应控制得越低。

依据先前的临床实践指南，影响 LDL 胆固醇治疗目标的危险因素包括：

- 吸烟。
- 高血压。
- 低 HDL（<40mg/dL）；高 HDL（≥ 60mg/dL）是一个负危险因素（减去 1 个危险因素）。
- 冠状动脉疾病家族史（男性，一级亲属 <55 岁）（女性，一级亲属 <65 岁）。
- 年龄（男性 ≥ 45 岁，女性 ≥ 55 岁）。

以 LDL 胆固醇水平作为治疗靶标,降脂药物治疗目标值为:

- <160mg/dL 如果没有冠心病但有 0~1 个危险因素。
- <130mg/dL 如果没有冠心病但有 ≥ 2 个危险因素。
- <100mg/dL 如果有冠心病、外周血管病、腹主动脉瘤、颈动脉疾病和(或)糖尿病。

对于急性冠脉综合征、冠心病合并多重危险因素或糖尿病的患者,属于极高危,LDL 胆固醇水平应降至 <70mg/dL 的目标值。对于低 HDL 胆固醇和高三酰甘油水平的患者,次要目标还包括 HDL 胆固醇水平 >40mg/dL,三酰甘油水平 <150mg/dL,非 HDL 胆固醇(总胆固醇 -HDL 胆固醇)水平高于 LDL 目标值 30mg/dL,以及载脂蛋白 B 水平(用来反映致动脉粥样硬化载脂蛋白微粒总量)<90mg/dL(如果是极高危的或者应 <80mg/dL)。

冠心病是可以预防的。在降低冠心病的其他危险因素(包括吸烟、高血压、糖尿病)的同时,所有年龄大于 20 岁的患者都应至少五年进行一次筛查,发现高总胆固醇和 LDL 胆固醇血症、低 HDL 胆固醇血症和高甘油三脂血症。谨记如果你想了解一个血脂的概况,常规的血脂测定应包括总胆固醇、HDL 胆固醇和三酰甘油。一般而言,HDL(所谓"好的")胆固醇水平越高(它可以保护血管对抗脂质沉积蓄积)、三酰甘油水平越低越好。LDL 胆固醇(常被称为"坏的"胆固醇,它可以促进血管壁的脂肪沉积)是决定心血管疾病危险性的一个非常重要的指标。

尽管 LDL 胆固醇可以直接测得,但临床上实验室经常用间接的方法计算出来,一般用以下公式计算:LDL 胆固醇 = 总胆固醇 -HDL 胆固醇 -(三酰甘油 /5)(注意:如果三酰甘油水平 >400mg/dL,这一公式就不准确了。)总胆固醇和 HDL 胆固醇水平可以在一天的任何时间测定,不空腹也可以,但是三酰甘油水平只能空腹测定(至少在进餐后 12~14 小时),因为三酰甘油在进食含油脂的食物后会增加。所以,三酰甘油水平越高,计算出的 LDL 胆固醇水平就越低。因此,在非空腹状态 LDL 胆固醇可能会有假性降低,而不是升高(有时是这样假设的)。MI 后 24 小时内测得的胆固醇水平可以反映临床事件

发生前的血脂水平。而在 MI 后一周胆固醇水平会显著下降(三酰甘油水平会升高),这种胆固醇水平的下降会持续到 MI 后 1 个月。因此,近期 MI 的患者,应该在稍晚些时候测定血脂水平。血脂测定最好在稳定的能自由活动(非卧床)的患者进行。

在过去的十年中,临床指南主要强调 LDL 胆固醇至少降低 30%~40%,尤其是应用他汀治疗。除非三酰甘油水平非常高(>500mg/dL),需要紧急的治疗来预防急性胰腺炎的发生。如果单用他汀治疗不能使 LDL 胆固醇水平降低到目标值,可联合依折麦布(一种胆汁酸螯合剂)或烟酸;然而,没有证据支持这种方案有更大临床获益。如果患者的三酰甘油水平 >200mg/dL,非 HDL 胆固醇(载脂蛋白 B 的一个替代指标)可作为另一个治疗目标,临床医生可以考虑在他汀治疗的基础上加用贝特或烟酸。尽管高三酰甘油血症和低 HDL 胆固醇血症与 CAD 风险增加有关,但是,治疗这种血脂异常带来心血管获益的明确的证据还是有限的。因为三酰甘油水平升高经常伴有其他的血脂异常,例如低 HDL 胆固醇水平和小而密的 LDL 微粒(致动脉粥样硬化血脂异常),与其他一些代谢综合征的危险因素(如腹部肥

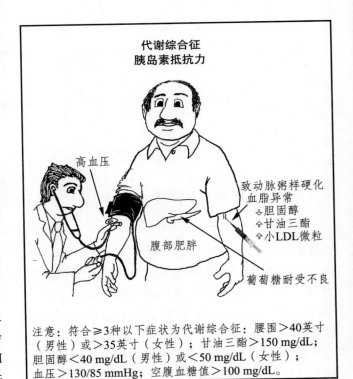

注意:符合 ≥3 种以下症状为代谢综合征:腰围 >40 英寸(男性)或 >35 英寸(女性);甘油三酯 >150 mg/dL;胆固醇 <40 mg/dL(男性)或 <50 mg/dL(女性);血压 >130/85 mmHg;空腹血糖值 >100 mg/dL。

图 14-2

图 14-3

成人降低血胆固醇水平以降低动脉粥样硬化性心血管疾病（ASCVD）风险

患者分组		治疗
有 ASCVD 并且年龄 ≥21 岁	年龄 ≤75 岁 ——	高强度他汀治疗
	年龄 >75 岁 ——	中等强度他汀治疗
LDL 胆固醇水平 ≥190mg/dL	--------------	高强度他汀治疗
10 年 ASCVD 风险评估 ≥7.5%	--------------	高强度他汀治疗
Ⅱ 型糖尿病，年龄 40~75 岁	--------------	中等强度他汀治疗
10 年 ASCVD 风险评估 ≥7.5%，且年龄 40~75 岁	--------------	中到高强度他汀治疗

注意：高强度他汀：已知可降低 LDL 胆固醇水平 ≥50%；

　　　中等强度他汀：已知可降低 LDL 胆固醇水平 30%~50%。

来源：Stone, NJ, Robinson J, Lichtenstein AH, et al.AHA/ACC guidelines on the treatment of blood cholesterol to reduce atherosclerotic cardiovascular risk in adults J Am Coll Cardiol, 2013.

我们应该认识到，虽然临床指南推荐了血脂治疗的目标值，但是这尚缺乏充足的临床试验证据。而且，尽管可以进一步改善血脂谱，但是没有一种调脂药物可以比单独应用他汀治疗带来更大的心血管获益。同时，美国心脏协会最新发布了"基于循证"的血脂管理指南，指南的焦点发生了改变，从将 LDL（和非 HDL）胆固醇作为治疗靶目标，转向通过治疗性生活方式干预，加上中高强度的他汀治疗降低 LDL 胆固醇水平（降低至少 30%~50%）和取得多效性作用（如抗炎，抗血栓形成）来降低总的心血管事件风险，这对于动脉粥样硬化性心血管疾病（ASCVD）患者的一级和二级预防有益。已经证实四类患者从他汀治疗中获益最大，这与基线的血脂水平无关。这些患者包括已经确诊的 ASCVD 患者（冠心病，卒中 /TIA，周围血管疾病）；LDL 胆固醇 ≥190mg/dL 的患者；年龄 40~75 岁的糖尿病患者；已经明确的 10 年动脉粥样硬化心血管疾病风险 ≥7.5% 的患者，这种风险评估由新的危险评分计算得出（一些专家认为这可能会高估了风险），包括年龄、性别、种族、血脂水平、血压、糖尿病和吸烟。如果风险评估尚不明确，其他的因素，如早发的动脉粥样硬化心血管疾病家族史、高敏 CRP（一种炎症指标）、冠脉钙化积分、踝臂指数也需要考虑进来（图 14-3）。因为缺乏临床试验的证据，他汀以外的治疗，不管是单独还是与他汀联合都没有被推荐为降低 ASCVD 风险的一线治疗。但是，在他汀治疗效果不佳或者不能耐受他汀治疗的患者，可以考虑应用他汀以外的调脂药物。

这些修正的"基于风险评估"的临床指南反映了从传统的"基于靶目标"的治疗方法的转变，但这在医生、医疗保健服务者和患者之间产生了很大的争议。需要进一步的研究使得将来血脂管理的推荐有更有力的科学依据。

* * *

要点：
- 对于 ASCVD 一级和二级预防，在治疗性生活干预的基础上，可以选择他汀治疗（降低 LDL 胆固醇水平，并且发挥生物多效性作用）。
- 四类患者从他汀治疗中获益最大，包括

胖、高血压和空腹高血糖），因此，在他汀治疗的基础上联合应用烟酸、贝特类或鱼油治疗似乎是合理的（图 14-2）。贝特和烟酸均可以降低三酰甘油水平，升高 HDL 胆固醇，将有致动脉粥样硬化作用的小而密的 LDL 微粒（B 型）转化为大而疏松的致动脉粥样硬化作用弱的 LDL 微粒（A 型）。顽固的高三酰甘油血症患者应用 ω3 脂肪酸（补充鱼油）有效，它通过减少 VLDL 的产生可以使三酰甘油水平降低 20%~50%。如果考虑应用多种药物治疗，血脂水平、肝酶如转氨酶类和肌酸激酶（分别为肝毒性和肌肉毒性的线索）就需要进行监测。

ASCVD 患者；LDL 胆固醇 ≥ 190mg/dL 的患者；糖尿病患者（年龄 40~75 岁）；评估 10 年 ASCVD 风险 ≥ 7.5% 的患者。

- 当考虑代谢综合征患者的危险因素时，谨记 "HOLD" 因素（即高血压、肥胖、血脂异常、糖尿病）。
- 尽管低 HDL 胆固醇和高三酰甘油血症（致动脉粥样硬化血脂异常）与 ASCVD 风险增加有关，但是没有证据支持其他的调脂药物有比单独应用他汀治疗有更大的临床获益。
- 对于不能耐受高剂量他汀治疗的患者，在换用其他降脂药物之前可以试用低剂量他汀或其他种类的他汀（或应用辅酶 Q10）。

* * *

（刘迎午　译）

第 15 章　心脏瓣膜病患者的治疗

心脏瓣膜病（VHD）是临床实践中见到的一种主要类型的心脏疾病。随着急性风湿热发病率的下降，二尖瓣脱垂和先天性二叶式主动脉瓣是目前最常见的瓣膜病变。更新的指南将 VHD 分为四个阶段：风险期（阶段 A）、进展期（阶段 B）、无症状严重期（阶段 C）和有症状的严重期（阶段 D）。在最初阶段，瓣膜功能障碍可通过特定的心脏杂音来检测（产生于狭窄或反流），后期可有由疾病自然病程的特征性症状和（或）体征来检测。临床医生在 VHD 患者的临床评估中采取五个步骤：

- 正确诊断受影响的瓣膜。
- 评估病变的严重程度。
- 判断对心肌的影响。
- 决定是否需要（或缺乏）感染心内膜炎（或抗链球菌）预防 *。
- 决定外科手术（或基于导管的）治疗的合理性和（或）时机。

* 注意：不再推荐对 VHD 患者进行预防性抗生素治疗，除非患者既往有心内膜炎病史，或者接受了瓣膜置换或使用人工材料修补。

主动脉瓣狭窄（AS）

主动脉瓣狭窄（AS）是成年人最常见的致命性心脏瓣膜病变。在老年人群（即超过 65 岁），目前认为正常三叶瓣主动脉瓣的"退变性"钙化（主动脉瓣硬化），是一种与动脉粥样硬化相关的炎症过程，已经成为最常见的原因。孤立主动脉瓣狭窄的年轻成年人（尤其是男性）最常见的是异常湍流状态损伤的先天性二叶式瓣膜，经过数年的"磨损"，产生了纤维化和钙化。风湿性心脏疾病也可引起 AS，但常伴二尖瓣的受累。

图 15-1 总结了重度瓣膜性主动脉瓣狭窄的临床处理。

AS 的临床识别

AS 可以以各种方法来识别。本病的发现经常是由于常规临床检查时第一次听到心脏杂音或发现心电图异常。在其他情况下，患者可出现心绞痛、劳力性呼吸困难、劳力相关头晕的发作，或真正的晕厥发作。因此，所有患者的初始临床评估，必须包括认真详细病史的采集，特别要注重这些主要症状。但应当指出的是，本病在这些经典症状发生之前，有一个长期潜在的无症状期。大多数轻至中度瓣膜性 AS 患者无症状，只有当瓣膜狭窄变得严重时产生症状。

心脏的体格检查一般将揭示潜在瓣膜病变的严重程度。瓣膜性 AS 的典型特征是一个粗糙、哼声（类似于清自己喉咙的声音）、渐强－渐弱收缩期喷射性杂音，最好听诊区是主动脉区，杂音向颈部（颈动脉）、锁骨（骨传导）和心尖传导，在那里可具有高频率音色（所谓的"Gallavardin 现象"），尤其是在老年人或在患 COPD 的桶状胸患者（图 15-2 和图 15-3）。

图 15-2. 左图，退行性三叶主动脉瓣的形态学特征示意图。注意局部瓣叶纤维增厚和钙化沉积。右图，重度瓣膜性主动脉瓣狭窄的临床发现。注意响亮峰值后移渐强－渐弱的主动脉瓣收缩期喷射性杂音，伴有 S4 奔马律。颈动脉搏动曲线显示上升支上升速度缓慢，以及可扪及收缩期粗糙的振动（"战栗"）。

图 15-3. 一例瓣膜性主动脉瓣狭窄中年男性的临床发现示意图，他有胸痛、呼吸短促和劳力近乎晕厥发作（经 Dr.W. Proctor Harvey 授权）。注意响亮的迟发高峰的主动脉瓣收缩期喷射性杂音伴有可触及的收缩期震颤，向右肩部和颈部区域传导。该杂音在整个心前区到心尖部都能很好地听到，在那里有一个音色。心电图可见 LV 肥厚与"劳损"模式（图 3-38），胸部 X 线可见主动脉瓣钙化及升主动脉狭窄后扩张（图 4-7B）。多普勒超声心动图可见 100 mmHg 的收缩期压力阶差。心导管检查证实重度主动脉瓣狭窄，不伴有冠状动脉性疾病。

杂音的长度是关键。主动脉瓣硬化和（或）轻度狭窄的杂音不是很长，无迟发高峰。狭窄的严重

图 15-1

重度主动脉瓣瓣狭窄的临床处理

病因	病史	体格检查	ECG	胸部 X 线	实验室检查	手术治疗的时机
（先天性、退行性、风湿性）如为孤立性病变（如先天性二叶瓣、钙化的三瓣叶）在老年男性中最常见	心绞痛、CHF、晕厥（易发猝死）	粗糙的晚期高峰收缩期杂音，向颈部传导（当心脏输出能↓，杂音可能↓），可触及收缩期震颤、细弱和缓慢上升的颈动脉搏动，持续 LV 搏动，单个 S2（无 A2）或矛盾分裂，S4 奔马律	LV 肥厚，LBBB 常见。钙化性病变累及的心脏传导系统造成的心脏传导阻滞（罕见）	主动脉瓣钙化，主动脉狭窄后扩张，LV 突出但无扩张	超声：钙化性主动脉瓣，平均多普勒压力阶差≥40mmHg，LV 肥厚，主动脉瓣口面积≤1.0cm²　导管：证实 LV 主动脉压力阶差＞50mmHg（如果 LV 功能障碍，血流应下降，此值应降低），主动脉瓣口面积≤1.0cm²，记录有的 CAD（见于 50% 患者）	在有症状患者，尽快行主动脉瓣瓣膜置换术［经皮球囊瓣膜成形术用于短期（6个月）缓解症状或 TAVR 用于不能外科治疗的患者］。LV 功能不全的无症状患者也可能适合手术治疗

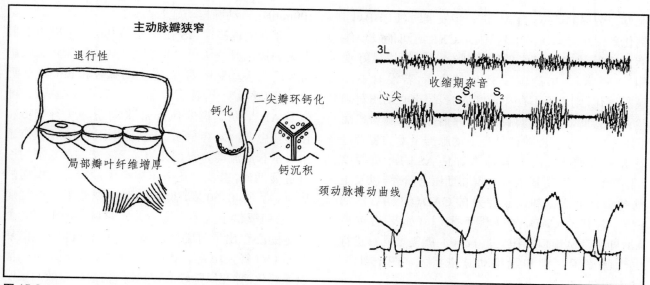

图 15-2

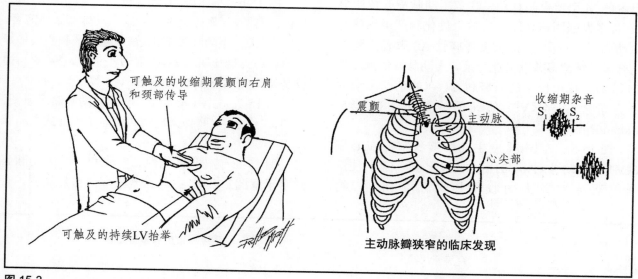

图 15-3

程度随着时间而加重, 杂音变得响亮和长, 峰值出现在收缩期后期, 伴有 S4 奔马律 (由于心房收缩增强, 以应对僵硬、顺应性下降的肥厚 LV), 单个 (不存在 A2) 或 S2 矛盾分裂 (继发于因重度流出道梗阻所致的 LV 射血期延长), 可触及收缩期震颤朝向右锁骨和一个小、弱、缓慢上升和迟发高峰的动脉搏动 (细迟脉), 常可触及颈动脉颤动, LV 心尖搏动有力、缓慢而持久, 心尖 - 颈动脉或肱桡延迟。

作为梗阻严重程度的指标, 杂音的持续时间比其强度更重要。但是, 如果存在晚期 LV 衰竭, 收缩期杂音可能变短, 甚至缺失, 这是由于心输出量显著下降, 主动脉瓣前向血流减少。此外, 在老年人中瓣膜性 AS 严重程度的征象不太可靠。老年患者颈动脉血管往往僵硬、顺应性下降, 导致到颈部的脉搏波传导时间较快 (上升支假性正常化), 从而掩盖血流动力学显著瓣膜性 AS 的动脉搏动结果。然后, 动脉搏动可能会觉得正常或表现出正常或轻度增高的压力。

实验室检查对评估 AS 的严重程度相当有帮助。当 LV 显著压力负荷过重时, 心电图可显示 LV

265

肥厚与劳损的证据,当 AS 进一步发展时,LBBB(因钙化入侵传导系统)并不少见。CXR 有可能发现伴有主动脉狭窄后扩张的瓣膜钙化(侧位片最好观察)。通常,在年龄超过 35 岁的患者,若没有主动脉瓣钙化,则表示不存在重度 AS。超声心动图对确诊最有帮助,可记录瓣膜钙化,并估计主动脉瓣口面积和压力阶差。应对计划行主动脉瓣手术的患者进行介入性检查。心导管检查评估 AS 的严重程度(测量 LV 和主动脉之间的收缩期压力阶差,以及主动脉瓣口面积)和记录伴发的 CAD(约 50% 的病例)。若伴有 CAD,在外科手术时(如果为重度 AS,即主动脉瓣口面积 ≤ 1.0 cm²)就需要同行进行主动脉瓣置换术和冠状动脉搭桥术(图 15-1,图 15-4 和图 15-5)。

图 15-4. 左图,一例重度钙化性主动脉瓣狭窄患者的 M 型超声心动图。注意主动脉瓣开放明显减小,多发强回声(箭头),符合硬化和严重钙化的主动脉瓣。右图,一例重度瓣膜性 AS 患者的跨主动脉瓣连续波多普勒流速记录。主动脉峰值流速为 5 米 / 秒。使用校正的伯努利方程(峰值跨主动脉压力阶差 $[P]=4×V^2$),估计的峰值压力阶差是 100mmHg。

图 15-5. 左图,重度主动脉瓣狭窄的左心室(LV)和主动脉(Ao)的压力曲线记录。右图,注意跨主动脉瓣较大的收缩压力阶力阶差(约

100mmHg),动脉搏动延迟上升。

孤立的瓣膜性 AS 在年轻和中年成年男性中最常见的原因是先天性二叶式主动脉瓣。因此,该病可表现为主动脉喷射音,在主动脉区和心尖最好听诊,不随呼吸变化,伴有收缩期杂音,在一些病例,可闻及 AR 早期高调吹风样舒张期杂音(图 15-6)。在年轻患者,S4 奔马律(无其他原因的 LV 肥厚)通常表示有血流动力学意义的显著狭窄。在狭窄的程度进展期间,患者可几十年完全无症状。在疾病的后期,常在 40~50 岁,患者出现主要症状:心绞痛(与心肌氧供求关系失衡有关)、晕厥(由于在一个固定的心输出量时脑灌注减少)和 CHF[由于僵硬肥厚 LV(舒张功能不全)充盈压增高],预示着病情急速恶化,猝死风险较高,单独药物治疗无效。很明显这些患者需要外科手术。

图 15-6. 左图,先天性二叶式主动脉瓣的形态特征。右图,一例先天性二叶式主动脉瓣狭窄患者。喷射音(E)不随呼吸变化,在主动脉区和心尖最好听诊。用力摒压听诊器,喷射音不消失,S4 奔马律也是如此(经 Dr.W. Proctor Harvey 授权)。

图 15-7. 左图,先天性二叶式主动脉瓣示意图。右图,二维超声、胸骨旁短轴切面显示二叶式主动脉瓣。

图 15-8. 左图,钙化性二叶式和三叶主动脉瓣狭窄示意图。右图,主动脉瓣狭窄的自然病程。有

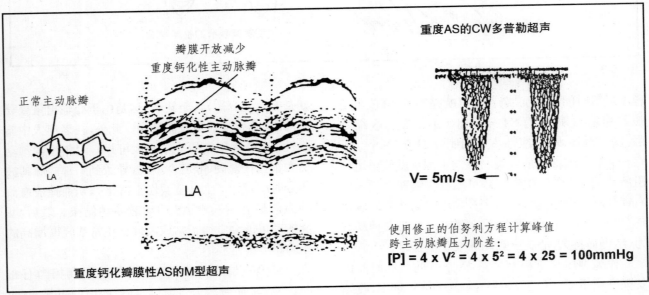

重度AS的CW多普勒超声

瓣膜开放减少
重度钙化性主动脉瓣

正常主动脉瓣

LA

LA

V= 5m/s ←

重度钙化瓣膜性AS的M型超声

使用修正的伯努利方程计算峰值
跨主动脉瓣压力阶差:

$[P] = 4 × V^2 = 4 × 5^2 = 4 × 25 = 100mmHg$

图 15-4

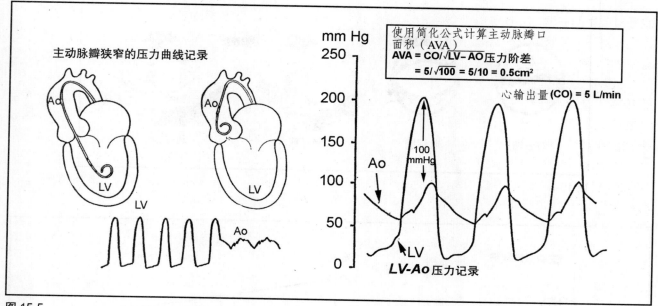

图 15-5

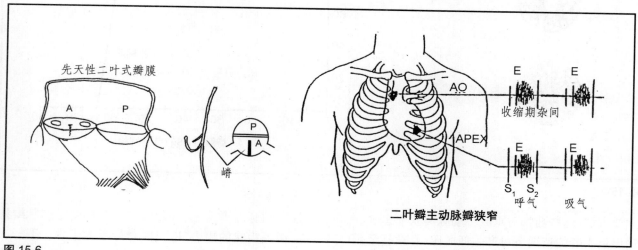

图 15-6

一个长期的、潜在的无症状期,在此期间,狭窄程度进展,生存几乎是正常的。当出现心绞痛、晕厥或心脏衰竭症状,死亡率增高,猝死风险大幅增加,除非进行主动脉瓣置换术。

AS 的治疗

外科手术治疗在无症状的严重 AS 患者中仍存在争议。无症状瓣膜性 AS 患者一般可以药物治疗,直至发生症状。无症状患者的猝死风险非常低(<1%)。应建议患者出现症状后尽快报告。一旦发生心绞痛、晕厥或 CHF 症状,很可能仅存活两三

年或更短,除非是进行手术治疗。因此,对有症状的严重瓣膜性 AS 患者,应尽早建议接受主动脉瓣置换术。

尽管普遍认为"观察等待"在无症状瓣膜性 AS 患者是安全的,但是一些专家建议对预期手术风险低(<1%)的无症状极重度瓣膜性 AS(主动脉瓣口面积 <0.6cm²,平均压力阶差 > 60mmHg)患者和 LV 功能不全(EF <50%)的患者,密切监督的运动试验期间发生低血压症状或病情进展可能性很高(如年龄、重度钙化、CAD),可能会从外科手术中受益。

虽然血管扩张疗法已经成为治疗 CHF 患者的

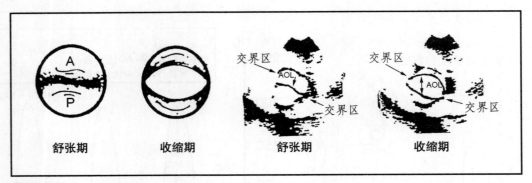

舒张期　　　　收缩期　　　　舒张期　　　　收缩期

图 15-7

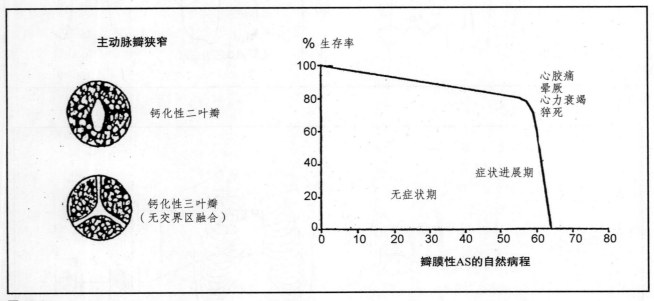

图 15-8

主要方法,这些药物对重度主动脉瓣狭窄患者,在心输出量不变的情况下可产生低血压、晕厥甚至死亡,因此,最好避免使用。降脂治疗("他汀类")可能会阻止主动脉瓣硬化(伴有 CAD)的进展,但在本病的管理中尚未得到证实。手术死亡率在择期手术为 3%~5%,并随着年龄的增长和血流动力学的日益恶化而增高。主动脉瓣置换术的整体疗效非常好。如果 LV 功能下降,一旦解除梗阻,可以预期手术后有改善。

一旦出现胸痛、呼吸困难、头晕或晕厥症状,应重点考虑主动脉瓣置换术。有症状的患者若不接受手术治疗,3 年的死亡率约 75%,但如果接受手术治疗,术后生存率几乎正常。这使得在没有手术禁忌证时,对有症状的重度瓣膜性 AS 患者,应决定选择

行主动脉瓣置换术。因此,对于有重度主动脉瓣狭窄相关症状的患者,应及时转诊手术干预。下一次晕厥事件可能是最后一次!

通常,如果是年轻或中年患者,且没有理由拒绝抗凝,应推荐选用机械瓣。用人(同种)或动物(异种移植,如猪、牛心包)组织制做的生物组织瓣推荐用于预期寿命有限的老年(> 75 岁)、有出血倾向或预期抗凝困难(即华法林)的患者。机械瓣需要终身华法林抗凝,但生物瓣 3 个月后不必要求抗凝(除非存在血栓的其他危险因素,如房颤、LV 功能不全、既往血栓栓塞史)。约 30%~50% 的异种瓣在置入后 10 年内需要更换。一些中心已经开始进行 Ross 手术,这需要将患者的肺动脉瓣换至主动脉瓣的位置,而在肺动脉瓣的位置放置生物瓣,因为生物

瓣在右侧心脏不会很快就衰竭。对于 AS,经皮球囊瓣膜切开术不是首选方法,因为主动脉瓣口面积的改善有限(经常<1年),这是由于再狭窄的发生率较高(图8-5)。但它作为一项临时治疗方法,对病情危重的患者及需要紧急非心脏手术的患者仍是有用的,并对伴有心源性休克或严重 CHF 的血流动力学不稳定的患者,是主动脉瓣置换术前的一种过渡性治疗。虽然瓣膜性 AS 患者发生感染性心内膜炎的风险增高,但近期指南不再建议在仅基于终生感染风险的牙科和其他介入性手术的术前预防性应用抗生素(参见第 17 章)。退行性钙化性 AS 患者低位 GI 出血的发生率增加,往往与右侧结肠血管发育不良有关。主动脉瓣置换术对这些患者常可防止反复出血。

目前,手术和人工瓣膜并发症在正常 LV 功能的无症状患者,其风险超过对预防心源性猝死和延长存活期的获益。对 LV 功能下降(EF<50%)的无症状重度瓣膜性 AS 患者,或拟进行冠状动脉搭桥术或主动脉或其他心脏瓣膜手术的中度-重度 AS 患者,应考虑行主动脉瓣置换术。在老年患者和并发 LV 收缩功能障碍的患者,手术死亡率可以接受(约10%)。对高风险或不能手术的有症状的重度 AS 患者,经导管主动脉瓣置入或置换术(TAVI 或 TAVR)是一个可行的替代手术。记住,由于外科手术和经皮技术的不断提高,严重 AS 患者在病程早期就有可能适合接受瓣膜置换术。

主动脉瓣关闭不全

慢性 AR

慢性主动脉瓣关闭不全(AR)的病因有很多种。在风湿热和梅毒的发病率下降的时代,主动脉根部和瓣叶的退行性疾病是最常见的原因。AR 常由于升主动脉扩张(升主动脉瘤、主动脉囊性中层坏死、主动脉夹层)和(或)严重的长期高血压所致。单纯 AR 可能是由于原发性主动脉瓣疾病(二尖式主动脉瓣、钙化性退变、心内膜炎、风湿性)所致。它也可以由类风湿性关节炎、强直性脊柱炎和系统性红斑狼疮引起。最近的研究表明,减肥药物(啉芬)的使用与 AR 患病率的增加有关。

慢性 AR 的临床识别

在疾病的早期过程中,患者的症状归因于增大的搏出量,即心跳有力和颈部动脉搏动明显。当临床恶化时,患者可能发生左心衰竭(疲劳、乏力、劳力性呼吸困难、端坐呼吸、PND)、盗汗或心绞痛(由于主动脉舒张压低、冠状动脉血流减少)症状。

图 15-9. 慢性主动脉瓣关闭不全的自然病程。在心脏衰竭的症状和体征出现之前,慢性主动脉瓣关闭不全患者通常可保持几十年无症状,常常直到四五十岁时才发现(经 Dr.Gordon A. Ewy 授权)。

体格检查发现高频渐弱的吹风样舒张期杂音,在患者坐位前倾深呼气屏住呼吸,听诊器薄膜紧压胸骨左缘时最好听诊。当重度 AR 时,动脉脉压增宽,即高的收缩压和非常低的舒张压(<40mmHg,有时可向下在 0 mmHg 听到)。与宽脉压有关的其他特征性体格检查结果,如头部上下摆动征(所谓的 deMusset 征或"yes-yes"征),可见的颈部脉搏搏动(跳跃),动脉脉搏快速上升或下降(所谓"水锤"或 Corrigan 脉),常伴有双轮廓、甲下毛细管搏动(所谓 Quincke 脉)和 Duroziez 征(在部分受压的外周动脉听到舒张期杂音,一般为股动脉)。当重度 AR 时,LV 心尖搏动弥漫、向下外侧移位,也有可能听到心尖部低频舒张期隆隆样杂音(Austin-Flint 杂音)。Austin-Flint 杂音是由于关闭不全的主动脉瓣反流束引起二尖瓣部分关闭,致跨二尖瓣血流呈湍流。沿胸骨左缘常可听到收缩期喷射性杂音(由于主动脉瓣前向血流增加),并不一定意味着合并主动脉瓣狭窄。

图 15-10 总结了重度主动脉反流的临床治疗方

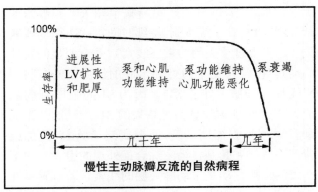

图 15-9

法。

在慢性 AR 患者,主动脉瓣收缩期杂音(由于较大的 LV 搏出量)也可能在典型的早期吹风样主动脉瓣舒张期杂音之后被听到(特征性"来来回回"AR 杂音)。收缩期杂音在部分患者可能很响(≥4 级),并伴有可触及的收缩期震颤,类似瓣膜性 AS。要认识到很重要的一点,在这样的患者,如果 AR 的外周征象存在,如血压读数脉压增大(160~170 / 40~30 至 0),无论收缩期杂音怎样响亮或或舒张期杂音怎么微弱,也不存在 AS,仅是显著的反流。AR 的严重程度与舒张期杂音的持续时间相关性较其强度更高。

在慢性重度 AR 患者,CXR 可见 LV 显著扩张("靴形"心脏)(图 4-6A),伴有 ECG 显示的 LV 肥厚。升主动脉扩张见于主动脉夹层、马方综合征或囊性中层坏死患者。多普勒超声心动图与行左心室造影和瓣上主动脉造影的心导管,可确定诊断,判断反流的严重性,以及评估左心室大小和功能,这是主动脉瓣置换术时机的关键决定因素(图 5-4E,图 5-6 和图 5-23)。

急性 AR

急性 AR 的临床识别

急性 AR 可能是由于主动脉夹层动脉瘤、感染性心内膜炎或外伤所致。急性 AR 患者通常有明显的左心衰竭症状,往往起病急,并迅速进展到完全性肺水肿(因为主动脉瓣突然重度反流,LV 没有时间来适应)。在慢性 AR,许多外周征象可能不存在,这是因为它们没有足够的时间来发生(图 15-10)。

与慢性 AR 相反,急性 AR 脉压可能不大,舒张压可以是正常低限,而"来来回回"收缩期杂音(由于前向血流增加,并不一定与狭窄相关)和舒张期杂音,常沿胸骨左缘听到,持续时间短;S1 微弱或缺失(二尖瓣过早关闭的重要线索),并有明显的窦性心动过速,经常见于急性肺水肿的情况下(在胸部X 线片上心脏大小正常)。因为 S1 的强度减弱或消失,S2 可能被误认为是缺失的 S1,主动脉舒张期杂音误解为收缩期杂音,而彻底漏诊 AR。胸部或背部不适(尤其是在马方综合征外观的患者)和不一致的脉搏搏动是主动脉夹层的线索。若有感染性心内膜炎,可见发热、瘀斑、紫癜和动脉栓塞事件。

超声心动图可以记录 AR 的严重程度,确认二尖瓣提前关闭,并可能揭示反流的潜在原因(如,在感染性心内膜炎主动脉瓣赘生物,或在主动脉夹层内膜撕裂)。

图 15-11. 三叶瓣主动脉瓣感染性心内膜炎的形态特征。注意有赘生物和瓣叶穿孔,引起主动脉瓣关闭不全。在主动脉瓣感染性心内膜炎所致肺水肿的急性危重患者,听诊除收缩期杂音(SM)外,还可听到短暂的舒张期杂音(DM)。这就表明患者需要接受外科手术治疗(经 Dr. W. Proctor Harvey 授权)。

慢性和急性 AR 的管理

对于无症状、左室功能尚保留和血压增高的慢性重度 AR 患者,应该使用减少后负荷的药物治疗:

- 血管扩张剂治疗(如硝苯吡啶和 ACE 抑制剂)对 LV 扩张和正常 LV 收缩功能的无症状患者可减少反流量,并可能延缓施行主动脉瓣置换术。
- β 受体阻滞剂治疗可能会停止马方综合征主动脉扩张的速度。

虽然获得感染性心内膜炎的风险增加,但不再建议 AR 患者接受抗生素预防(参见第 17 章)。左室功能正常的无症状患者可以参加各种各样的活动。但是,应避免剧烈肌肉锻炼。在慢性 AR 患者,当出现症状、超声心动图提示射血分数＜50%,或收缩末径＞50mm 或舒张末期＞65mm(如果手术风险低)时,建议行主动脉瓣置换术。早期的 LV 功能障碍可能会在主动脉瓣置换术后恢复正常。因主动脉根部病变造成的 AR 则需要修复或更换根部,手术难度更高。

由于人工主动脉瓣的栓子和抗凝风险,目标是推迟手术而避免对患者的 LV 功能造成不可逆的损失。目前,只要无症状的患者出现明确、持续的 LV 功能恶化(即使轻度),进行外科手术治疗是明智的。手术后,LV 大小通常会缩小,LV 功能改善,除非一直长期存在功能障碍。

在急性 AR 患者,应及时识别,适当的抗生素治疗(如由感染性心内膜炎造成的),紧急手术治疗[夹层或外伤导致的和(或)血流动力学不稳定的急性 AR] 可以挽救生命。

图 15-10

重度主动脉反流的临床治疗

病因	病史	体格检查	ECG	胸部 X 线	实验室检查	手术治疗的时机
慢性 主动脉根部扩张（例如,高血压,囊性中层坏死,主动脉扩张）,风湿性,先天性二叶式主动脉瓣	晚期,呼吸困难,心绞痛,疲劳	宽脉压,低舒张压,心动脉搏动反弹（快速上升）,LV 搏动向下侧移位,速减舒张期杂音,长的沿 LSB（主动脉瓣膜性）或沿 RSB（主动脉瓣根部）;收缩期喷射杂音,心尖 Austin-Flint 隆隆杂音,S3 奔马律	LV 肥厚,如果是孤立性病变,常见 NSR	心脏扩大,LV 扩大（靴型心）,升主动脉扩张	超声:扩大的 LV 和主动脉,多普勒反流束的严重程度;导管:显示主动脉→LV 反流,LV 功能	当出现症状,超声示射血分数 < 50% 或 LV 收缩末径 > 50mm 或舒张末径 > 65mm（如果手术风险低）时,建议瓣膜置换术
急性 （心内膜炎,主动脉夹层,窦破裂,人工瓣膜）	突发肺水肿	短的舒张期杂音,S1 微弱	没有帮助	心脏大小正常,肺瘀血	超声:瓣膜脱垂,赘生物,主动脉夹层（TEE）;导管:证实诊断	AVR,当主动脉夹层心内膜炎或感染性的急性 AR,常需紧急手术

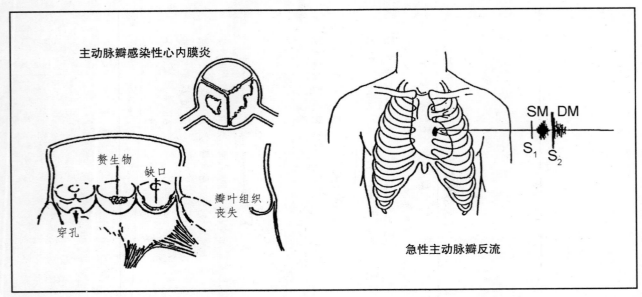

图 15-11

二尖瓣关闭不全（MR）

随着风湿热的下降，MVP 已经成为瓣膜性二尖瓣关闭不全（MR）最常见的原因（约 65% 的病例）。二尖瓣黏液变性是成年人（尤其是女性）轻度 MR 一个非常常见的原因，其严重程度可能会随着年龄的增长（尤其是男性）而加重，以致可能伴发严重的 MR。性别／年龄呈此分布的原因尚不明确。MVP 可能与 ASD（继发孔型）、HOCM 和马方综合征有关。减食欲药（PhenFen）也已被报道可造成 MR。重度二尖瓣关闭不全的临床处理总结在图 15-12。

慢性 MR

慢性 MR 的临床识别

图 15-13. 慢性二尖瓣关闭不全的自然病程（经 Dr. Gordon A. Ewy 授权）。

轻－中度慢性 MR 患者可几十年或终生相对无症状。左室收缩尚可直到病程的晚期，此时 LV 功能开始恶化。慢性 MR 患者可能出现一个缓慢、隐袭起病的心衰症状 [劳力性呼吸困难、端坐呼吸、PND、咳嗽、虚弱和疲劳（由于低心输出状态）]，这是因为瓣膜反流进展得更加严重（"MR 招致 MR"）。踝关节肿胀（水肿）是一个晚期的发现。

LA 扩大可能会导致不规则的心脏节律（如房颤），并可能导致心悸。慢性 MR 的杂音是典型的高调吹风样，心尖最好听诊，向侧后方呈"带状"传导至腋下、左肩胛部和背部，有时则由脊柱向上至头顶（当前叶受累时）。通常，MR 的严重程度并不体现在收缩期杂音的强度，而是通过所伴随的舒张事件。收缩晚期杂音或伴收缩晚期亢进的全收缩期杂音通常提示轻度 MR，尤其是当不存在 S3 奔马律时。当反流严重有血流动力学意义时，在心尖可闻及伴 S3 奔马律和短的舒张期"隆隆样"的全收缩期杂音（图 2-63）。但应当指出的是，在因急性 MI 造成的严重 MR 且伴重度 LV 收缩功能障碍、低血压和低心输出量患者，或在人工瓣周漏或明显肺气肿、肥胖或胸壁厚的患者，收缩期杂音可几乎听不见甚至没有（"沉默 MR"）。

在慢性 MR，心电图可显示 LA 扩大、LV 和 RV 肥厚和房颤的证据。胸片可显示明显的 LA 和 LV 扩大的证据。如果肺血管压力没有高到可产生临床明显的肺水肿，肺野可清晰。所谓巨大 LA 见于慢性重度 MR（通常是当伴有二尖瓣狭窄时）。多普勒超声心动图可明确诊断和评估反流的严重性（图 5-6）。连续超声检查有助于手术时机的决策。TEE 可以显示 MR 的原因，并确定适合瓣膜修复的患者。多普勒超声心动图可在多达 80% 的正常健康个体检测到少量且无临床意义的 MR（所谓的"生理性"）。应注意不要过度将这一发现解读为有临床意义。心导管检查术可明确诊断，并评估 LV 功能和肺动脉压力（图 15-12）。左心房混浊的速率和强度可用于评估反流的严重性（1+ 至 4+ 级）（图 5-23）。瓣膜术前常进行冠状动脉造影以明确是否存在 CAD。

慢性 MR 的管理

轻度至中度 MR 通常不会引起症状，预后良好，除非发生感染性心内膜炎或突发腱索断裂。虽然 MR 患者获得感染性心内膜炎的风险增加，但最近的指南不再建议预防性应用抗生素（见第 17 章）。限制钠盐饮食并同时使用利尿剂和扩张血管剂（如 ACE 抑制剂）治疗可改善充血性症状。没有长期的研究表明血管扩张剂对左室功能正常的无症状患者有益。房颤发生较晚（通常表示显著的 LA 扩大），并且需要控制心室率（使用 β 受体阻滞剂、钙通道阻滞剂、地高辛）和用华法林抗凝治疗（以达到目标 INR 2-3）。在长期的基础上，电复律很少成功。

由于 LV 功能不可逆转的逐渐恶化可能发生在症状出现之前，即使在射血量下降（≤ 60%）或 LV 扩张（超声示收缩末期内径 ≥ 40mm）的无症状患者，应尽早进行外科治疗。当症状进展或 LV 收缩功能不全或 LV 室扩大（超声或胸片）时，应进行外科治疗。射血量 < 50% 提示显著减低的 LV 功能（注意：在 MR，射血分数一般应 ≥ 65%）。房颤或肺动脉高压的发生，也是外科治疗的适应证。随着外科技术的改进，目前二尖瓣修复术（成形术）的手术时机比以往要早（与瓣膜置换术比较），因为手术风险较低，术后瓣下结构可保持完好，LV 功能可更好地保留。二尖瓣手术的进展（包括微创和机器人辅助瓣膜修复和腱索保留的瓣膜置换术）已经使 MR 患者的围手术期和长期结果改善。目前正在研究经皮方法瓣膜修复术，包括使用二尖瓣夹或成形环。如果瓣膜无法修复，将需要用人工瓣置换。

急性 MR

急性 MR 的临床识别和处理

急性 MR（由突发性腱索断裂、感染性心内膜炎或急性 MI 时的乳头肌断裂引起的）是一种潜在的致命性疾病，特征是肺水肿起病急骤和严重的灌注衰竭。血流动力学紊乱严重，这是因为反流突然强加在一个正常的 LA。LA 不能急性扩张和增加顺

应性，导致 LA 压力显著增加，引起肺水肿。

图 15-12 总结了急性二尖瓣关闭不全的主要特征。

体格检查时，患者呼吸急促和呼吸困难，往往更喜欢直立位而不是仰卧位。与慢性 MR 相反，急性 MR 的杂音在收缩早期和中期响，S2 前逐渐减轻（因为左心房压力迅速升高，反流减少），倾向于向前和向上向基底部传导，有时甚至到颈部（后叶受累时），在那里可以被误认为是主动脉瓣狭窄的杂音。在急性 MR（主要是在中年或老年男性），一般是正常窦性心律（而不是房颤）和明显的 S4 奔马律（左心房大小正常，收缩强劲）。心电图通常正常，CXR 的典型表现是正常大小的心脏与肺水肿的证据。超声检查可能显示急性瓣膜功能不全的原因，如断裂的腱索、赘生物、连枷样瓣叶等。在心脏导管检查时，左心室造影可显示 MR。如果重度反流，肺毛细血管楔压增高，伴有特别突出的反流 V 波（图 5-27）。由于急性重度 MR 患者对病变难以耐受，用正性肌力药、血管扩张剂（如能耐受）和 IABP 反搏治疗稳定病情后，可能需要立即外科修复治疗。

二尖瓣脱垂（MVP）（图 15-16）

MVP 的临床识别

二尖瓣脱垂（MVP）是最常见的二尖瓣异常，影响可达 2% ～ 3% 的人群。这种疾病的患者有两类不同的临床亚型。第一组的特点是超声显示二尖瓣畸形，伴有少量 MR，体格检查可闻及收缩中期喀喇音，伴或不伴收缩晚期杂音。年轻女性（20 至 50 岁），尤其是那些瘦、薄体型者，占疾患者群的大多数。这些患者大多数无症状。第一组 MVP 患者一般预后良好。猝死非常罕见。

第二组 MVP 患者的特点是超声提示相当严重的瓣叶增厚和 MR。这些患者大多数是男性（40 ～ 70 岁），MR 进展至需要二尖瓣手术的可能性很高。另一个问题是，腱索断裂可能会导致 MR 程度突然加重，严重症状急骤发生。重度 MR 患者猝死风险增加（最常见的是由室性心律失常引起的）。

图 2-48 显示一例二尖瓣脱垂年轻女性的下蹲

图 15-12

重度二尖瓣闭不全的临床治疗

病因	病史	体格检查	ECG	胸部 X 线	实验室检查	手术治疗的时机
慢性 MVP, CAD, 任何原因造成的 LV 扩大、风湿性	迟发左心衰症状（呼吸困难、疲劳），晚期右心衰竭，中年期且无性别差异	快速上升动脉搏动，扩大的 LV，晚期胸骨旁抬举，心尖全收缩期杂音并向腋下传导，伴 S3 奔马律和舒张期血流隆隆音，S2 宽分裂	左心房扩大，LV 肥厚，常见房颤	心脏扩大，LV 和 LA 扩大	超声：LV 和 LA 明显的扩大，二尖瓣脱垂，多普勒评估反流束严重程度 导管：显示重度 LV-LA 二尖瓣反流和 LV 功能（在代偿期 EF 值超正常，重度 MR 伴 LV 功能障碍 EF 值 < 60%）	首选二尖瓣修复术；如果二尖瓣需要，行二尖瓣置换术。当服用利尿剂和后负荷减少药物（如 ACE 抑制剂）发生轻度以上症状时，或当发生 LV 功能不全（射血分数 ≤ 60% 或）时 LV 收缩末径 ≥ 40mm，应尽快手术治疗
急性 心内膜炎（腱索断裂、瓣叶穿孔、人工瓣膜）、乳头肌断裂	急性肺水肿，通常老年男性	快速上升动脉搏动，递减性收缩期杂音并向颈部（后叶）或向背部（前叶）传导，S4 奔马律，响的 P2，S2 宽分裂	NSR（急性 MI, 如果存在）	肺水肿，正常心脏大小	超声：连枷二尖瓣叶或赘生物，高动力 LV，LA 和 LV 大小正常 导管：PCWP 曲线上见较大的 V 波，LV 造影显示 MR	由感染性心内膜炎或腱索断裂引起的急性 MR，需要紧急外科修复术

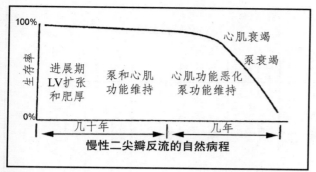

图 15-13

动作,有不典型胸痛和心悸。动作减少心室容量（如站立）,使喀喇音和杂音提前,而那些增加心室容量（如下蹲）延缓喀喇音和杂音。注意收缩期喀喇音（C）和杂音站立时向第一心音（S1）靠近,下蹲时向第二心音（S2）靠近。

在经验丰富的临床医生,听诊器是诊断 MVP 的最佳工具。虽然超声心动图识别 MVP 非常有用,但在绝大多数患者不需要它做出诊断（图 5-4A）。事实上,甚至当超声不能提示 MVP 时,可听见收缩期喀喇音。但是,在正常或经典听诊疑诊 MVP 患者中,超声可有助于评估二尖瓣的厚度、其运动特征、反流程度和瓣环的大小。这些信息可有助于确定 MVP 并发症的可能性。对超声不正确的使用和（或）不准确的解释可能导致无综合征的患

者被诊断为 MVP,或当存在时不能检出 MVP[即在有收缩中期喀喇音和（或）收缩晚期杂音临床证据的患者,超声可能是正常的]。心电图可显示下壁或侧壁导联 ST 段压低和（或)T 波异常（并导致误诊为 CAD）,QT 间期延长,以及房性早搏和室性早搏。虽然绝大多数 MVP 患者没有症状,也没有严重的并发症（正常寿命）,自发性或感染性心内膜炎造成的腱索断裂可引发明显的 MR。

图 15-14. 引起急性二尖瓣关闭不全的二尖瓣脱垂腱索断裂的形态特征。腱索破裂可能会使二尖瓣脱垂听诊发生重大的变化,多个收缩中期喀喇音和（或）心尖部收缩晚期杂音（sm）变为突然出现的全收缩期杂音（SM）,在收缩晚期减弱,典型见于急性重度二尖瓣关闭不全。瓣膜反流可能需要手术治疗。

图 15-15. 二尖瓣脱垂的听诊发现。注意可能会在二尖瓣脱垂患者听到喀喇音的宽度变异（C）、收缩期杂音（SM）,以及喀喇音 – 杂音复合音。同一患者的听诊结果甚至可能会不时发生变化。底线上的第二个和第三个草图表示腱索断裂典型的渐弱变细的全收缩期杂音。

MVP 的管理

重度 MVP（伴瓣膜关闭不全）是最常见的与感

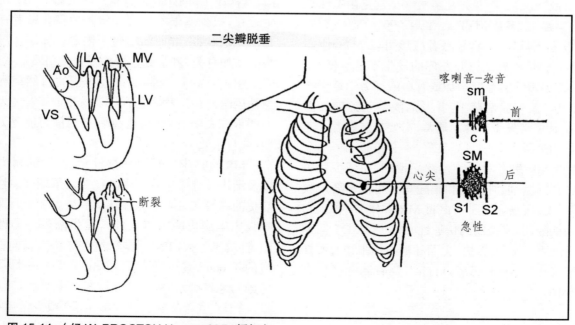

图 15-14 （经 W. PROCTOU Harvey,M.D. 授权）

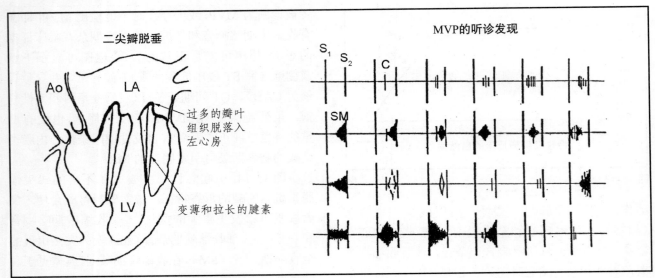

图 15-15 （经 W. Proctor Harvey, M. D. 授权）

染性心内膜炎有关的心脏疾病。心内膜炎也可能发生于轻度 MVP。虽然 MVP 是诱发感染性心内膜炎最常见的基本条件，但心内膜炎在整个 MVP 人群中的绝对发病率极低。此外，MVP 通常不会像其他高风险的心脏疾病那样，与感染性心内膜炎的不良预后的最高风险有关。因此，不再推荐在正在接受牙科、GI 或 GU 道操作的患者中使用抗生素预防感染性心内膜炎（见第 17 章）。

β 阻滞剂可尝试用于有症状的患者（如心悸、胸痛、焦虑或恐慌）。罕见发生猝死（最常是由室性心律失常引起）。多数 MVP 患者（约 90%）既没有症状，也没有高风险。MVP 患者应该可以放心，他们的预后一般是极好的。并发症的发生率非常低，通常是与二尖瓣叶的厚度增加或有血液动力学意义的 MR 有关。在一般情况下，并发症随着年龄增加而增多，而且更常见于男性。通常，需要安慰患者并向其解释病情，让其知晓预后良好，不必担心。

重度 MR 患者对药物治疗无反应，如减少后负荷（ACE 抑制剂、肼屈嗪和硝酸盐），可能需要瓣膜修复和（或）置换。对于有严重 MR 并伴 LV 扩大和（或）功能障碍、未控制的快速性心律失常、QT 间期延长、不明原因的晕厥史、主动脉根部扩张和心源性猝死家族史的 MVP 患者，可能需要限制竞技体育（图 15-16）。

风湿性心脏病二尖瓣狭窄（MS）（图 15-17）

风湿性 MS 的临床识别

风湿热是二尖瓣狭窄的主要原因。在美国虽然我们目睹了急性风湿热的大幅下降（由于控制了 A 组链球菌感染），链球菌感染和急性风湿热最近重新成为临床问题。风湿性心脏瓣膜病最常影响二尖瓣，其次是主动脉瓣，很少累及三尖瓣。MS 可能终生存在，很少或根本没有症状。大多数患者有一个长的无症状期，继而活动轻微限制。怀孕（与血容量的增加有关）和快速性房颤发作常引发症状。

图 15-18：风湿性二尖瓣病变的自然病程。在急性风湿热初次发作之后几年到几十年发展为典型的严重二尖瓣狭窄（高达 50% 的时间可能已无法识别，或忘了）。

MS 的临床特征包括慢性疲劳、运动耐力降低以及渐进性呼吸苦难。当既往在儿童期有急性风湿热史的患者（特别在以往怀孕的最后 3 个月期间有呼吸困难病史的中年女性），发生渐进劳力性呼吸困难、端坐呼吸，PND 伴咳嗽（当二尖瓣口面积从正常的 $4{\sim}6cm^2$ 减少到小于 $1.0cm^2$）、突发心悸（由于房颤），急性肺水肿、全身性栓塞（如中风）、咯血（少见，由于支气管静脉破裂或肺栓子）或声音嘶哑（由于扩张的肺动脉压迫左喉返神经）等症状时，精明

图 15-16

二尖瓣脱垂的临床治疗

病史	无症状,或"不典型"胸痛,心悸,自主神经功能失调,气短,疲劳,焦虑和(或)恐慌,短暂性缺血发作
体格检查	收缩中 - 晚期喀喇音和(或)心尖收缩晚期或全收缩期杂音或 MR "喘息音"
心电图	下侧壁导联非诊断性 ST-T 异常,房性和(或)室性早搏
胸部 X 线	正常心脏大小,胸壁变形(直背,鸡胸,漏斗胸,脊柱侧弯)
实验室	
超声心动图	增厚、冗长的二尖瓣瓣叶伴过度收缩期位移(在胸骨旁长轴切面)＋ / —腱索断裂,多普勒 MR(心尖 4 腔切面可能过度诊断 MVP)
心导管	可见二尖瓣脱垂并记录 MR 的严重程度
治疗	不再推荐感染性心内膜炎预防 [甚至合并 MR 和(或)增厚的瓣叶]。β 阻滞剂用于有症状患者(如心悸、胸痛)。阿司匹林预防栓子。对重度 MR 行二尖瓣置换或修复术

的临床医生应仔细寻找 MS 的临床体征。

图 2-79:显示风湿性二尖瓣狭窄患者的临床表现。注意响亮的第一心音(S1)、开瓣音(OS)和舒张期杂音(DM)。舒张期隆隆样杂音(DM)患者左侧卧位最好听诊。触诊感觉左心室的最大搏动点,并将听诊器的钟面轻放在此处。如果二尖瓣狭窄存在舒张期隆隆样杂音,它几乎总是在此处被听到。通常,开瓣音越接近 S2(LA 压力越高),舒张隆隆声越长,狭窄越严重。

随着病情的发展,发生肺高压(其使预后恶化,并增加手术死亡率),以及一些症状如疲劳(由于低心输出量)、恶心、食欲不振,以及右上腹疼和 RV 衰竭体征,包括腹水和外周性水肿。心电图(LA 扩大或房颤,如有右肺动脉高压,可见 RV 肥大和电轴右偏)、CXR(LA 和 RV 扩大、二尖瓣钙化、肺血管充血)以及实验室检查(特别是多普勒超声心动图,可显示二尖瓣钙化并估计跨瓣舒张期压力阶差和二尖瓣口面积)(图 15-17 和图 5-24)也可有助于发现二尖瓣狭窄。大部分患者无症状。当出现症状,最常是由于二尖瓣功能不全、房性心律失常、心脏传导阻滞、钙化性血栓栓塞症和感染性心内膜炎。

特别要询问患者风湿热(RF)的病史。许多风湿性心脏瓣膜病患者没有急性风湿热病史,而其他患者有明确的病史,很好地记录着发作过心脏炎、关节炎、皮疹、皮下结节和舞蹈症——RF 的主要表现(Jones 标准)。如果患者否认 RF 的病史,询问其小时候各种 RF "等同症状",如 "成长疼痛"(关节炎)、St. Vitus 舞(舞蹈症)、频繁的喉咙痛(链球菌感染)、流鼻血或长时间发热性疾病,可能会提供线索。患者小时候上床睡觉的时间很长,可能有 RF。相反,对于疾病特征的问诊很重要,甚至当患者声称他或她有 RF,因为许多患者被告知他们 "有风湿热",这是基于许多年以后听到的心脏杂音,其实从来没有一个明显的临床发作。请记住,RF 在 4 岁之前罕见。幸运的是,在当今美国大部分地区,RF 的发病率大幅度下降。请注意 "50% 法则":如果有风湿热病史,存在风湿性心脏瓣膜病的概率为 50%。相反,只有 50% 的风湿性 MS 患者有风湿热病史。请记住以下风湿性 "三联征":风湿热、MS、房颤。当前两个存在,第三个也存在或即将发生。

风湿性二尖瓣病患者包括一系列异常,从单纯二尖瓣狭窄到纯 MR。

图 15-19. 二尖瓣狭窄及二尖瓣狭窄合并二尖瓣关闭不全的听诊发现。在二尖瓣狭窄患者,第一心音(S1)响且尖锐,第二心音被分裂成主动脉瓣(A2)和肺动脉瓣(P2)成份,早的开瓣音(OS)之后

图 15-17

重度二尖瓣狭窄的临床治疗

病因	病史	体格检查	ECG	胸部 X 线	实验室检查	手术治疗的时机
风湿性心脏病（但约50%患者否认既往风湿热史）	左心室衰竭症状（呼吸困难，疲劳），心悸和晚期右心衰竭	心尖部长的舒张期隆隆样杂音，短的S2-开瓣音间隔，肺动脉高压体征（P2响，触及RV抬举感）	LA扩大，RV肥厚，常见房颤	LA扩大，二尖瓣钙化，RV扩大，Kerley线，肺静脉瘀血	超声：瓣口面积减少，多普勒高速血流，LA扩大，较大的LA 导管：确认诊断，定性评估跨瓣压力阶差（重度二尖瓣狭窄=平均压差≥12mmHg）	通常是当发生轻度以上症状或肺动脉高压的证据，右心衰竭，瓣口面积≤1.5cm²时考虑手术治疗 当瓣口面积≤1.5cm²[柔软，不存在左心房血栓和（或）严重的MR]时可考虑经皮二尖瓣球囊成形术

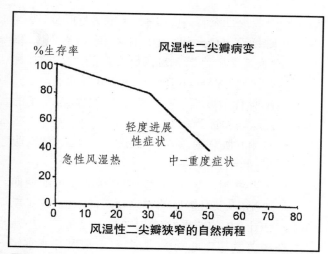

图 15-18

可闻及收缩期前加重的舒张中期和晚舒张期杂音（BM）。全收缩期杂音（SM）和晚的开瓣音提示二尖瓣狭窄合并关闭不全。轻度二尖瓣狭窄伴重度关闭不全的患者具有全收缩期杂音（SM）、第二心脏声音宽分裂、第三心脏声音（S3）和左心室充盈增加

引起的短的舒张中期杂音（DM）。（经 Dr. Bernard L. Segal 医生授权）。

风湿性 MS 的处理

- 对风湿热的预防措施,使用青霉素或磺胺嘧啶治疗,建议用于所有患者,至少 40 岁前,以及终生用于频繁接触链球菌感染的患者如教师和日间护理员。但是,最近的指南不再推荐应用抗生素预防感染性心内膜炎。MS 患者应接受药物治疗,除非治疗后症状持续存在。

- 全身性血栓栓塞是 MS 的严重并发症,在这些患者（特别是那些有房颤者）应加强抗凝治疗。

- 心室率控制（如地高辛、β 受体阻滞剂、钙通道阻滞剂）适用于房颤。应尝试电复律。

- 根除通常需要外科手术治疗（瓣膜置换），但经皮球囊瓣膜成形术可考虑用于瓣口面积 ≤ 1.5cm² 的有症状患者。与人工瓣膜有关的问

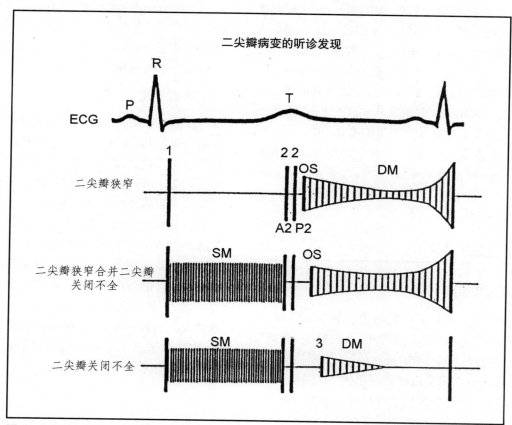

图 15-19

题包括血栓形成、瓣周漏、心内膜炎和在组织瓣膜的退行性改变。

* * *

关于瓣膜手术适应证的建议：

当考虑心脏瓣膜病手术治疗的最佳时机时，来自心脏临床检查的线索，以及 LV 收缩功能的客观和定量的指标（如用超声测量）是最有帮助的。请记住以下几点：

- 在有血流动力学意义的瓣膜性 AS，一旦发生 CHF、晕厥或心绞痛症状，应进行手术治疗。
- 在慢性 AR 患者，当发生症状（呼吸困难、心绞痛）且有 LV 扩张和（或）功能障碍（LV 射血分数＜50% 或左室收缩末期径＞50mm 或左室舒张末期内径＞65mm）的客观指标时，应考虑手术治疗。
- 在慢性 MR 患者，当发生症状或 LV 功能下降到正常低限（LV 收缩末期径≥40mm 或射血量≤60%）时，应考虑瓣膜修复或置换。
- 对于风湿性 MS，二尖瓣球囊成形术的成功取决于 4 个超声标准：瓣膜的活动度、瓣膜增厚情况、瓣下增厚情况和瓣膜钙化。如果有症状或存在肺动脉高压，应考虑瓣膜成形术。

请记住，任何有严重心脏瓣膜反流的患者（如 MR、AR）都应得到仔细的随访，并注意隐匿的心肌功能障碍。如前所述，射血量从先前"超正常"水平的正常化意味着已经发生明显的心肌功能丧失，提示此时可能需要手术治疗。由于急性重度 MR 和 AR 患者普遍对病变的耐受性差，可能需要紧急外科手术。

* * *

三尖瓣反流（TR）

TR 的临床识别

器质性三尖瓣疾病可能是由各种病因造成的，包括风湿性心脏瓣膜病、感染性心内膜炎、黏液变性、转移性类癌、肿瘤、RV 梗塞（乳头肌断裂）、重度闭合性创伤、右心房黏液瘤。严重的"功能性"三尖瓣反流（TR）也可能来自于任何原因的肺动脉高压或右心衰竭。下列情况可识别 TR：

- 全收缩期杂音，在左胸骨下缘最好听诊，吸气时增强（Carvallo 征），伴右侧 S3 奔马律和"血流隆隆声"，颈部静脉突出的"V"波，具有快速"Y"形下降和收缩期肝脏搏动。
- 在所有中度至重度 TR 患者，体静脉高压的症状与体征。
- 右侧心脏衰竭，这可导致厌食、恶心、呕吐、腹胀（腹水）和水肿。
- 多普勒超声显示从 RV 逆行流入 RA 的逆向血流，以及肝静脉的收缩期逆向血流，并可以估计 TR 的严重性（图 5-6）。

在多普勒超声心动图，大多数正常人有非常轻微的（"生理性"）TR，不严重且听诊不到。高的肺动脉压力通常与继发性 TR 有关。

TR 也可能是感染性心内膜炎造成的，这是由于污染的毒品 IV 注射。在患有三尖瓣心内膜炎和脓毒性肺栓塞的发热 IV 注射毒品滥用者，可能听不到收缩期杂音，或仅在吸气时听到，而呼气时听不到。与二尖瓣一样，可发生三尖瓣脱垂。

三尖瓣（和肺动脉瓣）关闭不全 [和（或）狭窄] 的一个非常罕见但重要的原因是类癌。急性冠脉综合征可能引起 TR。机制包括缺血性乳头肌功能不全和乳头肌梗塞断裂。

TR 的处理

虽然三尖瓣异常造成的 TR 患者感染性心内膜炎的风险增高，与其他种类的心脏瓣膜病一样，最近的指南不再建议仅仅根据终生风险预防性应用抗生素（见第 17 章）。TR 治疗的基本原则是治疗潜在的病因（如感染性心内膜炎、心肌病、肺动脉高压）。如果适当的药物治疗改善了整体或右心功能或使肺动脉压力或阻力下降，TR 的严重程度就可能减轻。无肺动脉高压的原发器质性 TR 通常不需要手术治疗。如果 TR 严重和难治，建议行瓣膜修复或瓣环成形术，并且通常优先于瓣膜置换。在需要瓣膜手术的二尖瓣和（或）主动脉瓣疾病的患者，要求行术中 TEE 评估三尖瓣功能状态和决定是否需要三尖瓣瓣膜成形术或瓣膜修复术。

（杜鑫　译）

第 **16** 章 肥厚型心肌病患者的治疗

肥厚型梗阻性心肌病（HOCM）的临床识别

肥厚型梗阻性心肌病（HOCM）既往被称为特发性肥厚型主动脉瓣下狭窄（IHSS），是一种遗传性心肌疾病，大约每 500 例新生儿中就有 1 例。对于在剧烈运动过程中死亡的年轻运动员，这种疾病是一种常见的猝死原因。心室壁增厚，尤其室间隔；组织学上心肌纤维排列紊乱。虽然心室收缩良好，但心室壁僵硬、顺应性下降，导致舒张期心室充盈不良和心室舒张压增高，但这些改变与系统性高血压或主动脉瓣狭窄无关。增厚的心肌可造成流出道梗阻，并使得二尖瓣瓣叶变形，引起二尖瓣关闭不全。

HOCM 患者可无症状或表现为气促和胸部不适，以及心悸、头晕或劳力性晕厥（由于动态 LV 流出道梗阻）。症状可开始于任何年龄，但往往无症状直到中年（30 多岁或 40 多岁）。各种症状的发生率迥异，可有较长的稳定期，但经常每日症状不同。不幸的是，HOCM 可能不引起症状，直到发生心源性猝死的悲剧事件（由可能起源于紊乱心肌或小瘢痕的 VT 和 VF 所致，或是由于 LV 流出道梗阻突然加重所致）。

图 16-1. 肥厚型梗阻性心肌病。室壁增厚可造成主动脉瓣梗阻和二尖瓣瓣叶变形、关闭不全。注意"快速上升"的颈动脉搏动呈尖峰圆顶形并有切迹，杂音沿胸骨左缘，在收缩中期最强，站立（或 Valsalva 动作，如用手指吹口哨）时增强和蹲位时减弱。此外要注意 LV 心尖搏动，常表现为明显的收缩前期和双收缩运动（"三涟波"）。其他的听诊发现未列出，包括 S2 矛盾分裂和心尖部 MR 的收缩期杂音。该杂音可能较弱，并不起眼，酷似"无辜"的收缩期杂音或跨硬化性主动脉瓣的收缩期喷射性杂音，或响亮而长，而被误认为 MR 或 VSD 的杂音。如果行 Valsalva 动作，记住动作不应超过 10 秒。心输出量减少和 BP 下降可能导致晕厥（图 16.2）。

图 16-3 总结了肥厚型心肌病的临床处理。

患者的家庭成员应经常进行该病的筛查（因为约 50% 的时间是作为常染色体显性遗传的）。这种疾病与编码心肌肌节蛋白的基因突变有关。然而在散发的病例，尤其是在中年和老年人，病情往往是良性的，很少引起晕厥，或者甚至不太可能引起心源性猝死。

图 16-4. 肥厚型梗阻性心肌病的 Harvey"1，2，3，4"诊断法：

1. 可见快速上升的动脉搏动（最常用桡动脉或颈动脉）。

2. 怀疑可能有主动脉瓣关闭不全；但不存在主动脉瓣舒张期杂音（DM）。

3. 相反，可听到收缩期杂音。

4. 在蹲位时，收缩期杂音（SM）减弱或消失。在站立时，收缩期杂音明显增强。这个动作要反复多次，因为可能不会发生特征性杂音变化，直到第 3 或第 4 次（图 2-49）。

根据这些线索，可以诊断或高度怀疑肥厚型梗阻性心肌病。

虽然绝大多数有劳力性胸痛症状的患者有潜在的 CAD，记住，那些有"肌肉发达的"心脏（如瓣膜性 AS 和 HOCM）也可以有心肌缺血，尽管冠状动脉正常。还要注意的是，由 CAD 引起心绞痛的患者很少单独有 LV 肥厚的心电图迹象。当心电图可见 LV 肥厚，应寻找病因，而不是（或除了）CAD。HOCM 经常被误诊为 CAD[即心绞痛和（或）MI] 或瓣膜性 AS。

HOCM 的诊断可以很容易用多普勒超声心动图来证实 [表现为收缩增强的较小 LV，伴有不对称性室间隔肥厚（ASH），二尖瓣收缩期前移（SAM），动态的 LV 流出道压差和 MR]。多普勒超声心动图对已确诊患者亲属的筛查，也是一个有用的诊断工具（图 5-4C）。心导管检查证实流出道压力阶差，肥厚的左室伴增强的收缩功能和心腔闭塞，以及存在相关的 MR。HOCM 的流出道梗阻是"动态的"，即其程度可能在每一次检查之间，甚至在每一次心跳

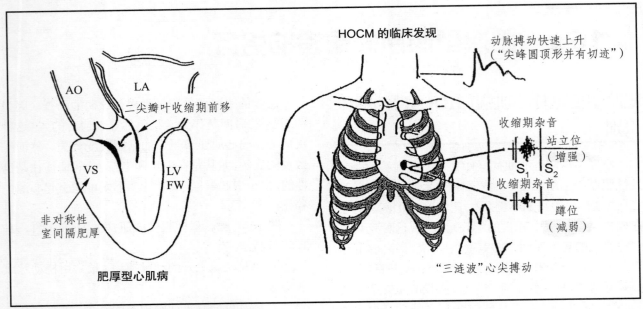

HOCM 的临床发现

动脉搏动快速上升
("尖峰圆顶形并有切迹")

AO　　LA

二尖瓣叶收缩期前移

收缩期杂音　站立位（增强）

VS　　LV FW

S₁　S₂

收缩期杂音　蹲位（减弱）

非对称性室间隔肥厚

肥厚型心肌病

"三涟波"心尖搏动

图 16-1　（经 W.Proctor Harvey, M. D. 授权 ）

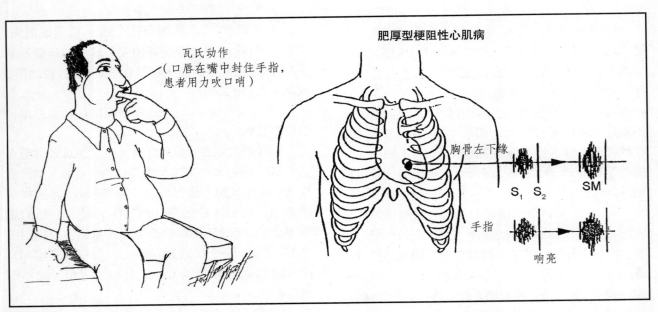

肥厚型梗阻性心肌病

瓦氏动作
（口唇在嘴中封住手指，
患者用力吹口哨）

胸骨左下缘

S₁　S₂　　SM

手指

响亮

图 16-2

之间都不同，并可被减少 LV 容量或心腔大小的药物（例如，硝酸盐，利尿剂）或增强 LV 收缩的药物（例如，洋地黄，其他强心剂）诱发。因此，在接受这些药物治疗的患者，若有胸痛加重的病史，应当提醒临床医生考虑此病的诊断（图 16-5）。在一般情况下，应避免使用这些药物。

图 16-5. 肥厚型梗阻性心肌病的压力记录。左

图，当导管从 LV 腔深部"回撤"至升主动脉时，LV 腔和 LV 流出道之间的主动脉瓣下收缩期压力阶差。LV 流出道和主动脉之间不存在压力阶差。右图，主动脉和 LV 同时的压力记录证明一例 HOCM 患者存在动态 LV 流出道梗阻。注意在一个室性早搏（PVC）之后，LV- 主动脉压力阶差增大，伴有主动脉压力记录显示的主动脉脉压特征性减低

图 16-3

肥厚型心肌病的临床治疗

病理生理学	遗传性疾病,特征是显著 LV 肥厚(常不对称),伴舒张功能障碍 +/- 动态 LV 流出道梗阻
病史	劳力性呼吸困难,胸痛(心绞痛样),晕厥,心悸,猝死 [尤其是既往有晕厥史和(或)猝死家族史的年轻成年男性]
体格检查	S4 奔马律,如果存在 LV 流出道梗阻,伴有 MR,收缩期喷射性杂音,沿胸骨左缘最响(↑瓦氏动作和站立,↓蹲位),S2 矛盾分裂,"快速上升"动脉搏动
心电图	LV 肥厚,室间隔深 Q 波,前外侧及下壁"假性"梗塞图形,+/- 心尖巨大 T 波倒置(心尖肥厚型)
胸部 X 线检查	心脏大小正常或心脏扩大
实验室检查	
超声心动图	LV 肥厚,常在室间隔更明显(非对称室间隔肥厚),二尖瓣收缩期前移,伴有 LV 流出道压力阶差 +/- MR
心导管	射血量异常增高,+/- LV 流出道梗阻 +/- MR
治疗	β 受体阻滞剂、钙通道阻滞剂(维拉帕米)、丙吡胺、DDD 起搏器、ICD、胺碘酮(在心源性猝死高危患者)、室间隔酒精消融术、手术(对难治性梗阻症状者行心肌切除术治疗、对 MR 者行二尖瓣置换术/修补术)。避免剧烈活动、脱水、地高辛、利尿剂(可以慎用于 CHF),以及扩血管药物治疗。不再推荐预防感染性心内膜炎。房颤的心率控制和抗凝治疗

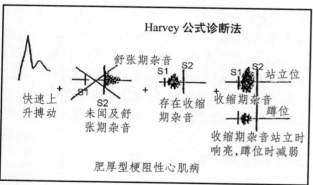

图 16-4

(Brockenbrough 征)和尖峰圆顶波形(这是由于动脉搏动在收缩早期迅速上升,动态 LV 流出道梗阻在收缩晚期产生第二个峰)。

HOCM 的治疗方案

药物治疗的目的是缓解流出道梗阻,松弛心室,并避免可能与本病相关的节律紊乱:

- β 阻滞剂是有症状患者的初始治疗选择。钙通道阻滞剂(如维拉帕米)也可以有效缓解症状(增加舒张期充盈时间)。
- 如果并发房颤,应尽一切努力恢复正常窦性心律(保留"心房驱血")。频发阵发性或持续性房颤则需要长期抗凝治疗。
- 虽然感染性心内膜炎的风险增加,但近期指南不再建议仅仅根据终生风险的预防性抗生素治疗(参见第 17 章)。
- 某些抗心律失常药物,例如丙吡胺(由于其负性肌力作用)和胺碘酮,可能是有效的治疗方法。

外科治疗(尽管强化药物治疗但症状持续)可缓解流出道压力阶差,心肌切开术和肥厚室间隔的心肌切除术或二尖瓣置换术(只用于少数发生重度 MR 者)提供机械的方法来解决动态 LV 流出道梗阻的问题。在有经验的外科医生,心肌切除术的手术死亡率较低(约 1%~2%),大部分患者的临床结果有长期持续的改善。经皮室间隔乙醇消融,双腔起搏(以减少流出道压力阶差)和埋藏式心脏复律除颤器(ICD)也是可以考虑的治疗方法,目前为药物疗效不佳的患者提供了其他的治疗方法。ICD 是高危患者最可靠、最有效的治疗方法,尤其是那些心

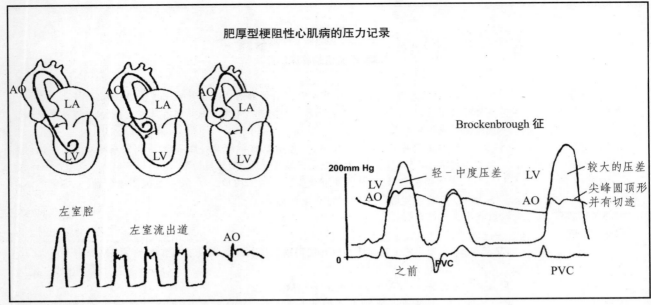

肥厚型梗阻性心肌病的压力记录

图 16-5

脏骤停存活者。然而,这些新型治疗方法的长期效果还正在研究中。最近的研究对双腔起搏的价值产生怀疑,表明改善主要是由于一种安慰剂效应。此外,室间隔消融术后患者的随访相对短暂,有人担心室间隔产生的永久性瘢痕最终可能产生严重的心律紊乱,实际上会增加猝死的风险。

猝死的风险

本病最令人担忧的方面就是猝死。不像瓣膜性 AS,减轻或去除通过梗阻处的收缩期压力阶差(手术或其他治疗方法)并不能去除这一风险。分析表明,猝死的风险并没有以前认为的那么高,只有每年约 1%。心源性猝死的风险在恶性室性心律失常、晕厥、猝死家史、严重 LV 肥厚(≥ 30mm)、高风险突变、运动时血压反应不良或低血压的患者中增高,并在儿童和年轻人(尤其运动员)中多见。在 HOCM 患者,静息 LV 流出道压力阶差 ≥ 30mmHg 是 CHF 严重症状和(或)死亡的一个强有力的独立预测因子。尽管可以通过负性肌力药物(如 β 受体阻滞剂,维拉帕米,丙吡胺)缓解流出道梗阻引起的症状,但这些药物并不能防止心律失常性猝死。对于恶性室性心律失常和不明原因晕厥且有猝死阳性家族史的患者,最好的治疗可能是 ICD 治疗。由于心脏性猝死(由于快速性室性心律失常)通常发生在重体力活动时,HOCM 患者不应该参加任何剧烈运动或高强度的竞技体育活动。

(杜鑫 译)

第 **17** 章　感染性心内膜炎患者的治疗

当感染性微生物入侵心脏内皮细胞表面（特别是瓣膜），引起组织的破坏和赘生物，发生感染性心内膜炎。

病因和危险因素

虽然细菌仍是最常见的原因，几乎所有的微生物（包括病毒、真菌和立克次氏体）都有可能导致心内膜炎。感染性微生物的种类与是否有静脉注射毒品，以及自身瓣还是人工瓣膜的感染有关。入侵的门户也可以给微生物的种类提供线索。草绿色链球菌（口咽正常寄居菌）感染是最常见的致病微生物（来自牙科操作），且通常侵袭人工瓣或既往损伤的瓣膜。肠球菌是第二种最常见的原因，特别发生在泌尿生殖系统（GU）感染后的老年男性。牛链球菌是另一种常见的致病菌，在患结肠息肉或消化道（GI）恶性肿瘤的老年患者中尤为普遍。金黄色葡萄球菌，毒力特别强并且可以侵袭先前正常的瓣膜，是静脉（IV）药物使用和人工瓣膜感染患者最常见的微生物。表皮葡萄球菌是"早期"人工瓣膜心内膜炎的常见原因（发生在人工瓣膜置入后60天以内）。

感染性心内膜炎的临床表现

临床综合征可以是急性或亚急性，取决于致病微生物。亚急性疾病（一般为草绿色链球菌感染）代表一种形式，通常起病隐袭，特征性病变进展缓慢，长时间无明显毒性。患者可主诉发热，但发热的程度和模式可以有很大的不同。相反，急性感染性心内膜炎（如金黄色葡萄球菌）可表现为暴发性感染，起病急骤，高热，且因瓣膜破坏和全身毒性病情迅速恶化。CHF（由于瓣膜反流）和动脉栓子（来自感染性瓣膜赘生物）是最常见的并发症，并导致显著的并发症和死亡率。

经典的三联征：发热，心脏杂音（特别是反流如MR、AR、TR）和血培养阳性（出现在 > 95% 病例），应提醒临床医生感染性心内膜炎的可能性。反流性

病变较狭窄病变更容易感染。图 17-1 总结了感染性心内膜炎的临床诊断标准，图 17-2 总结了在过去的几十年里本病的临床表现发生了变化。

危险因素包括心脏瓣膜疾病史、人工心脏瓣膜和静脉药物使用。退行性主动脉瓣和二尖瓣病变和二尖瓣脱垂（MVP）是感染性心内膜炎最常见的基质。MVP 与 1/3 以上的二尖瓣心内膜炎病例有关。心内膜炎最常发生在轻度损伤（如轻度 MR、AR）的瓣膜，而不是一个严重损坏的瓣膜。在 60 岁以上的患者中，二叶式主动脉瓣感染的病例约 20%，而继发孔型 ASD 很少被感染（因为它是一个低压系统）。其他危险因素是 HOCM 和马方综合征，与 AR 和 MVP 有关。静脉吸毒者有一个发生三尖瓣感染性心内膜炎的独特倾向，常存在败血性肺栓塞。

患者出现不明原因发热和心脏杂音，应视为患有感染性心内膜炎，直到证明并非如此。但是，约 15% 的感染性心内膜炎患者没有心脏杂音。在"不明原因发热"患者，甚至没有任何杂音也应考虑感染性心内膜炎。在数周或数月，尚不明确的病情对门诊抗生素短暂有效，但停用抗生素后，很快病情再次反复，此症状形态可能会提供有用的线索。然而，老年人和严重衰弱或肾功能衰竭的患者可以没有发热。其他症状，如食欲不振、体重减轻、肌痛、关节痛也较常见。

超过 50% 的患者会有某种形式的外围血管炎性病变，包括瘀斑（结膜、黏膜、皮肤）、线状出血（甲床下）、Osler 结节（疼痛、手指和脚趾痛性红斑结节）、Janeway 病变（手掌和足底无痛性、出血性黄斑病变）与 Roth 斑（中心白点视网膜出血），这是由心内膜炎赘生物上脱落的较大或较小的栓子造成的。其他临床发现，如消瘦、杵状指、脾大、苍白（继发于贫血），部分地与感染的持续时间有关。脑栓塞可能导致偏瘫、共济失调、失语或精神状态改变。因此，一位急性中风的年轻患者，应评估感染性心内膜炎的可能性。

图 17-3. 三尖瓣感染性心内膜炎的形态特征。注意瓣膜和腱索破裂造成急性三尖瓣反流。在静脉

图 17-1

感染性心内膜炎诊断的临床标准

明确	可能	排除
• 两个主要标准 —1 个主要标准和 3 个次要标准,或 —5 个次要标准	• 1 个主要和 1 个次要标准,或 • 3 个次要标准	• 明确的其他疾病诊断

主要	次要
• 血培养阳性(或) —典型的微生物 * —持续阳性(至少 12 小时间隔) • 超声心动图(或) —活动性团块(赘生物) —人工瓣膜撕裂 • 新发的瓣膜反流(已有杂音的增强或改变并不充分)	• 临床性易患因素如人工心脏瓣膜,静脉药物使用,既往心内膜炎 • 发热超过 38℃ • 血管现象,如脓毒性栓子、Osler 结节、Janeway 病变、结膜瘀斑 • 免疫学现象,如肾小球肾炎、阳性风湿因子和 C 反应蛋白 • 微生物证据(典型生物的一份阳性血培养)

* 注:典型的生物包括草绿色链球菌、牛链球菌、肠球菌、金黄色葡萄球菌或 "HACEK" 菌属(嗜血菌属、放线菌属、心杆菌属、艾肯菌属和金氏菌属)。阳性 Q 热(贝氏柯克斯体)血清学现在被认为是主要标准。

改编自 Duke 标准。来源: AHA/ACC Guidelines, Diagnosis and management of infective endocarditis and its complications. Circulation 1998, 99: 2936–2948.

图 17-2

感染性心内膜炎的特征变化

特征	旧式	新式
发热	数周	数天
杂音	明显	微弱
脾大	常见	罕见
外周表现		
Osler 结节	常见	罕见
Janeway 病变	常见	罕见
关节炎	常见	罕见
动脉栓子	常见	不少见
Roth 斑	常见	罕见
血培养阴性	少见	5%~10%
尿异常	常见	少见
生物	链球菌	链球菌 / 葡萄球菌
瓣膜	自身瓣	自身 / 人工瓣
静脉药物滥用	罕见	不少见
预后	非常差	尚可 - 良好

注射毒品滥用并发三尖瓣心内膜炎的年轻患者,听诊发现急性三尖瓣反流的收缩期杂音(SM),虽然不是全收缩期,左下胸骨下缘(LLSB)最好听诊,吸气时增强(经 W. Proctor Harvey 授权)。

心内膜炎最重要的实验室检查是血培养(确保取三次),因为它可证实诊断和指导合适的治疗。但是,少数感染性心内膜炎患者血培养阴性,可能是由于之前已使用抗生素治疗感染或某些种类的感染不好进行血培养。这些感染包括挑剔的革兰阴性杆菌,如 HACEK 菌属(嗜血菌属、放线菌属、心杆菌属、艾肯菌属和金氏菌属)或真菌,如来自留置静脉导管的假丝酵母或曲霉菌,比细菌往往会产生较大的赘生物,并且经常栓塞。这些脓毒性栓子的组织学检查可能是存在真菌性心内膜炎的第一个线索。

心电图可表现出渐进式心脏传导阻滞,这是一个不好的征兆,表明已在心肌形成脓肿(尤其是室间隔),累及传导系统。

检查 CXR 寻找心脏衰竭的迹象。右侧心内膜炎患者可显示继发于肺部感染性栓塞的多发肺部浸润。

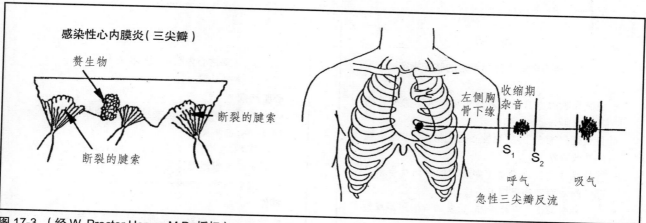

图 17-3 （经 W. Proctor Harvey,M.D. 授权）

图 17-4

感染性心内膜炎的临床治疗

病史	发热（80%~90%）、寒战、盗汗、厌食、体重减轻、疲劳、不适。易患因素,如人工心脏瓣膜、获得性或先天性心脏瓣膜病史。既往牙科手术（包括牙齿清洁）、血管内导管留置、IV 药物滥用病史
体格检查	新发的瓣膜反流杂音（由于瓣膜穿孔或腱索断裂）,闷闷的人工瓣膜音、心包摩擦音、苍白（贫血）、Janeway 病变（手掌或脚掌的无痛性出血斑）、Osler 结节（手指脚趾掌侧痛性结节）、瘀斑（结膜、腭部）、Roth 斑（中心淡斑的视网膜出血）、痛性脾大,甲床裂片形出血、脑卒中神经症状（继发于栓子）、偏瘫、癫痫发作、昏迷
心电图	可能正常,或表明先前存在的心脏疾病,如 LA / LV 或 RA / RV 肥大或扩大,新发的传导异常（继发于间隔脓肿）、急性心肌梗死（由于冠状动脉栓塞）。
胸部 X 线	可能正常,或显示 CHF 的征象（尤其如果是自体瓣或人工瓣受累）、多发肺浸润（继发于三尖瓣脓毒性栓子累及肺）
实验室检查	
血培养	阳性血培养物（在开始使用抗生素前）,至少 3 次（有氧和厌氧培养瓶）。可能是阴性的（通常是由于以前抗生素治疗过感染）
血化验	贫血,血沉增快,类风湿因子阳性,白细胞计数可能升高、正常或低
超声心动图	经胸超声心动图（如果结果为非诊断性或阴性或高度可疑心内膜炎或人工瓣膜,用 TEE 检查）。检测赘生物和（或）瓣膜反流的部位和严重程度（TEE 比经胸超声心动图更敏感）
治疗	抗生素治疗 4~6 周。自体瓣急性细菌性心内膜炎（萘夫西林＋庆大霉素或万古霉素＋庆大霉素）（如果为高患病率的耐甲氧西林金黄色葡萄球菌 [MRSA]）。自体瓣亚急性细菌性心内膜炎（青霉素 / 安培西林＋庆大霉素）。人工瓣心内膜炎（万古霉素＋庆大霉素＋利福平）。外科手术治疗主要用于已发生顽固性充血性心力衰竭、持续性或难治性感染、恶化传导阻滞、人工瓣功能障碍或撕裂或金黄色葡萄球菌感染、复发性栓塞、真菌感染的患者

图 17-5

感染性心内膜炎外科手术的临床指征

- 伴充血性心力衰竭的急性主动脉或二尖瓣关闭不全
- 持续性（"难治"）充血性心力衰竭（尽管最大强度药物治疗）
- 持续性或顽固性感染（如合适的静脉抗生素治疗一周后血培养阳性）
- 介入性感染（如瓣环脓肿、新发的心脏阻滞或传导障碍）
- 人工瓣膜，尤其是瓣膜功能不全或撕裂，或对抗生素治疗无效的金黄色葡萄球菌或革兰阴性菌感染
- 反复全身性栓塞
- 真菌感染
- "非常大"的活动性赘生物

超声心动图，特别是 TEE，是重要的无创性影响检查，可诊断赘生物（心内膜炎的经典病变），并显示瓣膜反流的存在和严重程度。经胸超声心动图检查表明约 50%~60% 的患者有赘生物。TEE 对于识别瓣膜赘生物（特别在那些人工瓣膜患者中）是一项非常敏感的（＞95%）技术。赘生物可能在诊断心内膜炎两个星期后首次出现，在临床治愈后可持续几个月。不幸的是，阴性的超声心动图结果不排除心内膜炎诊断。

介入性诊断方法应当谨慎进行操作，因为担心碰撞赘生物使其部分脱落并造成栓塞。

图 17-4 总结了感染性心内膜炎的临床治疗。

一些比较经典的心内膜炎表现（如瘀点，线状出血，Osler 结节，Janeway 病变）表示未接受治疗的疾病的晚期症状。在中老年人，诊断感染性心内膜炎的线索包括伴不明原因发热的心脏衰竭、中风、进行性肾功能衰竭、腰痛、消瘦、贫血和全身性栓塞。老年患者及服用类固醇或 NSAIDs 的患者可能不发热。

感染性心内膜炎的治疗和预防

在怀疑感染性心内膜炎的患者，抗生素治疗应

图 17-6

感性心内膜炎预防推荐用于：

心脏疾病 *
- 人工心脏瓣膜或人工材料用于瓣膜修补
- 既往心内膜炎
- 未修补，最近修补（在 6 个月内），或部分修补的先天性发绀型心脏病
- 心脏移植后心脏瓣膜病变

操作
- 涉及齿龈组织或齿尖周区域或口腔黏膜的穿孔等牙科操作（如拔牙和洗牙）
- 涉及切口或呼吸道黏膜活检的介入性呼吸道操作（如扁桃体切除术和腺样体切除术）
- 涉及感染的皮肤或肌肉骨骼结构的外科手术

Adapted from Wilson W, Taubert, KA, Gewitz, M, et al. Prevention of Infective Endocarditis. Guidelines from the American Heart Association. A Guideline from the American Heart Association Rheumatic Fever, Endocarditis, and Kawasaki Disease Committee, Council on Cardiovascular Disease in the Young, and the Council on Clinical Cardiology, Council on Cardiovascular Surgery and Anesthesia, and the quality of Care and Outcomes Research Interdisciplinary Working Group. Circulation 115: 2007。

* 注意：抗生素预防推荐仅用于与心内膜炎不良预后的最高风险相关的心脏病患者，而不是单独用于感染性心内炎发生风险增高的患者。

该在获取至少三套血培养后开始。经验性治疗应包括最有可能的病原体，包括链球菌、葡萄球菌和肠球菌。一旦确定致病微生物，应开始病原体靶向治疗。根除感染、灭菌赘生物以及防止复发可能需要长期静脉内抗生素治疗（4~6 周或更长）。当存在金黄色葡萄球菌或真菌，人工瓣膜感染，并发症（如心肌脓肿或与 CHF 相关的急性心脏瓣膜功能障碍），药物治疗失败，或较大的赘生物，或已发生多于一处的栓塞事件（图 17-5）时，需要进行瓣膜置换术。设备相关的（起搏器 / ICD）心内膜炎通常需要移除整个系统，包括导线，如果需要的话，在对侧植入新的设备。

几十年来，一直公认对心内膜炎风险增高的患

者,在可能会造成暂时性菌血症的操作之前,预防性使用抗生素治疗可预防心内膜炎。然而,这种常见做法的疗效从未在人类对照试验中被证实。目前专家认为,相对于牙齿、胃肠(GI)或泌尿生殖系统(GU)管道操作引起的一过性菌血症,感染性心内膜炎更可能继发于与日常活动相关的随机菌血症,如咀嚼食物、刷牙和使用牙线。此外,即使抗菌药物预防是 100% 有效,它只会防止极其少数的感染性心内膜炎病例。此外,与抗生素相关性不良事件的风险将超过收益,如果有的话,来自抗生素的使用。

因此,美国心脏协会已经对预防感染性心内膜炎公布了更新的指南。以前的指南推荐对感染性心内膜炎风险增高的患者推荐预防治疗,修订的指南强调预防治疗仅用于对感染性心内膜炎的不良预后有高风险的心脏疾病患者。"高风险"的患者包括那些人工心脏瓣膜或人工材料瓣膜修补,既往感染性心内膜炎史,未修补、近期修补(6 个月以内)或部分修补的发绀型先天性心脏疾病,和心脏移植后心脏瓣膜病的患者。

即使对于这些"高危"患者,抗生素预防治疗仅在涉及齿龈组织或齿尖周区域或口腔黏膜的穿孔等牙科操作,涉及切口或呼吸道黏膜活检的介入性呼吸道操作,或涉及感染的皮肤或肌肉骨骼结构的外科手术之前使用。感染性心内膜炎预防不再推荐用于 GU 或 GI 操作,即使是高风险的患者。预防性抗生素也不推荐用于其他常见的操作,包括耳朵和身体打孔、纹身、阴道分娩和子宫切除术。

由于修订的指南不再推荐使用抗生物预防只是为了预防感染性心内膜炎,MVP 和二尖瓣关闭不全或增厚瓣叶、先天性二叶式主动脉瓣、钙化 AS、风湿性心脏瓣膜病或结构性疾病如 VSD 和 HOCM,不再是抗生素预防的适应证。常规预防也不推荐用于心导管检查术前,或植入心脏起搏器、除颤器、冠状支架的患者,或接受过 CABG 手术的患者。虽然牙齿疾病可能会增加感染性心内膜炎的风险,在感染风险增加的患者,修订后的指南不再强调牙科操作前抗菌药物预防,而要注重仔细的口腔健康和卫生,提高牙齿保健。

修订后的预防建议见图 17-6 至图 17-8。

图 17-7

感染性心内膜炎预防不推荐用于：

心脏疾病
- 二尖瓣脱垂伴二尖瓣反流瓣叶增厚
- 二叶式主动脉瓣
- 风湿性或获得性心脏瓣膜病
- 肥厚型梗阻性心肌病
- ASD、VSD 和 PDA
- 心导管检查，包括 PCI
- 冠状动脉支架、心脏起搏器、植入型除颤器
- 冠状动脉疾病或既往冠状动脉搭桥术

操作 *
- 涉及常规注射麻醉剂通过非感染的组织、拍摄牙科 X 线片、放置或取出假牙或正畸矫治器、正畸托槽调整、乳牙脱落、口唇或口腔黏膜创伤性出血等牙科操作
- 纤维支气管镜检查（无切口或呼吸道黏膜活检）
- GU（如膀胱镜、尿道扩张）或 GI 道操作，包括胃镜或结肠镜检查
- 耳朵和身体打孔和纹身
- 阴道分娩及子宫切除术

Adapted from Wilson W, Taubert, KA, Gewitz, M, et al. Prevention of Infective Endocarditis. Guidelines from the American Heart Association. Rheumatic Fever, Endocarditis, and Kawasaki Disease Committee, Council on Cardiovaslar Disease in the Young, and the Council on Clinical Cardiology, Council on Cardiovascular Surgery and Anesthesia, and the quality of Care and Outcomes Research Interdisciplinary Working Group. Circulation 115: 2007.

* 注意：万一操作涉及感染的组织，可能需要使用适当剂量的抗生素治疗已有的感染。

图 17-8

心内膜炎预防方案

情况	药物 （操作前 30~60min 单剂量）
	阿莫西林 *
口服预防	安培西林
肠外预防	或
	头孢唑啉、头孢曲松
	或
	克林霉素

* 注意：对青霉素过敏者，可选用头孢氨苄、头孢羟氨苄、克林霉素、阿奇霉素或克拉霉素。但是，在对青霉素有速发型过敏反应（如荨麻疹、血管性水肿或过敏反应）的患者，不应使用头孢菌素类药物。

Adapted from Wilson W, Taubert, KA, Gewitz, M, et al. Prevention of Infective Endocarditis. Guidelines from the American Heart Association. A Guideline from the American Heart Association Rheumatic Fever, Endocarditis, and Kawasaki Disease Committee, Council on Cardiovascular Disease in the Young, and the Council on Clinical Cardiology, Council on Cardiovascular Surgery and Anesthesia, and the quality of Care and Outcomes Research Interdisciplinary Working Group. Circulation 115: 2007.

（杜鑫 译）

第18章 主动脉及周围动脉疾病的治疗

主动脉及其分支的疾病有三种常见的临床表现：主动脉夹层、主动脉瘤和闭塞性周围动脉疾病。

主动脉夹层

急性主动脉夹层和它的变体——壁内血肿和穿透性溃疡，是急性、致命性的疾病，是"急性主动脉综合征"的主动脉疾病谱的一部分。典型的主动脉夹层是血液从原发性内膜撕裂口进入到血管壁中层，产生所谓的假腔，并向远端（有时向近端）延伸一定距离而形成的。当血管壁中层发生出血（营养血管破裂），且无内膜撕裂的证据时称之为主动脉壁内血肿。穿透性主动脉溃疡是中层动脉粥样硬化斑块发生侵蚀所致，这会导致局部血肿。

- A 型夹层起源于升主动脉，通常距主动脉瓣几厘米内，或扩张超过主动脉弓到降主动脉（1 型），或仅限于升主动脉（2 型）。
- B 型（或 3 型）夹层（比 A 型少见）只涉及到降主动脉，起源于左锁骨下动脉开口远端。B 型夹层预后最好（图 18-1）。

近端夹层可累及主动脉瓣，导致急性主动脉瓣关闭不全。主动脉可破入心包引起心包压塞（心包积血），或破入左侧胸膜腔而导致失血（血胸）。血肿可压迫主动脉分支，根据堵塞的血管不同，可导致急性心肌缺血或梗死（堵塞冠状动脉开口所致，右冠状动脉最常见）、中风、瘫痪（脊髓缺血）、腹痛（肠系膜缺血）或肢体疼痛（肢体缺血）。囊性中层坏死的一些患者有进行性升主动脉扩张和主动脉瓣关闭不全，而无夹层（所谓的"主动脉环扩张"）。主动脉夹层在中老年有高血压病史的男性中最常见。如合并下列情况时患者发生夹层的风险也会增加，包括可卡因使用史、患结缔组织性疾病如马方综合征、Loeys-Diet 和 Ehlers-Danlos 综合征，以及妇女在孕期的最后 3 个月。主动脉缩窄的和主动脉瓣二叶化畸形是不常见的危险因素。心导管手术或心脏外科手术（特别是主动脉瓣膜置换）所致的医源性创伤也可能导致主动脉夹层。

起病急骤的剧烈胸痛，呈"撕裂"或"撕扯"样感觉，并放射至背部（肩胛间区），这些特征应让有经验的医生想到主动脉夹层。其与心肌梗死的症状不同，心梗开始为轻微的不适，并逐渐加重，而主动脉夹层的疼痛在一开始就达到最大强度。另外，患者可出现继发于心脏、脑或四肢动脉堵塞所造成的不适。由于急性主动脉瓣关闭不全所致的呼吸困难可能很明显。

以下是急性（Ⅰ型）主动脉夹层的所有线索：

- 新出现的主动脉关闭不全所致的高频舒张期吹风样杂音，与胸骨左缘（通常是主动脉瓣关闭不全杂音听诊区）相比，沿胸骨右缘（第三和第四肋间）杂音听诊最清楚。
- 脉搏不对称或消失。
- 供应大脑、脊髓或肢体的血液中断所致的神经系统缺血症状（如中风）。
- 晕厥发作。

这类患者常出现面色苍白、出汗（像休克），但一般合并中度至重度高血压。在这种情况下，出现心包摩擦音标志着心包内出现血液，是一个不好的信号。患者可能出现急性心包压塞（表现为低血

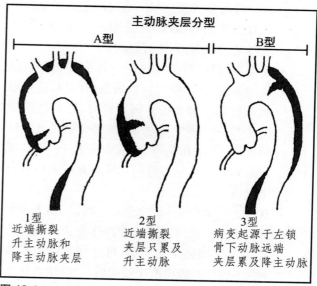

主动脉夹层分型

A型 | B型

1型
近端撕裂
升主动脉和
降主动脉夹层

2型
近端撕裂
夹层只累及
升主动脉

3型
病变起源于左锁
骨下动脉远端
夹层累及降主动脉

图 18-1

压、奇脉、颈静脉怒张和心音低沉)。

请记住以下公式:胸痛(放射到肩胛间区)+高血压+右边主动脉反流性杂音=升主动脉起始部夹层(Harvey征)。这可以为诊断提供有价值的线索,从而能够及时进行挽救生命的手术干预(图2-77)。

X线胸片出现纵隔增宽,尤其是新发的纵膈增宽,并伴随着主动脉内膜钙化影到主动脉影的外边缘的距离增大(>1cm)时,高度提示主动脉夹层(图4-7A)。心电图表现通常是非特异性的(例如,窦性心动过速,ST-T改变),但可以发现长期高血压所致的左心室肥厚。一些罕见的病例可能会发展至冠状动脉堵塞(特别是右冠脉),从而出现急性心肌梗死(通常为下壁)的心电图表现。夹层的程度通常可以通过经食道超声、增强CT、MRI和主动脉造影显示。心胸外科医生根据自己的习惯可能会选择不同的方法进行评估。血流动力学不稳定的患者被怀疑为主动脉夹层时,经食道超声是首选评估方法,原因在于其较高的敏感性和特异性,并可以迅速在床边进行。

一旦疑似主动脉夹层后应立即请外科会诊。

- 对于近端夹层患者,在等待紧急手术修复时,治疗的紧急目标是降低血压,首选β受体阻滞剂治疗(通过降低血压也减少了剪切应力),其次是静脉硝普钠。主动脉夹层若误诊为急性心肌梗死可造成灾难性的后果,因为患者可能接受抗凝或溶栓治疗。溶栓治疗可导致夹层出血,因此是禁忌。还可导致心包压塞,其往往为致死性的。

- A型夹层时,升主动脉——如果有必要包括主动脉瓣、主动脉弓将被替换,并重新连接冠状动脉和头臂血管。阿司匹林、肝素和溶栓均为禁忌。手术成功后,需要长期的β受体阻滞剂治疗和每年的影像学检查(CT或MRI),以评估渐进性主动脉扩张或夹层复发的情况。

- B型夹层(累及主动脉远端)时,只要患者状态稳定,β受体阻滞剂推荐作为长期药物治疗方案(如果禁忌的话,可选择维拉帕米或地尔硫䓬)。药物治疗数周后,一些学者仍建议手术治疗,因为他们认为B型夹层多数最终将进展并出现需要手术干预的情况,例如,主动脉直径增大、囊状动脉瘤、累及到主动脉的主要分支或出现慢性夹层相关症状。血管内支架置入的介入手术目前可作为外科手术的一种替代治疗。

主动脉瘤

主动脉瘤是主动脉的局部扩张("凸起"),它累及整个血管壁(内膜、中层、外膜)。发生动脉瘤的最常见部位是肾动脉以下的腹主动脉,其次是升主动脉胸段。升主动脉瘤(TAA)一般是由中层囊性坏死引起的(如马方综合征、Loeys-Diet和Ehlers-Danlos综合征、主动脉瓣二叶化畸形、主动脉炎和高血压),而腹主动脉瘤(AAA)主要与动脉粥样硬化及其危险因素(如高龄、高血压、吸烟、血脂异常、男性和家族史)相关。AAA的发病机制涉及炎症、结构弹性蛋白和胶原蛋白质的分解以及生物应力导致的血管壁变薄等多方面因素。

大多数主动脉瘤是无症状的。胸部、腹部或背部疼痛可能由于扩张的动脉瘤所致,这往往预示着即将破裂。然而,出现急性动脉瘤破裂可能没有任何征兆,并常常危及生命。低血压、腹部或背部疼痛和腹部搏动性包块三联征是AAA破裂的诊断。TAA对相邻结构的压迫可能会产生声音嘶哑(喉返神经)、呼吸道症状(气管)、吞咽困难(食管)和面部水肿(上腔静脉)。下肢疼痛可能是由于附壁血栓脱落导致栓塞所致。TAA可能导致主动脉瓣关闭不全而出现心功能不全。胸部和腹部X线片通过钙化的血管可提示主动脉增宽。腹部超声或经食道超声、CT、MRI和主动脉造影可以定位和评估动脉瘤的大小。

破裂性动脉瘤的不稳定患者需要立即手术。对于大动脉瘤,如>5.5cm(AAA或TAA)或>6cm(降主动脉胸段)、有症状或动脉瘤快速扩张时应行择期手术或血管内修复。较小的动脉瘤患者可以保守治疗(危险因素管理、血压控制和β受体阻滞剂),用腹部超声或CT扫描定期监测。AAA超声筛查建议用于年龄65~75岁的男性吸烟者和那些有家族AAA病史的>60岁的人群。

图 18-2

主动脉夹层和动脉瘤的临床治疗

病史

主动脉夹层表现为突然发生严重的心前区"撕裂"或"撕扯"样疼痛,放射至背部,胸痛一开始即达高峰

大多数主动脉瘤无症状。当动脉瘤扩大时出现胸部、腹部或背部疼痛。TAA 对周围结构的压迫可能会导致声音嘶哑、呼吸系统症状、吞咽困难和面部水肿。附壁血栓栓塞可引起肢体疼痛

体格检查

在主动脉夹层时,可能会出现由于主动脉瓣关闭不全导致的新的舒张性杂音(近端主动脉夹层累及主动脉根部)、心包摩擦音(由于破裂至心包)、双侧血压或脉搏不对称、神经功能缺损和伴有中度或重度高血压的类休克状态

TAA 可能出现胸骨上窝波动和胸骨右缘的舒张期杂音。AAA 可能出现搏动、膨胀和腹部肿块。低血压、腹部或背部疼痛和腹部搏动性包块三联征是 AAA 破裂的诊断

心电图

可能是正常的。如果夹层涉及冠状动脉开口,心肌梗死(特别是下壁)可能发生

胸部 X 线片

纵膈增宽或主动脉直径增加。可以发现主动脉钙化

实验室检查

经食道超声和腹部超声 / CT/MRI/ 造影

揭示主动脉夹层假腔(内膜撕裂)。检测与评估主动脉瘤大小

治疗

主动脉夹层急性期给予静脉硝普钠和 β 受体阻滞剂降低血压和血管剪应力。A 型夹层立即手术。长期药物治疗:β 受体阻滞剂用于手术后或 B 型夹层患者。血管内支架置入的介入手术目前可作为外科手术的一种替代治疗

对于大动脉瘤(AAA 或 TAA ＞ 5.5cm 或降主动脉胸段 ＞ 6cm)、有症状或动脉瘤快速扩张时应行择期手术或血管内修复。较小的动脉瘤患者应该进行危险因素管理、应用 β 受体阻滞剂控制血压,并用腹部超声或 CT 扫描定期监测

图 18-2 总结了主动脉夹层与主动脉瘤的临床治疗方法。

周围动脉疾病

周围动脉疾病(PAD)一般指下肢动脉粥样硬化闭塞性疾病。轻度的 PAD 可能无症状或出现间歇性跛行,表现为运动后腿部紧束样疼痛,休息后可缓解。臀部和大腿的疼痛(有 / 无勃起功能障碍)提示主髂动脉病变(Leriche 征),而小腿肌肉疼痛意味着股动脉病变。严重的 PAD 可能导致静息痛,伴有皮肤萎缩、毛发稀疏、发绀、缺血性溃疡和坏疽。狭窄远端动脉搏动减少或消失,并可能出现动脉杂音。通过踝肱指数(ABI)可进一步证实诊断,即踝动脉收缩压与肱动脉收缩压比值(ABI ＜ 0.9 为轻度 PAD;ABI ＜ 0.4 为重度 PAD)。多普勒超声可以检测到因动脉狭窄导致的异常血流。

治疗 PAD 包括危险因素管理、运动和抗血小板治疗(阿司匹林,氯吡格雷)。西洛他唑(磷酸二酯酶抑制剂,有抑制血小板和血管扩张作用)和己酮可可碱(可改善红细胞弹性和降低血液黏度)推荐用于间歇性跛行。严重 PAD 通常需要经皮介入或手术干预,如果存在严重的肢体缺血,截肢可作为最后的手段。虽然下肢 PAD 本身的预后一般良好,但其往往合并有冠心病和脑血管病,因此死亡率仍然很高。

(张涛 译)

第 **19** 章　心包疾病的治疗

心包疾病的临床表现多种多样,可与其他系统如肺或肝脏疾病有相似表现,也经常被误诊为其他心脏疾病,如急性心肌缺血或梗死以及慢性心力衰竭。现代背景下,急性冠脉综合征介入性治疗和再灌注治疗盛行,而某些情况下如果进行了不恰当的溶栓以及抗凝治疗将会面临高度出血风险,因此识别这类疾病包括心包疾病的重要性不言而喻。应用"五指法"能够轻松做出心包疾病的临床诊断。熟知心包炎的不同病因及临床表现,掌握心包压塞等心包疾病的病理生理过程后,精明的临床医师就能够确定病因,评估并发症的严重程度,并指导治疗。本章重点是心包疾病的临床表现以及评估。

急性心包炎

心包炎是心包脏层和(或)壁层的炎症。病因多种多样,自然病程很大程度上取决于病因。图19-1列出急性心包炎的"五指法"特征。

最常见的病因是特发性心包炎,尽管大多数病例可能是病毒感染所致(如柯萨奇 A 或 B 病毒,流感病毒,HIV 病毒等)。心包炎也可继发于潜在恶性肿瘤(尤其肺癌,乳腺癌,淋巴癌),非穿透性胸部损伤(如方向盘胸),结缔组织病(如系统性红斑狼疮,类风湿关节炎),特殊药物(如肼屈嗪,普鲁卡因胺),以及终末期肾病(尿毒症性心包炎)。也可能发生在急性心肌梗死后(早期,或 10~14 天,Dressler 综合征),或心脏损伤时(心包切开综合征)。

心包摩擦音可在透壁心肌梗死(Q 波心梗)扩展到心包时出现,这也意味着更大的心梗面积。心包摩擦音和发热通常在胸痛后 1 天或数天出现。

心脏手术后出现胸痛(尤其是在 CABG 术后)对临床医生而言是一个难题。复发典型心绞痛则提示移植血管堵塞的可能性大,而胸膜性胸痛预示着心包切开术后综合征。心包炎并发心肌炎时心脏同工酶(如 CK-MB,肌钙蛋白)可能升高。因此心肌酶不能用于鉴别心肌心包炎和急性心肌梗死。

心包摩擦音是心包炎的特征性表现。但由于其出现时间极为短暂,听诊时不容易发现。因此听不到心包摩擦音不能排除心包炎诊断。疑诊心包炎的

图 19-1

急性心包炎的临床治疗

病史	胸部尖锐疼痛,典型者位于胸骨后,放射至左肩,深呼吸及仰卧时加重,坐位前倾减轻
体格检查	包含 2~3 个成分的心包摩擦音(短暂多变),发热
心电图	广泛导联 ST 段凹面向上抬高(不伴随对应导联压低),PR 段压低
胸部 X 线片	正常或心影增大(合并心包积液时)
实验室检查	
超声心动	有 / 无心包积液
血液检查	血沉增快,白细胞升高,+/-CK-MB 或肌钙蛋白(如有心肌心包炎)
治疗 *	阿司匹林或非甾体类抗炎药。对急性或复发病例可用秋水仙碱,对难治性病例应用激素(作为最后选择)

* 注意:大多数急性心包炎患者可在院外治疗。高危患者,如发热 >38℃,亚急性发作,免疫抑制状态,创伤,口服抗凝药治疗,心肌心包炎,心包压塞,或治疗失败时需入院治疗。

病例若最初听不到心包摩擦音,应多次重复用听诊器膜部紧贴胸骨左下缘,并嘱患者坐位前倾有助于杂音听诊。牢记绝不会出现"单一成分的心包摩擦音"。除非听到包含心房收缩、心室收缩(最常见),以及心室舒张充盈早期(最少见)在内的 2~3 个成分心包摩擦音,否则不能确诊为心包摩擦音。大多数单一成分杂音通常是粗糙的收缩期杂音。心包积液未必一定导致心音强度减弱以及心包摩擦音消失。甚至在大量心包积液时也可听到心包摩擦音。然而需要注意的是,如果记录到典型胸痛的症状、心包摩擦音和特征性心电图改变即可做出急性心包炎的诊断,而出现心包积液并不是诊断必须的。事实上,急性心包炎可能在超声检查时不出现心包积液,而心包积液可能在急性心包炎外其他情况出现(如黏液性水肿,慢性心力衰竭,或容量负荷过重时)。因此超声检查,即使有少量心包积液,仍有助于确定急性心包炎诊断,但没有心包积液不能排除诊断(图 5-4F)。

图 19-2. 急性心包炎患者的胸痛平卧时加重,坐起缓解。典型病例可以听到包含 3 个成分的心包摩擦音(心房收缩、心室收缩、心室舒张),并在吸气时加重。为了更好地听诊心包摩擦音,将听诊器膜部紧贴胸骨左下缘,并让患者坐直,深呼吸后屏住呼吸。这位患者的心室收缩部分杂音增强并有乐音性质。

图 19-3. 急性心包炎患者典型 12 导联心电图,注意 ST 段凹面向上抬高及 PR 段压低。

绝大多数心包炎病例为自限性且无并发症。大约 15%~30% 患者复发。胸痛及炎症可由一般抗炎药物如阿司匹林或其他 NSAID(如布洛芬,吲哚美辛)缓解,必要时可联用秋水仙碱。激素不作为常规用药(由于其副作用明显),但可用于难以控制的心包炎。激素可迅速缓解病情,但需慎用,因为治疗中断后心包炎复发风险增加。尽量避免使用抗凝药物,因其增加心包出血及心包压塞风险。

心包填塞

心包填塞是由于液体积聚在心包腔内,压迫心脏,影响舒张性充盈,进而影响心脏功能。在"慢性心包填塞"时患者可无急性表现。典型的主诉为呼吸困难。其他症状包括头晕、头胀。相反在突发填塞时,患者病情迅速恶化而无主诉症状,血压急剧下降,甚至发生猝死。心包填塞发病急,通常与胸部创伤(钝性伤或穿透伤)、感染、尿毒症,或肿瘤有关。也可在心脏手术后数天出现(心包内出血)。填塞及血流动力学紊乱的严重程度取决于液体聚积的速度,而非液体量。急性填塞可在少量心包积液时出现(如果心包顺应性差、僵硬,即使少量积液也能导致心包内压力显著升高)。

图 19-4 总结了心包填塞的"五指法"诊断过程。所有出现低血压、颈静脉怒张和心音遥远的休克患者(Beck 三联征)以及吸气时动脉压下降

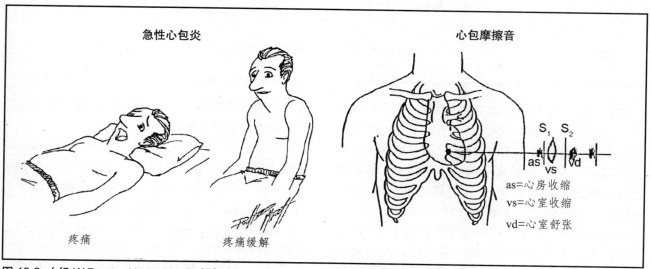

急性心包炎　　　　　　　　心包摩擦音

as=心房收缩
vs=心室收缩
vd=心室舒张

疼痛　　　　疼痛缓解

图 19-2 (经 W.Proctor Harvey,M. D. 授权)

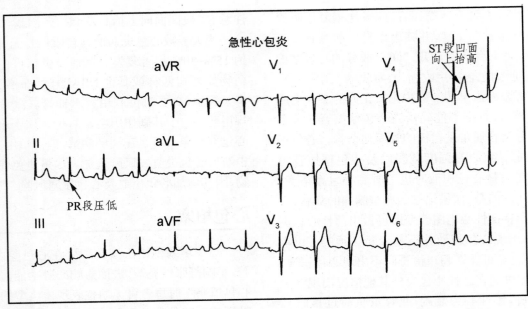

图 19-3

图 19-4

心包填塞的临床治疗

病史	呼吸困难,咳嗽,胸痛,虚弱,乏力。有结缔组织病,尿毒症,恶性肿瘤,心梗后(尤其应用溶栓药物及抗凝治疗),心脏外科手术后,创伤,主动脉根部夹层破裂病史
体格检查	颈静脉压升高,低血压,心动过速,奇脉,心音遥远
心电图	电交替,低电压(大量心包积液时)
胸部 X 线片	心影增大(心包积液引起)。也可能正常(如果积液迅速出现)
实验室检查	
超声心动	心包积液,右房或右室舒张期塌陷
心导管检查	全部四个心腔舒张期压力相同
治疗	容量复苏,急诊心包穿刺(超声引导下),外科心包切开手术

(>10mmHg)、心率增快都要考虑到心包压塞的可能。心电图可见 QRS 低电压,罕见情况下出现所有导联 P 波、QRS 波和 T 波电交替(心包压塞的特征性表现,常由转移性肿瘤引起)。这种 ECG 现象是由于心脏在积液内摆动,引起逐搏电轴变化所致。临床医生需注意是否有吸气时柯氏音消失现象,这是由于袖带血压从最高收缩压每次下降数毫米所致(图 2-23)。触诊可见明显的奇脉。奇脉的出现预示着即将发生血流动力学改变,应当作为心脏急症

处理。典型奇脉容易发现,但可因出现严重低血压或升高的心室舒张压而掩盖。

胸片显示心影增大,大量心包积液(250mL)时出现"烧瓶心",但如果积液迅速出现则无此表现(图 4-8)。超声可发现积液及其对血流动力学影响,如右房及右室舒张期塌陷(右心腔受压特征)。

图 19-5.胸前导联电交替。为心脏填塞大量心包积液的高度特异性表现。室壁向前摆动时 QRS 电压高;室壁向后摆动时 QRS 电压低("心脏摇摆

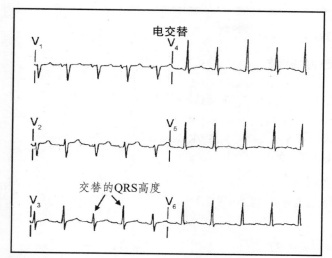

图 19-5

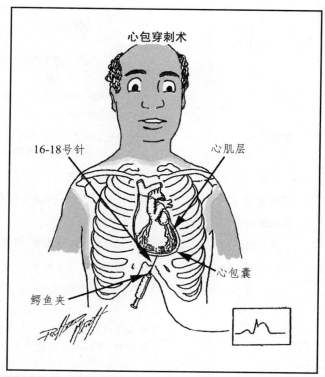

图 19-6

综合征")。牢记虽然只有 100mL 液体若快速聚积也能引起填塞 [如心脏外科术后,和（或）创伤后心包内积血],反之若大量积液缓慢聚积（如甲状腺功能减退）,也可能对心脏功能没有影响。

　　为缓解心脏受压需要紧急心包穿刺或外科心包切开手术。即使排出少量液体也对挽救生命至关重要（图 19-6 和图 19-4）。

　　图 19-6. 为心脏填塞患者行心包穿刺术。注意当针尖接触到心外膜时出现 ST 段抬高的损伤电流（"接触"电流）。此时需要将细针轻微回撤。即使仅抽出少量液体也可见到显著临床症状改善。抽出积液后动脉压可立即回到正常,奇脉消失。

缩窄性心包炎

　　缩窄性心包炎的特征是增厚、僵硬、瘢痕性的心包,限制了所有四个心腔的充盈。通常由急性或病毒性心包炎发展而来,也可能伴发于肿瘤（尤其是乳腺癌及支气管肺癌）,胸部恶性肿瘤放射治疗后,少见情况在心脏外科手术后出现。临床特征包括循环衰竭以及肺静脉瘀血。图 19-7 列出其临床特征。慢性心力衰竭与缩窄性心包炎的鉴别要点是缩窄性心包炎通常左心功能正常,无肺水肿,胸片心脏大小正常,心电图无束支传导阻滞或左室肥厚表现,BNP水平正常或接近正常。

　　当出现下列情况时要考虑缩窄性心包炎的可能:

- 腹水（出现较早或与外周水肿不成比例）。
- 颈静脉怒张（颈静脉漏诊时,常被误诊为肝硬化）（图 2-16）。
- Kussmaul 征（吸气时平均颈静脉压力 JVP 升高）（图 2-14）,而没有奇脉,这有助于鉴别缩窄性心包炎（Kussmaul 征）与心包压塞（奇脉）（图 2-23）。
- 心包叩击音。发生于舒张早期,通常在胸骨左缘最容易听到。

　　图 19-8. 缩窄性心包炎。颈静脉怒张、舒张早期高调心包叩击音（K）以及侧位胸片所见心包钙化（右上缘）（约 50% 病例会出现）是诊断缩窄性心包炎的依据。

　　心脏手术后短期内出现钙化可能性不大。超声检查可以发现增厚钙化的心包,并除外显著左室或右室收缩功能障碍引起的心力衰竭。MRI 或 CT 扫描（均可成像心包并测量其厚度）有助于确定诊断。心导管检查能够记录到右室和左室舒张压升高并在相同水平,出现特征性的"高原形曲线"或"开方根号现象"（由僵硬缩窄的心包同时限制左右心室充盈所致）（图 19-9）。

图 19-7

缩窄性心包炎的临床治疗

病史	疲乏,呼吸困难,体重增加,腹部不适或膨隆,水肿。有结核,心脏手术,放射治疗,感染,尿毒症,恶性肿瘤病史
体格检查	颈静脉怒张,颈静脉压力搏动图 X 波和 Y 波吸气时加深（Kussmaul 征），舒张早期心包叩击音,水肿,腹水(常与外周水肿不成比例)。
心电图	有 / 无低电压,非特异性 ST-T 改变,心房颤动
胸部 X 线片	心脏大小正常,25%~30% 病例可见心包钙化(侧位片易见)
实验室检查	
超声心动	心包增厚而左室功能正常,舒张早期室间隔抖动
CT 扫描,MRI	对显示增厚心包更为敏感
心导管检查	心室压力曲线可见"开方根号现象",舒张早期下降后出现平台,所有心腔舒张期压力在同一水平
治疗	急性期治疗:温和利尿 最终治疗:外科心包剥脱手术

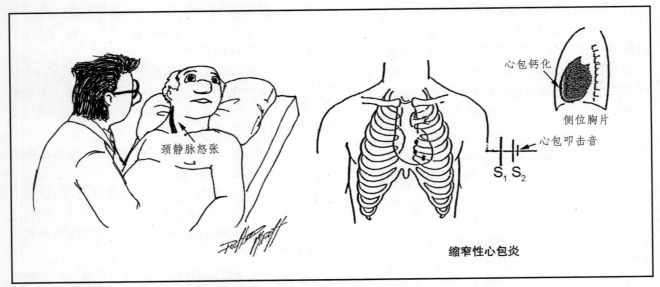

颈静脉怒张

心包钙化

侧位胸片

心包叩击音

S₁ S₂

缩窄性心包炎

图 19-8 （经 W. Proctor Harvey, M. D. 授权）

图 19-9. 缩窄性心包炎患者同步右室和左室压力波形。"高原形曲线"(或"开方根号现象")在两个心室都可见到,整个舒张期压力升高并在同一水平,原因是僵硬的非顺应性心包突然限制左右心室充盈。

急性期治疗通常包括温和利尿,而最终治疗为外科心包剥脱手术。

需要注意的是,缩窄性心包炎与限制性心肌病(如由淀粉样变性引起)可能难以鉴别。然而两者鉴别非常重要,因为缩窄性心包炎可能通过心包切

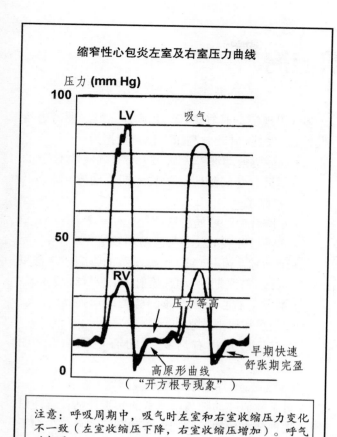

缩窄性心包炎左室及右室压力曲线

压力 (mm Hg)

LV　　吸气

RV

压力等高

早期快速
舒张期充盈

高原形曲线
（"开方根号现象"）

注意：呼吸周期中，吸气时左室和右室收缩压力变化
不一致（左室收缩压下降，右室收缩压增加）。呼气
时相反。

图 19-9

除术"治愈"，而对于限制性心肌病多为姑息治疗，且通常无效。限制性心肌病临床表现类似缩窄性心包炎，但有微妙区别。两种疾病均以右心衰为主，左右心室舒张期压力升高，有特征性的高原形曲线（"开方根号现象"）。限制性心肌病左室受累为主，而缩窄性心包炎左右心室均受累，导致不同的血流动力学变化。缩窄性心包炎左室及右室舒张压力几乎一致升高（相差 5mmHg 之内），肺动脉压力正常或仅轻度升高（<55mmHg），并且吸气时右室及左室收缩压力改变不一致（右室升高，左室降低）——所谓"心室间依赖"。而在限制性心肌病，左室舒张压通常高于右室舒张压（超过 5mmHg），肺动脉压显著升高（>55mmHg），并且呼吸时左室和右室收缩压力改变一致。

在诊断未明确时进行开胸手术，心内膜下心肌活检可能有助于诊断，尤其是排除心肌淀粉样变性，因其与缩窄性心包炎难以鉴别。

（张兰亭　译）

第20章 肺动脉高压患者的诊治

病理生理机制

肺动脉高压的定义：静息时平均肺动脉压 > 25mmHg，或者活动时平均肺动脉压力 > 30mmHg。引起肺动脉压升高的原因包括：

- 肺循环血流量的显著增加（例如，先天性左向右分流）。
- 二尖瓣疾病或左心衰竭引起的左心房压增高。
- 肺血管床横截面积减少（例如，多发性肺栓塞）。
- 肺实质病变。
- 特发性疾病（如，原发性肺动脉高压）。

肺动脉高压可以分为五种类型：动脉型、静脉型、缺氧型、血栓栓塞型和混合型。本章将重点讨论特发性（原发性）肺动脉高血压患者的临床诊断和治疗。

特发性（原发性）肺动脉高压的临床表现

特发性（原发性）肺动脉高压是一种肺的小动脉、微动脉阻塞性疾病。它最常见于三四十岁的中青年女性（或看起来健康）。最典型的症状是进行性劳力性呼吸困难、类似心绞痛的胸痛（可能是由于右室缺血）、疲乏、虚弱、头晕和晕厥。左喉返神经位于主动脉和左肺动脉之间，扩大的左肺动脉若压迫左喉返神经可能出现声音嘶哑（Ortner 综合征）。图 20-1 归纳了特发性肺动脉高压临床表现和治疗的"5 指法"。

虽然特发性（原发性）肺动脉高压没有特定的病因（如肺栓塞、肺部疾病、慢性心力衰竭或先天性心脏病），基因［如成骨蛋白受体 2(BMPR2) 基因突变］和环境因素（如 HIV 感染，可卡因和厌食药）可能起到一定的作用。减肥药物（Phenfen）已经被证明与肺动脉高压相关。如果一个年轻女人（二三

十岁）出现活动时气短、乏力、胸痛、晕厥，要考虑特发性（原发性）肺动脉高压。诊断依据为：

- 颈静脉搏动波有大 A 波（右室顺应性不良）。
- 左第二肋间隙明显的收缩期搏动感（肺动脉扩张）。
- 左胸骨旁区域的持续搏动（右室肥大）。
- 亢进近分裂 P2（心尖区易闻及）。
- 肺动脉血流和（或）反流所致的收缩期杂音和（或）舒张期，肺动脉喷射音（吸气时减弱）。
- 继发于右心衰竭的颈静脉搏动增强、肝肿大、腹水和周围性水肿。
- 右室肥大和右房扩大的心电图表现（图 3-39）。
- 胸部 X 线片显示肺动脉段增宽（图 4-11）。

对于疑似肺动脉高压患者的初步评估首选注射搅拌生理盐水后的经胸超声心动图。测量三尖瓣反流的速度 (V) 可以换算出肺动脉收缩压 (PASP) (PASP=4×V²+ 右房压力)。右室压力负荷过高的征象包括右房、右室扩大，异常的间隔压迫和三尖瓣反流。

用于排除继发性肺动脉高压的其他检查包括：肺功能测试（阻塞性或限制性肺疾病）、肺通气灌注扫描和 CT 肺血管造影（慢性血栓栓塞性疾病）、睡眠呼吸监测（阻塞性睡眠呼吸暂停）和实验室检查，如抗核抗体和其他结缔组织血清学、HIV 抗体和肝功能。目前没有特异性的方法来诊断特发性（原发性）肺动脉高压，它属于排他性诊断。

通过右心导管术直接测量肺动脉压确诊肺动脉高压。右心导管术也可以用来确定血流动力学障碍的严重程度、测试肺血管反应性和指导治疗。

图 20-2. 有过晕厥症状的原发性肺动脉高压年轻女性患者的听诊结果。注意第 2 心音 (S2) 近分裂，P2 亢进 (P)。肺动脉喷射音 (E) 在吸气时 (Insp) 变弱。可以触及右室和 P2 搏动。

图 20-3. 顺向、球囊锚定的肺动脉内漂浮导管（Swan Ganz）示意图。肺动脉高压患者的肺动脉压

图 20-1

特发性(原发性)肺动脉高压的临床治疗

病理学　血管活性物质失衡导致肺血管重构 (收缩血管物质↑:内皮素 -1, 血栓素 A2；扩张血管物质↓:一氧化氮, 前列环素), 进而导致血管收缩, 平滑肌和血管内皮细胞增殖, 原位血栓形成。可能是家族性的 (BMPR2 基因突变) 或散发的病例 (HIV 感染, 可卡因和减肥药的使用)

病史　呼吸困难, 劳累型晕厥 (缺氧、心脏输出量↓), 胸痛 (右室缺血)、疲劳、心悸、猝死。排除继发性原因, 如先天性心脏病、结缔组织疾病、慢性肺栓塞、慢性阻塞性肺病和血氧不足、左心衰竭、二尖瓣疾病、服用减肥药

体格检查　年轻、平素体健的患者 (女性多于男性)、P2 亢进, 右心 S3 和 S4 心音, 右室叹息样杂音、肺血流杂音、三尖瓣、肺动脉瓣杂音、有或无右室心衰、颈静脉压↑伴大的 A 波和(或)V 波、腹水、外周水肿

心电图　电轴右偏、RBBB、右房扩大 ("肺型 P 波")、右室扩大

胸部X线片　延长和"突出"的肺动脉段, 右房、右室大

实验室检查

超声心动图　评估升高的肺动脉压力, 异常的间隔活动, 三尖瓣反流, 肺动脉瓣反流

心导管检查　显示肺动脉压 (静息平均肺动脉压 >25mmHg), 肺血管阻力↑(>3Woods 单位), 正常的肺毛细血管楔压 (≤ 15 mmHg)。评估急性肺血管扩张的反应 (如静推腺苷、吸入一氧化氮、静推依前列醇)*

治疗　吸氧 (血氧饱和度维持在 >90%~92%), 利尿剂 (谨慎利尿, 因为右心室是前负荷依赖的), 地高辛 (经验性使用, 可以抵消钙通道阻滞剂潜在的负性肌力作用), 血管扩张剂 (如, 口服钙通道阻滞剂, IV 环前列腺素治疗、环前列腺素类似物、内皮素受体拮抗剂、磷酸二酯酶抑制剂), 抗凝治疗 (口服华法林可能提高生存率), 心房房间隔造口术、肺移植

---

* 注意:如果平均肺动脉压↓≥10mmHg 并 < 40mmHg, 不伴心输出量↓表示适合钙通道阻滞剂的长期治疗。

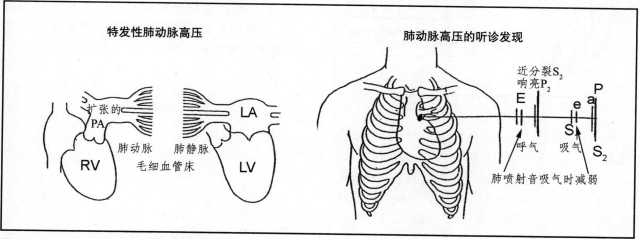

特发性肺动脉高压　扩张的 PA　肺动脉毛细血管床　RV　LA　肺静脉　LV

肺动脉高压的听诊发现　近分裂S_2 响亮P_2　E　P　e　a　S　呼气　吸气　S_2　肺喷射音吸气时减弱

图 20-2 (经 W.Proctor Harvey,M.D. 授权)

显著升高。收缩压峰值 80mmHg。

肺动脉高血压的治疗

治疗方法包括:

- 谨慎使用血管扩张剂 [口服钙通道阻滞剂 (肺血管扩张药应答者)] 或持续的静脉注射血管扩张药环前列腺素可能降低肺循环压力, 使一些患者获益。环前列腺素类似物或其他血管扩张剂, 如内皮素拮抗剂或磷酸二酯酶抑制剂也可考虑 (对肺血管扩张药无应答者)。

- 长期华法林抗凝治疗 (肺原位血栓) 也可能增加预期寿命。

- 便携式吸氧(显著静息或活动时血氧不足者)用于维持氧饱和度在90%~92%(减少缺氧性血管收缩)。
- 利尿剂用于有右心静脉高压临床体征的患者(颈静脉压升高、腹水、水肿)。对于右心室前负荷依赖的患者应谨慎使用。
- 经验性使用地高辛,可能抵消钙通道阻滞剂的潜在负性肌力作用。多巴酚丁胺可以短期用于肺动脉高压失代偿患者。
- 球囊房间隔造瘘(右→左分流导致心脏输出增加,动脉氧饱和度下降,净组织氧输送增加)。
- 尽最大努力治疗后病情仍继续进展者可行肺移植。如果出现艾森曼格生理机能,需行心肺移植。

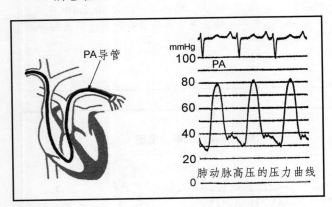

PA导管

mmHg
100
PA
80
60
40
20
0
肺动脉高压的压力曲线

图 20-3

血管扩张药尤其适用于那些右心导管术中血管扩张试验(如前列环素IV、腺苷IV、一氧化碳吸入)高反应的患者。血管扩张药的并发症包括全身性低血压、低氧血症,甚至死亡。最有效的血管扩张药是前列环素[依前列醇(Flolan)],因需要持续静脉泵入,临床使用也较不方便。这个药剂已被证明可以减少特发性肺动脉高压患者的临床症状,提高运动耐量,降低患者死亡率。目前肺动脉高血压的治疗包括血管活性药物,如通过不同途径摄入的环前列腺素类似物[如,SQ、曲前列环素吸入(曲前列尼尔,Tyvaso)、伊洛前列素吸入(Ventavis)]、内皮素受体拮抗剂[如,波生坦(Tracleer)、安倍生坦(Letairis)、马西替坦(Opsumit)]和降低肺血管阻力的磷酸二酯酶抑制剂[如,西地那非(Revatio)、他达

那非(Adcirca)]。

总之,未经治疗的特发性肺动脉高压患者其预后极差(平均存活2.8年)。如果对血管扩张药治疗反应良好的话,其预后可以显著改善(5年生存率超过95%)。继发性肺动脉高压患者的预后取决于潜在疾病的进程。当肺动脉高压及早发现并且其潜在的心脏、肺血管疾病得到恰当的治疗,其预后一般良好。慢性血栓栓塞的患者应该考虑肺血栓-动脉内膜切除术。提示预后不良的预测因子包括进一步的功能分级、低运动耐量(6分钟步行试验评估)、右房和肺动脉压力增高、低心输出量、显著的右室功能障碍和BNP或NT-pro BNP水平升高。肺动脉高压的患者最常见的死因是右心衰。到了晚期,因右心室射出的血流不足以维持高压,肺动脉压会下降。对某些晚期、难治性肺动脉高压患者,经皮球囊房间隔造口术可作为肺移植前的过渡治疗或作为姑息治疗的一种选择。创造一个心房水平的右向左分流可以缓解右心衰,增加左心室充盈,进而提高心输出量。尽管动脉氧饱和度有所下降,但净组织输氧是升高的。已有存活率和生活质量改善的报告,但手术相关的死亡率仍然很高。如出现反复晕厥和(或)严重的右室功能下降、药物治疗无效,应该考虑肺移植。肺移植后的5年生存率为45%~55%。

(林荣 译)

第**21**章 心脏杂音患者的治疗

对心脏杂音患者的仔细和精准的临床评估是临床医生日常工作的重要内容之一。对心脏杂音正确的分析可以使训练有素的医生对于这类患者是否需要进一步的实验室检查、内科或外科治疗、是否进行心内膜炎的抗生素预防、评价非心脏手术的风险、能否妊娠、能否参加竞技性或娱乐性体育运动、能否进行与工作相关的活动，以及能否服兵役或寿险相关问题等做出合适的、性价比高的决定。心脏杂音可以是"无辜的"（也就是功能性的，即不预示着心脏病理情况），或是"有意义的"，可能是结构性心脏病的重要表现（图 21-1）。

何时需要超声多普勒检查

现今有一种不适宜的（并且是昂贵的）倾向，很多医生不加选择地给患者进行超声心动图检查，有些可能是听到了杂音，有些仅仅是出于排除杂音的目的，这些医生可能都没有花足够的时间来听杂音。虽然体格检查记录着听诊"无杂音、无摩擦音、无奔马律"，而实际上可能很多医生都没有进行听诊。当医生分配给心脏检查的时间不够，无法进行仔细的心脏检查，可能就陷入了这样的怪圈中。尽管如此，负责任的医生申请超声心动图检查（包括其他实验室检查）是用来确认心脏病的诊断和评价心脏病的严重程度，而不是"什么检查都做做，看能够发现什么异常"（图 21-2）。

超声显像技术的过度使用不仅浪费时间还增加经济负担。把超声心动图检查作为筛查手段，对于对心脏结构和功能变异情况了解较少的医生来说可能导致错误。超声探头不是听诊器的替代品。对没有心脏杂音只有微量到轻度（"生理性"）瓣膜反流（所谓"超声心动图性心脏病"）的患者来说，超声心动图常常给出错误的诊断。超声心动图会过度诊断严重瓣膜反流，特别是反流程度是轻到中度的时候（即患者没有症状，左心房左心室内径和功能都正常，心尖部能听到轻的 1~2/6 级收缩中晚期或全收缩期杂音，无第三心音，无舒张期隆隆样杂音）。对

图 21-1
有意义收缩期杂音的临床线索

· **临床症状**
　—缺血性胸痛、充血性心力衰竭、晕厥

· **听诊发现**
　—杂音强度高（3 级或更高）
　—持续时间长（收缩中期或晚期加强或全收缩期）
　—明显放射至锁骨下或颈部（颈动脉）
　—生理活动时（如 Valsava、下蹲等动作）杂音增强
　—同时存在舒张期杂音
　—心音异常
　　＊S1 增强；S2 增宽，固定分裂或反常分裂；A2 或 P2 增强，S3 或 S4 奔马律；收缩中期喀拉音；主动脉或肺动脉喷射音；开瓣音；心包叩击音
　—异常颈静脉搏动
　　＊颈静脉压增高
　　＊大 A 波或 V 波
　—血压 / 脉搏异常
　　＊脉压增宽
　　＊交替脉
　　＊奇脉
　　＊水冲脉
　　＊迟缓脉、重搏脉或双峰脉
　　＊脉搏短促
　—心前区异常搏动
　　＊左室心尖部或胸骨旁右室抬举性搏动（心室肥厚）
　　＊心尖搏动向外移位，弥漫性搏动（左室扩大）
　　＊心尖双搏动
　　＊反搏动（左心室室壁瘤）

· **心电图表现**
　—左室或右室肥厚
　—病理性 Q 波或 ST-T 改变
　—心律失常和（或）传导异常

· **胸部 X 线片表现**
　—心脏扩大
　—瓣膜钙化
　—异常肺动脉血管
　—肺充血或水肿

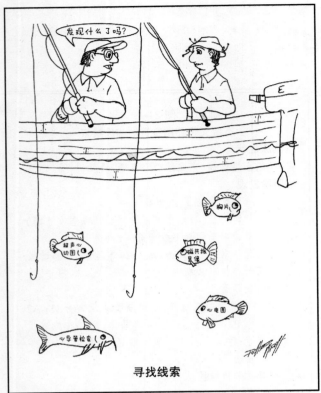

图 21-2

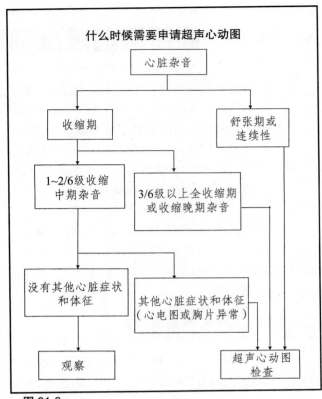

图 21-3

超声心动图数据的错误解读比没有超声数据危害可能更大。

　　彩色多普勒超声心动图是非常精确的显像方法，可以显示心脏的解剖生理信息，可以显示心脏的病理异常，但是无论如何不能替代心脏的临床检查。彩色多普勒超声心动图有自身的诊断和技术局限。从这些检查得到的数据信息需要医生充分的理解，并且需要与仔细、完整的病史和查体相结合。充分的心脏临床检查（加上简单的、不贵的检查例如心电图、胸片）在临床决策中需要首先使用，以便决定是否采取更进一步的其他实验室检查。超声心动图是一项相对昂贵的检查，在时间、设备、人员资质等方面都需要投入，所以应尽可能在有一定临床表现的情况下申请超声心动图检查，即当有具体问题需要解决，超声检查提供的信息可能影响患者的治疗决策、改变治疗策略、改善临床预后。

　　一般来说，当患者有舒张期杂音、连续性杂音、全收缩期杂音，收缩晚期或较响的杂音，或患者有临床表现以及杂音，或有心力衰竭、缺血、晕厥、感染性心内膜炎或血栓栓塞的症状（图 21-3）时需要进行

超声心动图检查（经 Dr. Robert A. O'Rourke 授权）。

　　超声心动图检查在有临床指征并且其检查发现与临床判断相符时性价比最高。某种程度上来说，是否申请超声心动图检查取决于医生判断杂音的情况以及是否能识别出功能性的"无辜"杂音。据估计，初级保健医生如果首先进行熟练的心脏临床检查，大约 20%~25% 的超声心动图检查可以避免。心脏临床检查不仅可以明确心脏杂音的存在，对于潜在心脏疾病的病因和严重程度也能提供有价值的线索。对于熟练的医生，基础临床检查发现的问题可以提示超声检查需要注意的事项。下面举例说明：

　　• 健康查体的年轻人有短暂的 1~2/6 级收缩早中期杂音（S1、S2 正常，没有其他的收缩期和舒张期杂音），既往史、心电图和胸片没有异常，医生可以认为此杂音是功能性（"无辜"）的。超声心动图检查不会对诊断有任何额外的帮助，也没有必要申请超声心动图检查以证明医生的诊断正确。对年长的患者，区分

良性的和病理性的杂音有些困难,因为这些患者常常存在主动脉瓣增厚(硬化)。老年人主动脉瓣硬化进展为明显的主动脉瓣狭窄可以出现无症状的杂音,但是直到症状出现,这些患者的预后还是相当好的。

- 对于诊断二尖瓣脱垂(MVP),正确的心脏临床检查是最佳方法,还有听诊器是诊断 MVP 的最佳仪器。年轻女性听诊心尖部有高频的收缩中晚期喀喇音,以及轻微的 1~2/6 级收缩晚期杂音(蹲下站起时杂音时间变长,也常常变响),没有 S3 奔马律和舒张期杂音,脉搏正常,心尖搏动正常(同时心电图和胸片正常),考虑 MVP 合并微量到轻度的二尖瓣反流。即使进行超声心动图检查也不会有进一步的发现。

- 运动员有猝死的家族史,运动后胸痛,运动相关的呼吸困难,脉搏很快,明显的收缩期前和收缩期双重心尖搏动(三重搏动),反常 S2 分裂,左胸骨旁响亮的粗糙的收缩期杂音,杂音快速下蹲减弱,直立以及 Valsava 动作时增强(同时心电图有左心室肥厚和下侧壁导联假性梗死性 Q 波),考虑肥厚型梗阻性心肌病(30 岁以下年轻运动员最常见的猝死原因),除非确诊其他疾病。

- 在心底部和心尖部都可以听到紧随 S1 的锐利、高频的(喷射性)杂音(不随呼吸变化),然后是粗糙的主动脉瓣收缩期杂音向颈部和心尖部传导,然后是 S2 以及轻微的舒张期杂音,提示先天性主动脉瓣二叶瓣病变。

- 对于一个胸痛、劳累性呼吸困难和头晕的患者,体检发现较弱的、缓慢上升的动脉脉搏,收缩期前持续的强有力的左心室心尖搏动伴有心尖颈动脉搏动延迟,响亮的收缩晚期喷射性杂音向颈部传导,有 S4 奔马律,S2 反常分裂(并有心电图左室肥厚和 ST-T 改变,胸片升主动脉凸出主动脉瓣钙化),强烈提示严重主动脉瓣狭窄的诊断。

- 患者体检发现水冲脉,脉压差较大,弥漫性强有力地向左下移位的左室心尖搏动,中等频率的锐利的但是短暂的收缩期喷射性杂音,

响亮的高音调的舒张期杂音(呼气末、坐位前倾位杂音最清楚),心尖部有短暂的 S1 和明显的舒张期(Austin-Flint)杂音(同时还有心电图和胸片显示左室扩大),这种情况下有很大的把握诊断主动脉瓣关闭不全。

- 年轻患者,肺动脉瓣听诊区和左胸骨旁听到收缩早中期 2/6 级杂音,S2 固定分裂,颈静脉巨大 A 波和 V 波,可触及的肺动脉搏动和右室抬举性搏动(心电图 V1 导联 RSR 型,胸片显示肺动脉段凸出),提示房间隔缺损的诊断。

图 21-4.“无辜”和有意义的杂音。上图,全收缩期杂音的三个病因——二尖瓣闭闭不全,三尖瓣关闭不全和空间隔缺损(VSD)。中图,早期到轻度收缩期功能性杂音,注意 S2 的正常分裂,呼气时正常,吸气时分裂(A-P)。下图左,房中隔缺损。注意 S2 在吸气和呼气时都增宽分裂,下图右,肺动脉瓣狭窄,注意喷射音在呼气时减弱(经 Dr. W. Proctor Harvey 授权)。

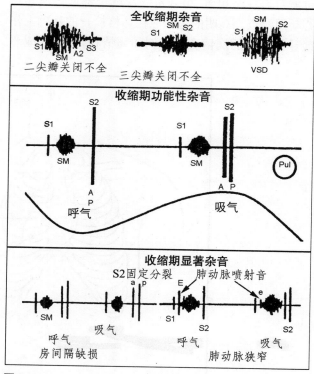

图 21-4

图 21-5:年轻运动员的听诊发现,注意在第三

肋骨（3L）缘和心尖部的收缩期功能性杂音，同时伴随呼吸增强和减弱的生理性 S3，S2 的正常分裂也可听到。

图 21-6. 心脏不同情况下的听诊发现。A.S2 的功能性收缩期杂音，正常心音分裂；B. 主动脉瓣二叶瓣狭窄，持续时间较长的逐渐增强 - 逐渐减弱的收缩期杂音，以及主动脉瓣区和心尖部的喷射样杂音，此杂音不随呼吸变化；C. 二尖瓣脱垂收缩中期喀喇音和心尖部收缩晚期杂音；D. 严重主动脉瓣反流胸骨左缘闻及收缩期和舒张期杂音以及心尖部闻及舒张期 Austin Flint 杂音；E. 肥厚性梗阻型心肌病的收缩期杂音，直立（stand）时增强，下蹲（squat）时减弱；F. 房间隔缺损的收缩期杂音，S2 固定分裂。（经 Dr. W. Proctor Harvey 授权）。

上面只是列举了一些临床常见心脏病检查中的有代表性的部分。虽然临床检查不能总是发现或精确评价所有的心脏病，但是通过超声显像技术获得的信息大部分可以通过简便快捷、价格不贵的仔细体格检查获得。并且，当进行系列的观察时，医生不可能每看一个患者、患者每一次就诊都做一次超声心动图检查。高明的医生应在体格检查的基础上仔细寻找患者的病情变化（例如病情稳定、改善或恶化）。

很多临床决策可以来源于适当的临床检查。例如：最近心肌梗死的患者出现气短，交替脉，S3 奔马律，肺啰音，可以诊断患者心功能不全。如果等待超声心动图的结果再给患者治疗，可能会延误病情。此外，一个经常忽视的方面是不同超声心动图实验室技术水平之间有很大的差异。一个粗心的医生可能会被错误的报告所误导。即使在最好的情况下，对很多患者存在的二尖瓣脱垂，超声可能会过度诊断（假阳性）或诊断不足（假阴性）。超声误诊的有典型喀喇音的二尖瓣脱垂患者，不能怀疑喀拉音的可靠性，只能说明超声心动图的局限性（二尖瓣结构复杂，可能没有看到）。超声心动图是一项有价值的检查，但高质量的临床体格检查可以避免质量欠佳的超声检查的误导。基本临床检查能力的提高可以使临床质量达到一个较高的水平，其重要性甚至不仅仅限于节约成本。心脏听诊仍然是筛查心脏病最适宜的临床检查。如果使用得当，经过时间考验的听诊器仍然是诊断心脏病患者强大的、值得信赖的、具有良好经济效益比的临床检查方法。听诊器可以让经验丰富的临床医生，在办公室或患者床边就做出精确的生理和解剖诊断。

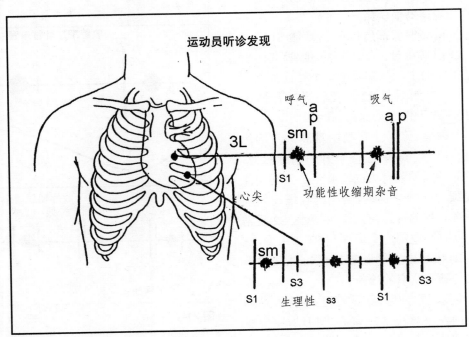

图 21-5

心脏疾病不同情况下的听诊发现

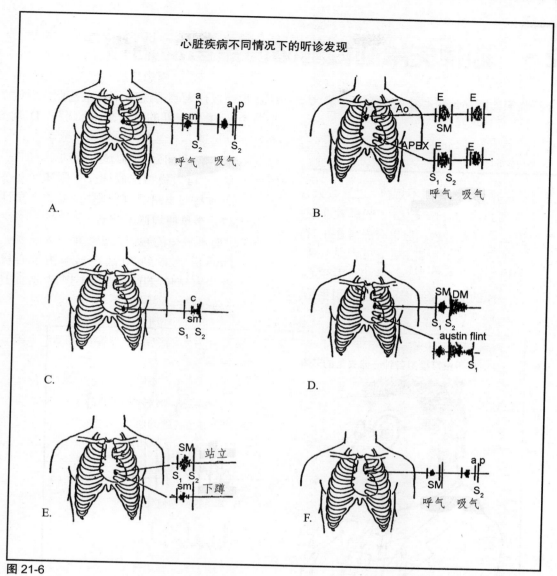

图 21-6

（齐欣   译）

第22章　心律失常和传导障碍患者的治疗

本章介绍临床诊断和治疗心律失常及传导异常患者的方法。

概述

不同患者的心悸感（规律或不规律）差异较大。一些患者能察觉到心律的轻微变化，一些患者即使发生持续性室速也没有不适感。但也有患者在正常窦性心律时主诉心悸不适。因此，某个患者对心悸的描述通常不适用于另一个患者。一些患者发生心悸时，"轻拍"出心悸的节奏（或识别出医生用手拍

快速拍动以代表心动过速。A. 室性期前收缩（第 3 个节拍）；B. 室上性心动过速；C. 房扑；D. 房颤；E. 室性心动过速。

- 快节奏，有间歇，类似过早搏动（例如室早、房早）。可以模拟二联律或三联律（一个窦性心搏与一个早搏规律交替，或数个窦性心搏与一个早搏规律出现）。
- 快而不规律的心律失常可能提示房颤。房颤的心房率 350~450 次 / 分，但由于心房激动经房室结传导至心室是不规律的，而且数量明显减少。

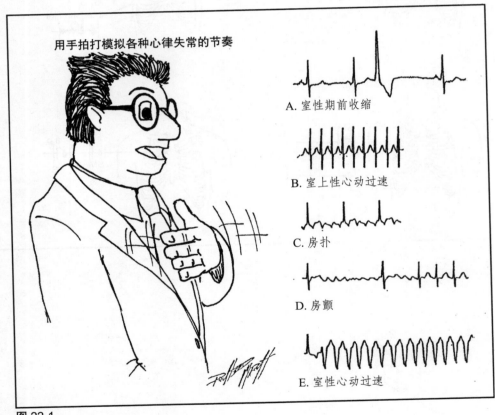

用手拍打模拟各种心律失常的节奏

A. 室性期前收缩

B. 室上性心动过速

C. 房扑

D. 房颤

E. 室性心动过速

图 22-1

打出的节奏），以此来识别心律失常。

图 22-1. 用手拍打模拟各种心律失常的节奏，有助于心律失常的识别和诊断。注意医生的手上下

- 快而规律的节奏，150 次 / 分，提示房扑伴 2:1 传导（心房扑动的心房率为 250~350 次 / 分，但心房波传导到心室，减慢至 150 次 / 分）。

上述节奏也可能是窦性心动过速,>100 次 / 分,起源于窦房结。

- 快而规律的节奏,>150 次 / 分,提示阵发性室上性心动过速(通常为房室结双径路造成的折返性心动过速)或室速。在年轻或健康人,提示阵发性室上性心动过速。老年患者有器质性心脏病和近似晕厥或晕厥,可能为室速。通常室上速很少引起晕厥先兆或晕厥。

- 年轻患者(尤其是训练有素的运动员,迷走神经兴奋性较高),规律和缓慢的节律提示窦性心动过缓,而在老年患者,可能提示器质性心脏病伴房室阻滞。

尽管心电图能提供更广泛和特殊的信息,患者在初发症状时可能无法记录到心电图,临床线索则有助于诊断。例如,颈静脉无 A 波(颤动波),第 1 心音(S1)节律不整提示房颤。S1 节律不整伴间歇颈静脉大炮 A 波提示室速(快速心室率)或完全性房室阻滞(心动过缓)。第 2 心音(S2)逆分裂提示完全性左束支阻滞,生理性 S2 分裂提示完全性右束支阻滞。

颈动脉窦按压是一种简单和有用的刺激迷走神经的方法,常用于诊断和或治疗各种心动过速。在应用该方法之前,需要通过触诊和听诊排除颈动脉狭窄。如果通过上述方法怀疑颈动脉狭窄,而且患者有一过性脑缺血(TIA),应禁止行颈动脉窦按压。仅按压一侧颈动脉窦,禁止两侧同时按压!按压右侧颈动脉窦时,首先将患者的头偏向左侧,在较高位置触摸到颈动脉,颈动脉窦位于下颌角下方,胸锁乳突肌内侧缘与喉部甲状软骨外侧之间。同时进行胸部听诊和(或)心电监测,用食指或中指或拇指按压颈动脉窦区域 3~5 秒。如果有反应的话,立即停止按压。不要延长颈动脉窦按压的时间,其可能造成不良后果(例如,心脏停搏)。如需要可重复进行。压力要适中,通常按压会引起一些不适(操作前应告知患者)。

颈动脉窦按压无效时,可能提示颈动脉窦位置不在下颌角,应重新调整移动手指的位置,或在对侧操作。需要注意,颈动脉窦按压时,如果心室率减慢(例如窦性心动,房扑,房颤)或突然终止(例如室上性心动过速),可排除严重心律失常,如室速。对于在医疗中心就诊的患者,腺苷也可用于诊断心律失常。腺苷是终止阵发性室上性心动过速优先考虑的药物(先于维拉帕米和地尔硫䓬),腺苷能暂时性阻断房室结传导,打断心动过速发作依赖的折返环,快速终止阵发性室上性心动过速(不能终止绝大多数

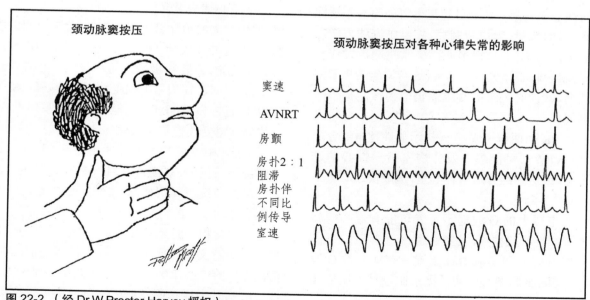

图 22-2　(经 Dr.W.Proctor Harvey 授权)

的室速），上述特点使腺苷有助于房室结折返性心动过速的诊断。值得注意的是，维拉帕米和地尔硫䓬有心肌抑制作用和扩张外周血管作用，可能造成低血压，诱发室颤，对于室速患者是致命的。

图 22-2. 左图，按压颈动脉窦的方法。患者头部后倾，转向左侧，医生在下颌角下方找到颈动脉窦，用拇指按压。整个过程中需要用听诊器听诊和（或）有持续心电监测。右图，颈动脉窦按压对各种心动过速的影响。注意：

- 窦性心动过速将逐渐减慢和恢复至原有频率。
- 房室结折返性心动过速（AVNRT）将突然停止，恢复窦性心律。
- 房颤。心率快速而不规则。按压后突然减慢，节律不整，变为原有频率。
- 突然减慢伴心室律不规整，最终恢复至房扑 2:1 传导，心房节律规整。
- 阵发性房性心动过速（PAT）伴房室阻滞（P波有脱落，未能全部下传心室）。按压颈动脉窦至心房率减慢，心房波较易识别。
- 室性心动过速不受颈动脉窦按压的影响。

复杂的诊断和治疗方法革新了心律失常患者的治疗方法。抗心律失常药物，特别是导管消融技术和植入式装置（如起搏器，ICD）已用于治疗难治性和致命性心律失常。心动过速患者可能没有不适症状或有心悸、头晕、气短和胸痛，甚至血流动力学障碍或猝死。不幸的是，很多心律失常只间歇发作一阵，患者就诊时心律失常已消失，这给诊断带来了困难。然而，就诊时记录的心电图仍能为诊断提供线索。例如：

- 短 PR 间期和（或）δ 波提示显性预激综合征（WPW），可能患者发作房室折返性心动过速，或房颤经旁道下传心室，造成快速心室率（图 3-55）。
- 心电图上的 Q 波提示患者可能有冠心病和陈旧性心肌梗死，发生室速。
- 左室肥大和 T 波对称倒置或有间隔性 Q 波（间隔肥厚型心肌病）提示肥厚型心肌病伴室速/室颤。
- 右胸导联 ST 段抬高，伴右束支阻滞图形提示

Brugada 综合征（图 22-3），提示患者可能有室速/室颤，甚至猝死。

图 22-3.Brugada 综合征患者胸前导联心电图。注意 V1~V3 导联 ST 段抬高伴 V1 导联右束支阻滞图形。患者可能发生室速/室颤，甚至猝死。

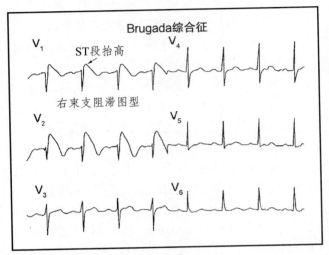

图 22-3

代谢异常（例如，低血钾，低血镁，低氧血症，甲亢），急性病变（例如，心衰，贫血，感染等），酒精和咖啡摄入，应用某些药物（例如，地高辛，茶碱，抗心律失常治疗）和非处方药物（减轻充血药物，可卡因等）可能促发心律失常。

一些心律失常（例如，房颤）虽然不是紧急情况，但仍然需要治疗以防止长期并发症（例如，脑栓塞）。其他心律失常（例如，室速）可能引起血流动力学不稳定，需要积极治疗防止复发。心脏结构功能正常时，对心律失常的耐受性可能较好，可能不需要治疗，而左室收缩舒张功能障碍或瓣膜病患者，对心律失常耐受性较差，需要积极治疗。

一些心律失常更容易发生在交感神经张力较高的情况下（例如，室速），其他一些发生在迷走神经张力高的情况下（例如，房室结折返性心动过速），或在二者均发生的情况下（例如，房颤）。患者是否有心律失常相关的症状对于心律失常治疗方法的选择有重大意义。在应用抗心律失常药物前，需要评估治疗风险或心律失常本身的危险性。对于无器质性心脏病且无症状的室速或室早应避免过度治疗。这些患者不需要抗心律失常治疗，甚至心律失常治

疗是有害的 [例如,非心脏副作用和（或）促心律失常作用]。有症状的患者可应用 β 受体阻滞剂。

所有心律失常治疗的基本原则是减少死亡率和发病率并提高生活质量。早搏和心动过速的特殊治疗方法包括：再确认、随访观察（例如,良性的室早）,消除促发因素（例如焦虑,咖啡因,饮酒,甲亢等）,应用药物或其他干预方法减慢快频率或转复为正常节律。

图 22-4 和图 22-5 总结治疗心律失常的临床方法。

房颤

房颤是临床最常见的持续性室上性心律失常,在美国大概有两千两百万名患者。房颤发生率随年龄增长而增加,超过 40 岁患者中发生房颤的风险近 25%。房颤常发生在有结构性心脏病的患者,包括瓣膜病、高血压、冠心病、扩张型心肌病等,以及其他一些情况,例如饮酒（"假日心脏"）、甲亢、心包炎、慢性阻塞性肺病（以及治疗肺部疾病的药物,例如茶碱或倍他受体激动剂）,还有心脏外科手术后。很多房颤患者没有结构性心脏病（即"孤立性"房颤,神经性房颤）。少数房颤是家族性的。房颤可以分为三种主要类型：阵发性房颤（持续时间 <7 天）,持续性房颤（不能自行终止,需要应用药物或电除颤转复为窦性心律）,和永久性房颤。诊断的线索包括心悸持续的时间,呼吸困难,头晕和胸痛。一些患者房颤发作时无明显不适症状,而有些患者每次发作都有心悸和恐惧等不适。由于心房颤动,心房肌收缩不规律,丧失了对心室有效的充盈作用,而且房颤通常伴有快速的心室率,心房收缩力差使血栓栓塞的风险增加。房颤的并发症包括：心衰加重（心动过速诱发的心肌病）和系统性动脉血栓形成（例如,脑梗塞）。如果心室率非常快,可能造成低血压和（或）心肌缺血。注意：当房颤表现为不规则的宽 QRS 心动过速（>200 次 / 分）时,通常考虑顺向型房室折返性心动过速（WPW 综合征）,因为房室结传导的心室率通常不会超过 200 次 / 分。

临床上房颤表现为快速而不规律的心室率,脉搏缺失（即并非所有的心室搏动都能传导到外周动脉）,颈静脉无 A 波,S1 节律不规整。可能有 S3,但房颤患者通常没有 S4,因 S4 是心室舒张期正常心房收缩形成的。心电图无 P 波,QRS 波节律不齐。

房颤的治疗选择包括：

1. 控制心室率,即使房颤没有转复,应服用地高辛和 β 受体阻滞剂（包括静脉注射艾司洛尔,半衰期很短）,或钙通道拮抗剂（例如,维拉帕米,地尔硫革）,能减轻患者症状,避免心动过速诱发的心肌病。

2. 转复并维持窦性心律,可通过电转复或抗心律失常药物转复。心脏转复保持房室同步,维持正常心输出量,减轻症状,降低血栓栓塞发生的风险。以下情况需要转复房颤为窦性心律：

• 病情不稳定的患者（心绞痛,充血性心衰,低血压）需紧急转复。

• 筛查出的病情稳定的患者,应用电转复或药物转复例如Ⅲ类抗心律失常药物,伊布利特（Corvert）,胺碘酮（可达龙,Pacerone）,索他洛尔（盐酸索他洛尔）和多菲利特（Tikosyn）或 IA 类抗心律失常药物,例如普鲁卡因胺（Pronestyl, Procan）和达舒平（Norpace）,或 IC 类抗心律失常药,例如氟卡氨（Tambocor）和普罗帕酮（Rythmol）。病情稳定的房颤患者,需在房颤发作 48 小时内进行转复,或经食道超声排除左房血栓或应用华法令钠抗凝治疗（INR 2~3）转复前应用 3 周,转复后应用 4 周,以避免血栓形成。

3. 防止血栓栓塞并发症。华法令钠（Coumadin）能阻止高危患者发生血栓栓塞,例如有 TIA 或卒中,心脏瓣膜病,慢性充血性心衰,高血压,糖尿病,年龄 >75 岁。达比加群酯（Padaxa）是口服的直接血栓抑制剂,利伐沙班（Xarelto）,阿哌沙班（Eliquis）和依杜沙班（Lixianna）,是口服的 Xa 因子阻滞剂,上述药物替代华法令钠安全而有效,尤其对于非瓣膜心脏病房颤但无法监测凝血功能和 INR 的患者。

4. 对于药物治疗无效的患者,考虑行房室结消融同时植入起搏器以控制心室率。在肺动脉周灶（"触发点"）分离的 RF 消融以及左心室线性消融以治疗心律失常仍在积极研究中。

治疗房颤患者首先要考虑患者是否能安全转为窦性心律或不再转复,该选择取决于血栓栓塞的风险,症状的严重程度,以及该患者是否易于维持窦性心律。

图 22-4

常见心律失常的临床治疗

心律失常	诱因	治疗
房性早搏（起源于心房异位起搏点）	正常人或焦虑,摄入咖啡因、酒,慢性充血性心衰,低氧血症,电解质异常(低血钾,低血镁)	消除诱因。不需治疗,如有症状,使用β受体阻滞剂
窦性心动过速（来源于窦房结构的快速搏动）	发热,疼痛,贫血,脱水,慢性充血性心衰,甲亢,慢性阻塞性肺病,自主神经功能失调	纠正诱因,即发热,疼痛,贫血,焦虑,血容量过低,β-受体激动剂。如有症状,应用β受体阻滞剂
室上性心动过速 —房室结折返性心动过速（房室结双径路） —房室折返性心动过速（旁路）	正常人或预激综合征患者	紧急迷走神经刺激（突然转复为窦性心律或无效）。如果不成功,应用腺苷,维拉帕米,β受体阻滞剂,转复（如血流动力学不稳定）,预激综合征患者避免应用房室结阻滞剂（加速旁道传导,造成极快心室率,诱发室颤）。射频消融:有效阻断折返
房颤（心房激动经房室结不规律下传） **房扑**（心房内再进入大回路）	特发性(孤立性),瓣膜性心脏病,高血压,心包炎,甲亢,慢性阻塞性肺疾病,饮酒,心脏外科手术后	1. 减慢心室率（β受体阻滞剂,维拉帕米,地尔硫䓬,地高辛） 2. 转复为窦性心律（如为慢性房颤,需要常规抗凝）,静脉应用伊布利特,普鲁卡因胺,胺碘酮或口服IC,Ⅲ类,IA类抗心律失常药物。可能需要电转复（是否成功取决于房颤持续时间及心房大小） 3. 射频消融普通类型房扑房颤（左房后壁或肺静脉内及其周围起源）。如不成功,尝试房室结构和永久植入起搏器
多源房速（起源于心房多个部位）	严重慢性阻塞性肺疾病	治疗基础肺疾病。维拉帕米可用于减慢心室率,补钾补镁。房室结消融并植入永久性起搏器
室性早搏（起源于心室的异位搏动）	冠心病,心肌梗死,心肌病,充血性心衰,低氧血症,低血钾	不需要治疗。如果有症状,应用β受体阻滞剂
室速（3个或以上连续的室性早搏） —单形或多形室速 —非持续性室速,持续时间<30秒 —持续性室速,持续时间>30秒	冠心病,心肌梗死,心肌病,充血性心衰,低氧血症,低血钾,致心律失常性右室心肌病,或特发性室速(无结构性心脏病)	多数不需要治疗。如果有症状,应用β受体阻滞剂。如果不稳定,考虑电转复。急性期治疗考虑静脉应用普鲁卡因胺,胺碘酮,利多卡因。慢性期治疗应用IA,IB,IC,Ⅲ类抗心律失常药物。患者如有发生猝死的风险,建议植入ICD。刺激迷走神经,腺苷,维拉帕米,β受体阻滞剂可终止特发性室速(右室流出道室速),或维拉帕米能有效终止束支折返室速(腺苷或β受体阻滞剂无效),射频消融有效
尖端扭转型室速（一种多形室速,其QRS波形在基线上扭转）	QT间期显著延长(先天性或药物继发,如IA类,Ⅲ类抗心律失常药物,三环类抗抑郁药,甲氧苄氨嘧啶),抗组胺药(阿司咪唑,特非那定),低血钾,低血镁,吩噻嗪,氟哌啶醇	静脉补充硫酸镁,超速起搏（缩短QT间期）,去甲肾上腺素（除外冠心病）增加心率。禁用延长QT间期的药物

室上性心动过速	室性心动过速
节律不整	房室分离（例如，孤立 P 波，心室夺获，融合波）
典型 RBBB 或 LBBB 模式	QRS 波时限 >140ms（RBBB），>160ms（LBBB）
QRS 波时限 <140ms（RBBB），<160ms（LBBB）	胸导联 QRS 波同向一致性
室上速病史或预激综合征病史	QRS 电轴 -60°~180°
窦性心律时的 QRS 形态正常或轻度增宽	对颈动脉窦按压无反应
颈动脉窦按压有效终止心动过速或无效	器质性心脏病（既往有心肌梗死，慢性充血性心衰，左室功能障碍）

表 22-5　宽 QRS 心动过速鉴别

注意：对所有宽 QRS 心动过速均要排除室速。患者一般情况和血流动力学稳定不能可靠地区分室上速和室速。用颈动脉窦按压或 Valsalva 动作或药物（腺苷）能终止时，高度支持室上速。

对于房颤伴快速心室率，且伴有低血压或心绞痛，充血性心衰，或其他严重血流动力学障碍的患者，应选择紧急同步电转复。通常，近期发生房颤，没有左房扩大证据的患者，转复和维持窦性心律的概率很大。如果房颤持续 <48 小时，心率控制（例如，应用地高辛，β 受体阻滞剂，钙通道阻滞剂），同时可以行电转复。房颤持续时间较长的患者（尤其是由于瓣膜性房颤，高血压，或进展性左室功能障碍），转复后很难维持窦性心律，但一旦成功转复，患者的血流动力学获益非常显著（因为心房的左室充盈作用有助于增加心输出量）。绝大多数患者应至少尝试一次转复。

如果心律失常持续时间较长，而患者不适合转复，治疗应着重于控制心室率并预防血栓栓塞。患者房颤发作 >48 小时，通常容易形成心房血栓，即刻电转复或药物转复易造成脑栓塞（2%~5%）。心房机械功能的恢复（而不是电击）可能引起左心耳血栓脱落。切记经胸超声无法显示左心耳血栓，需要行经食管超声明确是否存在。如果房颤持续 > 48 小时，或经食管超声提示左心耳血栓，需要在转复前用华法令钠 3 周，转复后用 4 周，INR 维持在 2~3，这是由于房颤持续时间越长，转复后，心房肌顿抑持续的时间越长。

据估计，抗心律失常药物（除外胺碘酮）1 年后维持窦性心律的概率是 50%。胺碘酮能有效阻止 50%~75% 患者房颤复发。所有抗心律失常药物都有促心律失常的副作用，尤其对于充血性心衰患者。目前，两种治疗方法（即心率控制和维持窦性心律）的有效率基本相同。

无基础心脏病的阵发性房颤患者（又称"孤立性房颤"），IC 类抗心律失常药物，如氟卡胺（Tambocor）和普罗帕酮（Rythnol）是安全有效的。Ⅲ 类抗心律失常药物，例如索他洛尔（Betapace），胺碘酮（Cordarone，pacerone）和多非利特（Tikosyn）也有效，但有易患因素的患者，应用索他洛尔和多非利特时有发生尖端扭转型室速的风险，以往低估了胺碘酮转复房颤时尖端扭转型室速的发生率。应用抗心律失常药物转复并维持窦性心律有一定的副作用，应首先考虑应用房室结阻滞剂（例如，地高辛，β 受体阻滞剂，慢频率依赖性钙拮抗剂）控制心室率。综上所述，对于很多慢性房颤患者，适当控制心室率联合长期抗凝治疗是比较适合的方法。房颤持续但有效控制心室率时，患者的症状通常逐渐消失。但显性预激伴房颤的患者禁止用房室结阻滞剂，因过多的心房激动将沿旁道下传心室，有可能引起致命性室颤。

抗凝治疗时应充分考虑中风危险。≤ 60 岁患者孤立性房颤（例如无危险因素）预后较好，血栓栓塞的风险较低（约 1%/ 年）。这些患者中风的风险和抗凝造成出血的风险大致相同，因而这些患者的治疗应以控制心室率及缓解症状为首要目标。目前尚没有证据支持对上述患者应用阿司匹林。目前的证据表明，孤立性房颤的年轻患者未能从抗凝治疗和抗心律失常治疗中获益。无结构性心脏病的患者，可顿服氟卡氨或普罗帕酮转复房颤。对于年龄 > 60~65 岁特别是有中风危险因素的患者，即使在维持窦性心律时，也应进行长期慢性抗凝治疗，因阵发房颤发作有时是无症状的，无法识别（即"沉默"房颤）。血栓栓塞的危险因素包括：慢性心衰，左室收缩功能障碍，高血压，糖尿病，瓣膜病，既往有血栓栓塞病史。对于难治性症状性房颤或伴有持续快心室率的房颤，可以考虑消融房室结并植入永久性心脏起搏器。房颤消融方面已经积累了很多的经验，包括肺静脉内或其周围局灶电隔离（局灶触发机制），左房线性消融以消除启动和维持房颤的基质，上述方法能恢复并维持窦性心律。一些房颤患者行外科手术恢复和维持窦性心律，称"迷宫术"，是指在行心外科手术的同时，在心房内制造很多切割线，以阻断心房内电激动的折返环，同时还可以切除左心耳，以降低中风的风险。经皮左心耳封堵术，例如Watchman，是能降低房颤患者心源性中风风险的有效方法。

* * *

要点

- 当评价房颤中风风险时，需要记住"CHADS"评分标准：CHF 心衰，Hypertension 高血压，Age 年龄，Diabetes 糖尿病，prior Stroke 既往中风史或 TIA。另外，中风危险因素包括"VASc"：周围血管病（Vascular disease），年龄（Age），性别（女性）（Sex category）。

- 评估房颤出血风险应用"HAS-BLED"评分：高血压（Hypertension），肝肾功能异常（Abnormal renal/liver function），中风（Stroke），出血史或出血倾向（Bleeding history or predisposition），不稳定 INR（Labile INR），老龄（Elderly）(>65 岁)，药物/饮酒（Drugs/Alcohol）包括抗血小板药物和非甾体类抗炎药。

- 房颤患者，心室率应控制在比较宽松的范围（静息状态下 <110 次/分），严格控制（静息状态下 <80 次/分）心室率有助于防止心血管事件发生。

- 窄 QRS 室上性心动过速（SVT），心室率规则，150 次/分，应考虑到房扑伴 2:1 传导。

- 慢性阻塞性肺病患者有不规则的心室率可能是多源房性心动过速，其表现为不规则的快速心室率，P 波形态 >3 种（图 3-45 和图

3-46）。上述表现也可能由于低血钾或低血镁所致。多源房速也常见于严重代谢综合征或败血症患者。补钾和补镁有助于终止心动过速。慢频率依赖性钙通道阻滞剂（例如维拉帕米）有助于控制心室率。应避免应用增加心房肌兴奋性的药物（茶碱，吸入性沙丁胺醇）。对于药物治疗无效的患者，应考虑房室结消融并植入永久性心脏起搏器。

* * *

阵发性室上性心动过速

阵发性室上性心动过速（SVT）可发生于任何年龄，常见于无结构性心脏病的健康年轻女性。房室结折返性心动过速（AVNRT）是 SVT 最常见的类型，占 50%~60%。折返环在房室结内，激动沿慢径路下传，沿快径路逆传（图 3-54）。心房和心室同时除极，心电图上 P 波和 QRS 波重叠。窄 QRS 心动过速呈突发突止，持续数秒至数小时不等。QRS 波群一般为窄。

房室折返性心动过速（AVRT），包括显性预激综合征（WPW）伴发的，是第二位常见的 SVT（30%~40%），通常应用房室结和旁道作为前传或逆传径路 [预激综合征（WPW）]。约 50% 体表心电图记录到显性预激的患者发生间歇性房室折返性心动过速，另一半患者无心动过速发作。有些患者心电图表现为间歇预激（短 PR 间期，δ 波），或无预激表现。这些患者，旁道仅有逆传功能（即隐匿性旁道），心电图上 QRS 波形态正常。

通常，首次 AVNRT 发生在 30 岁之前，也有患者在 60 岁后发作。AVNRT 呈突发突止，频率150~250 次/分。多数阵发性 SVT 能自行终止。如果不能自行终止，给予迷走神经刺激（例如，Valsalva动作，颈动脉窦按压，屏住气，脸颊浸入冰水）能终止心动过速。颈动脉窦按压，也包括其他刺激迷走神经方法，可以是诊断性的，因为阵发性 SVT 几乎是唯一能被刺激迷走神经终止并维持窦性心律的心动过速。腺苷（Adenocard）是一种天然核苷，半衰期短，能有效终止阵发性 SVT。如果腺苷未能终止AVNRT，或出现急性支气管痉挛，静脉应用维拉帕米（或地尔硫䓬）通常有效。静脉应用腺苷和维拉

帕米终止阵发性 SVT 的效果大致相同,能终止 >90% 病例。维拉帕米一般不用于诊断试验,因为有时能使室速蜕化为室颤。房颤伴旁道预激的患者,应慎用房室结阻滞剂(例如地高辛,β 受体阻滞剂,钙拮抗剂地尔硫䓬和维拉帕米),防止心房激动沿旁道下传心室造成快速心室率。极快的心室率可能或促进血流动力学障碍或猝死(注意:旁道预激伴房颤的患者可以静脉应用普鲁卡因胺,其能减少旁道下传)。

预防阵发性 SVT 反复发作可以用地高辛,β 受体阻滞剂,钙拮抗剂(如,地尔硫䓬和维拉帕米)。射频消融异常折返环(或旁道)的成功率 >90%。应注意房扑患者中,在应用房室结阻滞剂之前不能应用 IA 类抗心律失常药,因其可能促进房室结传导,而造成房扑 1:1 下传心室,造成极快心室率。

年轻女性有阵发性 SVT 病史,需要考虑以下 3 种情况:

- 正常心脏。
- 二尖瓣脱垂。
- 预激综合征。

发生房颤伴快速心室率时,要考虑有旁道(如预激综合征)。需要注意,预激综合征时的异常 Q 波常被误认为是急性心肌梗死。当激动经房室结前传旁道逆传时,QRS 波正常而不增宽(称顺向型房室折返性心动过速)(图 3-55)。当前向传导经旁道而逆向传导经房室结时,QRS 波增宽而且形态改变(称逆向型房室折返性心动过速),其容易与室速混淆(图 3-57)。逆向型房室折返性心动过速对普鲁卡因胺(延长旁道不应期)或电转复有效。同前所述,避免在预激综合征伴房颤时应用房室结阻滞剂,例如地高辛,β 受体阻滞剂和维拉帕米(非预激综合征快速房颤有效),上述药物能缩短旁道不应期,增加心室率,促发室颤。值得一提的是,持续的室上性心动过速能造成左室收缩功能障碍(心动过速诱发的心肌病)。药物和(或)导管消融治疗可消除心动过速,逆转心肌病。

室性心动过速

室速定义为 3 个或以上连续的室性搏动。可引起心脏骤停,晕厥,轻度症状性低血压,或无症状,患者甚至感觉不到心动过速。尽管一些形式的室速发生在年轻、无结构性心脏病的患者,绝大多数室速,无论持续性(＞ 30 秒)还是非持续性(＜ 30 秒),均与基础心脏疾病的严重程度相关(图 3-50)。诱发室速的常见原因包括:心肌缺血,急性心肌梗死,扩张型心肌病,肥厚型心肌病,二尖瓣脱垂,充血性心衰,或地高辛中毒。尖端扭转型室速是一种特殊形态的室速,宽 QRS 波群尖端围绕基线上下扭转(图 3-48),可能发生在低血钾或低血镁或应用延长 QT 间期的药物后。心电图宽 QRS 心动过速,频率 140~220 次 / 分,有房室分离(图 3-50),心室夺获或融合波,尤其在器质性心脏病患者常有电轴偏移,急性心肌缺血,心肌梗死病史,心肌病射血分数较低,上述临床情况支持该宽 QRS 心动过速为室速。(注意:心室"夺获"是指正常形态 QRS 波出现在心动过速过程中,代表心房波下传心室。"融合"波是指心动过速的宽 QRS 波与正常 QRS 波融合,形成第 3 种形态的 QRS 波。心室夺获和融合波都支持心动过速起源于心室)(图 3-49)。与阵发性 SVT 不同,多数室速不能自行终止。甚至室速可能蜕化为室颤(VF)。

室速首要的治疗原则是终止室速。如果室速发作时的血流动力学稳定,可以考虑静脉应用胺碘酮(Cordarone),普鲁卡因胺(Pronestyl),或利多卡因(Xylocaine)。如果静脉应用上述药物无效,或患者血流动力学不稳定(例如低血压,充血性心衰,或心绞痛),应立即给予同步电转复。在急性心肌梗死患者,预防性应用利多卡因造成心室停搏的概率较高,预后差,已不建议应用,除非患者发生非持续性室速。尖端扭转型室速的处理与其他类型室速有所不同,Ⅰ 类或 Ⅲ 类抗心律失常药物能延长 QT 间期,应避免应用(或应用后立即停药)。β 受体阻滞剂,静脉镁剂,纠正电解质紊乱,例如低血钾和(或)临时起搏,能阻止心律失常发作。

下一步治疗为防止室速复发。选择药物治疗,治疗基础疾病,应用心脏植入装置,或外科手术或导管消融消除左室或右室室速的起源部位。心肌梗死后室速患者,多数抗心律失常药物都不推荐用于抑制室速的发作,因为这些药物可能有促心律失常作用(例如尖端扭转型室速)。而 β 受体阻滞剂对患者的长期预后有较好的作用,是可供选择的药物之一,胺碘酮也有效。尽管与其他抗心律失常药物比较，胺碘酮的促心律失常较低，但其仍能诱发多形性室速（尖端扭转型室速）。胺碘酮的副作用（通常与剂量相关）包括皮肤呈蓝灰色，甲状腺功能障碍，肺纤维化（少见，偶尔可逆），角膜微沉着和肝功能异常。

急性心肌缺血或心梗伴发的室速在纠正心肌缺血后可能终止，通常不需要长期应用抗心律失常药物治疗。对于慢性反复发作的持续性室速，应考虑植入埋藏式心脏转复除颤器（ICD）和（或）电生理方法抗心律失常治疗。注意分层治疗室性心律失常，包括抑制室性早搏（通常无效），终止室速和室颤，后者能延长患者的生命。左室功能降低和致命性室速的患者应考虑植入 ICD。植入 ICD 同时，应服用胺碘酮。尽管 ICD 是防止患者发生猝死的根本方法之一，药物能减少或阻止心律失常的发生，减少 ICD 电击治疗的次数。因而延长电池的使用寿命，能减少电击引起的心理打击的次数。电解质异常，例如血钾降低，血镁降低（特别是尖端扭转型室速），地高辛中毒或起搏器特殊功能均能引起室速，需要注意并及时救治。

如果心脏性猝死发生在冠心病患者而非心肌梗死患者时，比发生在心肌梗死患者预后更差，心肌梗死时的室速提示心肌缺血正在发生，需要急诊行心脏介入治疗（再血管化阻止心脏事件的发生）。对于一过性或可逆性原因造成的室速／室颤并不建议植入 ICD。猝死的另一个常见原因是 Brugada 综合征，患者常有晕厥或心脏骤停（由于多形室速／室颤），心电图显示右束支阻滞伴 V1~V2 导联 ST 段抬高（图 22-3）。由于抗心律失常药物无效，患者再发晕厥或猝死的概率较高（24 小时内约 35%），建议上述患者植入 ICD。

* * *

要点

如果您在急诊科救治急性心肌梗死患者，在重症监护室救治冠脉旁路移植患者或髋关节置换患者，或是在您的诊所救治患者，您都需要迅速识别和快速处理常见的心律失常，下列一些线索有助于帮助处理心律失常。

1. 搜集所有病史
- 能提供线索的症状，包括心悸，乏力，气短，头晕晕厥或猝死（成功心肺复苏后）。
- 冠心病病史，既往心肌梗死或慢性充血性心衰患者的宽 QRS 心动过速支持室速而不是室上速。

2. 查体
- 分析颈静脉 A 波是否消失，有助于诊断房颤，有大炮 A 波支持室早，室速，完全性心脏阻滞，或扑动波提示心房扑动。
- 心悸时，动脉搏动有助于识别心脏节律和心室率（下传心室的心搏数）。需要记住，房颤伴快速心室率时，并非全部心室收缩都能有效射血。记录外周动脉搏动频率会低估实际心室率（脉搏缺失）。心电图有助于判断实际心室率。
- 心尖向左外侧移动，左室心尖部搏动无力，S3 和 S4 奔马律，提示有发生室速的基质。
- 心脏听诊有助于明确心室率，心脏节律和 S1 的频率、节律和是否有分裂。
- S1 分裂提示室速，完全性房室阻滞或房颤
- S1 响亮伴短 PR 间期提示 LGL 综合征（一种类型的心室预激，旁道连接心房和希氏束）。
- S1 微弱伴长 PR 间期提示一度房室阻滞。
- S2 异常分裂提示可能有完全性右束支阻滞（宽且呈生理性分裂）或左束支阻滞（逆分裂）
- 考虑颈动脉窦按压。能终止室上性心动过速，转为窦性心律；不能终止室速。
- 大炮 A 波，S1 节律不齐，不连续，对颈动脉窦按压无反应，支持室速诊断。

3. 心电图是诊断的基石
- 常规检查过程中可能发现心律失常。
- 与既往心电图进行比较。既往心电图可能提供曾发生的房早、室早，能为现在的心律失常起源提供线索。
- 窄 QRS 心动过速突发突止，提示房室结折返性心动过速。
- 宽 QRS 心动过速患者有结构性心脏病，排除其他情况，支持室速。
- 既往心电图表现为短 PR 间期伴 δ 波，提示

预激综合征伴发的心动过速。

- 房颤患者,如果心室率极快(>250 次 / 分)提示显性预激综合征(避免应用地高辛,β 受体阻滞剂,钙拮抗剂,上述药物阻断房室结传导,加速心房激动沿旁道下传,促发室颤)(图 3-56)。
- 宽 QRS 心动过速伴房室分离,胸前导联 QRS 波呈正向一致性(V1~V6 导联 QRS 波主波呈同一方向),融合波(或心室夺获),患者有基础心脏病(尤其是既往心肌梗死病史)支持室速的诊断,而不考虑是室上速伴差传(图 22-5)(图 3-49)。
- 房颤、多源房速和房扑的 QRS 波节律不齐。然而,多源房速时,有 3 个或 3 个以上形态的 P 波。房扑时,心房扑动波呈锯齿状,在 QRS 波群之间可显现。
- 记住,当 P 波存在于两个相邻 QRS 波群之间时,在 QRS 波群中通常埋藏着一个 P 波,室上性心动过速伴 2:1 传导,如果心室率 >150 次 / 分,提示房扑伴 2:1 传导。

4. 观察药物疗效。例如利多卡因抑制心动过速提示室速,维拉帕米减慢心室率通常提示室上性心动过速。

* * *

心动过缓和传导异常

传导障碍发生在窦房结和心房之间,房室结内,心室传导系统内。随年龄增长,心动过缓的发生率增加,与特发性传导系统纤维化有关(Lenegre 病)或心脏骨架钙化(Lev 病),冠心病,或其他浸润性或弥漫性心肌病有关。心脏传导系统功能障碍造成以下三种临床症状。

- 病态窦房结综合征(包括显著窦性心动过缓,窦房阻滞或窦性停搏,又称慢快综合征)(图 3-47)。
- 房室结 - 希氏束阻滞(图 3-51)。
- 心室内(束支)阻滞。

心动过缓和传导障碍患者可能没有不适症状,或表现为晕厥,近似晕厥,头晕,慢性充血性心衰加重或心绞痛。

心动过缓和传导障碍的处理大致包括以下几方面:

- 排除一过性因素(例如,下壁心肌梗死引起的房室结一过性缺血)。
- 停用减慢心室率的药物,例如地高辛,β 受体阻滞剂,慢频率依赖性钙通道阻滞剂。
- 静脉应用阿托品(阻断迷走神经,增加心室率,促进房室结传导),如果患者有症状,例如头晕,近似晕厥或晕厥,以及心绞痛,低血压或频发室性早搏(心动过缓相关)。
- 考虑是否有必要植入永久性起搏器。无症状窦性心动过缓,一度房室阻滞,文氏阻滞通常不需要特殊治疗。无症状双束支阻滞不需要植入起搏器治疗。以下情况需要植入起搏器治疗:症状性二度 II 型房室阻滞,三度房室阻滞,慢性双分支或三分支阻滞,或病态窦房结综合征。必须应用减慢心室率的药物治疗其他疾病时,考虑植入永久性心脏起搏器。

* * *

要点

- 如果患者病情稳定,窦性心律规则伴缓慢心室率(窦性心动过缓 50 或 60 次 / 分),应考虑以下两种情况:①患者是运动员或生理状态(迷走神经张力高);②患者应用减慢心室率的药物(例如 β 受体阻滞剂,钙拮抗剂,胺碘酮)。病情不稳定的患者(例如,急性下壁心肌梗死),可能心室率较慢。记住老年患者应用噻吗洛尔滴眼液(一种 β 受体阻滞剂)吸收后,可能造成心率减慢或揭示病态窦房结综合征。应常规了解患者应用的药物,明确其是否对心率造成影响。
- 年轻患者出现感冒样症状伴出疹子,其后发生房室传导系统疾病(一度、二度或三度房室传导阻滞)应考虑 Lyme 病,在美国是一种蜱传播的疾病(Borrelia 疏螺旋体,螺旋样生物体,经鹿蜱传播),经抗生素治疗后,房室传导障碍消失。

* * *

(陈琪 译)

第23章 成人先天性心脏病的治疗

先天性心脏缺陷在存活新生儿中的发病率为0.8%。一般来说,有潜在先天性心脏损伤的个体,其后代患先心病的风险为10%~15%。其他可遗传的心脏疾病包括二尖瓣脱垂、肥厚型心肌病、扩张型心肌病、马方综合征、长QT综合征和冠心病。医生在日常工作中很少遇到患有先心病的成年患者。然而这一情况目前正在变化,之前未被诊断的或已知有心脏损害但能成年的患者数量正在增长。到医生发现成人患有先心病的时候,多数患有发绀型心脏病的患者或者死亡,或者经手术修复心脏机能损伤。这些患者由于严重发绀引起杵状指(趾),临床表现为艾森曼格综合征(严重的肺血管梗阻,导致在先天性的心脏缺损处从右到左的反向分流,例如房间隔缺损伴有明显肺动脉高压)。这些患者的心脏杂音可能会很微弱或缺失,而且其经常被伴或不伴有右室衰竭的右心室扩大的临床症状所掩盖。使用盐水微泡超声对比剂的多普勒超声和(或)心脏导管检查有助于明确右向左分流的心脏缺损部位(如ASD、VSD和PDA)。

大多数未诊断和(或)未治疗的先心病成年患者为非发绀型。某些先天性缺损在童年时期不明显,或者是因为缺陷本身是微小的,或是因为其杂音与良性心脏收缩音非常相似,直到成年期才被发现。这些患者通常因为一个异常的临床表现和(或)实验室发现,才引起医生的注意。对所有先心病的综述超出了本书的范畴。本书重点讨论可行介入干预的非发绀型成人先天性心脏病,包括二叶型主动脉瓣膜病、肺动脉瓣狭窄、房间隔缺损、卵圆孔未闭、室间隔缺损、主动脉缩窄和动脉导管未闭。马方综合征以及其他具有遗传性结缔组织紊乱的疾病,比如Loeys-dietz综合征和Ehlers-Danlos综合征也在本章讨论。

二叶主动脉瓣

除了二尖瓣脱垂(MVP),先天性二叶主动脉瓣是成人先心病最常见的类型。人群当中的发病率高达2%,男性尤著,男女之比为(3~4):1。大多数二叶主动脉瓣在患者中青年时期功能正常,但最终会发展为主动脉瓣狭窄(AS)或主动脉瓣反流(AR)或二者兼有,因为血液的湍流将导致瓣膜损伤、增厚、纤维化和钙化("磨损和撕裂")。

图23-1. 左图,先天性二叶型主动脉瓣病的临床分类;右图,先天性二叶式主动脉瓣的听诊发现是多样的,从喷射音(E)(非杂音)到收缩期杂音(SM)或舒张期杂音(DM),或二者的联合性杂音。S4奔马律可能代表更加严重的主动脉狭窄。

将近50%的主动脉狭窄的成年患者临床症状为晕厥、劳力型呼吸困难和胸痛,主要是由于二叶主动脉瓣过度纤维钙化增厚,这是瓣膜手术治疗的适

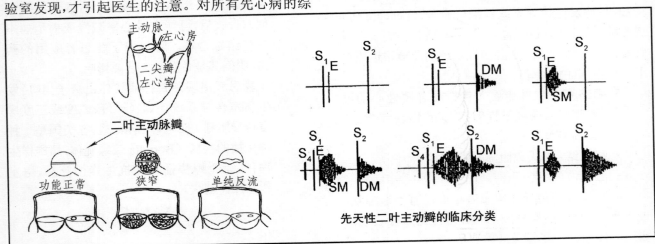

先天性二叶主动瓣的临床分类

图23-1

应证。二叶主动脉瓣是导致孤立的主动脉瓣反流的最主要的原因。突发的急性严重的主动脉瓣反流可能由于感染性心内膜炎。因为感染性心内膜炎的风险很大，所以及早发现二叶主动脉瓣，以及细致的口腔卫生与口腔护理都非常重要。临床听诊为一个短的 1~2/6 级收缩中期杂音（男性尤著），伴微弱的舒张期杂音（图 23-1），该收缩期杂音是主动脉喷射音（最佳听诊部位为主动脉听诊区和心尖部，放松状态下的平稳呼吸）产生的。

图 23-2. 一名患有先天二叶式主动脉瓣狭窄的中年男性。在其主动脉瓣听诊区（ao）很清楚的听到喷射音（e）和收缩期杂音（sm）。喷射音是先天性二叶主动脉瓣的一个听诊特征，在收缩早期产生并伴"穹顶式"半月瓣。在心尖部通常也可清楚听及喷射音和收缩期杂音。主动脉喷射音在深呼吸时也不会消失（也可伴有肺动脉喷射音）。

先天性主动脉瓣狭窄的一种独特的并发症是主动脉夹层，其病理学改变是主动脉中层囊性坏死。多普勒超声（和有指征时行心脏导管检查）能对大多数的二叶主动脉瓣，伴主动脉狭窄和（或）关闭不全的程度做出诊断。心脏导管检查并非必需的，除非计划做主动脉球囊瓣膜成形术或外科手术。

肺动脉瓣狭窄

肺动脉瓣狭窄的患者常具有收缩期杂音以及类似二叶主动脉瓣的收缩早期喷射样杂音。这些严重的肺动脉瓣狭窄体征通常童年时期被发现，并接受肺动脉瓣成形术治疗。然而仍有一定数量的患者并未被发现，并直至成年期症状仍然十分轻微。伴有轻微或中度肺动脉狭窄的成年患者通常是无症状的。当症状发展加重时，肺瓣膜狭窄的患者会主诉劳力性呼吸困难和乏力，这是由于在劳力时心输出量并没有适应性增加所致。当发展为严重肺动脉瓣狭窄时最终会出现劳力性胸痛（由右室缺血引发）、昏厥和（或）右心衰体征。肺动脉瓣狭窄患者在心脏听诊时具有粗糙的收缩期杂音（肺动脉区最响亮），并伴随喷射样杂音（在吸气时变弱或消失）以及明显的收缩期震颤。右室扩张以及肥厚的临床特征能够在体格检查（如颈静脉搏动图中巨大的 A 波以及右室胸骨旁搏动）、ECG 以及胸片（伴有正常或缩小的肺血管）中体现。多普勒超声以及心脏导管检查提示存在跨肺动脉瓣压力差（轻度：30~50mmHg，中等：50~100mmHg；重度：> 100mmHg）。轻度肺动脉狭窄患者可采用保守治疗，而中度及重度肺动脉狭窄患者需要经皮球囊瓣膜成形术治疗。抗生素可预防感染性心内膜炎，但不再是必须的，即便是在瓣膜成形术后。

房间隔缺损和卵圆孔未闭

房间隔缺损（ASD），特别是继发孔缺损型（发

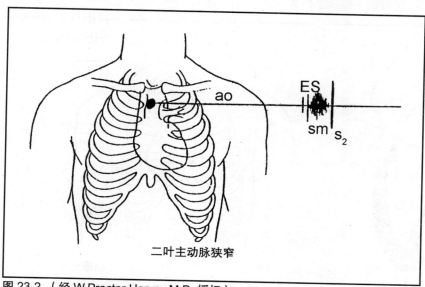

二叶主动脉狭窄

图 23-2 （经 W.Proctor Harvey,M.D. 授权）

生在房间隔中央部的卵圆孔区），是在成年患者中第二常见的先天性心脏病变，也是最常见的直至成年期才被发现的先天性心脏病类型。女性多于男性，发病率之比约为 3∶1。许多 ASD 患者仅有轻微或没有症状。但随着年龄的增长，左室顺应性降低（由于冠心病，高血压，或者心肌的老化导致），会随后引发左房压升高以及通过 ASD 的左向右分流增加。这会引起劳力性呼吸困难，疲劳，耐力下降，初发的心悸（特别是房颤）以及心衰。此外成年患者的症状还包括因为逆向栓塞（右向左分流）导致的外周或中央神经系统栓塞。ASD 患者因为房间压力梯度小的缘故很少发生心内膜炎，因此如果不存在其他相关的高危险因素，抗生素预防措施是非必要的。有症状的 ASD 患者应当及时封闭缺损以防止肺动脉高压、右心衰进展以及房性心律失常（例如房颤）。对于伴有肺／体循环血流量比为 1.5∶1 或更高的无症状患者（通常意味着显著的左向右分流），建议开胸手术修复或者介入封堵治疗。

继发 ASD 的典型线索包括 S2"固定性"分裂，这是一种收缩期喷射样杂音，这是由于肺血流量增加所致（而不是经过缺损的血流增加），以及由三尖瓣向左下胸骨传导的低音调舒张期隆隆样杂音。ECG 检查可发现电轴右偏，并伴有 V1 导联不完全性或完全性 RBBB（rSr' 型），胸片检查常可发现肺动脉扩张，肺血管增多（肺分流）和右室扩大。

图 23-3. 房间隔缺损，继发型（箭头）。听诊发现 S2"固定性"宽分裂。大约 1/4 的患者可在吸气时有略增宽的分裂，但在呼气时不分裂。同时也需要注意早中期收缩期杂音。如果患者不存在舒张期杂音通常可以排除房间隔缺损的诊断。

因为症状可能轻微或缺失，体征也会十分微弱，因此表面健康的成年患者的第一个 ASD 诊断线索可能来自于定期胸片检查（显示肺血管增多或右室扩张）。听诊结果可能有一种或多种收缩期喀喇音或者二尖瓣脱垂相关收缩期二尖瓣关闭不全杂音（因为继发孔型 ASD 与 MVP 有关联）。使用盐水微泡超声对比剂的多普勒超声（特别是 TEE）具有诊断价值并能够测定缺损的位置和大小，以及是否伴有右室和右房的扩张（由于右室容量负荷超载所致）。心脏导管检查显示腔静脉以及右室的氧含量增加，因为来自左房的氧合血液流入混合所致（图 5-25），并揭示了肺／体循环血流量比率。为确诊 ASD 行心脏导管术是非必要的，其适应证为计划手术或介入修复（双盘型封闭装置）修补前怀疑合并 CAD。尽管 ASD 或更常见的卵圆孔未闭（约 25% 的人群），尤其是与房间隔动脉瘤相关时，会导致逆向栓塞或者原因不明的卒中（特别在 55 岁以下的患者）。与其他治疗方法（如使用华法林、阿司匹林、氯吡格雷）相比较，并没有可信服的证据表明缺损封堵在预防再次发作脑血管事件中具有显著的优势。

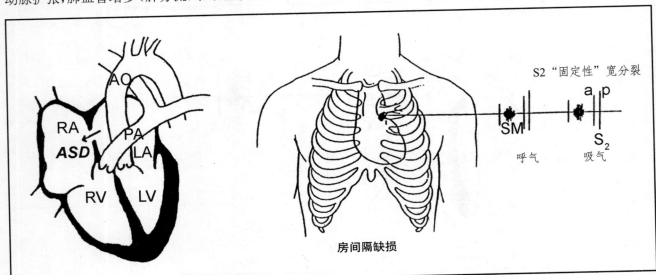

图 23-3 （经 Dr. W. Proctor Harvey 授权）

室间隔缺损

在室间隔缺损（VSD）中，室间隔上部存在持续性开口，使血流由高压力的左室流入低压力的右室。此后的病史演变和病理生理改变依赖于缺损的大小和左向右分流的程度。通常，显著缺损常伴有临床表现，如全收缩期杂音，ECG 示左室扩大或肥厚，或者胸片显示异常心影或者肺"分流"血管。在儿童，VSD 是最常见的先天性畸形，但大多数此类患者因缺损自发性愈合从而不经过手术纠正也能存活到成年期。在成年时期发现这些缺陷时，常为中等尺寸，既不很大，也不会因太小而自动愈合。典型的无症状患者，仅在体格检查时可发现沿左侧胸骨边界响亮的、粗糙的全收缩期杂音，且常伴有显著的收缩期震颤。杂音的强度并不与缺损的大小一致。小的"针孔"样缺损（即所谓的罗杰病）也会产生明显的震颤。超声多普勒检查能够发现缺损，并评估心腔大小、分流程度及肺动脉压高低。心脏导管能确诊除极小缺损的全部患者（图 5-25），但除非在行外科修复前怀疑有冠心病的患者，不然通常是不必要的。虽然缺损未修复时最重要的风险是心内膜炎，但因为无获益的结论性证据，不再建议抗生素预防治疗。对于小的左向右心室分流的无症状患者（即肺循环向体循环分流比率＜ 1.5 ： 1）不需要手术。

但伴有较大分流的患者应当修复缺损以防止肺动脉高压或者晚期心衰。一些缺损可经过介入封堵治疗。

图 23-4. 室间隔缺损（箭头）。注意 VSD 的收缩期杂音（SM）在胸骨左缘（LSB）大于心尖部，并常伴有显著的收缩期震颤。

主动脉缩窄

主动脉缩窄是继发性高血压的原因之一。它通常在童年期被发现，但也可能被忽视，直到青春期或成年期才发现。当一个年轻的成年男性出现上肢血压升高（或腿部血压降低）时，应该怀疑主动脉缩窄。男性患病率是女性 5 倍以上，其中 80% 病例与先天性二叶主动脉瓣相关。最常见的位置是降主动脉远端左锁骨下动脉的起源处。侧支循环在肋间动脉和锁骨下动脉的分支间形成。大多数患者在诊断时无症状。临床线索为：

- 血压和脉搏在上肢（高和强）与腿（低和弱）显著不同。
- 股动脉较桡动脉（或肱动脉）搏动延迟（即所谓的桡 - 股延迟）（图 23-5）。然而，如果存在主动脉瓣显著关闭不全，触诊时股动脉搏动可能比桡动脉、肱动脉，或颈动脉更明显。

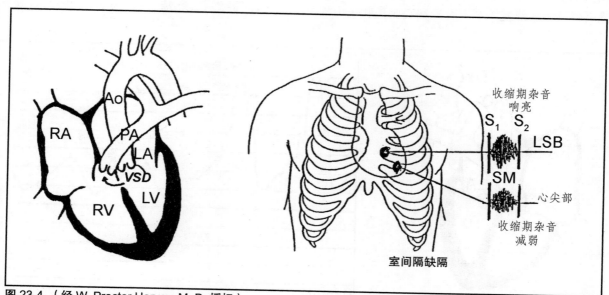

图 23-4　（经 W. Proctor Harvey, M. D. 授权）

- 收缩期杂音（堵塞）和连续性血管杂音（侧支循环）可在后背中上部听到，特别是在棘突。
- 心电图显示左室肥厚，胸片显示肋骨切迹均是高特异性的线索，因为侧支肋间动脉扩张所致。胸片也可能显示主动脉结下有一个典型的数字"3"图形（图 4-12），此为缩窄的主动脉上部和下部扩张所致。
- 超声波有助于测量跨缩窄部的压力梯度，并能同时评估相关的发现，例如，左室肥厚或二叶式主动脉瓣。
- MRI 或主动脉根部造影明确缩窄，并确定是否有侧支。

图 23-5. 主动脉缩窄（箭头）。如图所示动脉搏动和压力变化，左图为桡动脉搏动，右图为股动脉搏动。值得注意的是升主动脉收缩压和脉压升高，降主动脉缩窄之下部分收缩压上升率减慢和峰值延迟。

成人手术的适应证包括相应症状（例如，劳力性呼吸困难，头痛，鼻出血，腿部乏力），在主动脉显著缩窄的近端为高血压或左室肥厚。这些患者风险增加的因素包括：主动脉夹层（可能为高血压伴主动脉壁内异常的结果），充血性心力衰竭，Willis 环脑动脉瘤的破裂，以及主动脉缩窄或二叶式主动脉瓣相关的感染性心内膜炎。在大多数情况下，诊断明确后建议手术修复缩窄。有近端高血压和压力梯度 > 20mmHg 时建议保守治疗。球囊扩张支架置入术可作为弥漫性缩窄的选择治疗方案，但被认为是二线治疗。

动脉导管未闭

动脉导管未闭（PDA），是一种在降主动脉和肺动脉之间的异常通路，在儿童期可能未被检出，与出生在高海拔地区和母体风疹有关。最重要的临床表现是左锁骨下可闻及响亮的连续收缩期和舒张期（"机械样"）杂音（图 2-81），但如果有肺动脉高压，舒张期杂音可能会消失。心电图显示左室肥厚，胸片显示肺血管纹理增多，主肺动脉扩张，偶尔可见钙化的动脉。PDA 的诊断可以通过多普勒超声和心导管检查证实（图 5-25）。建议封闭 PDA，即使是一个小孔也需要封闭（手术结扎或栓塞），因为有感染性心内膜炎的风险。

马方综合征和其他结缔组织病

马方综合征是一种常染色体显性遗传的结缔组织病，以眼、肌肉骨骼、心血管系统为主要临床表现（如，主动脉根部扩张和二尖瓣脱垂）。它是由于编码原纤维蛋白 -1（FBN1）的基因发生突变，消弱了弹性蛋白的微纤维形成。这些患者典型表现为又高又瘦，四肢细长，蜘蛛样指，关节过度伸张，硬腭高

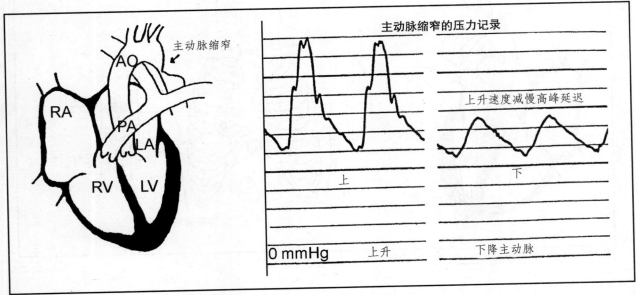

主动脉缩窄的压力记录

上升速度减慢高峰延迟

上

下

0 mmHg　　上升　　下降主动脉

图 23-5

拱,晶体脱位。如果有典型的体型特征和阳性家族史,可诊断马方综合征。主动脉根部扩张可以形成窦状或梭形,涉及整个升主动脉。主动脉疾病的并发症包括渐进的主动脉关闭不全、夹层和破裂(图 23-6)。

图 23-6. 马方综合征。左图,马方综合征男子的典型体征:身材高且瘦,与体型不成比例的臂长和腿长,蜘蛛指和柔软的关节。还应注意到拇指突出("拇指征")。右图,马方升主动脉导致猝死的病理学。在某些情况下(左),升主动脉窦部明显扩张,主动脉有多处内膜-中膜撕裂。在其他情况下(右),主动脉窦瘤破裂,引起心包填塞(经 Dr. Bruce F. Wauer 授权)。

应行连续胸部 X 线检查,如发现主动脉有问题,进一步 CT 扫描或 MRI 检查排除动脉瘤形成或夹层。主动脉根部扩张周期性回波是评估马方综合征患者治疗的关键。主动脉直径超过 5~5.5cm 时,建议预防性主动脉根部修复。妊娠是马方综合征女性相对禁忌证,因为有主动脉夹层的高风险。建议 β 受体阻滞剂预防性治疗以降低主动脉的压力负荷,减少主动脉扩张的风险,并降低主动脉瓣关闭不全和夹层的事件发生率。血管紧张素受体阻滞剂可能在预防动脉瘤形成方面具有作用,其通过抑制具有调节细胞增殖和分化作用的信号分子-转化生长因子 β 而起作用。限制竞技运动和剧烈的体力消耗,特别是力量运动和举重,也可以预防主动脉夹层。而急性主动脉夹层常需外科积极干预。

其他类似马方结缔组织异常疾病,如 Loeys-Dietz 综合征(生长因子 β 接收器扭转),以大张的眼、双叉悬壅塞、腭裂为特征;Ehlers-Danlos 综合征(Ⅱ 类胶原蛋白缺陷),以皮肤过度弹性和过度活动关节为特征,容易诱发费内尔氏病和夹层,需要积极介入治疗。

(郑明奇 刘刚 译)

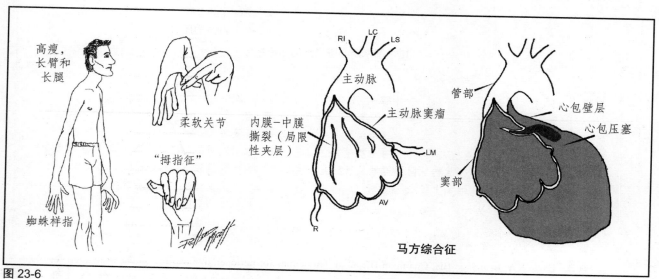

马方综合征

图 23-6

第24章 非心脏手术的心脏病患者的治疗

当今的临床医生常被问及评估非心脏手术患者的心血管风险,以辅助进行患者的术前、术后管理。虽然医生可能被要求"排除"需要手术的患者,但是需要强调的是,即使是最健康的患者也有一定的手术风险,而风险最高的患者可能恰恰是最需要接受手术处理的。在美国,每年大约有2千5百万患者接受非心脏手术,其中超过6百万的患者,由于潜在心脏疾病的类型和严重程度,以及择期手术的紧迫性和性质,可能出现术后心脏并发症(如心肌梗死、充血性心力衰竭、心源性死亡)(图24-1,图24-2)。医疗顾问的作用,包括明确患者的心脏疾病,评估病情的严重程度和稳定性,提供手术风险评估(低、中、高风险),给予围术期建议以减少手术风险。

术前风险评估

临床风险预测因子

为了评价这些患者增加的风险,重要的是要做一个恰当的术前临床心血管评估。详细的临床病史资料有助于确定患者在过去的几年中是否曾进行过冠状动脉的评价(包括足够的负荷试验或冠状动脉造影),或既往接受过冠状动脉血运重建术(PCI,

CABG)。有足够的证据表明,近期冠状动脉血运重建术对围术期心脏事件具有保护作用。病史资料同样有助于明确特定的高风险患者,包括不稳定型心绞痛,近期心肌梗死,失代偿的充血性心力衰竭,重症心脏瓣膜病(特别是主动脉瓣狭窄),显著的或不可控的心律失常,或其他并发症,如糖尿病,脑卒中,COPD,肝脏或肾脏疾病,以及功能储备差(如爬楼梯能力,家务劳动,常规运动能力减弱等)。另外,详细的体格检查可能提供重要的证据支持,如颈静脉怒张,交替脉, S3奔马律,心尖搏动移位(心脏扩大),双肺啰音,外周水肿(提示存在充血性心力衰竭),心脏杂音(瓣膜性或先天性心脏病),以及血管杂音(颈动脉或外周血管疾病)。术前心电图检查可提供潜在的心律或传导障碍的证据,异常Q波提示既往心肌梗死,或继发于主动脉瓣狭窄的左室肥厚,肥厚性心肌病,或长期存在的高血压病。胸部X线检查可提供心脏扩大、显著冠状动脉或主动脉钙化、肺血管充血的证据。

患者一般可以分为低风险、中度风险、高风险三个组别。处于低风险组别的患者并不需要进一步检查。而中度风险的患者应当接受一些无创的诊断性检查,如压力(跑步机或药物)核灌注,或超声影像

图 24-1
增加围术期心脏风险的临床指标

主要	中等	次要
不稳定冠脉综合征	轻度心绞痛	高龄
失代偿充血性心力衰竭	既往心肌梗死	心电图异常(如,左心室肥厚,左束支传
显著的心律失常(如,高度房室传导阻滞,室性心动过速,阵发性室上性心动过速伴不可控心率)	代偿性或既往充血性心力衰竭 糖尿病	导阻滞,ST-T改变) 非窦性心律(如,心房颤动) 既往脑卒中
严重瓣膜性心脏病		不可控高血压病 低功能储备

来源:Eagle KA, Brundage BH, Chaitman BR, et al: Guidelines for perioperative cardiovascular evaluation for Noncardiac surgery: Report of the American College of Cardiology (ACC)/ American Heart Association (AHA) Task Force on Practice Guidelines, Circulation1996; 93:1278–1317.

学检查。高风险的患者应当接受更多的介入性诊断检查,例如,冠状动脉造影,以及延迟手术（如果可能）直到心血管系统的问题（如失代偿的充血性心力衰竭,严重的冠心病）被妥善解决。对于急诊手术的患者,术前并不需要进行风险分层。术前及术后应用心脏药物,尤其是对冠心病或可能进展为心律失常的患者,应用 β 受体阻滞剂可能会降低术后的心脏并发症。请注意,并没有数据支持在非心脏手术前实施冠脉血运重建能够帮助患者"度过手术难关"。即使患者并不接受手术治疗,血运重建的适应证也是统一的（如急性冠脉综合征,难治性症状,大范围病变）。

<table>
<tr><td colspan="2" align="center">图 24-2
围术期风险的手术特异性标志物</td></tr>
<tr><td>风险</td><td align="center">手术</td></tr>
<tr><td>高</td><td>急诊,主动脉或外周血管,伴大容量变化的大范围或长时间手术</td></tr>
<tr><td>中</td><td>整形外科,泌尿外科,胸部,腹部,颈动脉内膜剥脱术,头颈部手术</td></tr>
<tr><td>低</td><td>白内障,乳房,内窥镜手术,浅层活检</td></tr>
</table>

低风险：没有心绞痛、心肌梗死、充血性心力衰竭或糖尿病病史的患者,例如 >95% 的左主干病变或严重的冠脉三支病变预测值为阴性,具有较低的风险发生围术期事件。行动便利的 <70 岁的无上述高风险临床表现的患者,或过去 5 年内接受 CABG 手术的,或过去 6 个月到 5 年内接受 PCI 的患者,无临床缺血证据,在非心脏手术前并不需进一步的检查。而且,没有充分的证据表明预防性的心脏导管手术或血运重建术可以降低轻度（CCS I 或 II 级）稳定性心绞痛患者的手术风险。

中度风险：中度风险的患者（如有 1~2 个临床风险因子）,若先前未接受相关检查,可能会得益于部分无创性的检查 [如,运动和（或）药物压力测试,核灌注成像或超声检查]。无创性检查的目的包括患者功能水平（如心力储备）的精确定量,可诱导的缺血存在及程度,以及左心室功能的评估。对于那些无法进行较大活动量（因功能储备差）,以及超声或核灌注成像证实的严重缺血,伴有左室扩张（因缺血所致的左室功能障碍）的患者,出现术后心脏并发症（如,心肌梗死,猝死）的风险将显著增加。

而对于压力测试、核灌注成像或超声检测正常的患者,仅具有较低的心脏并发症风险。

除了预后评估的作用之外,无创性检查可以提示检查结果是否对选择性的患者进行的内、外科治疗产生影响,例如,是否需要在术中进行有创的血流动力学分析或经食道超声检查,管理抗缺血治疗,或进行术前冠状动脉造影及考虑进行心肌血运重建（如,PCI,CABG）,甚至取消手术治疗。

高风险：一般而言,大部分稳定性冠心病的患者可以仅通过临床资料进行风险评估,而不需要进行特殊的心脏检查。如果病史并不可靠和（或）临床风险评估不清楚,激发性运动或者药物压力测试将有助于进行风险分层。有严重心绞痛（CCS III 级或 IV 级——图 1-9）或不稳定的临床表现（如,近期心肌梗死,频率增加及症状加重或新发的心绞痛,不可控的充血性心力衰竭,严重的室性心律失常）的患者,具有较高的临床风险（有很大的可能患有左主干病变或三支病变的冠心病）。这些患者若适宜进行冠脉血运重建,则应当接受进一步的诊断性评估和（或）治疗干预,包括冠状动脉造影（与非手术病例的指证相同）。

手术特异性风险指标

患者所接受非心脏手术的具体类型同样影响风险。需要急诊手术的患者（特别是高龄）是择期手术患者风险的 4~5 倍（由于无法进行完整的评估或充分的术前准备）。此外,接受血管手术（尤其是腹主动脉瘤修补）的患者具有 2~3 倍的风险发生术后心脏事件,主要是由于高风险的伴随症状型或沉默型冠心病,特别是糖尿病患者。需要进行胸部、腹部（腹膜腔内）或需进行大量血液交换和（或）严重失血相关的大手术,以及因通气功能受损造成术后低氧血症的患者,也承受着增加的风险（>5%）。眼科（如,白内障）、乳腺、内镜治疗或表浅组织活检等手术的风险最低（<1%）。非心脏手术的心脏并发症通常发生在术后第二或第三天。

围术期评估及管理

一般而言,心肌血运术（如, PCI,CABG）应针对指证明确的患者,即便并未安排择期手术,例如,药物治疗后仍然症状严重的冠心病患者,结果明显异常的心电图或药物核素或超声压力检测等异常的患者。然而,并没有数据支持在非心脏手术之前的预防性 PCI 或 CABG 能够降低术后心脏并发症的发生。目前冠脉支架的应用占经皮冠脉介入术的 90% 以上。建议择期手术安排在裸金属支架植入 4 周后,药物支架植入 12 个月或更久,以确保完全内皮化,并避免因术前需要而过早停用双联抗血小板治疗(特别是 ADP 受体阻滞剂),并引起的晚期支架内血栓形成。

临床经验表明,重症主动脉瓣狭窄或二尖瓣狭窄患者,需要在择期(或急诊)非心脏手术之前,接受瓣膜手术治疗(或导管球囊瓣膜成形术作为姑息步骤)。重度主动脉瓣反流或二尖瓣反流的患者,应用利尿治疗及减轻心脏后负荷,可以在高风险手术前最大程度地保持血流动力学稳定。应当在术前评价瓣膜病变的严重性,以进行恰当的液体管理及斟酌术中有创监测。因置换机械瓣或心房颤动而口服抗凝药的患者,应使用 IV 普通或玻尿酸型低分子肝素进行术前过渡。对所有人工心脏瓣膜手术的患者,均应提醒注意心内膜炎的预防。

心肌缺血及术后心脏不良事件可能发生于术后高凝状态,儿茶酚胺水平激增,血流动力学改变,低氧血症,以及体液转变的情况下。对于高风险患者,术前一周或更早应用 β 受体阻滞剂,并且尽可能久地维持应用(特别是冠心病患者),可以帮助减少缺血、术后心肌梗死以及心律失常,如心房颤动的发生。但是,这些有益的影响,可能会因心动过缓、低血压、中风及死亡的风险增加而抵消,尤其是在突然增加 β 受体阻滞剂的剂量,以及未进行谨慎的剂量调整及监测的情况下。大多数的心脏药物需用至手术前,特别是阿司匹林(如果可能),抗心绞痛药物,降压药,以及他汀类药物。鉴于可能出现的反弹性血小板机能亢进、缺血和(或)高血压,医生应在停用阿司匹林、α 受体阻滞剂、他汀以及可乐宁等药物时需特别注意。由于疼痛或镇静,围术期的心肌梗死可能表现为"沉默型"或与其他症状并发(例如,充血性心力衰竭或心律失常)。

超过 50 岁的患者,特别是那些有危险因素的或者有心脏病症状或体征的患者,应当做 12 导联心电图检查。术前心电图不仅有助于评估心脏病风险,也可以作为基线数据,评估心脏问题的术后进展。记录术前存在的异常表现尤为重要,以便判断这些异常在术中或术后是否有所进展。患者临床情况、心电图的变化,或者肌钙蛋白水平升高,可以帮助明确缺血事件,即便在术中或术后并无疼痛的表现。对已知冠心病的患者,进行常规的术后心电图检查(无症状)亦有助于排除沉默型心肌梗死。当临床评估非心脏手术的风险是中度的,而且是患者可接受的,应当施以积极的药物治疗来稳定心脏状态(例如,控制心率和血压,减少心肌缺血,改善左室功能)。择期手术应当在近期的心肌梗死 4~6 周后进行。术后心肌梗死分层为阴性,或成功地进行过再灌注治疗,有正常或者接近正常的左心室功能,并且没有自发或诱导性缺血的患者,可在心肌梗死 4~6 周内进行择期手术。

左心室功能差的患者,可能表现为充血性心力衰竭的症状或体征(例如,呼吸困难,端坐呼吸,夜间阵发性呼吸困难,颈静脉怒张,交替脉,S3 奔马律)或心脏射血分数明显降低,发生心脏并发症的风险明显增高。由于血管外液(向血管内空间)流动延迟、水负荷过多,或未察觉的心肌缺血,均可导致术后充血性心力衰竭的发生。除了急诊手术,充血性心力衰竭都应当在术前进行有效地控制。然而,必须注意的是,要避免过度利尿脱水以致术中低血压。由于患者高龄及多种慢性疾病的存在,手术过程更为复杂,仔细的术前心脏评估就变得更加重要。对非心脏手术患者进行恰当的围术期评估及管理,需要内科医生、麻醉师以及外科医生的精致团队协作。

(陈彧　译)

第25章　心脏肿瘤患者的治疗

心脏肿瘤比较少见，通常累及心内膜、心肌或由心包侵入心脏。心脏肿瘤包括原发性和转移性癌，分为良性和恶性。本章讨论最常见的成人心脏肿瘤的诊断与治疗以及其对心血管系统的影响。类癌综合征合并心血管异常 [如右心衰，三尖瓣和（或）肺动脉瓣疾病] 也一并讨论。

心脏原发性肿瘤

心房黏液瘤

心房黏液瘤占成人原发性心脏肿瘤 30%~50%，是最常见的心脏肿瘤。心房黏液瘤多为良性肿瘤，起源于房间隔，向左房生长，但有 10% 的黏液瘤是恶性的，10% 起源于其他地方（例如，右心房、右或左心室）。肿瘤通常呈孤立性，有蒂与心腔内壁相连。多数心房黏液瘤是活动性的，增长缓慢，并影响二尖瓣功能，造成类似于风湿性二尖瓣狭窄和（或）二尖瓣反流的临床表现。心房黏液瘤患者可能无症状或表现为以下三类症状中的一种或几种：心脏症状（呼吸困难、晕厥），栓塞症状（急性血管或神经功能丧失），全身症状（发热、不适、体重减轻）。

心房黏液瘤患者偶尔会因为头晕（例如，在体位改变时）或活动性呼吸困难而就诊。左房黏液瘤常有类似风湿性二尖瓣疾病的症状和体征。然而，以下这些情况提示应该注意有黏液瘤的可能：

- 既往无风湿热病史。
- 呼吸困难进展异常地快。
- 晕厥。
- 可疑风湿性二尖瓣狭窄的患者症状随体位改变而改变，甚至是有显著的改变。
- 体检发现舒张期第三心音（"肿瘤扑落音"），伴或不伴其他二尖瓣疾病的表现。
- 二尖瓣疾病的体检结果会随体位改变而改变。
- 年轻的成年人（尤其是那些在正常窦律）出现短暂脑缺血发作或中风（由于栓塞）。

- 全身症状，如发热、体重减轻、关节痛、皮疹、苍白（继发于贫血）、血沉升高、高球蛋白血症（提示感染性心内膜炎的症状和体征）。
- 心电图或胸片提示左房大。

记住心房黏液瘤可能表现为心内膜炎的所有特点，包括慢性心力衰竭。由于感染性心内膜炎进行性破坏所致的慢性心衰很少会自发减轻，如果心衰症状时有时无，则要考虑心房黏液瘤的可能并进一步检查，例如，心脏超声（特别是经食道超声）和心导管检查。心腔造影显示相应心腔的充盈缺损可诊断黏液瘤。手术切除肿物的疗效确切，可以及时、有效地消除症状体征。要注意筛查血液中的肿瘤碎片，预防体循环栓塞。术后长期的随访显示，大多数患者状况良好，复发风险低（约 5%）。

仔细的病史询问和体格检查是保证正确诊断的关键。青年或中年女性患者，出现呼吸短促、疲劳和体重减轻，有时伴有发热、头晕甚至晕厥，且常发生在体位改变之后应考虑心房黏液瘤。心房黏液瘤会脱落栓子（占 20%~45% 的患者），栓子可能是肿物表面的血栓，或是肿瘤本身的碎片，脱落后进入体循环。这种栓塞事件可能与系统性脉管炎或感染性心内膜炎类似。不明栓子来源的外周栓塞是一个诊断线索。有时是在外科切除的血栓中发现了黏液瘤栓子，而由病理报告最先诊断。心脏听诊中，心尖区舒张期隆隆样杂音或收缩期吹风样杂音提示风湿性二尖瓣瓣膜病。当黏液瘤下降通过二尖瓣时可闻及舒张期第三心音（"肿瘤扑落音"），其类似于二尖瓣狭窄开瓣音（虽然其晚于开瓣音，音调也低）。肿瘤的位置不同造成对二尖瓣的阻塞程度及功能的影响不同。收缩期和舒张期杂音的变化，以及呼吸困难或晕厥的症状，也可能与患者体位相关。当患者采取直立姿势时可能偶发肺水肿。

心房黏液瘤患者的心电图经常显示左房或右房扩大的异常 P 波。胸部 X 线可表现左房扩大、肺动脉扩张和右室膨出。心脏外形类似于风湿性二尖瓣狭窄的形态。临床检验可表现为白细胞增多、贫血、红细胞沉降率 (ESR) 升高。与风湿性二尖瓣狭窄不

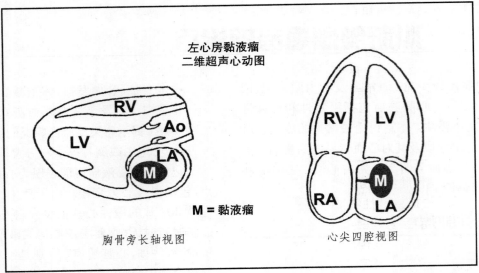

左心房黏液瘤
二维超声心动图

M = 黏液瘤

胸骨旁长轴视图　　　　　　　　心尖四腔视图

图 25-1

同的是,黏液瘤导致的瓣膜功能异常进展迅速。患者可能在几个月内从没有症状发展到显著功能障碍。对于风湿性二尖瓣狭窄来说,如此迅速的恶化是少见的,高度提示心房黏液瘤 (如晕厥,风湿性二尖瓣狭窄很少伴发)。超声 (特别是经食道超声) 对于检测心房黏液瘤具有突出价值。

图 25-1. 左心房黏液瘤二维超声心动图示意图。左图,胸骨旁长轴视图。注意黏液瘤可见于二尖瓣叶间。右图,心尖四腔视图。注意大的移动性肿物由一窄蒂相连或附于房间隔。

可借由心导管检查、血流动力学压力改变 (如,舒张期 LV-LA 压力梯度、PCWP 监测的异常突出 V 波,类似于二尖瓣狭窄和 (或) 二尖瓣反流的表现),证实软组织肿块的存在。

血管肉瘤

血管肉瘤是成人最常见的恶性原发性心脏肿瘤。肿瘤起源于右心心内膜或心包,可快速增长。患者通常是年轻或中年男性。临床上常见慢性心力衰竭伴心脏肥大、心律失常、心包积血和心脏性猝死。最初由经胸心脏超声发现肿物。经食管超声心动图、CT 和 (或) 心脏 MRI 可进一步评估其位置及其侵袭心脏的程度。PET 对心脏肿瘤的诊断价值还在发展中。血管肉瘤预后不良,由于其广泛浸润导致不能完整手术切除。姑息手术外加化疗和放疗,可能有助于部分患者减轻压迫性或阻塞性症状。

继发性心脏肿瘤及其疗效

许多恶性肿瘤可转移到心脏、心包,临近的纵隔、肺和 (或) 胸膜肿瘤也可以直接浸润 (非心源性肿瘤离心脏越近,其转移至心脏的可能性越大)。一些肿瘤 (如肺癌、乳腺癌、肾癌、恶性黑色素瘤、淋巴瘤、急性白血病) 尤其容易转移到心脏,有时甚至比心脏原发性肿瘤更容易。一般来说,心脏转移性肿瘤占心脏肿瘤约 95%。肿瘤浸润心肌的线索包括心律失常、传导异常和无法解释的慢性心力衰竭。继发性肿瘤中,心包浸润比心肌浸润和心内膜浸润更常见。症状和体征的出现 (如,胸痛、呼吸困难、心包摩擦音、颈静脉压升高、奇脉) 通常与心包转移和心包积液相关。有时可能发生心脏填塞。胸部 X 线片可显示因心包积液导致的心影增大且没有肺瘀血。心电图可以表现为低电压,有时是完全的电交替 (P 波、QRS 波和 T 波)。心脏超声可以确定心包积液。姑息治疗包括:心包穿刺术 (无论是否行心包腔内化学治疗或硬化剂注射),剑突下浆膜腔-心包腔外科开窗术 (允许心包液流入胸膜腔)。

对潜在恶性肿瘤的治疗可能会引起进一步的心脏损害。例如蒽环霉素化疗剂如阿霉素的应用可能会导致心肌病,尤其是合用单克隆抗体曲妥单抗 (赫赛汀)。心肌病的发生是与剂量相关的 (很少发生于累积剂量低于 450mg/m² 体表面积的患者)。接受 450~500 mg / m² 剂量的患者 30% 发展为慢性心力衰竭。通过 MUGA 扫描和（或）心脏超声连续性评估左室功能（射血量）已经用于监测此种疗法。药物治疗过程中如果射血量减少 10% 及以上或下降至 < 50% 则应该停止。纵隔放疗可引起急性心包炎及心包缩窄，甚至引起冠状动脉狭窄，进而导致心绞痛或急性心肌梗死。

类癌综合征

有恶性倾向的良性肿瘤会分泌血清素 (5 - 羟色胺)，这是一种强效的血管活性物质。当肿瘤局限于肠道，其分泌的 5 - 羟色胺在通过肝脏时由单胺氧化酶灭活。然而，随着肝脏转移的进展，活性 5 - 羟色胺可能进入体循环生产类癌综合征。其特征是阵发性或永久性（晚期患者）的脸部、颈部、胸部发红，支气管狭窄所致的喘息，肠蠕动过强所致的腹泻，最终演变成慢性心力衰竭和死亡。肿物分泌的血清素和细胞分裂素肽与疾病的许多临床表现相关，包括特征性的右心疾病（如肺动脉狭窄、三尖瓣狭窄、反流和右心衰）。

当患者有右心衰的证据或三尖瓣和（或）肺动脉狭窄 / 反流（没有左心疾病的表现），应该询问其是否经历了"发红"、腹部不适、腹泻或喘息（因血清素过量所致）。右心疾病可以经由超声证实，且应该引起对类癌综合征的怀疑。一旦怀疑，可以通过检测到尿中有大量 5- 羟吲哚乙酸（5- 羟色胺代谢物）来证实诊断。CT 扫描通常会发现肿瘤肝脏转移。

血清素拮抗剂常用于控制类癌综合征的症状。除了控制慢性心衰的传统药物治疗外，有时需要做瓣膜手术。

（林荣福　译）

第**26**章 "假性"心脏病患者的治疗

临床上识别和治疗心脏病的陷阱

令人遗憾的是，很多表面上焦虑、恐惧但实际上健康的患者由于心脏病的高发性及后果严重而被贴上了"假性"心脏病的标签，这会导致不必要地限制活动，保险歧视，增加精神压力，以及错误解读患者症状、胸片、心电图及实验室检查导致的错误诊断而进行的错误治疗。临床工作者担心"漏诊"而导致类似的错误频发。本章将对日常临床实践中常见的心脏病错误诊断进行总结，包括如何区别运动员的正常（生理性）和异常（病理性）表现。

临床心血管评估中的错误线索

症状和体征的错误解读

很多心脏正常的患者会主诉"胸痛""气短"和（或）"心悸"。对伴有这些症状的患者不全面的、草率的分析常常会误诊为心脏病。比如，临床中因"非心源性"胸痛（伴有所谓的心电图"异常"）误诊为冠心病治疗多年的患者并不少见。对这些重要症状的评估没有"捷径"可循，心脏病的诊断应基于详细的病史采集，而不是未能明确诊断病因时的"垃圾桶"。

需要记住的是，心脏相关的症状也可在没有任何心脏异常的患者中出现。向患者及家属解释常见的非心脏性胸痛的特点是必要的，比如转瞬即逝的、尖锐的、针刺样的、刀割样的疼痛，局限于左侧乳房下区域、持续几秒钟或一直持续、体位变化或按压加重，常提示为非心源性胸痛。呼吸困难，特征为呼吸费力或需要大口呼吸，和体力活动无关，常用大口叹息样呼吸后缓解，常常为非心源性原因引起，而和情绪、压力等相关。通气过度发作常可导致类似心脏病的症状，如胸部不适、指端麻木、头痛和呼吸困难等，甚至会误诊为急性肺水肿。通过让患者过度通气再次诱发症状可明确诊断。

呼吸困难伴有"啰音"时常面临更大的困惑。

事实上绝大多数伴有啰音的患者，均为非心脏病患者（相反，大部分心衰患者没有"啰音"）。"啰音"是心衰的非特异性体征，常因肺部疾病导致气道内异常分泌物引起。类似地，肥胖以及静脉功能不全导致的下肢水肿也常错误地归因于心衰。怀孕期间，膈肌抬高及激素改变导致的呼吸困难和端坐呼吸，静脉回流减少导致的轻度头痛（平卧位低血压），心率增快导致的心悸，这些症状常不伴有心肺功能异常。

乏力、心悸常见于心脏病患者，也可见于其他躯体性及精神性疾病（如，焦虑、抑郁等）。正常人也常出现房早、室早，尤其在劳累、吸烟、摄入酒精及咖啡后。这些人应鼓励其改变生活习惯，但讽刺的是，很多人常忽略这些不良的生活习惯而给患者贴上了"心脏病"的标签。通常会有很多主诉心悸症状的患者，24 小时心电图（Holter）上提示症状发作时为窦性心律，而 Holter 上提示为心律失常时，患者并无自觉症状。

记住，临床上很多常用的药物可导致一系列的类似心血管疾病的症状。比如，晕厥可由降压药及硝酸酯类药物（体位性低血压）、IA 类及 III 类抗心律失常药（多形性室速或 TdP）、β 受体阻滞剂（心动过缓）、利尿剂（低钾、低镁导致的心律失常）、钙拮抗剂（低血压）和华法林（大出血）引起。其他的心血管症状，如 ACEI 导致的咳嗽，胺碘酮导致的呼吸困难，倍他乐克导致的乏力、嗜睡，倍他乐克、钙拮抗剂及类固醇激素导致的周围水肿和液体潴留，可能都会误诊为心脏病。另外，虽然服用硝酸甘油后迅速缓解是心绞痛的特点，但是任何平滑肌的痉挛，如食管痉挛（甚至由精神因素引起）在使用硝酸甘油后也可快速缓解，这种情况可导致错误的诊断。虽然乏力是心脏病的常见症状（低心输出量），但在抑郁症患者中更为常见。

其他的误诊线索可来自于心脏体格检查，如根据单次血压升高而诊断高血压进行治疗，NSAID、口服避孕药及拟交感类药物也可导致血压升高。血压测量方法不正确（使用袖带尺寸不合适）、患者未休息 5 分钟而是坐下后立即测量血压，吸烟或饮用咖啡后 5 分钟内测量血压，均会造成血压假性偏高。错误的测量使得正常患者被贴上"高血压"的标签，会造成明显的经济、医学及精神影响。由于超声影像的进步，对少量的瓣膜（如二尖瓣、三尖瓣、主动脉瓣和肺动脉瓣）反流也有很高的检出率，造成了只要有心脏杂音就有瓣膜病的"假象"（即使是无关的杂音），称之为"超声性心脏病"。超声诊断二尖瓣脱垂的假阳性率很高，这导致没有经验的医生将患者诊断为心脏病，实际上并不存在。

怀孕亦可伴有一系列类似心脏病的症状和体征，包括：

- 颈静脉充盈（由血容量增高引起）。
- 心脏搏动明显。
- 心尖左下移位（子宫导致心脏上抬和转位引起）。
- 右室搏动明显。
- 心率增快。
- S1 增强。
- S2 分裂增宽。
- 生理性 S3（血流量增多导致的快速心室充盈）。
- 1~2/6 级的收缩期杂音。
- 连续性杂音（如，颈静脉的嗡嗡音，乳房静脉杂音）。
- 周围水肿（由腔静脉受压引起）。

26-1. 一名孕妇的听诊发现。左侧胸骨旁第三肋间（3L）及心尖的轻到中度无关的收缩期杂音（SM）。也可见到生理性 S3 及颈静脉的嗡嗡样杂音。

熟悉孕期女性的常见症状和体征对怀孕女性进行心血管评估是必要的。

心电图、胸片及化验检查的错误解读

过度解读心电图上的非特异性改变也可误诊正常人为心脏病患者（如，非特异性 ST 段改变）。

26-2. 12 导联心电图提示"R 波递增不良"。患者无心脏病。正常心脏 V1~V6R 波逐渐增高，V4 导联 R/S>1，如果 V1~V3（或 V4）R 波均矮小，称为 R 波递增不良。R 波递增不良可由前间壁心肌梗死、COPD、左室肥厚、扩张性心肌病、导联反接引起及顺时针向转位引起，当然，也可能是正常变异。

在儿童期，V1~V3 导联 T 波常常为倒置的，其持续存在至青年期称为"幼稚型 T 波"，是常见的正常变异。

26-3. 一位年轻马拉松选手的心电图。注意胸前导联 T 波明显倒置（即幼稚型 T 波）。

未发现肢体导联的反接，可误诊为侧壁心肌梗死。

26-4. 一位无症状的学生实践心电图技术的心电图。这幅图代表了典型的导联错接（左右手反接），可见 I 导联明显的倒置的 P 波、QRS 波及 T 波，类似于右位心，但和右位心不同的是，胸前导联 R 波移行正常。

胸前导联放置错误也可导致误诊为心肌梗死，QRS 波形态异常（如，WPW 综合征）也可误诊为心肌梗死，患者相关的技术原因（如，肌肉震颤、运动）等造成的伪差可误诊为心律失常而导致不必要的干预和治疗。

26-5. 活动伪影类似室速。该图在常规诊断研究中引起了导管室员工的注意。动脉压检测中可看到同样的活动伪影。心电图伪差的误读可能会导致不必要的干预（如，抗心律失常药物、ICD 等）。

当前对于计算机解读的过分依赖也带来了一系列的困惑，对于正常的或不明显的异常的过度诊断导致了当前的一系列误诊，临床医生需意识到这些正常的"变异"。

错误的诊断信息也可能来自于胸片，例如，由于胸廓的原因而误诊为心脏增大，如漏斗胸、脊柱强直、心外膜脂肪垫、肥胖、技术条件差（吸气相射片，膈肌上抬，心脏受压）、平卧位射片或床旁胸片等。低曝光的胸片会使得肺纹理更为清晰，造成了心脏增大和心衰相关的错误解读。同样，胸片会将长期训练的运动员诊断为全心增大，"直背综合征"常合并收缩期杂音、S2 分裂增宽、轻度的心电图异常及胸骨旁运动（肺动脉或右室搏动）常误诊为器质性心脏病。

基本上 Holter 记录上的伪差（如，连接不紧，电极刺激，电池没电，记录器移动，记录速度减慢等）曾被误诊为各种类型的室上性和室性心动过速。

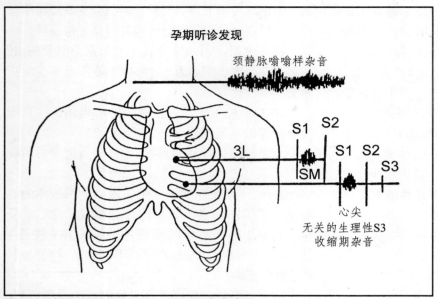

图 26-1 （经 W. Proctor Harvey, M. D. 授权）

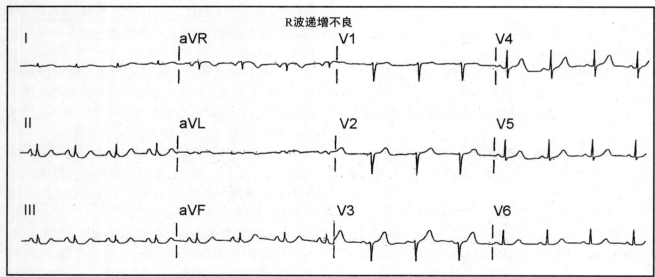

图 26-2

26-6. Holter 上记录到的伪影类似窦性停搏。注意上图最后一跳的 U 波消失（经 Dr. Bernard D. Kosowsky 授权）。导致假性窦停的主要原因是电极脱连，也包括不常见的机盒碎裂。对于这些异常的错误解读会导致不恰当的起搏器植入。

超声上瓣叶的弯曲，以及二维超声上房间隔的"回声失落"，会误诊为二尖瓣脱垂或房间隔缺损。超声上报告瓣膜反流，而无相关的临床证据，或导致不熟悉彩色多普勒超声的医生误认为存在病理性的

瓣膜病，实际上并不存在。导致患者不必要的紧张，以及不必要的检查花费。

在年轻女性、过度通气患者及静息心电图提示非特异性 ST 段改变的患者中，运动心电图也常常伴有假阳性的结果，导致患者误诊为冠心病。由于假阳性常超过真阳性，对于无症状的患者应在高危患者（如，早发冠心病家族史，高脂血症）及特殊职业患者（指会给其他人带来危险）中进行运动心电图的检查。衰减伪差造成的核素心肌显像上的充盈

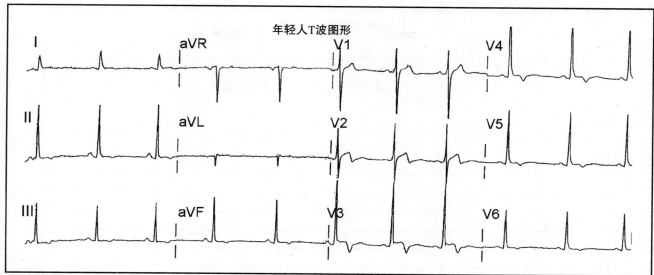

图 26-3

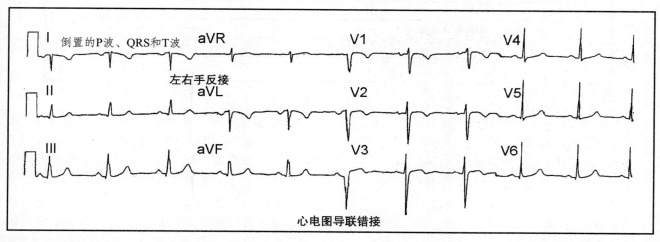

图 26-4

缺损会进一步为临床医生带来困惑（乳房、膈肌抬高、肥胖）。即使冠脉造影（CAD 诊断的"金标准"）也可过度诊断临床无意义的病变，或者将正常患者误诊为冠心病，实际上由导管头端导致的冠脉痉挛是其"病因"。这样的痉挛会导致冠脉缩窄及不必要的治疗。另外，很多疾病会导致实验室检查的异常，如过度运动导致的骨骼肌损伤会导致心肌酶（CK、CK-MB、TNI）升高，实际上并无心肌梗死（"假阳性"）。

运动员心脏

对训练良好的运动员进行心脏评估面临很大的

挑战。看似"异常"的临床情况在运动员中并不少见。你需要意识到高强度的训练会改变心血管系统，引起超声假性"异常"的表现（"运动员心脏综合征"）。运动员中常见的临床情况包括：

- 心率减慢。
- S1 分裂增宽。
- S2 分裂增宽。
- S3、S4 奔马律。
- 颈静脉嗡嗡样杂音。

在训练有素的运动员中，心率、传导、除极及复极均在正常范围内存在很大的变异，在运动员中正常的心电图 Holter 改变包括：

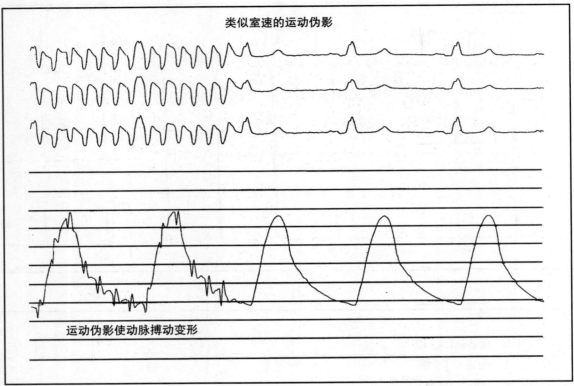

类似室速的运动伪影

运动伪影使动脉搏动变形

图 26-5

- 窦缓、窦不齐、窦停。
- I 度房室传导阻滞
- 2 度 I 型房室传导阻滞。
- 交接区逸搏心律。
- 室上性及室性早搏。
- 垂直电轴。
- 电轴右偏。
- 不完全性右束支传导阻滞。
- 左室肥厚。
- 轻度的 ST-T 改变。
- 假性的前侧壁心肌缺血。
- 早复极改变。

运动员的胸部 X 线片和超声也会发生改变。常见的胸片和超声改变为心脏增大，包括左室内径增大和左室壁增厚。左室增大常发生于耐力运动（等张运动）的运动员中（如长跑和游泳），左室增厚常发生于力量训练（等长运动）的运动员中（如举重）。大多数情况下，左室增厚会在停止训练后逐渐恢复正常，尽管有 20% 的专业运动员会残留室扩大。

通常，运动员静息心电图的 ST-T 改变可视为正常改变。运动实验可帮助避免误诊为冠心病。为了在这个特殊人群中减少过度诊断或误诊断为心脏病，了解运动员心脏的正常生理性变异是必要的。

运动员心脏和心脏疾病的区别有很重要的意义。运动员诊断为心脏病后会终止其训练，避免参加竞技类活动，而漏诊了患有心脏病的运动员，使其可能在竞技比赛中猝死。很多情况会导致运动员的猝死，通过详细的临床评估可以诊断，包括肥厚性心肌病、马方综合征伴主动脉瘤（夹层）、冠状动脉异常、冠心病、主动脉瓣狭窄、扩张性心肌病、药物滥用（如，可卡因、合成类固醇）、长 QT 综合征、WPW 综合征、Brugade 综合征和临床上其他重要的心律失常。以下情况提示运动员的病理性改变：

- 早发猝死家族史，提示可能患有肥厚性心肌病、马方综合征、ARVD（一种少见的右室心肌纤维、脂肪变性心肌病）。
- 晕厥、运动诱发头晕、运动性胸痛、心悸、气短病史，提示可能患有肥厚型心肌病、主动脉瓣狭窄、冠状动脉异常及冠心病。

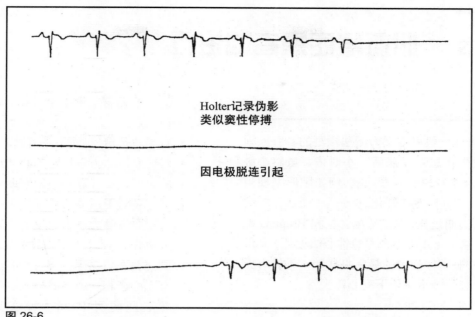

Holter记录伪影
类似窦性停搏

因电极脱连引起

图 26-6

- 肥厚性心肌病占 30 岁以内猝死运动员的 50% 以上，因而需要详细采集猝死家族史。动脉压快速升高，左下胸骨旁收缩期杂音，蹲位缓解，站位增强，心电图上异常改变，这些发现常提示需进一步检查（如超声）。
- 胸骨左缘第二肋间收缩期粗糙喷射样杂音（也可在心尖部闻及），向颈部传导，常提示主动脉瓣狭窄。
- 瘦高、合并漏斗胸（篮球运动员）的年轻运动员需警惕马方综合征的可能，常伴有主动脉根部扩张及二尖瓣脱垂。
- 主动脉瓣听诊区舒张期高频吹风样杂音，胸骨右缘最为清晰，伴明显胸痛向后背肩胛区放射，常提示主动脉夹层。
- 隐匿性心衰症状，如运动耐量减低、体位改变时出现干咳、交替脉和（或）心音或杂音改变、S3 奔马律，常提示心肌炎或扩张性心肌病。
- 室上速、房颤、室速等心律失常可出现于肥厚性心肌病、扩张性心肌病、ARVD、冠心病、二尖瓣脱垂、主动脉瓣狭窄、WPW 综合征、长 QT 综合征及药物滥用，甚至包括使用非处方药（减充血剂，麻黄碱，宾哥酒等）。
- 左束支传导阻滞在运动员中不常见，出现后

寻找其潜在病因，包括扩张性心肌病、冠心病、主动脉瓣狭窄等。
- 年轻运动员（<30 岁）猝死可由冠脉异常引起，如冠脉走行于主肺动脉之间。在年长的运动员（>30 岁）中导致猝死的最常见原因为冠心病，在这个年龄段的患者，对于患者胸部不适的详细病史采集是筛查潜在冠心病的重要方法，这对于错误地认为通过激烈的训练可预防心脏病的患者来说尤为重要。

医源性心脏病

　　诊断过程中一定要想到实验室检查异常发生技术错误的可能性（甚至对应了错误的患者）。一定要检查日期和姓名，确定报告对应了正确的患者。有经验的专家咨询也无法消除最初的误诊为心脏病带来的恐怖。很多"心源性残疾"的患者并没有致残性的心脏病，却由于错误的或粗心的诊断长期遭受"心脏性残疾"的影响（医源性心脏病）。将正常的患者误诊为心脏病患者会带来巨大的精神伤害，并且可能带来不必要的以及不恰当的治疗。你应该详细地询问患者，让他们认真描述症状和问题，"排除"对他们临床情况的误诊。

（何金山　译）

第**27**章 心脏急症患者的治疗

概述

心脏性猝死一般可定义为无法预测的心脏原因自然死亡,发生在患者发病后一小时内。虽然心脏性猝死可能合并多种心血管疾病,例如肥厚型梗阻性心肌病、严重动脉粥样硬化、扩张型心肌病、二尖瓣脱垂、QT 间期延长、WPW 综合征和 Brugada 综合征,但冠心病(合并或不合并急性心肌梗死)是迄今为止发生心脏骤停患者的最常见病因。不管有无基础病因,心脏骤停常见于下列心律失常:

- 心室颤动(VF)。
- 无脉搏室速(VT)。
- 无脉搏电活动(PEA)。
- 心室停搏。

患者突发倒地时,除非证实是其他原因,否则必须先考虑是心脏骤停。这类患者的处理方法包括迅速准确识别心脏骤停、启动应急系统(心脏骤停时院外拨打 911 或院内紧急呼叫),以及快速开启基本生命支持通道。美国心脏协会颁布了关于心肺复苏(CPR)和心脏急救最新指南。根据指南,受过训练的急救者施行基本生命支持的步骤顺序由 A-B-C(开放气道、人工呼吸和胸外按压)改为 C-A-B(胸外按压、开放气道和人工呼吸),这反映了我们对早期胸外按压对于患者存活的积极作用,包括快速除颤(存在无脉搏室速或室颤),常常可通过使用自动体外除颤器(AED)来实施。

需要牢记的关键点如下:

- 诊断速度至关重要。时间每流逝一分钟复苏机会都在大大减低。心脏骤停 4 分钟内很可能出现大脑损伤。
- 没有辅助通气的持续胸外按压,比如心脑复苏(也称为单纯按压或徒手按压 CPR),是目击到院外心脏骤停的旁观者可采取的有效方法。
- 经胸外按压可获得 1/4 到 1/3 的心输出量。即使在这种流速状态下也可以维持大脑和其他重要器官足够的灌注,以避免不可逆的损伤。
- 对患者是治疗,而不是监测。
- 对于血流动力学稳定的心动过速或心动过缓的患者,12 导联心电图有助于准确诊断心律失常及对于后续治疗行临床指导决策。
- 对于血流动力学不稳定的心动过速患者(以低血压、充血性心力衰竭、意识障碍、持续性胸痛为外在表现),治疗决策可能需要根据有无心音和(或)脉搏,或者单导联心电图。在这些病例中,除非证实其他情况,把宽 QRS 波心动过速按照室性心动过速治疗是恰当的。
- 无脉搏室速或室颤成功治疗的关键是高质量 CPR 和早除颤(图 27-1)。
- 室颤在最初几分钟内除颤通常可被转换成更加稳定的节律("电分相")。而 4~5 分钟后开始单纯除颤(没做胸外按压)很少成功("循环分相")。
- 除颤器应该早用,并且最低限度干扰胸外按压。
- 心脏停搏和无脉搏电活动即使治疗其预后也极差,其次是气道阻塞导致血氧不足而引起心动过缓、高钾血症、药物过量(如地高辛、β 受体阻滞剂、钙通道阻滞剂)及心包压塞。因此,应查找这些可逆的病因。
- 心脏骤停复苏后,检查如下项目之一:

—瞳孔反应、自发呼吸和疼痛刺激有反应(神经功能恢复比率较高的征象)。

—双侧瞳孔等大固定(可能是心肺复苏期间灌注不足)。

—单侧瞳孔扩大和无反应(提示严重中枢神经系统病变和预后不良)。

- 一旦心脏骤停患者已经成功复苏,仍应考虑低体温治疗。诱导性低体温(降至 32℃ ~34℃,维持 12~24 小时)可能改善神经

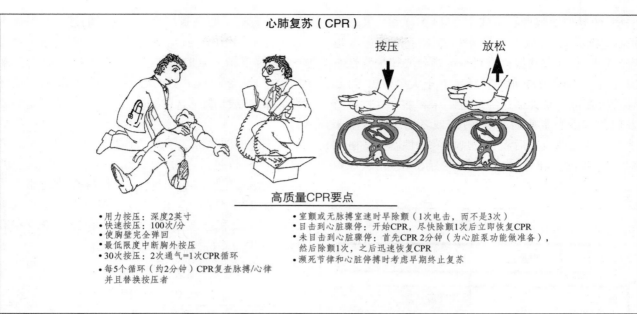

心肺复苏（CPR）

按压　放松

高质量CPR要点

- 用力按压：深度2英寸
- 快速按压：100次/分
- 使胸壁完全弹回
- 最低限度中断胸外按压
- 30次按压：2次通气=1次CPR循环
- 每5个循环（约2分钟）CPR复查脉搏/心律并且替换按压者

- 室颤或无脉搏室速时早除颤（1次电击，而不是3次）
- 目击到心脏骤停：开始CPR，尽快除颤1次后立即恢复CPR
- 未目击到心脏骤停：首先CPR 2分钟（为心脏泵功能做准备），然后除颤1次，之后迅速恢复CPR
- 濒死节律和心脏停搏时考虑早期终止复苏

图 27-1

功能预后和存活，而对于心脏骤停复苏后仍然昏迷的患者，低体温和尽快心导管检查、PCI（如果合适）应该同样被考虑。

心脏骤停幸存者如果没有给予评估和适当处理，还会有再次发生心脏骤停的高风险。可通过询问患者和（或）患者家属获得重要信息。例如，患者有心绞痛或陈旧性心肌梗死病史提示可能存在冠心病。如果心脏骤停前有胸痛发作（运动或静息状态），这可能提示急性心肌缺血或梗死与恶性室性心律失常有关。若在心脏骤停前近几周或近几月活动后出现呼吸困难，则提示可能存在扩张型心肌病、肥厚型梗阻性心肌病、心脏瓣膜病及动脉粥样硬化。若有猝死家族史，则提示可能有长 QT 综合征、肥厚型梗阻性心肌病、少见的二尖瓣脱垂，以及预激综合征经房室旁路快速前传引起的快速心室率可能诱发室颤。另外，了解用药史也很重要。例如，室速可由一些抗心律失常药物诱发（药物致心律失常引起QT 间期延长和多形性室速 [TdP]），以及利尿剂诱发低钾和低镁血症也可以引起室速。长期酗酒史提示酒精性心肌病和发生室速的高风险。

相关的体格检查旨在寻找充血性心衰的体征（如，交替脉、颈静脉压升高及舒张期奔马律），二尖瓣脱垂时的心尖收缩期喀拉音和（或）杂音，肥厚型梗阻性心肌病的脉压快速升高和收缩期喷射性杂音（站立或 Valsalva 时声音更响，而下蹲时变弱），和主动脉瓣膜病时颈动脉搏动缓慢且延迟并伴随收缩晚期增强的粗糙喷射性杂音。此外，心电图也可以提供重要的诊断信息。心电图异常的特征表现包括：ST 段抬高和新发 Q 波提示急性透壁性心肌梗死、ST 段压低和 T 波倒置提示非 ST 段抬高型心肌梗死、QT 间期延长提示长 QT 综合征、短 PR 间期和 Delta 波提示预激综合征、胸前导联 V1~V2 呈右束支传导阻滞和 ST 段抬高提示 Brugada 综合征、V1~V3 导联呈不完全性右束支传导阻滞和 QRS 波群终末切迹（"epsilon 波"）及 T 波倒置提示致心律失常性右室心肌病。另外，胸部 X 线片有助于对心脏大小评估、明确充血性心力衰竭的存在。心脏内钙化的存在有助于诊断心脏瓣膜病（如主动脉粥样硬化）和左室动脉瘤。

实验室的检查，特别需要注意电解质情况（尤其是低钾、低镁）和心肌酶变化如 CK-MB 及肌钙蛋白（虽然这些酶可在除颤和心肺复苏后升高）。如果患者一直在服用具有潜在诱发恶性心律失常的药物（如洋地黄类、氨茶碱），应该测定这些药物的血清浓度。有时，如果怀疑药物过量应该筛查毒理学图谱。

多普勒超声检查对于描述心腔大小和功能情况常具有高度价值，同时可以评估患者潜在的基础心脏病的性质和严重程度（如，左室动脉瘤、扩张型心肌病、肥厚型梗阻性心肌病、主动脉粥样硬化及二尖瓣脱垂）。除此，放射性核素检查对于筛选患者也有帮助。心脏磁共振检查对于怀疑致心律失常性右室心肌病（ARVD）很有价值。对于大多数患者，心导管检查可用来评估已经通过临床和非介入性检查发现的基础心脏病的严重程度，或者用于排除临床上和非介入性检查后没有发现的隐匿性基础心脏病（如，冠脉粥样硬化、先天性冠脉异常）。介入性电

生理检查对于心脏骤停后幸存患者的诊断和治疗也起十分重要作用。在心导管检查和（或）电生理检查后，对于植入 ICD（合用或不合用抗心律失常药物治疗）和（或）PCI，或心脏手术（冠脉搭桥术、动脉瘤切除术、或切除术/射频消融术）等的选择是必要的。

下面的图表综述了对具有致命性心律失常患者的处理方法，包括室颤、无脉搏室速、无脉搏电活动、心脏停搏、有脉搏心动过缓、有脉搏心动过速和休克（图 27-2 至图 27-10）。该原则的内容是根据美国心脏协会和急诊心脏管理协会制定的 2010 年高级心脏生命支持指南（ACLS）拟定的。

图 27-2 至图 27-11. 高级心脏生命支持和休克

通用原则

1 检查反应

有反应
观察反应
需要时治疗

无反应
打电话呼救EMS / 911
获得除颤器 / AED

2 检查呼吸

检查有呼吸
将患者保持原位避免损伤

无呼吸或仅有叹息样呼吸

3 开始CPR

未经过训练的抢救者
单纯胸外按压的心肺复苏：用力快速按压，最低限度中断胸外按压

训练过的抢救者
人工呼吸前先按照C—A—B顺序进行胸外按压（按压：呼吸=30：2）

4 评估心律

VT / VF
除颤一次立即恢复心肺复苏，按照室速 / 室颤复苏原则

PEA / 心脏停搏
立即重新开始心肺复苏，按照无脉搏电活动 / 心脏停搏复苏原则

◆ =结束

EMS，急救医疗服务系统；AED，自动体外除颤器；CPR：心肺复苏；C—A—B：胸外按压、开放气道、人工呼吸；VT / VF：室速 / 室颤；PEA：无脉搏电活动

图 27-2

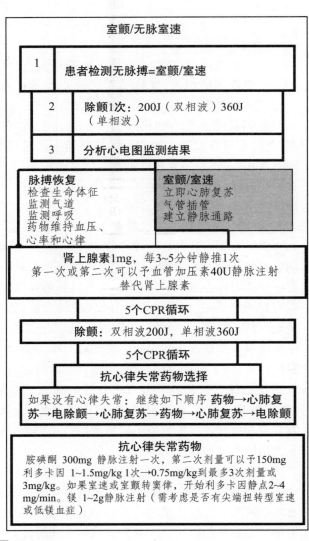

室颤/无脉室速

1 患者检测无脉搏=室颤/室速

2 除颤1次：200J（双相波）360J（单相波）

3 分析心电图监测结果

脉搏恢复
检查生命体征
监测气道
监测呼吸
药物维持血压、心率和心律

室颤/室速
立即心肺复苏
气管插管
建立静脉通路

肾上腺素1mg，每3~5分钟静推1次
第一次或第二次可以予血管加压素40U静脉注射替代肾上腺素

5个CPR循环

除颤：双相波200J，单相波360J

5个CPR循环

抗心律失常药物选择

如果没有心律失常：继续如下顺序 药物→心肺复苏→电除颤→心肺复苏→药物→心肺复苏→电除颤

抗心律失常药物
胺碘酮 300mg 静脉注射一次，第二次剂量可以予150mg 利多卡因 1~1.5mg/kg 1次→0.75mg/kg到最多3次剂量或3mg/kg。如果室速或室颤转律，开始利多卡因静点2~4 mg/min。镁 1~2g静脉注射（需考虑是否有尖端扭转型室速或低镁血症）

图 27-3

处理原则（Modified from Hancock, J. The Practitioner's Pocket Pal. Med Master, Inc.2007）

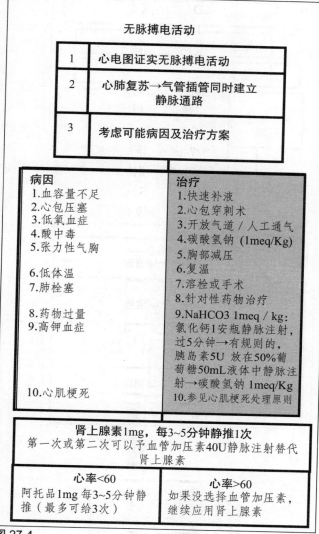

图 27-4

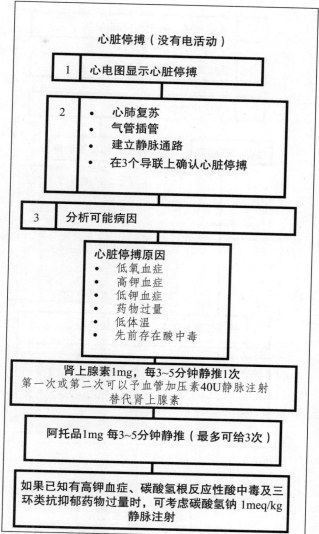

图 27-5

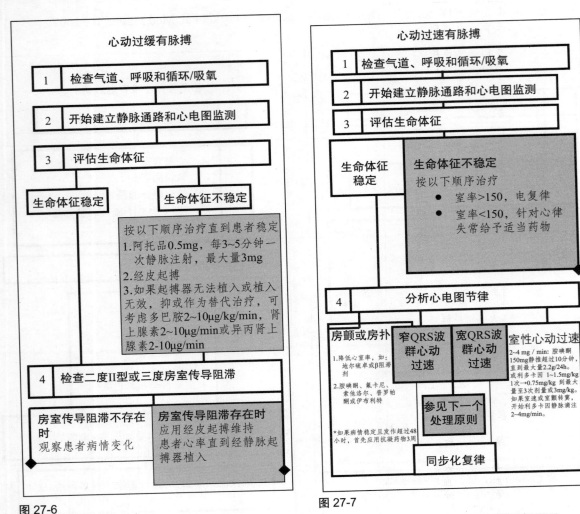

心动过缓有脉搏

1 检查气道、呼吸和循环/吸氧

2 开始建立静脉通路和心电图监测

3 评估生命体征

生命体征稳定 | 生命体征不稳定

按以下顺序治疗直到患者稳定
1. 阿托品0.5mg，每3~5分钟一次静脉注射，最大量3mg
2. 经皮起搏
3. 如果起搏器无法植入或植入无效，抑或作为替代治疗，可考虑多巴胺2~10μg/kg/min，肾上腺素2~10μg/min或异丙肾上腺素2-10μg/min

4 检查二度II型或三度房室传导阻滞

房室传导阻滞不存在时
观察患者病情变化

房室传导阻滞存在时
应用经皮起搏维持患者心率直到经静脉起搏器植入

图 27-6

心动过速有脉搏

1 检查气道、呼吸和循环/吸氧

2 开始建立静脉通路和心电图监测

3 评估生命体征

生命体征稳定 | 生命体征不稳定
按以下顺序治疗
- 室率>150，电复律
- 室率<150，针对心律失常给予适当药物

4 分析心电图节律

房颤或房扑
1. 降低心室率，如：地尔硫卓或β阻滞剂
2. 胺碘酮、氟卡尼、索他洛尔、普罗帕酮或伊布利特

*如果病情稳定且发作超过48小时，首先应用抗凝药物3周

窄QRS波群心动过速 | 宽QRS波群心动过速
参见下一个处理原则

室性心动过速
2~4 mg / min：胺碘酮150mg静推超过10分钟，直利最大量2.2g/24h。或利多卡因1~1.5mg/kg1次→0.75mg/kg到最大量至3次剂量或3mg/kg。如果室速或室颤转复，开始利多卡因静脉滴注2~4mg/min。

同步化复律

图 27-7

窄QRS波群心动过速

迷走神经刺激方法

腺苷6mg 静脉注射超过1~3秒

腺苷 12mg 快速静推（可以在1~2分钟内重复一次）

转复窦律 | 转复窦律失败；心率减慢时需ID

腺苷治疗短期内复发，必要时可以合并使用以下药物

窄QRS波群心动过速 | 宽QRS波群心动过速参见→

地尔硫卓或β受体阻滞剂慢性心力衰竭和COPD慎用β受体阻滞剂

宽QRS波群心动过速

胺碘酮 150mg 静推超过10分钟，复发时重复剂量，最大剂量2.2g /24h

患者病情不稳定

同步直流电复律*

*以下情况禁止复律：交界性心动过速、多源性房速或射血分数小于40%

注意：如房颤和预激综合征引起的不规则的宽QRS波群心动过速，避免应用腺苷、β受体阻滞剂、钙通道阻滞剂和地高辛。而对于稳定规则的单形性宽QRS波群心动过速可以考虑应用腺苷。

图 27-8

休克

定义：血流灌注不足引起人体组织低氧，从而引起细胞和器官损伤。

体征和症状：所有类型的休克都具备上述定义中的特点，因此具备相同的体征和症状，可能由于供血器官系统的灌注不足所致。

- 中枢神经系统
  - 惶惑不安
  - 焦虑
  - 烦躁或躁狂
  - 意识障碍
  - 意识丧失
  - 昏迷
- 循环系统
  - 脉弱
  - 心动过速
  - 低血压
  - 水肿（过敏和脓毒血症）
- 皮肤
  - 周围型紫绀
  - 花斑
  - 毛细血管回流缓慢
  - 四肢厥冷
  - 面部发红（脓毒血症和过敏）
- 肾脏
  - 尿量减少
  - 可能有肾前性肾衰

休克类型：

- 低血容量性休克
  - 由于失血、液体流至第三间隙或脱水导致血管内血容量不足
- 心源性休克
  - 由于心脏泵衰竭导致循环血容量不足
- 过敏性休克
  - 由于液体大量积聚在第三间隙引起灌注不足导致的血管内低血容量性休克
  - 由于支气管水肿和分泌物增多而引起血氧不足
- 脓毒性休克
  - 由于液体流至第三间隙和（或）重要器官系统
  - 感染导致灌注不足
- 神经源性休克
  - 由于广泛血管舒张和自主神经血管紧张度降低而使血压下降

图 27-9

休克的治疗

1	评估气道、呼吸和循环及LOC
2	建立静脉通路
3	明确休克原因
4	针对休克原因给予治疗

低血容量性休克
1. 患者采取特伦德伦伯(氏)卧位（垂头仰卧位）
2. 输注生理盐水、林格氏液或血制品，持续监测生命体征
3. 找到容量丢失原因并治疗原发病

心源性休克
1. 一次性输注250 mL液体，并持续监测生命体征和肺水肿时的肺内啰音
2. 可使用正性肌力药物如
   - 多巴胺2.5~20ug/kg/min 静脉注射
   - 多巴酚丁胺 2~20ug/kg/min 静脉注射
   - 去甲肾上腺素0.5~30ug/min 静脉注射

过敏性休克
1. O2气道支持，可能需要气管插管；吸氧
2. 生理盐水和林格氏液的液体复苏
3. 肾上腺素 0.3mg 1:1000稀释
4. 苯海拉明50mg 静脉注射

脓毒性休克
1. 一次性输注250 mL液体，并持续监测生命体征和肺水肿时的肺内啰音
2. 找到感染源并治疗原发病

神经源性休克（血管扩张性）
1. 病因不明的考虑创伤，并保护颈部脊柱，尽量不挪动患者
2. 一次性输注250mL液体，并持续监测生命体征和肺水肿时的肺内啰音
3. 找到病因并相应治疗

*如果出现心源性休克肺水肿

一线治疗	二线治疗
呋塞米 0.5-1.0mg/kg 静脉注射	收缩压>100 mmHg 时给予硝酸甘油静脉注射
吗啡1-3mg 静脉注射	收缩压>100 mmHg 时硝普钠静脉注射
硝酸甘油缓慢输注	收缩压<100mmHg时多巴胺静脉注射
吸氧/必要时气管插管	收缩压<100mmHg时多巴酚丁胺静脉注射
	IABP和评价，需要时行PCI/手术

图 27-10

不同休克状态的血液动力学相关性

	低血容性休克	脓毒性休克	心源性休克	心压塞	肺动脉栓塞
肺毛细血管楔压	↓↓	↓↓	↑↑	↑	正常或↑
肺血管循环环阻力	正常	正常	正常	正常	↑
肺动脉压	↓	正常或↓	↑	↑	↑
心输出量	↓↓	↑	↓↓	↓	↓↓
外周血管阻力	↑↑	↓↓	↑	↑	↑
右心房压力	↓	正常或↓	↑	↑	↑
右心室压力	↓	正常或↓	↑	↑	↑

图 27-11

（刘元生　译）

后 记

当代心脏病学充斥着各种各样的"高科技"诊疗工具和技术,以至于在很多病例中,在评估心脏病患者的时候,临床技巧似乎已经不再占主导地位,尤其是病史和体格检查。

然而,先进的高科技并不能代替作为临床心脏病学的基础。在正确实施的条件下,临床检查依然是快速、准确和经济的临床诊疗手段,在其基础上建立起心脏病的诊断、病因学和严重性评估,形成进一步介入与非介入检查和治疗的基础,通过合理角度的其他实验室检查提供更进一步的质量控制。另外,因其"亲力亲为"的性质,心脏病临床检查有助于树立起与患者间的亲密联系,培养和谐、信任和信心对于改善医患关系具有重要作用(图 E-1)。

尽管对现代科技的依赖性在增强,训练有素的医师仍然可以从患者的心血管状态获得很多有价值的信息,通过:

1. 采集认真详细的病史。

2. 进行熟练的体格检查。

3. 研究心电图(ECG)。

4. 查看 X 线片(CXR),如有必要,还应:

5. 进行适合的诊断性实验室检查。

这种系统且高效的"亲身"心血管病评估,在本书中称为"五指法"——由传奇的心脏病学专家 W. Proctor Harvey 创立,是一种出色、有效的方法,可以帮助现今的临床医师们在遇到临床诊疗难题时做出决定,即,什么时候采用更详细的也更贵的心脏病诊疗技术,或者什么时候仅仅采取简单的(也不那么昂贵的)临床检查方法就足够了。

需要强调的是,没有什么检查是完美的。即便是最出色的医师,检查结果也有可能出错(即,"假阳性"和"假阴性"),产生误导或者彼此冲突,特别是当采取了多种检查方法的时候。当进行了一种诊断性实验室检查,需要考虑几个关键问题:

1. 这项检查确实有助于确认(或者排除)诊断吗?

2. 这项检查能提供什么信息?

3. 收益是否大于风险和成本?

4. 检查结果会影响你的治疗决策吗?

图 E-1

心脏病临床检查

- 临床医学长久和丰富的传统("历史悠久的"诊疗技术)
- 快速、准确和经济的临床检查工具
- 经常树立起诊断、病因和严重性评估
- 形成进一步介入与非介入检查和治疗的基础
- 保证检查准确性(质量控制)
- "亲力亲为"的价值(医患关系)

专门的实验室检查通常比较昂贵、耗费时间,有时候甚至有风险。它们可能会延误诊断,加大患者(和医师)的焦虑,有时候还会带来不必要的其他检查。如果不管检查结果如何,治疗计划没有变化,那么这项检查就没有必要了。记住:患者不是都需要每一项检查。

在这个科技高速发展、成本更低、诊疗护理更强的时代,现今的医师们站在提供高质量的和性价比高的心脏病临床诊疗的十字路口。医学历史上没有一个时代像如今这样需要医师们学习和应用"历史悠久的"临床诊疗经验。"低科技"的熟练使用,包括临床病史和体格检查,结合最近的科学进展,可以带来智能的、经济的科技应用,并保证心脏病患者获得最佳的药物、介入性和手术治疗(图 E-2)。记住:手在仪器之前!

Michael A.Chizner, M.D.

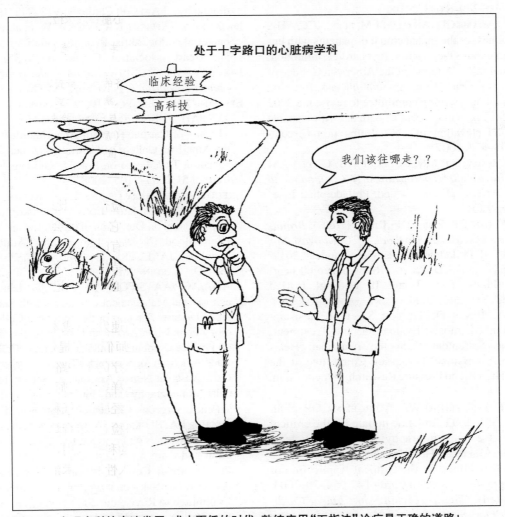

图 E-2　在现今科技高速发展、成本更低的时代,熟练应用"五指法"诊疗是正确的道路!

参考文献

ABRAMS J. *Synopsis of Cardiac Physical Diagnosis.* 2nd ed. Boston: Butterworth-Heinemann, 2001.

AMERICAN HEART ASSOCIATION. 2010 American Heart Association Guidelines for Cardiopulmonary Resuscitation and Emergency Cardiovascular Care. Circulation: 122 (16) supplement 2: S 249–S 638, 2010.

ANDERSON JL, ADAMS CD, ANTMAN EM, et al. ACC/AHA 2007 Guidelines for the management of patients with unstable angina/non-ST-elevation myocardial infarction: Executive summary. A report of the American College of Cardiology/American Heart Association task force on practice guidelines (writing committee to revise the 2002 guidelines for the management of patients with unstable angina/non-ST-elevation myocardial infarction. Circulation 116: 803–877, 2007.

ANTMAN EM, SABATINE MS, COLUCCI WS, GOTTO AM (eds). *Cardiovascular Therapeutics. A Companion to Braunwald's Heart Disease,* 4th ed. Philadelphia: Elsevier Saunders, 2013.

BONOW RO, MANN DL, ZIPES DP, LIBBY P (eds). *Braunwald's Heart Disease. A Textbook of Cardiovascular Medicine.* 9th ed. Philadelphia: Elsevier Saunders, 2012.

BRICKNER ME, HILLIS LD, LANGE RA. Congenital heart disease in adults: Parts I and II. N Engl J Med 342:256–263, 334–342, 2000.

CALHOUN DA, JONES D, TEXTOR S, et al. Resistant Hypertension: Diagnosis, Evaluation, and Treatment. A Scientific Statement from the American Heart Association Professional Education Committee of the Council for High Blood Pressure Research. Hypertension, 51:2008.

CHEITLIN MD, ARMSTRONG WF, AURIGEMMA GP, et al. ACC/AHA/ASE 2003 guideline update for the clinical application of echocardiography: summary article: a report of the American Heart Association Task Force on Practice Guidelines for the Clinical Application of Echocardiography. J Am Coll Cardiol 42:954–70, 2003.

CHIZNER MA (ed). *Classic Teachings in Clinical Cardiology: A Tribute to W. Proctor Harvey, M.D.* Cedar Grove, NJ: Laennec Publishing Inc., 1996.

CHIZNER MA. The diagnosis of heart disease by clinical assessment alone. Curr Probl in Cardiol 26:285–380, 2001.

CHIZNER MA. Cardiac auscultation: Rediscovering the lost art. Curr Prob Cardiol, 33:317–408, 32:2008.

CHIZNER MA. Bedside diagnosis of the acute myocardial infarction and its complications. Curr Prob Cardiol 7:1–86, 1982.

CONSTANT J. *Bedside Cardiology.* 5th ed. Philadelphia: Lippincott Williams and Wilkins, 1999.

CRAWFORD MH, BERNSTEIN SJ, DEEDWANIA PC, et al. ACC/AHA guidelines for ambulatory electrocardiography. A report of the American College of Cardiology/American Heart Association Task Force on Practice Guidelines (committee to Revise the Guidelines for Ambulatory Electrocardiography). J Am Coll Cardio 34:912–948, 1999.

DAJANI AS, TAUBERT KA, WILSON W, et al. Prevention of bacterial endocarditis: Recommendations by the American Heart Association. Circulation 96:358–366, 1997.

DON MICHAEL TA. *Auscultation of the Heart. A Cardiophonetic Approach.* New York: McGraw-Hill, 1998.

EPSTEIN AE, DIMARCO JP, ELLENBOGEN KA, et al. ACC/AHA/HRS 2008 Guidelines for Device-Based Therapy of Cardiac Rhythm Abnormalities: A Report of the American College of Cardiology/American Heart Association Task Force on Practice Guidelines. J Am Coll Cardiol 51:2085–2105, 2008.

EXECUTIVE SUMMARY OF THE THIRD REPORT OF THE NATIONAL CHOLESTEROL EDUCATION PROGRAM (NCEP), Expert Panel on Detection, Evaluation, and Treatment of High Blood Cholesterol in Adults (Adult Treatment Panel III). JAMA 285 (19):2486–2497, 2001.

FIHN SD, GARDIN JM, ABRAMS J, et al. 2012 ACCF/AHA/ACP/AATS/PCNA/SCA/STS Guideline for the Diagnosis and Management of Patients with Stable Ischemic Heart Disease. A report of the American College of Cardiology Foundation/American Heart Association Task Force on Practice Guidelines, and the American College of Physicians, American Association for Thoracic Surgery, Preventive Cardiovascular Nurses Association, Society for Cardiovascular Angiography and Interventions, and Society of Thoracic Surgeons. Circulation; 126:3097–3137, 2012.

FLEISCHER LA, BECKMAN JA, BROWN KA, et al. ACC/AHA 2007 Guidelines on Perioperative Cardiovascular Evaluation and Care for Non-Cardiac Surgery: A Report of the American College of Cardiology/American Heart Association Task Force on Practice Guidelines (Writing Committee to Revise the 2002 Guidelines on Perioperative Cardiovascular Evaluation for Non-Cardiac Surgery) Circulation. 116:1971–1996, 2007.

FOWLER NO. *Diagnosis of Heart Disease.* New York: Springer-Verlag Inc., 1991.

FUSTER V, WALSH R, HARRINGTON R (eds). *Hurst's The Heart.* 13h ed. New York: McGraw-Hill, 2011.

FUSTER V, RYDEN LE, CANNOM DS, et al. ACC/AHA/ESC 2006 guidelines for the management of patients with atrial fibrillation: a report of the American College of Cardiology/American Heart Association Task Force on Practice Guidelines (Writing Committee to Revise the

2001 Guidelines for the Management of Patients With Atrial Fibrillation. Circulation: 114(7):700–752, 2006.

GAZES PC. *Clinical Cardiology: A Cost-Effective Approach.* 4th ed. NY: Chapman and Hall, 1997.

GIBBONS RJ, ABRAMS J, CHATTERJEE K, et al. ACC/AHA 2002 guideline update for the management of patients with chronic stable angina: summary article: a report of the American College of Cardiology/American Heart Association Task Force on Practice Guidelines (Committee on the Management of Patients With Chronic Stable Angina), J Am Coll Cardiol 41:159–68, 2003.

GIBBONS RJ, BALADY GJ, BEASLEY JW, et al. ACC/AHA Guideline for Exercise Testing: A report of the American College of Cardiology/American Heart Association Task Force on Practice Guidelines (Committee on Exercise Testing). J Am Coll Cardiol 30:260–311, 1997.

GIULIANI E, GERSH BJ, McGOON MD (eds). *Mayo Clinic Practice of Cardiology* 3rd edition, St. Louis: Mosby-Yearbook, 1996.

GOLDBERGER AL, GOLDBERGER ZD, SHVILKIN A. *Clinical Electrocardiography: A Simplified Approach.* 8th ed. Elsevier Saunders, 2013.

GOLDMAN L, BRAUNWALD E (eds). *Primary Cardiology.* Philadelphia: Saunders, 2003.

HARVEY WP, CANFIELD D. *Clinical Auscultation of the Cardiovascular System.* Fairfield, NJ: Laennec Publishing Co.,1997.

HARVEY WP. *Cardiac Pearls.* Newton, NJ : Laennec Publishing Co., 1993.

HILLIS LD, LANGE RA, WINNIFORD MD, PAGE RL. *Manual of Clinical Problems in Cardiology with Annotated Key References.* Philadelphia: Lippincott Williams & Wilkins, 2003.

HILLIS LD, SMITH PK, ANDERSON JL, et al. 2011 ACCP/AHA Guideline for Coronary Artery Bypass Graft Surgery: A Report of the American College of Cardiology Foundation/American Heart Association Task Force on Practice Guidelines. Circulation 124:2610–2642, 2011.

HIRSCH AT, HASKAL ZJ, HERTZER NR, et al. ACC/AHA 2005 guidelines for the management of patients with peripheral arterial disease (lower extremity, renal, mesenteric, and abdominal aortic)—executive summary. J Am Coll Cardiol; 47(6):1239–1312, 2006.

HORWITZ LD, GROVES BM (eds). *Signs and Symptoms in Cardiology.* Philadelphia: JB Lippincott, 1985.

HURST JW. *Cardiovascular Diagnosis. The initial examination.* St. Louis: Mosby, 1993.

JAMES PA, OPARIL S, CARTER BL, et al. 2014 Evidence-Based Guidelines for the Management of High Blood Pressure in Adults. Report from the Panel Members Appointed to the Eighth Joint National Committee, JNC 8. JAMA, 2013.

KENNY T. *The Nuts and Bolts of Cardiac Pacing.* 2nd ed. Wiley Blackwell, 2008.

KLOCKE FJ, BAIRD MG, LORELL BH, et al. ACC/AHA/ASNC guidelines for the clinical use of cardiac radionuclide imaging: executive summary: a report of the American College of Cardiology/American Heart Association Task Force on Practice Guidelines (ACC/AHA/ASNC Committee to Revise the 1995 Guidelines for the Clinical Use of Cardiac Radionuclide Imaging). Circulation 108:1404–18, 2003.

KONSTAM M, DRACUP K, BAKER D, et al. Heart Failure: Evaluation and Care of Patients with Left Ventricular Systolic Dysfunction. Clinical Practice Guidelines No. 11. AHCPR Publication No. 94–0612. Rockville, MD, Agency for Health Care Policy and Research and the National Heart, Lung, and Blood Institute, Public Health Service, U.S. Department of Health and Human Services. June 1994.

LEVINE GN, BATES ER, BLANKENSHIP JC, et al. 2011 ACCF/AHA/SCAI Guideline for Percutaneous Coronary Intervention: A Report of the American College of Cardiology Foundation/American Heart Association Task Force on Practice Guidelines/Society for Cardiovascular Angiography and Interventions. Circulation 124:2574–2609, 2011.

LEVINE SA, HARVEY WP. *Clinical Auscultation of the Heart.* 2nd ed. Philadelphia: WB Saunders, 1959.

LILLY LS. *Pathophysiology of Heart Disease.* 5th ed. Philadelphia: Lippincott Williams & Wilkins, 2011.

LINZER M, YANG EH, ESTES NA III, et al. Diagnosis syncope: I. Value of history, physical examination, and electrocardiography. Clinical Efficacy Assessment Project of the American College of Physicians. Ann Intern Med 126:989, 1997.

MANGIONE S, NEIMAN LZ, GRACELY E, KAYE D. The teaching and practice of cardiac auscultation during internal medicine and cardiology training. Ann Intern Med. 119: 47–54, 1993.

MARK DB, BERMAN DS, BUDOFF MJ, et al. 2010 Expert Consensus Document on Coronary Computed Tomographic Angiography: A Report of the American College of Cardiology Foundation Task Force on Expert Consensus Documents. J Am Coll Cardiol 55(23):2663–2699, 2010.

MARRIOTT HJL. *Bedside Cardiac Diagnosis.* Philadelphia: JB Lippincott, 1993.

MOSCUCCI M (ed). *Grossman and Baim's Cardiac Catheterization, Angiography and Intervention* 8th ed. Philadelphia: Lippincott Williams & Wilkins, 2014.

NISHIMURA RA, OTTO CM, BONOW RO, et al. 2014 AHA/ACC Guideline for the Management of Patients with Valvular Heart Disease: Executive Summary: A Report of the American College of Cardiology/American Heart Association Task Force on Practice Guidelines. Circulation: 129, 2014.

O'GARA PT, KUSHNER FG, ASCHEIM DD, et al. 2013 ACCF/AHA Guideline for the Management of ST Elevation Myocardial Infarction: Executive Summary: A Report of the American College of Cardiology Foundation/ American Heart Association Task Force on Practice Guidelines. J Am Coll Cardiol: 61 (4): 485–510, 2013.

OPIE LH, GERSH BJ (eds). *Drugs for the Heart.* 8th ed. Philadelphia: Elsevier Saunders, 2013.

O'ROURKE RA, BRUNDAGE BH, FROELICHER VF, et al. American College of Cardiology/American Heart Association Expert Consensus Document on Electron Beam Computed Tomography from the Diagnosis and Prognosis of Coronary Artery Disease. J Am Coll Cardiol 36:326, 2000.

OTTO C (ed). *The Practice of Clinical Echocardiography.* 4th ed. Philadelphia: Elsevier Saunders, 2012.

PEPINE CJ, HILL J, LAMBERT C (eds). *Diagnostic and Therapeutic Cardiac Catheterization.* 3rd ed, Philadelphia: Lippincott Williams & Wilkins, 1998.

PERLOFF JK. *Physical Examination of the Heart and Circulation.* 3rd ed. Philadelphia: Saunders, 2000.

ROLDAN CA, ABRAMS J (eds): *Evaluation of the Patient With Heart Disease. Integrating the Physical Exam & Echocardiography.* Philadelphia: Lippincott Williams & Wilkins, 2002.

ROSENDORFF C (ed). 2nd ed. *Essential Cardiology. Principles and Practice.* Totowa: Humana Press Inc., 2005.

ROSENDORFF C, LACK HR, CANNON CP, et al. Treatment of Hypertension in the Prevention and Management of Ischemic Heart Disease. A scientific statement from the American Heart Association Council of High Blood Pressure Research and the Councils on Clinical Cardiology and Epidemiology and Prevention. Circulation 115:2761–2788, 2007.

RYAN TJ, ANTMAN EM, BROOKS NH, et al. 1999 update: ACC/ AHA guidelines for the management of patients with acute myocardial infarction: Executive summary and recommendations: A report of the American College of Cardiology/ American Heart Association Task Force on Practical Guidelines (Committee on Management of Acute Myocardial Infarction). J Am Coll Cardiol 34:890–911, 1999.

SCANLON PJ, FAXON DP, AUDET AM, et al. ACC/AHA guidelines for coronary angiography: A report of the American College of Cardiology/American Heart Association Task Force on Practice Guidelines (Committee on Coronary Angiography). J Am Coll Cardiol 33:1756–1824, 1999.

SCHLANT RC, ADOLPH RJ, DIMARCO JP, et al. ACC/AHA guidelines for electrocardiography. A report of the American College of Cardiology/American Heart Association Task Force on Assessment of Diagnostic and Therapeutic Cardiovascular Procedures (Committee on Electrocardiography of J Am Coll Cardiol 19:473–481, 1992.

SEVENTH REPORT OF THE JOINT NATIONAL COMMITTEE ON PREVENTION, DETECTION, EVALUATION, AND TREATMENT OF HIGH BLOOD PRESSURE. The JNC 7 Report. JAMA; 289 (19): 2560–2572, 2003.

SMITH SC JR., ALLEN J, BLAIR SN, et al. AHA/ACC Guidelines for Secondary Prevention for Patients With Coronary and Other Atherosclerotic Vascular Disease: 2006 Update. Circulation: 113:2363–2372, 2006.

STONE NJ, ROBINSON J, LICHTENSTEIN AH, et al. 2013 ACC/AHA Guideline on the Treatment of Blood Cholesterol to Reduce Atherosclerotic Cardiovascular Risk in Adults. J Am Coll Cardiol, 2013.

TOPOL EJ (ed). 3rd ed. *Textbook of Cardiovascular Medicine.* Philadelphia: Lipincott Williams & Wilkins, 2007.

VANDEN BELT RJ, RONAN JA, BEDYNEK JL JR. *Cardiology: A clinical approach.* 2nd ed. Chicago: Yearbook Medical Publishers, 1987.

WAGNER GS, STRAUSS DG. *Marriott's Practical Electrocardiography.* 12th ed. Philadelphia: Lippincott Williams & Wilkins, 2014.

WALLER BF, HARVEY WP. *Cardiovascular evaluation of athletes.* Cedar Grove, NJ: Laennec Publishing, Inc., 1993.

WILLERSON JT, COHN JN (eds.) *Cardiovascular Medicine,* 3rd ed. London: Springer-Verlag, 2007.

WILSON W, TAUBERT KA, GERWITZ M, et al. Prevention of Infective Endocarditis. Guidelines from the American Heart Association. A Guideline from the American Heart Association Rheumatic Fever, Endocarditis, and Kawasaki Disease Committee, Council on Cardiovascular Disease in the Young, and the Council on Clinical Cardiology, Council on Cardiovascular Surgery and Anesthesia, and the quality of Cae and Outcomes Research Interdisciplinary Working Group. Circulation 115: 2007.

YANCY C, JESSUP M, BOZKURT B, et al. 2013 ACCF/AHA Guideline for the Management of Heart Failure. A Report of the American College of Cardiology Foundation/ American Heart Association Task Force on Practice Guidelines. Circulation, 128: 1810–1852, 2013.

ZIPES DP, CAMM AJ, BORGGREFE M, et al. ACC/AHA/ESC 2006 Guidelines for Management of Patients With Ventricular Arrhythmias and the Prevention of Sudden Cardiac Death. A Report of the American College of Cardiology/ American Heart Association Task Force and the European Society of Cardiology Committee for Practice Guidelines (Writing Committee to Develop Guidelines for Management of Patients With Ventricular Arrhythmias and the Prevention of Sudden Cardiac Death). Circulation: 114(10): 1088–1132, 2006.

ZIPES DP, DIMARCO JP, GILLETTE PC, et al. ACC/AHA guidelines for clinical intracardiac electrophysiologic and catheter ablation procedures. A report of the American College of Cardiology/American Heart Association Task Force on Practice Guidelines. (Subcommittee on Clinical Intracardiac Electrophysiologic and Catheter Ablation Procedures). J Am Coll Cardiol 26:555, 1995, Circulation 92:673–691, 1995.

索 引

A

阿司匹林　164, 165, 169, 209, 230, 326

B

瓣膜修复术　191
鼻部受伤　27
不稳定型心绞痛　205

C

充血性心衰　5, 25, 160
长 QT 综合征　16, 156, 318

D

动脉瘤　60
动脉粥样硬化　181, 256, 262
多源性房性心动过速　102
窦房结综合征　186
窦性停搏　104
窦性心动过速　310, 312
动态心电图　128
低钾血症　151
多巴胺　162, 244
地高辛　176, 315
电复律　182
电除颤　182

E

二尖瓣脱垂　8, 25, 53, 60, 125, 273, 290, 315, 320
二尖瓣反流　58, 74, 182, 192, 213, 218
二尖瓣关闭不全（MR）272
二次受伤　112

F

非甾体类抗炎药物（NSAID）35, 229
房颤　311
房间隔缺损　54, 64, 319
风湿性二尖瓣狭窄　56, 276, 327
房性逸搏　103
房室传导阻滞　186, 334, 340
肺动脉高压　300
肺动脉瓣狭窄　319
肺血管　118, 120
肺水肿　246
肥厚型梗阻性心脏病（HOCM）281, 336
腹水　297

G

高血压急症　254
冠心病　260, 326
冠状动脉疾病（CAD）3, 7, 15, 117, 120, 132, 136,
　　156, 197
冠状动脉硬化　117, 193
冠状动脉旁路移植术（CABG）190
钙离子通道阻滞剂　157, 158, 174, 206, 222

H

环磷酸鸟苷　158
黄斑瘤　202

J

颈静脉压力　29
颈动脉窦按压　309
急性冠脉综合征（ACS）198, 203
急性心肌梗死　207, 220